基层医生药物处方集丛书

呼吸系统疾病
治疗药物处方集

U0235624

总主编　孙淑娟

主　编　陆丛笑　唐启令

副主编　王颖琳　姜　静　丁月霞

编　者（按姓氏笔画排序）

丁月霞　于红霞　王颖琳　张飞龙

陆丛笑　郑文文　单小溪　赵少良

胡晓帆　姜　静　祝伟伟　都　霞

徐　磊　郭晨煜　唐启令　程丽艳

人民卫生出版社

图书在版编目（CIP）数据

呼吸系统疾病治疗药物处方集 / 孙淑娟主编 . —北京：人民卫生出版社，2018

（基层医生药物处方集丛书）

ISBN 978-7-117-27861-4

I . ①呼… II . ①孙… III . ①呼吸系统疾病 - 用药法 IV . ①R560. 5

中国版本图书馆 CIP 数据核字（2018）第 293425 号

| 人卫智网 | www.ipmph.com | 医学教育、学术、考试、健康，购书智慧智能综合服务平台 |
| 人卫官网 | www.pmph.com | 人卫官方资讯发布平台 |

版权所有，侵权必究！

基层医生药物处方集丛书

呼吸系统疾病治疗药物处方集

总 主 编：孙淑娟

分册主编：陆丛笑　唐启令

出版发行：人民卫生出版社（中继线 010-59780011）

地　　址：北京市朝阳区潘家园南里 19 号

邮　　编：100021

E - mail：pmph @ pmph.com

购书热线：010-59787592　010-59787584　010-65264830

印　　刷：三河市尚艺印装有限公司

经　　销：新华书店

开　　本：850 × 1168　1/32　**印张**：17.5

字　　数：438 千字

版　　次：2019 年 4 月第 1 版　2019 年 4 月第 1 版第 1 次印刷

标准书号：ISBN 978-7-117-27861-4

定　　价：53.00 元

打击盗版举报电话：010-59787491　E-mail：WQ @ pmph.com

（凡属印装质量问题请与本社市场营销中心联系退换）

序

　　处方集应该属于指导药物应用的权威书籍，可以规范药物使用、减少不合理用药。其内容应涵盖药物的基本信息、临床应用规范与临床应用经验总结，且内容应定期更新。我国于2010年出版了《中国国家处方集（化学药品与生物制品卷）》就是这方面的典范。

　　《基层医生药物处方集丛书》就是以基层专科疾病治疗药物为重点，以药品说明书为基本信息，增加了药物临床应用实践经验。整套系列丛书设有9个分册，覆盖了大部分药物治疗相关的各专科疾病，包括：感染性疾病、心血管系统疾病、内分泌系统疾病、神经系统疾病、呼吸系统疾病、消化系统疾病、泌尿系统疾病、肿瘤与重症疾病。

　　每个分册包含本专科相关疾病的定义、范畴与分类的概述，简单介绍各类疾病的病因、临床表现、诊断与治疗原则，并且综述每一类药物的开发应用情况，详细阐述每个药物的使用精解，包括：其他名称、药物特征（类别、药代特征、药效特征）、适应证、剂型与特征、用法用量、不良反应、禁忌证、药物相互作用、注意事项、FDA 妊娠 / 哺乳分级与用药实践。药品的基本信息基于药品说明书，且做到简明扼要、准确可靠。"用药实践"板块加入了说明书中没有的临床实践经验总结、指南推荐、FDA 与 NMPA 安全警示、超说明书应用情况与药物过量解救等内容，这使读者既能了解每个药物的基本内容，又能掌握每个药物的应用进展与用药安全警示，成为本丛书最大的亮点。

　　《基层医生药物处方集丛书》的总主编是孙淑娟博士,她长期从事临床药学实践与临床药师培养工作,在多个临床科室工作实践过,经常参与院内、外临床多学科会诊(MDT 活动),了解临床工作中的实际需求,也具有扎实的药物治疗学知识。因此,由孙淑娟博士主持编写的本套丛书,突出实用性,以解决临床药物治疗中的实际问题为主线,注重药物基本信息和临床治疗实践的结合,尤其适合基层的医生、药师(特别是临床药师)的临床工作需求,也是其他医务工作者的案头参考手册。

　　一本好书,需要著者倾其智慧,呕心沥血;一本好书,也期待读者研读参考,批评指正! 所以,期待,在读者和著者的互动岁月中,慢慢成长为经典!

刘治军

2018 年 10 月于北京

前　言

　　《基层医生药物处方集丛书》以基层专科疾病治疗药物为重点，虽然内容来源于药品说明书，但增加了药物临床应用的经验总结。整套丛书共设 9 个分册，《呼吸系统疾病治疗药物处方集》是其中之一。

　　呼吸系统疾病是临床常见病，近年来，大气污染、吸烟、工业经济发展等理化因素、生物因素以及人口老龄化等因素，导致肺癌、支气管哮喘等呼吸系统疾病患病率明显增加。《呼吸系统疾病治疗药物处方集》第一章概论，概述呼吸系统的定义与分类，简述呼吸系统疾病的病因、发病机制、临床表现、诊断标准和治疗原则。第二章至第十章按类别分述呼吸系统疾病的主要治疗药物，包括支气管扩张剂、祛痰药、镇咳药、抗菌药物、肺栓塞治疗药物、呼吸兴奋药、糖皮质激素、肺癌治疗药物与戒烟药物。每类药物下概述了药物应用的新进展以及每个药物的使用精解。具体内容包括药物名称、药物的药代动力学和药效动力学、适应证、剂型与特征、用法用量、不良反应、禁忌证、药物相互作用、注意事项、FDA 妊娠 / 哺乳分级，尤其增加了用药实践部分，包括重点药物的临床实践经验、FDA 与 CFDA 安全警示、指南推荐、超说明书用药与药物过量解救等。药品的基本信息基于药品说明书，做到条理清晰、精练准确、可读性强。"用药实践"模块加入了说明书中没有的临床使用经验总结、指南推荐等内容，使读者既了解每个药物的基本内容，又掌握药物的应用进展与用药注意事项。这也是本丛书最大的亮点。

关于药物的 FDA 妊娠分级，虽然美国已不再沿用，但目前国内尚无其他标准方便大家参考，临床上在考虑妊娠期用药安全时还仍然会参考此分级标准，因此，此书中仍然保留了每个药 FDA 妊娠 / 哺乳分级情况，仅供大家参考。

《呼吸系统疾病治疗药物处方集》由临床药师和经过规范化培训的呼吸内科医师共同编写，内容既有专业性、学术性与规范性，又有先进性与实用性，适合广大的临床医师、药师、护士使用。因水平有限，不足与疏漏之处在所难免，恳请各位专家、读者提出宝贵意见或建议，为以后修订奠定基础。

陆丛笑

2018 年 5 月

目　录

第一章　概　　论

呼吸系统疾病是内科的常见病种,具有多样化、复杂化、迁延性的特点。近年来,肺部感染、慢性阻塞性肺疾病、支气管哮喘、肺部肿瘤、间质性肺疾病等呼吸系统疾病患病率呈上升趋势,严重危害人们的健康,甚至危及患者生命。呼吸系统疾病最常见的病因是感染和理化因素的刺激,其他还有变态反应、遗传及免疫缺陷等,目前尚有些病因未明。本章对呼吸系统常见疾病的病因、发病机制、临床表现、诊断依据和治疗原则等进行简要的概述。

第一节　急性上呼吸道感染和急性气管 - 支气管炎

一、急性上呼吸道感染

急性上呼吸道感染(acute upper respiratory tract infection,AURTI),为外鼻孔至环状软骨下缘包括鼻腔、咽或喉部急性炎症的概称。主要病原体是病毒(占 70%~80%),少数是细菌。发病率在性别、职业和地区方面无差异性,免疫功能低下者发病率较高。该类疾病通常具有自限性,病程相对较短,预后良好。

(一)病因和发病机制

引起急性上呼吸道感染的病毒包括鼻病毒、冠状病毒、腺病毒、流感病毒、副流感病毒、呼吸道合胞病毒、埃可病毒和柯萨奇病毒等。急性上呼吸道感染也可由细菌引起,可单纯或继发于病毒感染之后,以溶血性链球菌多见,其次为流感嗜血杆菌、肺炎链球菌和葡萄球菌等,革兰阴性杆菌少见。接触病原体后是否患病,还取决于传播途径和人群易感性。直接接触含有病原体的患者飞沫、肢体和用具均可导致患病。降低呼吸道局部防御功能的因素可致使病原体迅速繁殖或复制。老幼体弱、免疫功能低下、使用免疫抑制药物或有慢性呼吸道疾病者更易患病。

(二)临床表现

1. **普通感冒** 主要由病毒感染引起,起病较急,主要表现为鼻部症状,如喷嚏、鼻塞、流清水样鼻涕,也可表现上呼吸道传入神经高敏状态的相关症状,如咳嗽、咽干、咽痒或烧灼感甚至鼻后滴漏感,这些症状主要是由于病毒诱发炎症介质导致。起病2~3天后鼻涕变稠,可伴咽痛、头痛、流泪、味觉迟钝、呼吸不畅、声嘶等,有时由于咽鼓管炎可致听力减退。严重病例可有发热、轻度畏寒和头痛等。查体可见鼻腔黏膜充血、水肿、有分泌物,咽部可为轻度充血。一般病程为5~7天,伴并发症者病程可迁延。

2. **急性病毒性咽炎和喉炎** 导致急性病毒性咽炎的病毒主要有鼻病毒、腺病毒、流感病毒、副流感病毒、肠病毒与呼吸道合胞病毒等,临床咽痛、咳嗽并不明显,主要表现为咽痒和灼热感。急性病毒性喉炎的病毒主要包括流感病毒、副流感病毒与腺病毒等,临床表现为明显声嘶、讲话困难,可有发热、咽痛或咳嗽、咳嗽时咽喉疼痛加重。阳性体征包括喉部充血、水肿,局部淋巴结轻度肿大和触痛,有时可闻及喉部的喘息声。

3. **急性疱疹性咽峡炎** 导致急性疱疹性咽峡炎的病毒主要是柯萨奇病毒A。表现为明显咽痛、发热,病程约1周。阳性体征包括:咽部充血,软腭、腭垂、咽及扁桃体表面有灰白色疱疹或浅表溃疡。多发于夏季,儿童多见,偶见于成人。

4. 急性咽结膜炎 引起急性咽结膜炎的病原体主要包括腺病毒与柯萨奇病毒等。主要临床表现为发热、咽痛、畏光、流泪、咽及眼结膜明显充血。病程4~6天,多发于夏季,由游泳传播,儿童多见。

5. 急性咽扁桃体炎 病原体多为溶血性链球菌,其次为流感嗜血杆菌、肺炎链球菌、葡萄球菌等。该疾病起病急,咽痛明显,伴发热、畏寒,体温可达39℃以上。阳性体征主要有咽部充血,扁桃体肿大、充血,表面有黄色脓性分泌物。有时伴有颈部淋巴结肿大。

(三)诊断依据

根据鼻咽部的症状和体征,结合外周血象和胸部 X 线检查可作出临床诊断。特殊情况下可行细菌培养、病毒分离或病毒血清学检查等确定病原体。需与过敏性鼻炎、流行病性感冒、急性传染病(如麻疹、脑炎等)相鉴别。

(四)治疗原则

对症处理为主,同时注意戒烟、休息、多饮水、保持室内空气流通。目前尚无特效抗病毒药物。

1. 对症治疗 主要包括:①收缩鼻黏膜血管:给予伪麻黄碱收缩鼻黏膜血管,减轻鼻部充血,缓解鼻塞;②解热镇痛:主要针对发热、咽痛和全身酸痛的患者。对乙酰氨基酚为较常用的解热镇痛药物,但是该药物超量使用会导致肝损伤,应注意使用药量的合理性及安全性,同时应避免其与抗 HIV 药物齐多夫定合用。阿司匹林虽然是较为常见的解热镇痛药物,但并不适用于该类疾病,因为反复使用阿司匹林会增加病毒排出量,且改善症状的作用轻微;③镇咳:一般不主张使用,但剧咳影响休息时可酌情应用右美沙芬;④抗组胺:对于有频繁喷嚏、流涕者可酌情加用马来酸氯苯那敏、苯海拉明等抗组胺药物,减轻毛细血管扩张,缓解流涕等症状。由于此类药物有嗜睡、疲乏等不良反应,故从事驾驶车船、登高作业或操作精密仪器者工作期间不宜使用。

2. 抗菌药物治疗 普通感冒在缺乏细菌感染指征情况下无需使用抗菌药物。当出现白细胞升高、黄痰等细菌感染指征时，可根据当地流行病学和临床经验，选用青霉素、第一代头孢菌素、大环内酯类或喹诺酮类药物进行治疗。

3. 抗病毒药物治疗 对于存在免疫缺陷者，可早期常规应用。利巴韦林和奥司他韦有较广的抗病毒谱，对流感病毒、副流感病毒和呼吸道合胞病毒等有抑制作用，可缩短病程。对于无发热、免疫功能正常、发病不超过 2 天的患者一般无需用抗病毒药。

4. 中药治疗 可辨证给予清热解毒或辛温解表等具有抗病毒作用的中药，有助于改善症状、缩短病程。

二、急性气管 - 支气管炎

急性气管 - 支气管炎（acute tracheobronchitis）是由感染、理化刺激或生物因素等引起的急性气管 - 支气管黏膜炎症。多散发，年老体弱者易感。症状以咳嗽和咳痰为主，该疾病多发生于寒冷季节或气候突变时，也可由急性上呼吸道感染迁延不愈所致。

（一）病因和发病机制

1. 感染 包括病毒感染和细菌感染，以病毒感染为主。常见的致病病毒包括腺病毒、流感病毒、冠状病毒、鼻病毒、单纯疱疹病毒、呼吸道合胞病毒和副流感病毒。常见细菌包括流感嗜血杆菌、肺炎链球菌、卡他莫拉菌等。近年来，衣原体和支原体感染明显增加。

2. 理化刺激 冷空气、粉尘、刺激性气体或烟雾（如二氧化硫、二氧化氮、氨气、氯气、臭氧等）的吸入均可刺激气管 - 支气管黏膜引发本病。

3. 生物因素 机体对吸入性致敏原过敏产生反应，常见致敏原包括花粉、粉尘、真菌孢子、动物毛皮及排泄物,钩虫、蛔虫的幼虫在肺内移行也可引起气管-支气管急性炎症反应。

(二)临床表现

1. **症状**　通常起病较急,全身症状轻,初为干咳或有少量黏痰,随后痰量增多,咳嗽加剧,偶伴痰中带血。咳嗽、咳痰可延续2~3周,如迁延不愈,可演变成慢性支气管炎。

2. **体征**　无明显阳性体征或两肺可闻,散在干、湿性啰音,部位不固定,咳嗽后可减少或消失。

(三)诊断依据

诊断依据包括病史、呼吸道症状及两肺散在干、湿性啰音等体征、血常规和X线胸片检查。需与流行性感冒、急性上呼吸道感染相鉴别。

(四)治疗原则

1. **对症治疗**　主要包括:①镇咳:无痰或少痰者可口服镇咳药右美沙芬,干咳剧烈可口服可待因;②祛痰:可口服氨溴索、溴己新、桃金娘油提取物、乙酰半胱氨酸、厄多司坦等;③解痉平喘:对于有支气管痉挛者可给予平喘药(如茶碱缓释胶囊、沙丁胺醇气雾剂等)。

2. **抗菌药物治疗**　盲目使用抗菌药物会导致细菌耐药及二重感染,故大多数急性支气管炎者不需用抗菌药物,尤其对于病原微生物未明确者。抗菌药物仅在有细菌感染症状时使用。一般咳嗽10天以上,细菌、支原体、肺炎衣原体、鲍特菌等感染的几率较大。可首选大环内酯类或青霉素类,亦可选头孢菌素类或喹诺酮类药物。多数患者口服抗菌药即可,症状较重者可肌内注射或静脉滴注给药,少数患者需根据病原体培养结果用药。

3. **一般治疗**　注意休息,多饮水,避免劳累。

(单小溪　陆丛笑)

第二节 慢性支气管炎和慢性 阻塞性肺疾病

一、慢性支气管炎

慢性支气管炎(chronic bronchitis)是气管、支气管黏膜及其周围组织的慢性非特异性炎症。临床上以咳嗽、咳痰为主要症状,每年发病持续 3 个月或更长时间,连续 2 年或 2 年以上。

(一)病因和发病机制

本病的病因尚不完全清楚,目前研究表明可能是由多种外部因素与内在因素长期相互作用的结果。

1. **外部因素** 主要包括理化因素以及感染因素。其中理化因素主要包括香烟、烟雾、变应原、工业废气、刺激性气体(如 SO_2、NO_2、Cl_2、臭氧等)等理化因素。这些理化因素可以对机体造成以下影响:①损伤气道上皮细胞;②使纤毛运动减退;③使巨噬细胞吞噬能力降低,导致气道净化功能下降;④黏膜下感受器受到刺激,使副交感神经兴奋,支气管平滑肌收缩,杯状细胞增生,腺体分泌增加。感染因素包括病毒、细菌、支原体等感染。病毒感染以流感病毒、鼻病毒、腺病毒和呼吸道合胞病毒多见。细菌感染常继发于病毒感染,常见致病菌有肺炎链球菌、流感嗜血杆菌、卡他莫拉菌和葡萄球菌等。

2. **自身因素** 包括免疫功能降低、气道反应性增高、年龄增大等,与慢性支气管炎的发生发展有关。

(二)临床表现

1. **症状** 主要包括咳嗽、咳痰、喘息或气急。咳嗽、咳痰一般晨起发作为主,咳痰多为白色黏液或者浆液泡沫痰。该病起病慢,病程长,反复急性发作可使病情加重。急性加重是指咳嗽、咳痰、喘息等症状突然加重,主要原因是呼吸道感染,病原体可以是病毒、细菌、支原体、衣原体等。

2. 体征 早期无异常体征。急性发作期可于背部及双肺底部闻及干、湿啰音,咳嗽后可减少或消失,伴哮喘时可闻及广泛哮鸣音并伴呼气相延长。

3. 辅助检查 主要包括①X线检查:早期可无异常。反复发作可表现为肺纹理增粗、紊乱,呈网状或条索状、斑点状阴影,以双下肺野明显。②呼吸功能检查:早期无异常。当出现小气道阻塞时,最大呼气流速-容量曲线在75%和50%肺容量时,流量明显降低。③血液检查:细菌感染时可见白细胞总数或(和)中性粒细胞增高。④痰液检查:可培养出致病菌。涂片可见革兰阳性菌或革兰阴性菌。

(三)诊断依据

咳嗽、咳痰,伴喘息,排除其他慢性气道疾病,每年发病持续3个月或更长时间,连续2年或以上。需与支气管哮喘、嗜酸性粒细胞性支气管炎、肺结核、支气管肺癌、特发性肺纤维化、支气管扩张相鉴别。

(四)治疗原则

1. 急性加重期治疗 主要包括①控制感染:在没有病原学药敏试验结果的情况下可经验性使用抗菌药物,如喹诺酮类(如左氧氟沙星)、大环内酯类(如罗红霉素)、β-内酰胺类(如头孢呋辛)、磺胺类(如磺胺甲基异噁唑)口服,病情严重时静脉给药。如果培养出致病菌,应根据药敏试验选用抗菌药物。②镇咳祛痰:咳嗽咳痰者可使用复方甘草合剂、复方氯化铵合剂、溴己新、盐酸氨溴索、桃金娘油等。干咳为主者可用镇咳药物,如右美沙芬或其合剂等。③平喘:有气喘者可加用支气管扩张剂,如氨茶碱、茶碱控释剂等。

2. 缓解期治疗 注意戒烟,避免吸入有害气体或颗粒,脱离烟雾、刺激性气体环境。增强体质,预防感冒,反复呼吸道感染者可接种疫苗或试用免疫调节剂。

二、慢性阻塞性肺疾病

慢性阻塞性肺疾病(chronic obstructive pulmonary disease,COPD)简称慢阻肺,是以持续气流受限为主要特征。其气流受限多呈进行性发展,与气道及肺组织对香烟烟雾等有害气体或颗粒的异常炎症反应有关。慢性咳嗽、咳痰常先于气流受限出现,但并非所有咳嗽、咳痰患者都会发展为慢阻肺。慢阻肺与慢性支气管炎以及肺气肿均有密切关系。但慢阻肺的定义并非慢性支气管炎和肺气肿的结合。肺功能检查对确定气流受限有重要意义,当慢性支气管炎、肺气肿患者肺功能检查出持续性气流受限时,可诊断为慢性阻塞性肺疾病;如果患者仅有慢性支气管炎或肺气肿,而无持续性气流受限,则不能诊断为慢阻肺。慢阻肺的严重程度评估主要基于患者的临床症状、急性加重情况、肺功能结果以及是否存在合并症。

慢阻肺已成为重要的公共卫生问题。世界银行与世界卫生组织公布,至 2020 年慢阻肺将在世界疾病经济负担升至第 5 位。正确的药物治疗可减轻慢阻肺患者的症状,减少急性发作的频率及风险,并且改善患者的健康状况及运动耐量,提高其生活的质量。

(一)病因和发病机制

确切的病因尚不明确,但认为与肺部对香烟烟雾等有害气体或颗粒的异常炎症反应有关。这些反应存在个体易感因素和外部因素的互相作用。

1. 炎性反应　气道、支气管的慢性炎症是慢阻肺的特征性改变。中性粒细胞的活化和聚集是慢阻肺形成的重要环节,通过释放中性粒细胞弹性蛋白酶等多种生物活性物质引起慢性黏液高分泌状态并破坏肺实质。

2. 蛋白酶 - 抗蛋白酶失衡　蛋白酶对组织有损伤、破坏作用,而抗蛋白酶对弹性蛋白酶等多种蛋白酶具有抑制功能,其中以 α_1-抗胰蛋白酶(α_1-AT)活性最强。吸入有害气体、有害物质可以导致蛋白酶产生增多或活性增强,而抗蛋白酶产生减少或灭活加快;同时氧化应激、吸烟等危险因素也可降低抗蛋白酶的活性。先天性 α_1-抗胰蛋白酶缺乏症多见于北欧血统的个体,我国尚未见正式报道。

3. 氧化应激 有许多研究表明,慢阻肺患者的氧化应激增加。氧化物可直接破坏许多生物大分子(如蛋白质、脂质和核酸等),从而进一步导致细胞功能障碍或细胞凋亡发生,同时还可以破坏细胞外基质,引起蛋白酶-抗蛋白酶失衡,促进炎症反应,如激活转录因子 NF-κB 参与多种炎症因子(如 IL-8、TNF-α、NO 诱导合成酶和环氧化物诱导酶等)的转录。

4. 其他因素 自主神经功能失调、营养不良、气温变化等因素都有可能参与慢肺阻的发生、发展。

上述炎性反应、蛋白酶-抗蛋白酶失衡、氧化应激以及自主神经功能失调等共同作用会造成小气道病变以及肺气肿病变。

(二)临床表现

1. 症状 慢阻肺起病缓慢、病程较长。主要症状包括慢性咳嗽、咳痰、气短、呼吸困难、喘息、胸闷等。慢性咳嗽、咳痰常于晨起时明显,咳痰常为白色黏液或者浆液性泡沫痰,急性发作期可有脓痰。慢阻肺早期气短及呼吸困难的症状并不明显,仅在劳力后出现,随着疾病加重,呼吸困难症状逐渐加重,这是慢阻肺的标志性症状。慢阻肺晚期出现体重下降、食欲下降等。

2. 体征 早期慢阻肺典型体征并不明显,随疾病进展出现以下体征:①视诊:胸廓前后径增大,肋间隙增宽,剑突下胸骨下角增宽。部分患者呼吸变浅,频率增快,严重者可有缩唇呼吸等。②触诊:双侧语颤减弱。③叩诊:肺部过清音,心浊音界缩小,肺下界和肝浊音界下降。④听诊:两肺呼吸音减弱,呼气相延长,部分患者可闻及干、湿啰音。

(三)诊断依据

1. 辅助检查　主要包括①肺功能:对慢肺阻的诊断、严重程度评价、疾病进展、预后及治疗反应等有重要意义。第一秒用力呼气容积占用力肺活量百分比(FEV_1/FVC)是评价气流受限的一项敏感指标。第1秒用力呼气容积占预计值百分比($FEV_1\%$预计值)是评估慢肺阻严重程度的良好指标,其变异性小,易于操作。吸入支气管舒张药后$FEV_1/FVC<70\%$及$FEV_1<80\%$预计值者,可确定为不能完全可逆的气流受限。肺总量(TLC)、功能残气量(FRC)和残气量(RV)增高,肺活量(VC)减低,表明肺过度充气,有参考价值。由于 TLC 不及 RV 增高程度明显,故 RV/TLC 增高。一氧化碳弥散量(DLCO)与肺泡通气量(VA)比值下降,该项指标对诊断有参考价值。②胸部 X 线:X 线胸片对慢肺阻的诊断特异性不高,主要作为确定肺部并发症及与其他肺疾病鉴别之用,早期胸片可无变化,以后可出现肺纹理增粗、紊乱等非特异性改变,也可出现肺气肿改变。③胸部 CT:CT 检查不应作为慢肺阻的常规检查。高分辨 CT 对有疑问病例的鉴别诊断有一定意义。④血气分析:对判断呼吸衰竭的类型有重要意义,对确定发生低氧血症、高碳酸血症、酸碱平衡失调有重要价值。⑤其他:慢阻肺合并细菌感染时,外周血白细胞增高,核左移。痰培养可能查出病原菌,常见病原菌有肺炎链球菌、流感嗜血杆菌、卡他莫拉菌、肺炎克雷伯菌等。根据病史、鼻咽部卡他等炎性症状和体征,听诊两肺散在干、湿性啰音等情况,结合血常规和胸部 X 线检查等结果,可作出临床诊断。病毒分离、血清学检查及细菌培养有助于病因诊断。

2. 诊断　主要根据吸烟等高危因素史、临床症状、体征及肺功能检查等综合分析确定。不完全可逆的气流受限是慢肺阻诊断的必备条件。吸入支气管舒张药后 $FEV_1/FVC<70\%$ 及 $FEV_1<80\%$ 预计值可确定为不完全可逆性气流受限。少数患者并无咳嗽、咳痰症状,仅在肺功能检查时 $FEV_1/FVC<70\%$,而 $FEV_1 \geqslant 80\%$ 预计值,在排除其他疾病后,亦可诊断为慢肺阻。

慢肺阻病程分期:①急性加重期:指在疾病过程中,短期内咳嗽、咳痰、气短或(和)喘息加重,痰量增多,呈脓性或黏液脓性,可伴发热等症状;②稳定期:指患者咳嗽、咳痰、气短等症状稳定或症状较轻。

目前多主张对稳定期慢阻肺采用综合指标进行疾病严重程度评估。具体包括:

(1)症状评估:可采用改良版英国医学研究委员会呼吸困难问卷(mMRC)进行评估(表 1-2-1)。

表 1-2-1 mMRC 问卷

mMRC分级	呼吸困难症状
0 级	剧烈活动时出现呼吸困难
1 级	平地快步行走或爬缓坡时出现呼吸困难
2 级	由于呼吸困难,平地行走时比同龄人慢或需要停下来休息
3 级	平地行走 100m 左右或数分钟后即需要停下来喘气
4 级	因严重呼吸困难而不能离开家,或在穿脱衣服时即出现呼吸困难

(2)肺功能评估:可采用 GOLD 的肺功能分级,慢阻肺患者吸入支气管扩张剂后 $FEV_1/FVC<70\%$,然后再根据 FEV_1 下降程度进行气流受限严重程度分级(见表 1-2-2)。

急性加重风险评估:上一年发生 2 次或以上急性加重或 FEV_1 占预计值百分比 $<50\%$,均提示今后急性加重风险增加。稳定期慢阻肺患者疾病严重程度的综合性评估及首选治疗药物

见表1-2-3。

表1-2-2　慢阻肺患者气流受限严重程度分级

分级	患者肺功能($FEV_1/FVC<70\%$)
GOLD1：轻度	$FEV_1 \geqslant 80\%$ 预计值
GOLD2：中度	$50\% \leqslant FEV_1$ 占预计值百分比 $<80\%$
GOLD3：重度	$30\% \leqslant FEV_1$ 占预计值百分比 $<50\%$
GOLD4：极重度	FEV_1 占预计值百分比 $<30\%$

表1-2-3　稳定期慢阻肺患者疾病严重程度的综合性评估及
首选治疗药物

患者	特征	肺功能分级	每年急性加重次数	mMRC分级	首选治疗药物
A	低风险，症状少	GOLD 1~2级	≤1次	0~1级	SAMA 或 SABA，必要时
B	低风险，症状多	GOLD 1~2级	≤1次	≥2级	LAMA 或 LABA
C	高风险，症状少	GOLD 3~4级	≥2次	0~1级	ICS 加 LABA，或 LAMA
D	高风险，症状多	GOLD 3~4级	≥2次	≥2级	ICS 加 LABA，或 LAMA

注：SABA：短效 β_2 受体激动剂；SAMA：短效抗胆碱药；LABA：长效 β_2 受体激动剂；LAMA：长效抗胆碱药；ICS：吸入类糖皮质激素。

（四）治疗原则

1. 稳定期治疗　主要包括①健康教育；②支气管扩张剂：主要包括 β_2 肾上腺受体激动剂（短效的沙丁胺醇、特布他林；长效的沙美特罗、福莫特罗），抗胆碱能药物（短效的异丙托溴铵，长效的噻托溴铵），茶碱类（茶碱缓释片及控释片）；③糖皮质激素：常见有沙美特罗加氟替卡松、福莫特罗加布地奈德；
④祛痰药：常见有盐酸氨溴索、N-乙酰半胱氨酸、羟甲司坦；
⑤长期家庭氧疗（LTOT）；⑥康复治疗：包括呼吸生理治疗、肌
肉训练、营养支持、精神治疗和教育等多方面措施；⑦外科治
疗：肺大疱切除术、肺减容术、支气管镜肺减容术、肺移植术。

2. 急性加重期治疗 主要包括①支气管扩张剂：药物同
稳定期。②氧疗：是慢阻肺急性加重期住院患者治疗的一个重
要部分。③抗菌药物：初始抗菌治疗的建议，对无铜绿假单胞
菌感染危险因素存在者，主要依据急性加重严重程度、当地耐
药状况、费用和潜在的依从性选择药物，病情较轻者推荐使用
青霉素、阿莫西林加或不加用克拉维酸、大环内酯类、氟喹诺酮
类、第一代或第二代头孢菌素类抗菌药物，一般可口服给药，病
情较重者可用β-内酰胺类/酶抑制剂、第二代头孢菌素类、氟
喹诺酮类和第三代头孢菌素类。有铜绿假单胞菌感染危险因
素存在者，如能口服，则可选用环丙沙星，需要静脉用药时可
选择环丙沙星、抗铜绿假单胞菌的β-内酰胺类，不加或加用酶
抑制剂，可联合氨基糖苷类药物。应根据患者病情的严重程度
和临床状况是否稳定选择使用口服或静脉用药，静脉用药3天
以上，如病情稳定可以改为口服制剂。④糖皮质激素：住院的
慢阻肺急性加重患者宜在应用支气管舒张剂基础上，口服或静
脉滴注激素。⑤机械通气：可通过无创或有创方式实施机械通
气，但无论何种方式都只是生命支持的一种手段。

（单小溪 陆丛笑）

第三节 支气管哮喘

支气管哮喘（bronchial asthma）简称哮喘，是由嗜酸性粒
细胞、肥大细胞、T淋巴细胞、中性粒细胞、气道上皮细胞等多

种细胞和细胞组分参与的气道慢性炎症性疾病。这种慢性炎症与气道高反应性相关。支气管哮喘通常表现出广泛多变的气流受限,并引起反复发作性的喘息、气急、胸闷或咳嗽等症状,常在夜间或清晨发作、加剧。支气管哮喘所导致的气流受限为可逆性的多数患者可自行缓解或经治疗缓解。经过长期规范化治疗和管理,多数患者可达到哮喘临床控制。哮喘如诊治不及时,随病程的延长可产生气道不可逆性缩窄和气道重塑。

一、病因和发病机制

(一)病因

哮喘的病因尚不明确,主要受内在因素和外部因素的双重影响,患者个体敏感及外部刺激是发病的危险因素。具体表现在:

(1)内在因素:哮喘患者亲属患病率高于群体患病率,血缘关系越近,患病率越高;患者病情越严重,其亲属患病率也越高。目前,哮喘的相关基因尚未完全明确,但有研究表明与气道高反应性、IgE 调节和特应性反应相关的基因有关,这些基因在哮喘的发病中起着重要作用。

(2)外部因素:包括①生物和理化因素:如尘螨、花粉、真菌、动物毛屑、二氧化硫、氨气等各种特异和非特异性抗原的吸入;②感染:如细菌、病毒、原虫、寄生虫等;③食物:如鱼、虾、蟹、蛋类、牛奶等;④药物:如普萘洛尔(心得安)、阿司匹林等;⑤其他:气候变化、运动、妊娠等都可能诱发哮喘。

(二)发病机制

1. **免疫 - 炎症因素** 体液(抗体)免疫和细胞免疫均参与哮喘的发病。抗原通过抗原递呈细胞激活 T 细胞,活化的辅助性 T 细胞(主要是 Th2 细胞)产生白细胞介素(IL)-4、IL-5、IL-10 和 IL-13 等进一步激活 B 淋巴细胞,后者合成特异性 IgE,并结合于肥大细胞和嗜碱性粒细胞等细胞表面的 IgE 受体。当变应原再次进入体内,可与结合在细胞表面的 IgE 交联,使该细胞合成并释放多种活性介质,导致平滑肌收缩、黏液分泌增加、血管通透性增高和炎症细胞浸润等。炎症细胞在介质的作用下又可分泌多种介质,使气道病变加重,炎症浸润增加,产生哮喘的临床症状。Th2 细胞分泌的细胞因子,可直接激活肥大细胞、嗜酸性粒细胞及肺泡巨噬细胞等多种炎症细胞,使之在气道浸润和聚集。这些细胞相互作用可以分泌出许多种炎症介质和细胞因子,使气道收缩,黏液分泌增加,血管渗出增多,进一步加重气道高反应性和炎症。各种细胞因子及环境刺激因素亦可直接作用于气道上皮细胞,后者分泌内皮素 -1(ET-1)及基质金属蛋白酶(MMP)并活化各种生长因子,这些因子共同作用于上皮下成纤维细胞和平滑肌细胞,引起气道重塑。气道上皮细胞、血管内皮细胞产生的黏附分子(AMS)可介导白细胞与血管内皮细胞的黏附,白细胞由血管内转移至炎症部位,加重了气道炎症反应。

2. **神经因素** 神经因素也被认为是哮喘发病的重要原因。支气管受胆碱能神经、肾上腺素能神经、非肾上腺素能非胆碱能(NANC)神经系统的支配。哮喘与 β 肾上腺素受体功能低下和迷走神经张力亢进有关,并可能存在 α 肾上腺素能神经的反应性增加。NANC 释放的舒张和收缩支气管平滑肌的介质失调,也可引起支气管平滑肌收缩。

3. **气道高反应性** 气道高反应性(airway hyperresponsiveness,AHR)表现为气道对各种刺激产生收缩过强或出现过早的反应,是哮喘发生发展的另一个重要因素。当气道受到变应原或其他刺激后,产生多种炎症细胞、炎症介质和细胞因子,气道上皮损害和上皮下神经末梢的裸露等导致气道高反应性。AHR 常有家族倾向,受遗传因素的影响。然而不仅仅哮喘患者出现 AHR,长期吸烟、接触臭氧、病毒性上呼吸道感染、COPD 的患者也可出现 AHR。

二、临床表现

(一)症状

发作性伴有哮鸣音的呼气性呼吸困难或发作性胸闷和咳嗽。严重者被迫采取坐位或端坐位呼吸,干咳或咳大量白色泡沫痰,甚至出现发绀等,有时咳嗽可为唯一的症状(咳嗽变异型哮喘)。哮喘症状可在数分钟内发作,经数小时至数天,可用支气管舒张药剂或自行缓解。某些患者在缓解数小时后可再次发作。在夜间及凌晨发作和加重常是哮喘的特征之一。有些青少年的哮喘症状表现为运动时出现胸闷、咳嗽和呼吸困难(运动性哮喘)。

(二)体征

支气管哮喘患者在疾病稳定期无明显体征,体检可无异常。发作时胸部呈过度充气,听诊有广泛的哮鸣音,呼气音延长。心率增快、奇脉、胸腹反常运动和发绀常出现在严重哮喘患者中。非常严重哮喘发作,哮鸣音可不出现,出现"沉默肺"。

三、诊断依据

(一)诊断标准

(1)反复发作喘息、气急、胸闷或咳嗽,多与接触变应原、冷空气、物理、化学性刺激病毒性感染、运动等有关。

(2)发作时可在双肺闻及散在或弥漫性以呼气相为主的哮鸣音,呼气相延长。

(3)上述症状可经治疗缓解或自行缓解。

(4)除外其他疾病所引起的喘息、气急、胸闷和咳嗽。

(5)临床表现不典型者(如无明显喘息或体征),应有下列3项中至少1项阳性:支气管激发试验或运动试验阳性;支气管舒张试验阳性;昼夜 PEF 变异率≥20%。符合 1~4 条或第 4、

5者,可以诊断为哮喘。

(二)哮喘的分期及控制水平分级

根据临床表现哮喘可分为急性发作期、慢性持续期和临床缓解期。哮喘急性发作是指喘息、气急、咳嗽、胸闷等症状突然发生,或原有症状加重,并以呼气流量降低为其特征,常因接触变应原、刺激物或呼吸道感染诱发。慢性持续期是指每周均不同频度和(或)不同程度地出现喘息、气急、胸闷、咳嗽等症状。临床缓解期是指患者无喘息、气急、胸闷、咳嗽等症状,并维持1年以上。

根据白天、夜间哮喘症状出现的频率和肺功能检查结果,将慢性持续期哮喘病情严重程度分为间歇、轻度持续、中度持续和重度持续4级,这种分级方法在日常工作中很少用。目前应用最为广泛的非急性发作期哮喘严重性评估方法为哮喘控制水平,根据患者的症状、用药情况、肺功能检查结果等复合指标可以将患者分为哮喘症状良好控制(或临床完全控制)、部分控制和未控制。

四、治疗原则

虽然目前尚无特效治疗方法,但长期规范化治疗可使哮喘症状得到控制,减少复发乃至不发作,不会影响患者工作、学习和生活。

(一)确定并减少危险因素

部分患者能找到引起哮喘发作的变应原或其他非特异刺激因素,立即使患者脱离变应原的接触是防治哮喘最有效的方法。

(二)缓解哮喘发作

此类药物主要作用为舒张支气管,故也称支气管舒张药。包括以下三类:

1. β_2 肾上腺素受体激动剂(简称 β_2 受体激动剂) 常用的短效 β_2 受体激动剂有沙丁胺醇(salbutamol)、特布他林(terbutaline)和非诺特罗(fenoterol),作用时间为4~6小时;长效

β₂ 受体激动剂有福莫特罗(formoterol)、沙美特罗(salmaterol)及丙卡特罗(procaterol),作用时间为 10~12 小时。

2. 抗胆碱药　吸入抗胆碱药如异丙托溴铵(ipratropine bromide)。

3. 茶碱类　是目前治疗哮喘的有效药物,如氨茶碱。

(三)控制或预防哮喘发作

此类药物主要治疗哮喘的气道炎症,亦称抗炎药。主要有以下三类:

1. 糖皮质激素　哮喘的病理基础是慢性非特异性炎症,糖皮质激素是当前控制哮喘发作最有效的药物。吸入治疗是目前推荐长期抗炎治疗哮喘的最常用方法。常用吸入药物有倍氯米松(beclomethasone,BDP)、布地奈德(budesonide)、氟替卡松(fluticasone)、莫米松(momethasone)等。

2. 白三烯(LT)调节剂　如孟鲁司特(montelukast)、扎鲁司特(zafirlukast)。

3. 其他药物　如酮替芬(ketotifen)、阿司咪唑、曲尼斯特、氯雷他定对轻症哮喘和季节性哮喘有一定效果。

(四)急性发作期的治疗

一般根据病情的分度进行综合性治疗。

1. 轻度　每日定时吸入糖皮质激素,出现症状时吸入短效β₂ 受体激动剂,可间断吸入。效果不佳时可加用口服 β₂ 受体激动剂控释片或小量茶碱控释片,或加用抗胆碱药如异丙托溴铵气雾剂吸入。

2. 中度　规则吸入 β₂ 受体激动剂或联合抗胆碱药吸入或口服长效 β₂ 受体激动剂,亦可加用口服 LT 拮抗剂。若不能缓解,可持续雾化吸入 β₂ 受体激动剂、口服糖皮质激素或联合吸入抗胆碱药。必要时可静脉滴注氨茶碱。

3. 重度至危重度　持续雾化吸入 β₂ 受体激动剂,合用抗胆碱药或静脉滴注氨茶碱、沙丁胺醇。加用口服 LT 拮抗剂。

静脉滴注糖皮质激素,如琥珀酸氢化可的松、甲泼尼龙或地塞米松。待病情得到控制和缓解后(一般 3~5 天),改为口服给药。注意维持水、电解质平衡,纠正酸碱失衡,当 pH<7.20,且合并代谢性酸中毒时,应适当补碱;可给予氧疗,如病情恶化缺氧不能纠正时,进行无创通气或插管机械通气。

4. 哮喘非急性发作期的治疗　一般哮喘经过急性期治疗症状得到控制,但哮喘的慢性炎症病理生理改变仍然存在,因此必须制定哮喘的长期治疗方案。根据哮喘的控制水平选择合适的治疗方案(表 1-3-1)。

对于任何一级治疗方案,患者都可按需使用速效 β_2 受体激动剂,辅以控制性药物,除第 1 级方案不包括控制性药物以外,第 2~5 级均以控制性药物为基础。

初始治疗方案的确定:对于未经过治疗的持续性哮喘患者,治疗应从第 2 级开始。若初始症状提示哮喘未控制,治疗则从第 3 级开始。即初始治疗方案的选择不以患者病情严重程度的分级来确定。

表 1-3-1　五级治疗方案

治疗方案	第1级	第2级	第3级	第4级	第5级
推荐选择控制药物	不需使用药物	低剂量 ICS	低剂量 ICS/LABA	中/高剂量 ICS/LABA	加其他药物治疗,如口服激素
其他选择控制药物	低剂量 ICS	白三烯受体拮抗剂(LTRA)低剂量茶碱	中/高剂量 ICS[a] 低剂量 ICS/LTRA(或加茶碱)	中/高剂量 ICS/LABA 加 LAMA[b] 高剂量 ICS/LTRA(或加茶碱)	加 LAMA[b] IgE 单克隆抗体

治疗方案	第1级	第2级	第3级	第4级	第5级
缓解药物	按需使用SABA	按需使用SABA	按需使用SABA或低剂量布地奈德/福莫特罗或倍氯米松/福莫特罗	按需使用SABA或低剂量布地奈德/福莫特罗或倍氯米松/福莫特罗	按需使用SABA或低剂量布地奈德/福莫特罗或倍氯米松/福莫特罗

注：a 中国哮喘患者接受 GINA 推荐高限 ICS 剂量的半量，也能获得与高限剂量相似的效果（证据等级 B）；b LAMA 吸入仅用于 18 岁及以上成人；SABA：短效 β_2-受体激动剂；LAMA：长效抗胆碱能药物；ICS：吸入性糖皮质激素

（单小溪 陆丛笑）

第四节 支气管扩张

支气管扩张（bronchiectasis）常发生在急、慢性呼吸道感染和支气管阻塞之后，由于支气管及其周围肺组织慢性炎症和纤维化，使支气管壁的肌肉和弹性组织破坏，导致支气管变形及持久扩张。支气管扩张以局部支气管不可逆性解剖结构异常为特征。典型的临床症状有慢性咳嗽、咳大量脓痰和反复咯血。

一、病因和发病机制

支气管及肺组织感染、支气管阻塞是支气管扩张的主要发病因素，感染不仅使支气管各层组织（尤其是平滑肌纤维和弹性纤维）遭到破坏，削弱了管壁支撑作用，而且因黏膜充血、水

肿、分泌物增多，导致管腔阻塞引流不畅而加重感染。此外，咳嗽时管腔内压力增高和支气管周围纤维增生、肺不张时胸腔负压等牵引促使支气管扩张的发生和发展。支气管扩张也可由先天发育障碍及遗传因素引起，但较少见。另有约 30% 的支气管扩张患者病因未明，但通常弥漫性的支气管扩张发生于存在遗传、免疫或解剖缺陷的患者，如囊性纤维化、纤毛运动障碍和严重的 α_1- 抗胰蛋白酶缺乏。低免疫球蛋白血症、免疫缺陷和罕见的气道结构异常也可引起弥漫性疾病。局灶性支气管扩张可源自未行治疗的肺炎或阻塞。

支气管扩张主要影响中等大小支气管，管腔扩张可达正常的 4 倍，呈柱状、囊状或混合存在（先天性多为囊状，继发性多为柱状），腔内有脓性分泌物，黏膜表面慢性溃疡，纤毛柱状上皮细胞鳞状化或萎缩，管壁弹力组织肌层、软管环受损，随病变进展，管壁发生坏死病灶性脓肿可蔓延至肺实质，有不同程度肺炎小脓肿、肺小叶不张。此外，还可有慢性支气管炎、周围炎、纤维化和毛细血管扩张，支气管动脉增宽（正常的 3 倍）并扭曲，与肺动脉之间广泛吻合，形成血管瘤，并产生分流（3%~12%），导致肺通气、换气功能障碍，肺内分流量增加。支气管扩张严重者可发生肺气肿、慢性呼吸衰竭和肺心病，本病预后一般良好。支气管扩张的治疗原则是祛除病因，保持呼吸道通畅（祛痰、体位引流），积极控制感染和症状，预防疾病进展。对病变局限、症状严重者可行外科手术切除。

二、临床表现

（一）症状

1. **慢性咳嗽、大量脓痰**　与体位改变有关，这是由于支气管扩张部位分泌物积储，改变体位时分泌物刺激支气管黏膜引起咳嗽和排痰。其严重度可用痰量估计：轻度，<10ml/d；中

度，10~150ml/d；重度，＞150ml/d。急性感染发作时，黄绿色脓痰量每日可达数百毫升。感染时痰液收集于玻璃瓶中静置后出现分层的特征：上层为泡沫，下悬脓性成分，中层为混浊黏液，下层为坏死组织沉淀物。引起感染的常见病原体为铜绿假单胞菌、金黄色葡萄球菌、流感嗜血杆菌、肺炎链球菌和卡他莫拉菌。

2. 反复咯血　50%~70% 的患者有不同程度的咯血，从痰中带血至大量咯血，部分患者以反复咯血为唯一症状，临床上称为"干性支气管扩张"，其病变多位于引流良好的上叶支气管。

3. 反复肺部感染　其特点是同一肺段反复发生肺炎并迁延不愈。这是由于扩张的支气管丧失了清除分泌物的功能，引流差，易发生反复感染。

4. 慢性感染中毒症状　如反复感染，可出现发热、乏力、食欲缺乏、消瘦、贫血等，儿童可影响发育。

（二）体征

早期或干性支气管扩张可无异常肺部体征。支气管扩张病变严重或继发感染时常可闻及下胸部、背部固定局限性粗湿啰音，有时可闻及哮鸣音，部分病程较长的患者伴有杵状指（趾）。当支气管哮喘出现肺气肿、肺心病等并发症时可出现肺气肿、肺心病的相应体征。

三、诊断依据

胸部 X 线平片检查时，囊状支气管扩张的气道表现为显著的囊腔，腔内可存在气液平面。支气管扩张的其他表现为气道壁增厚，主要由支气管周围的炎症所致。由于受累肺实质通气不足、萎陷，扩张的气道往往聚拢，因此纵切面可显示为"双轨征"，横切面显示"环形阴影"。但是这一检查对判断有无支气管扩张缺乏特异性，病变轻时影像学检查可正常。可明确支气管扩张诊断的影像学检查为支气管造影,但由于这一技术为创伤性检查,现已被 CT 取代,后者也可在横断面上清楚地显示扩张的支气管。高分辨 CT(HRCT)的出现,进一步提高了 CT 诊断支气管扩张的敏感性。由于其无创、易重复、易被患者接受,现已成为支气管扩张的主要诊断方法。

根据反复咯脓痰、咯血的病史和既往有诱发支气管扩张的呼吸道感染病史,HRCT 显示支气管扩张的异常影像学改变,即可明确诊断为支气管扩张。纤支镜检查或局部支气管造影,可明确出血、扩张或阻塞的部位。还可经纤支镜进行局部灌洗,采取灌洗液标本进行涂片、细菌学和细胞学检查,进一步协助诊断和指导治疗。

四、治疗原则

1. **治疗基础疾病** 对活动性肺结核伴支气管扩张应积极抗结核治疗,低免疫球蛋白血症可用免疫球蛋白替代治疗。

2. **控制感染** 患者出现痰或脓性成分增加等急性感染征象时需应用抗菌药物。开始时可给予经验性治疗,待完善痰细菌学检查和痰培养后可根据检验结果指导抗菌药物应用。存在铜绿假单胞菌感染时,可选择口服喹诺酮类,静脉给予氨基糖苷类或第三代头孢菌素。

3. **改善气流受限** 支气管舒张剂可改善气流受限,促进气道分泌物的排出,尤其对伴有气道高反应及可逆性气流受限的患者常有明显疗效。

4. **清除气道分泌物** 化痰药物以及振动、拍背和体位引流等胸部物理治疗均有助于清除气道分泌物。

5. **外科治疗** 经充分的内科治疗仍顽固反复发作的局限性支气管扩张,可考虑外科手术切除病变肺组织。对于大出血来自于增生的支气管动脉,内科保守治疗不能缓解的患者,病变局限者可考虑外科手术治疗,病变弥散者采用支气管动脉栓塞术治疗。对于那些尽管采取了所有治疗仍致残的病例,可考虑肺移植。

(姜　静　陆丛笑)

第五节　肺感染性疾病

一、细菌性肺炎

细菌性肺炎是最常见的肺炎,主要致病菌包括肺炎链球菌、金黄色葡萄球菌、甲型溶血性链球菌、肺炎克雷伯菌、流感嗜血杆菌、铜绿假单胞菌等。

(一)病因和发病机制

按解剖学分类,肺炎可分为大叶性、小叶性和间质性。为便于治疗,现多按病因分类,主要有感染性、理化性(如放射线、毒气、药物)及变态反应性(如过敏性肺炎)等。临床所见绝大多数为细菌、病毒、衣原体、支原体、立克次体、真菌和寄生虫等引起的感染性肺炎,其中以细菌最为常见。肺炎的病原体因宿主年龄、伴随疾病、免疫功能状态及获得方式而有较大差异。社区获得性肺炎(community acquired pneumonia, CAP)的常见病原体为肺炎链球菌、流感嗜血杆菌、金黄色葡萄球菌、化脓性链球菌、军团菌、厌氧菌以及病毒、支原体和衣原体等,而医院获得性肺炎(hospital acquired pneumonia, HAP)则以铜绿假单胞菌与其他假单胞菌、肺炎克雷伯菌、大肠埃希菌、阴沟肠杆菌、产气肠杆菌、变形杆菌、耐甲氧西林金黄色葡萄球菌(MRSA)和真菌等常见。吸入性肺炎大多数为厌氧菌感染。

(二)临床表现

细菌性肺炎常见症状为咳嗽、咳痰,或原有呼吸道症状加重,并出现脓性痰或血痰,伴或不伴胸痛。症状轻重主要取决于病原体和宿主的状态。

1. **症状** 常有受寒、劳累等诱因或伴慢性阻塞性肺病、心力衰竭等基础疾病，1/3 的患者病前有上呼吸道感染史。多数起病较急。部分革兰阴性杆菌肺炎、老年人肺炎、医院内肺炎起病隐匿。发热常见，多为持续高热，抗菌药物治疗后热型可不典型。咳嗽、咳痰甚多，早期为干咳，渐有咳痰，痰量多少不一。痰液多呈脓性，金黄色葡萄球菌肺炎较典型的症状为黄色脓性痰，肺炎链球菌肺炎为铁锈色痰，肺炎克雷伯菌肺炎为砖红色粘冻样痰，铜绿假单胞菌肺炎呈淡绿色痰，厌氧菌感染常伴臭味。抗菌治疗后发展至上述典型的痰液表现已不多见。咯血少见。部分有胸痛，累及胸膜时则呈针刺样痛。下叶肺炎刺激膈胸膜，疼痛可放射至肩部或腹部，后者易误诊为急腹症。全身症状有头痛、肌肉酸痛、乏力，少数出现恶心、呕吐、腹胀、腹泻等胃肠道症状。重症患者可有嗜睡、意识障碍、惊厥等神经系统症状。

2. **体征** 患者呈急性病容，呼吸浅速，部分有鼻翼煽动。常有不同程度的发绀和心动过速。少数可出现休克（在 24 小时内血压骤降至 80/50mmHg 以下甚至测不出，伴烦躁、面色苍白、四肢厥冷、少尿、心动过速和心音减弱等），多见于老年。肺炎链球菌肺炎常伴口唇单纯疱疹。早期胸部体征可无异常发现或仅有少量湿啰音。随疾病发展，渐出现典型体征。单侧肺炎可有患侧呼吸运动减弱、叩诊音浊、呼吸音降低和湿性啰音。实变体征常提示为细菌性感染。老年性肺炎、革兰阴性杆菌肺炎和慢性支气管炎继发肺炎，多同时累及双侧，查体两肺有湿性啰音。血白细胞总数和中性粒细胞多有升高。老年体弱者白细胞计数可不增高，但中性粒细胞百分比仍高。肺炎明显而白细胞计数不高常提示病情严重。动脉血氧分压常显示下降。

（三）诊断依据

1. **X 线检查** 最常见表现为支气管肺炎型改变，通常无助于肺炎病原的确定,但某些特征对诊断可有所提示,如肺叶实变、空洞形成或较大量胸腔积液多见于细菌性肺炎。葡萄球菌肺炎可引起明显的肺组织坏死、肺气囊、肺脓肿和脓胸。革兰阴性杆菌肺炎常呈下叶支气管肺炎型,易形成多发性小脓腔。

2. **细菌学检查** 包括痰或胸水涂片检查,培养致病菌及抗菌药物敏感试验。连续 2~3 次为同一细菌生长,致病菌的可能性大,仅一次阳性或多次为不同细菌生长,则可靠性差。细菌浓度 $\geqslant 10^7$ cfu/ml 为致病菌,10^5~10^7 cfu/ml 为可疑,$< 10^5$ cfu/ml 多为污染菌。

3. **血液检查** 白细胞计数及中性粒细胞一般均增高,可有核左移,年老体弱或严重病例白细胞计数可不增高。

4. **免疫学检查** 采用免疫荧光、酶联免疫吸附试验、对流免疫电泳等方法检测血清病原菌的抗原或抗体,有助诊断。聚合酶链反应对病原体的检测有一定的意义。

5. **其他检查** 必要时行血气分析,肝、肾功能及血清电解质等相关检查。

据典型症状与体征,结合 X 线检查,易作出初步诊断。年老体衰、继发于其他疾病或呈灶性肺炎改变者,临床表现常不典型,需认真加以鉴别。

(四)治疗原则

1. **一般性治疗** 卧床休息,进食容易消化且富含蛋白质、电解质、维生素的食物,注意水分的补充。高热者给予物理降温,必要时给解热药物。

2. **促进排痰** 鼓励患者咳嗽、翻身或拍背促进排痰。给予祛痰解痉药,必要时给予生理盐水加 α-糜蛋白酶、地塞米松及少量抗菌药物,雾化吸入。

3. **抗菌药物的应用** 抗感染治疗是肺炎治疗的关键环节,包括经验性治疗和抗病原体治疗。前者主要根据本地区、本单位的肺炎病原体流行病学资料,选择可能覆盖病原体的抗菌药物;后者则根据病原学的培养结果或肺组织标本的培养或病理结果以及药物敏感试验结果,选择体外试验敏感的抗菌药物。此外,还应该根据患者年龄、有无基础疾病、是否有误吸、住普通病房还是重症监护病房、住院时间长短和肺炎的严重程度等,选择抗菌药物和给药途径。

(1)青壮年和无基础疾病的 CAP 患者,常用青霉素类、第一代头孢菌素等。由于我国肺炎链球菌对大环内酯类耐药率高,故对该菌所致的肺炎不单独使用大环内酯类药物治疗。对耐药肺炎链球菌可使用呼吸氟喹诺酮类药物(莫西沙星、吉米沙星和左氧氟沙星)。老年人、有基础疾病或住院的 CAP 患者,常用氟喹诺酮类,第二、三代头孢菌素,β- 内酰胺类 /β- 内酰胺酶抑制剂或厄他培南,可联合大环内酯类。

(2)轻症 HAP 常用第二、三代头孢菌素,β- 内酰胺类 /β- 内酰胺酶抑制剂,氟喹诺酮类或碳青霉烯类药物。重症肺炎首先应选择广谱的强力抗菌药物,并应足量、联合用药。因为初始经验性治疗不足或不合理,或而后根据病原学培养结果调整抗菌药物,其病死率均明显高于初始治疗正确者。重症 CAP 常用 β- 内酰胺类联合大环内酯类或氟喹诺酮类药物;青霉素过敏者用呼吸氟喹诺酮类和氨曲南。HAP 可用抗假单胞菌的 β- 内酰胺类、广谱青霉素 /β- 内酰胺酶抑制剂、碳青霉烯类的任何一种联合呼吸氟喹诺酮类或氨基糖苷类药物,如怀疑有 MDR 球菌感染可选择联合万古霉素、替考拉宁或利奈唑胺。

(3)抗菌药物治疗应尽早进行,一旦怀疑为肺炎应立即给予首剂抗菌药物,越早治疗预后越好。病情稳定后可从静脉途径转为口服治疗。抗菌药物疗程 7~10 天或更长时间,抗菌药物治疗后 48~72 小时应对病情进行评价,如体温正常 48~72 小时,肺炎临床稳定可停用抗菌药物,其标准为:体温≤37.8℃;

心率≤100 次 /min；呼吸频率≤24 次 /min；收缩压≥90mmHg；呼吸室内空气条件下 SaO_2≥90% 或 PaO_2≥60mmHg；能够口服进食；精神状态正常。以上任何一项未达到则继续使用。

（4）抗菌药物治疗后 48~72 小时应对病情进行评价，有效时表现体温下降，症状改善，临床状态稳定，白细胞、C- 反应蛋白和降钙素原逐渐降低或恢复正常，而 X 线影像病灶吸收较迟。如果 72 小时后症状无改善，其原因可能有：①药物未能覆盖致病菌或细菌耐药；②特殊病原体感染，如结核分枝杆菌、真菌、病毒等；③出现并发症或存在影响疗效的宿主因素，如免疫抑制；④非感染性疾病误诊为肺炎；⑤药物热，需仔细分析，做必要的检查，进行相应处理。

4. 免疫治疗 免疫球蛋白、转移因子、胸腺肽等免疫调节剂可辅助治疗。

5. 并发症治疗 合并呼吸衰竭者给予氧疗及呼吸支持。有电解质紊乱及肝、肾功能不全者给予相应治疗；脓胸应予引流或外科处理。

二、病毒性肺炎

病毒性肺炎是由上呼吸道病毒感染、向下蔓延所致的肺部炎症。本病一年四季均可发生，但大多见于冬春季节，可暴发或散发流行。临床主要表现为发热、头痛、全身酸痛、干咳及肺浸润等。病毒性肺炎的发生与病毒的毒力、感染途径以及宿主的年龄、免疫功能状态等有关。一般小儿发病率高于成人。

（一）病因和发病机制

病毒性肺炎为吸入性感染，呼吸道病毒可通过飞沫与直接接触传播，且传播迅速、传播面广。引起成人肺炎的常见病毒为甲、乙型流感病毒、腺病毒、副流感病毒、呼吸道合胞病毒和冠状病毒等。疱疹病毒和麻疹病毒易感染免疫抑制宿主；骨髓移植和器官移植受者易患巨细胞病毒感染和疱疹病毒肺炎。患者可同时受一种以上病毒感染,并常继发细菌感染,免疫抑制宿主还常继发真菌感染。

(二)临床表现

好发于病毒疾病流行季节,临床症状轻、起病急,发热、头痛、全身酸痛、倦怠症状较明显,与支原体肺炎的症状相似,常在急性流感症状尚未消退时,即出现咳嗽、少痰或白色黏液痰、咽痛等呼吸道症状。重症病毒性肺炎,表现为呼吸困难、发绀、嗜睡、精神萎靡,甚至发生休克、心力衰竭和呼吸衰竭等合并症,也可发生急性呼吸窘迫综合征。

(三)诊断依据

1. **辅助检查**　白细胞计数正常、稍高或偏低,血沉通常在正常范围,痰涂片所见的白细胞以单核细胞居多,单纯病毒感染者痰培养常无致病细菌生长。胸部 X 线检查可见肺纹理增多,小片状浸润或广泛浸润,病情严重者显示双肺弥漫性结节性浸润,但大叶实变及胸腔积液者均不多见。病毒性肺炎的致病原不同,其 X 线征象亦有不同的特征。

2. **诊断**　诊断依据为临床症状及 X 线改变,并排除由其他病原体引起的肺炎。确诊则有赖于病原学检查,包括病毒分离、血清学检查以及病毒抗原的检测。呼吸道分泌物中细胞核内的包涵体可提示病毒感染,但并非一定来自肺部,需进一步收集下呼吸道分泌物或肺活检标本作培养分离病毒。血清学检查常用的方法是检测特异性 IgG 抗体,如补体结合试验、血凝抑制试验、中和试验,但仅能作为回顾性诊断,并无早期诊断价值。

(四)治疗原则

目前尚无特效抗病毒药物,以对症治疗为主,卧床休息,保持空气流通。给予足量维生素及蛋白质,保持呼吸道通畅,及时清除上呼吸道分泌物等。目前已证实较有效的病毒抑制药物有利巴韦林、阿昔洛韦、更昔洛韦、奥司他韦、阿糖腺苷、金刚烷胺。

　　原则上不宜常规应用抗菌药预防继发性细菌感染,在明确合并细菌感染时,应及时选用敏感的抗菌药物。

　　糖皮质激素治疗病毒性肺炎疗效仍有争议。

三、真菌性肺炎

　　真菌种类很多,在土壤、植物、禽畜中和人体正常皮肤及黏膜表面都有。从流行病学调查发现人体的真菌感染很多,个别地区组织胞质菌、球孢子菌的感染率可高达50%以上,但大多数为亚临床型,在短时间内未被发现即自愈。近二三十年来,由于广泛应用广谱抗菌药物治疗感染,抗代谢细胞毒性药物治疗恶性肿瘤,器官移植术后应用免疫抑制剂,以及激素的经常应用,特别在数药配合应用(如器官移植后的三联药)情况下,使机体防御功能降低,体内菌群失平衡使原为条件致病菌的真菌侵入人体发病。肺深部真菌感染往往来源于吸入尘土中的真菌孢子。肺部真菌感染发病率由于前述各种药物的广泛应用,有明显增加。

　　(一)病因和发病机制

　　1. **病因**　肺真菌病的感染途径有①内源性:如放线菌及念珠菌在口腔卫生差,机体抵抗力低时,能侵入肺部引起感染;②外源性:吸入带有真菌孢子的粉尘而感染,如卡氏菌病、曲霉菌病和隐球菌病;③继发性:在体内其他部位的真菌病经血行或淋巴系统播散至肺部,膈下的病变也可直接蔓延至肺部,如放线菌病。

　　2. **发病机制**　真菌广泛存在于大自然中,易吸入呼吸道;呼吸道正常时也有真菌存在,所以取痰或分泌物做涂片或培养,查到的真菌未必是致病菌。实际工作中常根据具有"机会感染"因素(如长期大量使用广谱抗菌药物、免疫抑制剂、抗癌药等),在其他诊断不能完全说明病情时才想到真菌感染。真菌侵入肺后产生炎症改变,基本病理变化是凝固性坏死、细胞浸润和化脓、慢性感染,以及肺纤维化或肉芽肿形成。

(二)临床表现

常见的真菌感染类型包括:

1. **肺念珠菌病** ①念珠菌支气管炎:阵发性刺激性咳嗽,痰量多,为白泡沫塑料状稀痰,偶带血丝,随病情进展,痰稠如干浆糊状。憋喘、气短,尤以夜间为甚。乏力、盗汗,多不发热。②念珠菌肺炎:临床表现为畏寒、高热,咳白色泡沫黏痰,有酵臭味,呈胶冻状,有时咯血,临床酷似急性细菌性肺炎。③过敏型:可有呼吸困难、鼻痒、流涕、喷嚏等症状,两肺可闻及哮鸣音。

2. **肺曲霉菌病** 曲霉菌广泛分布于自然界、土壤、植物、空气中,正常人呼吸道、皮肤、外耳道等处也可找到曲霉菌,一般不致病。临床上肺曲霉菌病分为5类:

(1)侵袭性肺曲霉菌病:为最常见的肺曲霉菌病类型。影像学检查中胸片X线示以胸膜为基底的多发性楔形、结节、肿块阴影或空洞;胸部CT早期表现为晕轮征,后期表现为新月体征。该类疾病肺组织破坏严重,治疗困难,病死率高。部分患者有中枢神经系统感染,出现中枢神经系统的症状和体征。

(2)气管支气管曲霉病:常见症状为频繁咳嗽、胸痛、发热、咯血。本病需要行支气管镜检查,镜下可见气管壁假膜、溃疡、结节等。

(3)慢性坏死性肺曲霉菌病:曲霉菌直接侵袭肺实质,是一种亚急性或非血管侵袭性病变。患者表现为肺部空洞型病变,长期呼吸道症状和血清抗曲霉菌抗体阳性。

(4)曲霉肿:继发于支气管囊肿、支气管扩张、肺脓肿和肺结核空洞。可有刺激性咳嗽,常反复咯血,甚至出现威胁生命的大咯血。曲霉肿一般不侵犯组织,但可发展为侵袭性肺曲霉菌病。

（5）变应性支气管肺曲霉菌病：多由烟曲霉引起的气道高反应性病变。以难以控制的哮喘发作为突出临床表现。

3. 肺隐球菌病 肺隐球菌病为新型隐球菌（有荚膜包绕的酵母菌）感染引起的亚急性或慢性内脏真菌病。主要侵犯肺和中枢神经系统，但也可以侵犯骨骼、皮肤、黏膜和其他脏器。本菌感染后仅引起轻度炎症反应。肺部有局限性或广泛性肉芽肿形成，坏死和空洞少见，钙化和肺门淋巴结肿大极为罕见。也可在胸膜下形成小结节。临床症状轻重不一，也可无症状。轻者可有发热，干咳，偶有少量咯血，乏力，体重减轻。重症患者有气急和低氧血症。影像学表现特征的征象为胸膜下结节，也可表现为肺炎、多发结节、空洞、肿块样损害。

（三）诊断依据

真菌病的诊断相当困难，因为其多为继发感染，临床症状及体征常为原发病的表现。痰或分泌物涂片培养，查到的真菌也未必是致病菌。真菌感染同时或先后常伴细菌或病毒等感染，临床表现复杂，易误诊或漏诊。确诊须结合临床资料，主要是具有"机会感染"因素的患者，如长期大量使用广谱抗菌药物、免疫抑制剂、抗癌药等。痰液、胸腔积液、脓液中找到真菌的孢子或菌丝，抗原皮肤试验，血清学等检查有助于证实诊断。

（四）治疗原则

1. 肺念珠菌病 轻症者可消除诱因，病情严重者可选用氟康唑、两性霉素 B 等，临床上应该根据真菌药敏结果选择用药。

2. 肺曲霉菌病 侵袭性肺曲霉菌病、气管支气管曲霉菌病、慢性坏死性肺曲霉菌病治疗首选伏立康唑。还可以选择卡泊芬净和米卡芬净等棘白菌素类药物。两性霉素 B 目前已不作为首选。曲霉肿的治疗主要是预防威胁生命的大咯血，条件许可应行手术治疗。变应性支气管肺曲霉菌病首选糖皮质激素进行治疗，抗真菌治疗可选用伊曲康唑、伏立康唑或泊沙康唑，可酌情使用 β_2 受体激动剂或吸入性糖皮质激素扩张气道，减少炎性反应，减轻哮喘症状。

3. **肺隐球菌病** 治疗上可选用氟康唑、伊曲康唑及两性霉素 B。重症患者，尤其合并隐球菌脑膜炎者可联合两种抗真菌药，如两性霉素 B 联合 5- 氟胞嘧啶。

四、肺脓肿

肺脓肿（lung abscess）是肺组织坏死形成的脓腔。临床表现为高热、咳嗽和咳大量脓臭痰。早期为化脓性炎症，继而坏死形成脓肿。多发生于青壮年，男性多于女性。发病原因有经气管感染、血源性感染、多发脓肿或肺癌等堵塞所致的感染。肺脓肿也可以根据相关的病原体分为葡萄球菌性肺脓肿、厌氧菌性肺脓肿、曲霉菌性肺脓肿。

（一）病因和发病机制

病原体常为上呼吸道、口腔的定植菌，包括需氧菌、厌氧菌和兼性厌氧菌。90% 肺脓肿患者合并有厌氧菌感染，其他常见的其他病原体包括金黄色葡萄球菌、化脓性链球菌、肺炎克雷伯菌和铜绿假单胞菌。大肠埃希菌和流感嗜血杆菌也可引起坏死性肺炎。根据感染途径，肺脓肿可分为以下类型：

1. **吸入性肺脓肿** 病原体经口、鼻、咽腔吸入致病。当有意识障碍或全身免疫力与气道防御清除功能降低时，吸入的病原菌可致病。此外鼻窦炎、牙槽脓肿等脓性分泌物被吸入肺也可以导致吸入性肺脓肿。脓肿常为单发，其部位与支气管解剖结构和体位有关。病原体多为厌氧菌。

2. **继发性肺脓肿** 某些细菌性肺炎（如金黄色葡萄球菌、铜绿假单胞菌和肺炎克雷伯菌肺炎等）以及支气管扩张、支气管囊肿、支气管肺癌、肺结核空洞等继发感染可导致继发性肺脓肿。支气管异物阻塞也可导致肺脓肿。肺部邻近器官化脓性病变可波及到肺也可引起肺脓肿,如肾周围脓肿、脊柱脓肿、食管穿孔、阿米巴肝脓肿。

3. 血源性肺脓肿 因皮肤外伤感染、疖、痈、中耳炎或骨髓炎,菌栓经血行播散到肺,引起小血管栓塞、坏死,可致菌血症,形成肺脓肿。致病菌以金黄色葡萄球菌、表皮葡萄球菌及链球菌为常见。

(二)临床表现

1. 症状 吸入性肺脓肿患者多有手术、醉酒、劳累、脑血管疾病、口腔感染病灶。临床表现包括畏寒、高热,体温达39~40℃,伴有咳嗽、咳黏液痰或黏液脓性痰。炎症累及壁层胸膜可引起胸痛,深呼吸及咳嗽时明显加重。此外还可伴有精神不振、全身乏力、食欲缺乏等全身中毒症状。如感染不能及时控制,可突然咳出大量脓臭痰及坏死组织,约有 1/3 患者有不同程度的咯血,偶见中、大量咯血而窒息死亡。肺脓肿破溃到胸膜腔,可出现突发性胸痛、气急,出现脓气胸。可有贫血、消瘦等慢性中毒症状。

2. 体征 肺部体征与肺脓肿的大小和部位有关。初起时肺部可无明显的阳性体征或仅在患侧闻及湿啰音,随着病情发展,可有肺实变体征,并闻及支气管呼吸音;肺脓腔增大时,可出现空瓮音;病变累及胸膜可闻及胸膜摩擦音或呈现胸腔积液体征。慢性肺脓肿常有杵状指(趾)。

(三)诊断依据

有口腔手术、昏迷呕吐或异物吸入病史者,突发畏寒、高热、咳嗽和咳大量脓臭痰,血白细胞总数及中性粒细胞显著增高,X 线示浓密的炎性阴影中有空腔、气液平面,可作出急性肺脓肿的诊断。有皮肤创伤、疖、痈等化脓性感染或静脉吸毒患心内膜炎者,出现发热不退、咳嗽、咳痰等症状,X 线胸片示两肺多发性肺脓肿,可诊断为血源性肺脓肿。痰、血培养(包括厌氧菌培养)以及药敏感试验,对确定病因和选用抗菌药物有重要价值。外周血中白细胞计数及中性粒细胞比例均显著增加(中性粒细胞的比例在 80% 以上)。慢性肺脓肿患者的白细胞无明显改变,但可有轻度贫血。痰和血的病原体检查、痰涂片检查、痰液培养和药敏试验,有助于确定病原体和选择有效的抗菌药物。血源性肺脓肿者的血培养可发现致病菌。

(四)治疗原则

治疗原则是抗菌药物的应用和脓液引流。

1. 抗菌药物的应用 吸入性肺脓肿多为厌氧菌感染,对林可霉素、克林霉素和甲硝唑敏感。血源性肺脓肿多为葡萄球菌和链球菌感染,可选用耐 β- 内酰胺酶的青霉素或头孢菌素。病原体如为耐甲氧西林金黄色葡萄球菌时,应选用万古霉素或替考拉宁。如病原体为阿米巴原虫,则用甲硝唑治疗。如为革兰阴性杆菌,则可选用第二代或第三代头孢菌素、氟喹诺酮类,同时联用氨基糖苷类抗菌药。抗菌药物治疗 8~12 周,直至 X 线胸片脓腔和炎症消失或仅有少量的纤维化。

2. 脓液引流 脓液引流是提高疗效的有效措施。痰液黏稠不易咳出者可用祛痰药或雾化吸入生理盐水、祛痰药或支气管舒张剂以利痰液引流。身体状况较好者可采取体位引流排痰。经纤维支气管镜冲洗及吸引也是引流的有效方法。

3. 手术治疗 手术适应证为:①肺脓肿病程超过 3 个月,经内科治疗脓腔不缩小甚至过大(5cm 以上)估计不易闭合者;②大咯血经内科治疗无效危及生命;③伴有支气管胸膜瘘或脓胸经抽吸、引流和冲洗疗效不佳者;④支气管阻塞限制了气道引流,如肺癌。对病情重不能耐受手术者,可经胸壁插入导管到脓腔进行引流。术前应评价患者一般情况和肺功能。

(单小溪 陆丛笑)

第六节　肺　结　核

结核病是结核杆菌引起的慢性传染病,耐药菌的出现及扩展、HIV、控制规划的不完善导致全球结核病疫情明显上升。

一、病因和发病机制

结核菌属于放线菌目分枝杆菌科分枝杆菌属,为有致病力的耐酸菌。主要分为人、牛、鸟、鼠等型。对人有致病性的主要是人型菌,牛型菌少有感染。结核菌对药物的耐药性,可由菌群中先天耐药菌发展形成,也可由于在人体中单独使用一种抗结核药而较快产生对该药耐药的结核杆菌,即获得耐药菌。发展形成耐药菌可造成治疗上的困难,影响疗效。

二、临床表现

(一)症状

1. **咳嗽、咳痰**　肺结核最常见症状。咳嗽较轻,干咳或少量黏液痰。若合并其他细菌感染,痰可呈脓性。

2. **咯血**　结核为咯血的常见病因之一,1/3~1/2 的患者咯血,咯血量多少不定。

3. **胸痛**　结核累及胸膜时可表现胸痛,为胸膜性胸痛。

4. **呼吸困难**　多见于干酪样肺炎和大量胸腔积液者。

5. **全身症状**　发热为常见症状,多为长期午后潮热。部分患者有倦怠乏力、盗汗、食欲缺乏和体重减轻等。育龄女性患者可出现月经不调。

(二)体征

取决于病变的性质和范围。病变范围较小时,可无任何体征;渗出性病变范围较大或干酪样坏死时,可有肺实变体征；当有较大范围的纤维条索形成时，气管向患侧移位，患侧胸廓塌陷、叩诊浊音、听诊呼吸音减弱并可闻及湿啰音；较大的空洞性病变听诊闻及支气管呼吸音；结核性胸膜炎有胸腔积液时，气管向健侧移位，患侧胸廓望诊饱满、触觉语颤减弱、叩诊实音、听诊呼吸音消失；支气管结核可有局限性哮鸣音。少数患者可以有类似风湿热样表现，称为结核性风湿症。

三、诊断依据

结核病分类和诊断要点：

1. **原发型肺结核** 包括原发综合征及胸内淋巴结结核。X线胸片表现为原发综合征。若X线胸片只有肺门淋巴结肿大，则诊断为胸内淋巴结结核。

2. **血行播散型肺结核** 包括急性血行播散型肺结核（急性粟粒型肺结核）及亚急性、慢性血行播散型肺结核。亚急性、慢性血行播散型肺结核起病较缓，症状较轻。慢性血行播散型肺结核多无明显中毒症状。

3. **继发型肺结核** 包括浸润性肺结核、纤维空洞性肺结核和干酪样肺炎等。临床特点如下：

（1）浸润性肺结核：浸润渗出性结核病变和纤维干酪增殖病变多发生在肺尖和锁骨下，影像学检查表现为小片状或斑点状阴影，可融合和形成空洞。渗出性病变易吸收，而纤维干酪增殖病变吸收很慢，可长期无改变。

（2）空洞性肺结核：空洞形态不一，多有支气管播散病变，临床症状较多，如发热、咳嗽、咳痰和咯血等。空洞性肺结核患者痰中经常排菌。应用有效的化学治疗后，出现"净化空洞"。但有些患者空洞还残留一些干酪组织，长期多次查痰阴性，临床上诊断为"开放菌阴综合征"。

（3）结核球：多由干酪样病变吸收和周边纤维膜包裹或干

酪空洞阻塞性愈合而形成。结核球内有钙化灶或液化坏死形成空洞，同时 80% 以上结核球有卫星灶。

（4）干酪样肺炎：多发生在机体免疫力和体质衰弱，又受到大量结核分枝杆菌感染的患者，或有淋巴结支气管炎，淋巴结中的大量干酪样物质经支气管进入肺内而发生。

（5）纤维空洞性肺结核：纤维空洞性肺结核的特点是病程长，反复进展恶化，肺组织破坏严重，肺功能受损严重，双侧或单侧出现纤维厚壁空洞和广泛的纤维增生。结核分枝杆菌长期检查阳性且常耐药，在结核病控制和临床上均为难题，注意依靠初始合理化学治疗预防。

4. 结核性胸膜炎　包括结核性干性胸膜炎、结核性渗出性胸膜炎、结核性脓胸。

5. 其他肺外结核　按部位和脏器命名，如骨关节结核、肾结核、肠结核等。

6. 菌阴肺结核　菌阴肺结核为三次痰涂片及一次培养阴性的肺结核。其诊断标准为：①典型肺结核临床症状和胸部 X 线表现；②抗结核治疗有效；③临床可排除其他非结核性肺部疾患；④结核菌素试验（PPD）强阳性，血清抗结核抗体阳性；⑤痰结核菌 PCR 和探针检测呈阳性；⑥肺外组织病理证实结核病变；⑦支气管肺泡灌洗（BAL）液中检出抗酸分枝杆菌；⑧支气管或肺部组织病理证实结核病变。具备①～⑥中 3 项或⑦和⑧中任意 1 项可确诊。

四、治疗原则

1. 化学治疗的原则　早期、联合、规律、全程、适量。

2. 常用抗结核药物

（1）异烟肼（isoniazid，INH，H）：抗结核药物中杀菌力，特别是早期杀菌力最强者。INH 对巨噬细胞内外的结核分枝杆菌均具有杀菌作用，可发生药物性肝炎及周围神经炎。

（2）利福平（rifampicin，RFP，R）：对巨噬细胞内外的结核分枝杆菌均有快速杀菌作用，特别是对 C 菌群有独特的杀灭菌作用。INH 与 RFP 联用可显著缩短疗程。该药物可致转氨酶升高。

（3）吡嗪酰胺（pyrazinamide，PZA，Z）：吡嗪酰胺具有独特的杀菌作用，主要是杀灭巨噬细胞内酸性环境中的 B 菌群。在 6 个月标准短程化疗中，PZA 与 INH 和 RFP 联合用药是第三个不可缺的重要药物。

（4）乙胺丁醇（ethambutol，EMB，E）：乙胺丁醇口服易吸收，不良反应为视神经炎，需要提醒患者发现视力异常应及时就医。由于儿童年幼无法清楚准确描述表达视力视野变化，故不能用于儿童。

（5）链霉素（streptomycin，SMS）：链霉素对巨噬细胞外碱性环境中的结核分枝杆菌有杀菌作用。主要不良反应为耳毒性、前庭功能损害和肾毒性等。

3. 统一治疗方案

（1）初治涂阳（含初治涂阴有空洞形成或粟粒型肺结核）肺结核治疗方案

1）每日用药方案：①强化期：异烟肼、利福平、吡嗪酰胺和乙胺丁醇，顿服，2 个月；②巩固期：异烟肼、利福平，顿服，4 个月。简写为：2HRZE/4HR。

2）间歇用药方案：①强化期：异烟肼、利福平、吡嗪酰胺和乙胺丁醇，隔日一次或每周 3 次，2 个月；②巩固期：异烟肼、利福平，隔日一次或每周 3 次，4 个月。简写为：$2H_3R_3Z_3E_3/4H_3R_3$。

（2）复治涂阳肺结核治疗方案

1）每日用药方案：①强化期：异烟肼、利福平、吡嗪酰胺、链霉素和乙胺丁醇，每日 1 次，2 个月；②巩固期：异烟肼、利福平和乙胺丁醇，每日 1 次，4~6 个月。巩固期治疗 4 个

月后,若痰菌未阴转,可继续延长治疗期 2 个月。简写为:
2HRZSE/4~6HRE。

2)间歇用药方案:①强化期:异烟肼、利福平、吡嗪酰胺、链霉素和乙胺丁醇,隔日 1 次或每周 3 次,2 个月;②巩固期:异烟肼、利福平和乙胺丁醇,隔日 1 次或每周 3 次,6 个月。简写为:$2H_3R_3Z_3S_3E_3/6H_3R_3E_3$。

(3)初治涂阴肺结核治疗方案

1)每日用药方案:①强化期:异烟肼、利福平、吡嗪酰胺,每日 1 次,2 个月;②巩固期:异烟肼、利福平,每日 1 次,4 个月。简写为:2HRZ/4HR。

2)间歇用药方案:①强化期:异烟肼、利福平、吡嗪酰胺,隔日 1 次或每周 3 次,2 个月;②巩固期:异烟肼、利福平,隔日 1 次或每周 3 次,4 个月。简写为:$2H_3R_3Z_3/4H_3R_3$。

以上治疗方案可简单总结为表 1-6-1。

表 1-6-1 抗结核治疗方案总结

肺结核类型	每日用药方案	间歇用药方案
初治涂阳肺结核	2HRZE/4HR	$2H_3R_3Z_3E_3/4H_3R_3$
复治涂阳肺结核	2HRZSE/4~6HRE	$2H_3R_3Z_3S_3E_3/6H_3R_3E_3$
初治涂阴肺结核	2HRZ/4HR	$2H_3R_3Z_3/4H_3R_3$

4. 其他治疗

(1)咯血:咯血处置要注意镇静、止血,患侧卧位,预防和抢救因咯血所致的窒息并防止肺结核播散。一般少量咯血卧床休息为主,可用氨基己酸、氨甲苯酸(止血芳酸)、酚磺乙胺(止血敏)、卡络柳钠(安络血)等药物止血。大咯血时先用垂体后叶素。对支气管动脉破坏造成的大咯血可采用支气管动脉栓塞法。

（2）糖皮质激素：糖皮质激素在结核病的应用主要是利用其抗炎、抗毒作用。仅用于结核毒性症状严重者。必须确保在有效抗结核药物治疗的情况下使用。

（3）外科治疗：化学治疗后无效、多重耐药的厚壁空洞、大块干酪灶、结核性脓胸、支气管胸膜瘘和大咯血保守治疗无效者均可采用外科治疗。

（姜　静　陆丛笑）

第七节　间质性肺疾病

间质性肺疾病（interstitial lung disease，ILD）亦称作弥漫性实质性肺疾病（diffuse parenchymal lung disease，DPLD），是一组主要累及肺间质和肺泡腔，导致肺泡 - 毛细血管功能单位丧失的弥漫性肺疾病。临床主要表现为进行性加重的呼吸困难、低氧血症以及影像学上的双肺弥漫性病变。

一、病因及分类

间质性肺疾病近年发病有增多趋势，其中特发性肺纤维化预后很差。慢性炎症是其主要病理基础，涉及多种细胞、细胞因子和炎症介质。由于对此病认识不足，看法不一，国际上自1998 年至今已有三次大的分型变化。关键问题是找出病因，寻求合理的治疗方案。

目前大约有 200 种疾病可致肺间质性改变，分类标准繁多，目前应用较多较为广泛的分类标准是 2002 年美国胸科学会（ATS）和欧洲呼吸学会（ERS）的分类标准，将 ILD 按以下分类：①已知原因的 ILD；②特发性间质性肺炎（IIP）；③肉芽肿性ILD；④其他罕见 ILD。临床分类如表 1-7-1 所示。

表 1-7-1 间质性肺疾病的临床分类

1. **已知原因的 ILD**

1.1 职业或家居环境因素相关

吸入有机粉尘——过敏性肺炎

吸入无机粉尘——石棉沉着病、硅沉积病、尘埃沉着病等

1.2 药物或治疗相关

药物如胺碘酮、博来霉素、甲氨蝶呤,治疗包括放射治疗、高浓度氧疗

1.3 结缔组织病(connective tissue diseases,CTD)或血管炎相关

系统性硬皮病、类风湿性关节炎、多发性肌炎 / 皮肌炎、干燥综合征、系统性红斑狼疮

ANCA 相关性血管炎:坏死性肉芽肿血管炎、变应性肉芽肿血管炎、显微镜下多血管炎

2. **特发性间质性肺炎(idiopathic interstitial pneumonia,IIP)**

2.1 特发性肺纤维化(idiopathic pulmonary fibrosis,IPF)

2.2 非特异性间质性肺炎(nonspecific interstitial pneumonia,NSIP)

2.3 隐源性机化性肺炎(cryptogenic organizing pneumonia,COP)

2.4 急性间质性肺炎(acute interstitial pneumonia,AIP)

2.5 呼吸性细支气管炎伴间质性肺炎(respiratory bronchiolitis-interstitial lung disease,RB-ILD)

2.6 淋巴细胞性间质性肺炎(lymphocytic interstitial pneumonia,LIP)

3. **肉芽肿性 ILD**

结节病(sarcoidosis)

4. **罕见 ILD**

4.1 肺淋巴管平滑肌瘤病(pulmonary lymphangioleiomyomatosis,PLAM)

4.2 肺朗格汉斯细胞组织细胞增生症(pulmonary langerhans cell histiocytosis,PLCH)

续表

4.3 慢性嗜酸性类细胞性肺炎（chronic eosinophilic pneumonia，CEP）

4.4 肺泡蛋白沉积症（pulmonary alveolar proteinosis，PAP）

4.5 特发性肺含铁血黄素沉着症（idiopathic pulmonary haemosiderosis，IPH）

4.6 肺泡微石症（plmonary alveolar microlithiasis，PAM）

4.7 肺淀粉样变性（pulmonary amyloidosis）

二、临床表现

1. **症状**　不同 ILD 的临床表现不完全一样，多数隐匿起病。呼吸困难是最常见的症状，随着疾病进展呈进行性加重；其次是咳嗽，多为持续性干咳，少有咯血、胸痛和喘鸣。如果患者还有全身症状如发热、盗汗、乏力、消瘦、皮疹、肌肉关节疼痛、肿胀、口干、眼干燥等，通常提示可能存在结缔组织疾病等。

2. **相关病史**　重要的既往病史包括心脏病、结缔组织疾病、肿瘤、脏器移植等；药物应用史，如胺碘酮、甲氨蝶呤等诱发肺纤维化的药物使用史等；家族史；吸烟史包括每天吸烟支数、烟龄及戒烟时间；职业或家居环境暴露史；宠物嗜好或接触史。

3. **体征**

（1）爆裂音或 Velcro 啰音：两肺底闻及的吸气末细小的干性爆裂音或 Velcro 啰音是 ILD 的常见体征。

（2）杵状指（趾）：是 ILD 患者一个比较常见的晚期征象，通常提示严重的肺脏结构破坏和肺功能受损。

（3）肺动脉高压和肺心病的体征：ILD 进展到晚期，可以出现肺动脉高压和肺心病的相应体征。

（4）系统疾病体征：皮疹、关节肿胀、变形等可能提示结缔组织疾病等。

4. 肺功能 ILD 患者以限制性通气功能障碍和气体交换障碍为特征。

三、诊断依据

临床诊断某一种 ILD 是一个动态的过程,需要临床、放射科和病理科医生的密切合作。支气管镜检查有利于鉴别诊断,还可以行经支气管镜肺活检,但由于标本较小,可诊断间质性肺疾病但难以辨别其病因。开胸活经胸腔镜肺组织活检虽为有创检查,但是一般很少进行。主要原因是有时仍难辨病因且患者不宜接受。

四、治疗原则

ILD 病因明确者应立即停止接触致病因子,病情可缓解,必要时应用泼尼松。伴发于其他疾病的 ILD 应做相应的病因治疗。有报道可辅以免疫抑制剂,如硫唑嘌呤、环孢素等,不良反应较多,需慎用。中药如川芎嗪、丹参、雷公藤多苷等可有辅助作用。有继发感染或支气管扩张等并发症给予相应治疗方案及对症治疗。

(姜 静 陆丛笑)

第八节 肺血栓栓塞症

肺血栓栓塞症(pulmonary pulmonary thromboembolism, PTE)是肺栓塞的一种类型。肺栓塞(pulmonary embolism, PE)是以各种栓子阻塞肺动脉系统为发病原因的一组疾病或临床综合征的总称,包括 PTE、脂肪栓塞综合征、羊水栓塞、空气栓塞等。PTE 为来自静脉系统或右心的血栓阻塞肺动脉或其分支所致的疾病,以肺循环和呼吸功能障碍为其主要临床和病理生理特征,为 PE 最常见的类型,占 PE 中的绝大多数,通常所称的 PE 即指 PTE。急性 PTE 造成肺动脉较广泛阻塞时,可引起肺动脉高压,至一定程度可导致右心失代偿、右心扩大,出现急性肺源性心脏病。肺动脉发生栓塞后,若其支配区的肺组织因血流受阻或中断而发生坏死,称为肺梗死(pulmonary infarction, PI)。由于肺组织的多重供血与供氧机制,PTE 中仅约不足 15% 发生 PI。引起 PTE 的血栓主要来源于深静脉血栓形成(deep venotls thrombosis, DVT)。与 PTE 实质上为一种疾病过程在不同部位、不同阶段的表现,两者合称为静脉血栓栓塞症(venous thromboembolism, VTE)。

一、临床表现

1. **症状** PTE 的症状多种多样,但均缺乏特异性。常见症状有:①不明原因的呼吸困难及气促;②胸痛;③晕厥;④烦躁不安、惊恐甚至濒死感;⑤咯血;⑥咳嗽、心悸。

2. **体征**

(1)呼吸系统:可见呼吸急促、发绀,肺部听诊可闻及哮鸣音或细湿啰音,偶可闻及血管杂音。合并肺不张和胸腔积液时出现相应的体征。

(2)循环系统:①心动过速;②血压变化,严重时可出现血压下降甚至休克;③颈静脉充盈或异常搏动;④肺动脉瓣区第二心音(P_2)亢进或分裂,三尖瓣区收缩期杂音。

(3)其他:可伴发热,多为低热,少数患者有 38℃ 以上的发热。

3. **DVT 的症状与体征** 在考虑 PTE 诊断的同时,必须注意是否存在 DVT,特别是下肢 DVT。其主要表现为患肢肿胀、周径增粗、疼痛或压痛、皮肤色素沉着,行走后患肢易疲劳或肿胀加重。但需注意,半数以上的下肢 DVT 患者无自觉症状和明显体征。应测量双侧下肢的周径来评价其差

别。进行大、小腿周径的测量点分别为髌骨上缘以上 15cm
处和髌骨下缘以下 10cm 处。双侧相差＞1cm 即考虑有临床
意义。

二、诊断依据

PTE 的临床表现多样,有时隐匿,缺乏特异性,确诊需特殊
检查。检出 PTE 的关键是提高诊断意识,对有疑似表现、特别
是高危人群中出现疑似表现者,应及时安排相应检查。

1. **疑诊 PTE** 如患者出现上述临床症状、体征,特别是
存在前述危险因素的病例出现不明原因的呼吸困难、胸痛、晕
厥、休克或伴有单侧或双侧不对称性下肢肿胀、疼痛等,应进行
如下检查,①血浆 D- 二聚体(D-dimer):敏感性高而特异性差;
②动脉血气分析:常表现为低氧血症、低碳酸血症,肺泡 - 动脉
血氧分压差(P_{A-aO2})增大;③心电图:大多数病例表现有非特异
性的心电图异常;④X 线胸片:可显示肺动脉阻塞征、肺动脉高
压征、右心扩大征及肺组织继发改变;⑤超声心动图:在提示诊
断和除外其他心血管疾病方面有重要价值;⑥下肢深静脉超声
检查。

2. **确诊 PTE** 在临床表现和初步检查提示 PTE 的情况下,
应安排 PTE 的确诊检查,包括以下 4 项:①采用特殊操作技术
进行 CT 肺动脉造影(CTPA):能够准确发现段以上肺动脉内的
血栓;②放射性核素肺通气 / 血流灌注扫描:是 PTE 的重要诊
断方法;③磁共振显像(MRI):对段以上肺动脉内血栓的诊断
敏感性和特异性均较高,可用于对碘造影剂过敏的患者;④肺
动脉造影:为诊断 PTE 的经典与参比方法。上述其中 1 项阳性
即可明确诊断。

3. **求因明确有无 DVT** 对某一病例只要疑诊 PTE,无论其
是否有 DVT 症状,均应进行体检,并行深静脉超声、放射性核
素或 X 线静脉造影、CT 静脉造影(CTV)、MRI 静脉造影(MRV)、

肢体阻抗容积图(IPG)等检查,以帮助明确是否存在 DVT 及栓子的来源。

三、治疗原则

1. **一般处理与呼吸循环支持治疗**　①应进行严密监护,监测呼吸、心率、血压、静脉压、心电图及动脉血气的变化;②卧床休息,保持大便通畅,避免用力,以免促进深静脉血栓脱落;③可适当使用镇静、止痛、镇咳等相应的对症治疗;④采用经鼻导管或面罩吸氧,以纠正低氧血症;⑤对于出现右心功能不全而血压正常者,可使用多巴酚丁胺和多巴胺;⑥若出现血压下降,可增大剂量或使用其他血管加压药物,如去甲肾上腺素等。

2. **溶栓治疗**　主要适用于大面积PTE病例(有明显呼吸困难、胸痛、低氧血症等)。对于血压和右心室运动功能均正常的病例,不宜溶栓。常用的溶栓药物有尿激酶(UK)、链激酶(SK)和重组组织型纤溶酶原激活剂(rt-PA)。

3. **抗凝治疗**　为 PTE 和 DVT 的基本治疗方法,可以有效地防止血栓再形成和复发,为机体发挥自身的纤溶机制溶解血栓创造条件。抗凝血药物主要有普通肝素(UFH)、低分子肝素(LMWH)、磺达肝癸钠(fondaparinux)和华法林(warfarin)。近年有新型抗凝药物问世,包括直接凝血酶抑制剂阿加曲班、达比加群酯以及直接Xa因子抑制剂利伐沙班、阿哌沙班。

4. **肺动脉血栓摘除术**　仅适用于经积极的内科治疗无效的紧急情况,风险大,病死率高,对技术要求高。

5. **肺动脉导管碎解和抽吸血栓**　用导管碎解和抽吸肺动脉内巨大血栓,同时还可进行局部小剂量溶栓。当存在溶栓禁忌、溶栓和内科治疗无效、溶栓之前可能会出现休克时可选用该方法。

6. **放置腔静脉滤器**　为防止下肢深静脉大块血栓再次脱

落阻塞肺动脉,可考虑放置下腔静脉滤器。对于上肢 DVT 病例,还可应用上腔静脉滤器。

7. 慢性栓塞性肺动脉高压的治疗 若阻塞部位处于手术可及的肺动脉近端,可考虑行肺动脉血栓内膜剥脱术;口服华法林 3.0~5.0mg/d,根据 INR 调整剂量,保持 INR 为 2.0~3.0;对于反复下肢深静脉血栓脱落者,可放置下腔静脉滤器。

(单小溪　陆丛笑)

第九节　肺动脉高压

肺动脉高压(pulmonary hypertension)是由多种已知或未知原因引起的肺动脉压异常升高的一种病理生理状态,血流动力学诊断标准为:在海平面、静息状态下,右心导管测量平均肺动脉压(mean pulmonary artery pressure, mPAP)$\geqslant$25mmHg(1mmHg=0.133kPa)。

一、病因和发病机制

导致肺动脉高压原因很多,如左心疾病、先天性心脏病、缺氧性病变、肺血栓栓塞症等,这些明确病因的肺动脉高压占绝大多数,甚至达99%以上。

1. 左心疾病相关性肺动脉高压 约占全部肺动脉高压的78.8%。高血压、糖尿病、冠心病等疾病的后期经常会并发心功能不全,在中、重度患者中会引起肺循环血流动力学改变和肺血管重构,进一步导致肺动脉高压。

2. 先天性心脏病(先心病)相关性肺动脉高压 主要由心内分流引起。未经手术治疗的先心病患者合并肺动脉高压占30%,而经手术治疗合并肺动脉高压的占15%。

3. 结缔组织疾病相关性肺动脉高压 各种风湿、类风湿性疾病(如干燥综合征、系统性红斑狼疮、硬皮病、血管炎、类风湿性关节炎等)都可以引起肺动脉高压,在我国发病人数众多。该类疾病并发肺动脉高压比例很高,且能显著影响预后,而原发病的识别与处理至关重要。

4. **缺氧性肺动脉高压** 吸烟导致慢性支气管炎、肺气肿、慢性阻塞性肺疾病(COPD)等慢性肺部疾病引起缺氧,而导致肺动脉高压。支气管扩张、肺结核等病程后期也有肺动脉高压发生的可能性,继而引发右心衰竭。睡眠呼吸障碍患者发生肺血管阻力增加,从而引起肺动脉高压。在我国,缺氧性肺动脉高压主要见于慢性阻塞性肺疾病导致的缺氧性肺动脉高压以及高原性肺动脉高压,后者国外少见而国内常见。上述患者由于肺泡缺氧,继而发生低氧性肺血管收缩,肺动脉压升高。

5. **慢性血栓栓塞性肺动脉高压** 深静脉血栓形成和肺栓塞在临床工作中经常遇到,患病率、致死率、致残率都很高,由此而诱发的慢性血栓栓塞性肺动脉高压也较为常见。

6. **其他** 如代谢性疾病、血液系统疾病、肿瘤性疾病、血吸虫病、艾滋病病毒感染等均可引起肺动脉高压。

按照国际上最新分类,以上各种病因导致的肺动脉高压划归为五大类,包括:动脉性肺动脉高压、左心疾病所致肺动脉高压、肺部疾病和(或)低氧所致的肺动脉高压、慢性血栓栓塞性肺动脉压高压、未明多因素机制所致肺动脉高压。

二、临床表现

1. **症状** 包括原发病及肺动脉高压的症状,肺动脉高压的症状是非特异的,轻度肺动脉高压可无症状,随病情发展可有以下表现:①劳力性呼吸困难:由于肺血管顺应性下降,心输出量不能随运动而增加,体力活动后呼吸困难往往是肺动脉高压的早期症状;②乏力:心输出量下降、组织缺氧的表现；③晕厥：脑组织供血突然减少所致，常见于运动后或突然起立时，也可由大栓子堵塞肺动脉、肺小动脉突然痉挛或心律失常引起；④心绞痛或胸痛：因右心室肥厚冠状动脉灌流减少，心肌相对供血不足，胸痛也可能因肺动脉干或其分支血管瘤样扩张所致；⑤咯血：肺动脉高压可引起肺毛细血管起始部微血管瘤破裂而咯血；⑥声音嘶哑：肺动脉扩张压迫喉返神经所致。

2. **体征**　肺动脉压升高引起右房增大、右心衰竭时可有以下体征：颈静脉 a 波明显，肺动脉瓣区搏动增强并出现收缩期喷射性杂音，右室抬举性搏动并出现第三、四心音，三尖瓣区出现收缩期反流性杂音，右心衰竭可出现颈静脉怒张，肝脏肿大，肝颈静脉回流征阳性，下肢水肿。严重肺动脉高压、心输出量降低者脉搏弱和血压偏低。

三、诊断依据

根据肺动脉高压诊治指南，肺动脉高压的诊断标准：静息状态下右心导管测得的肺动脉平均压 25mmHg。肺动脉高压的诊断应包含确诊肺动脉高压和确定肺动脉高压的类型和病因两部分。

2009 年欧洲心脏病学会和欧洲呼吸病学会（ESC/ERS）发布的《肺动脉高压诊治指南》提到下列实验室和辅助检查有助于提示肺动脉高压的诊断，确定肺动脉高压的分类。

1. **心电图**　若心电图证明患者右室肥大、劳损、右房扩张，则更加支持本病的诊断。

2. **胸部放射检查**　胸片的改变包括肺动脉扩张和周围肺纹理减少。危重患者中可能有右房、室的扩大。胸片检查可以帮助排除中到重度的肺部疾病或肺静脉高压患者。

3. **肺功能检查和动脉血气分析**　肺功能检查和血气分析有助于区别气道或肺实质疾病。肺动脉高压患者表现为肺弥散功能障碍和轻到中度肺容积减少。由于过度换气,动脉二氧化碳分压通常降低。慢性阻塞性肺疾病导致缺氧性肺高血压,肺功能和血气分析表现为残气量增加,一氧化碳弥散功能降低,二氧化碳分压正常或降低。

4. 超声心动图 经胸壁超声心动图能够反映右心血流动力学变化,如肺动脉压力(PAP)。

5. 通气/灌注显像 通气/灌注扫描用于肺动脉高压中怀疑慢性血栓栓塞性肺动脉高压(CETPH)的患者。

6. 高分辨率计算体层成像 造影剂强化的 X 线断层摄影术——肺血管造影:高分辨率 CT 能够清晰地显示肺实质的图像,有助于确诊肺间质性疾病和肺气肿。高分辨率 CT 可以帮助确诊临床上怀疑肺静脉闭塞病(PVOD)患者。

7. 心脏磁共振影像学 心脏磁共振影像提供了一种直接评价右室大小、形态、功能和无创评价血流动力包括心排血量、每分心输出量(CO)、肺动脉扩张、右室重量的方法。

8. 血液检查和免疫学检查 每位患者都要求做常规血生化、血液病学、甲状腺功能等检查。血清学检查对确诊 CTD、HIV、肝炎等很重要。通过这些检查,主要排除系统性硬化症。

9. 腹部超声诊断 腹部超声检查可以排除肝硬化和门脉高压。门脉高压可以通过右心导管检查阻塞静脉和非阻塞静脉压力差确诊。

10. 右心导管和血管反应性试验 右心导管检查(RHC)是确诊肺动脉高压(PAH),评估血流动力学损伤严重程度及测试血管反应性的标准方法。右心漂浮导管测压是目前临床测定肺动脉压力最为准确的方法,也是评价各种无创性测压方法准确性的"金标准"。除准确测定肺动脉压力外,其在 PAH 诊断中的作用还包括:①测定肺动脉楔嵌压,提示诊断肺静脉性 PAH;②测定心腔内血氧含量,有助于诊断先天性分流性心脏病。

如无右心导管资料不能诊断 PAH,指南建议,所有拟诊肺动脉高压者均需行右心导管检查以明确诊断、明确病情严重程度及指导治疗。右心导管可用于证实 PAH 的存在,评价血流动力学受损的程度、测试肺血管反应性。右心导管检查时应测定的项目包括:心率、右房压、肺动脉压(收缩压、舒张压、平均压)、肺毛细血管嵌楔压(PCWP)、心输出量(用温度稀释法,但有先天性体 - 肺循环分流时应采用 Fick 法)、血压、肺血管阻力(PVR)和体循环阻力、动脉及混合静脉血氧饱和度(如存在体肺循环分流,静脉血标本应取上腔静脉血)。PAH 的判定标准:静息 mPAP＞25mmHg 或运动时 mPAP＞30mmHg,并且 PCWP≤15mmHg,PVR＞3mmHg/(L·min)(Wood 单位)。

四、治疗原则

1. 病因治疗　除少数原发性肺动脉高压外,绝大多数属于继发性肺动脉高压。继发性肺动脉高压早期,原发病治愈后肺动脉高压是可逆的。晚期时,原发病控制后肺动脉高压可降低。比如,慢性阻塞性肺疾病积极控制感染,使用支气管扩张药物,排痰引流,改善通气;肺血栓栓塞采用抗凝治疗;肺结缔组织病或胶原病采用皮质激素治疗;二尖瓣病行瓣膜置换或瓣膜扩张术;间隔缺损或动脉导管未闭行缺损修补或导管结扎切断缝合术,积极纠正心力衰竭等都是治疗肺动脉高压的关键。

2. 扩血管治疗

(1)钙通道阻滞药:硝苯地平(硝苯吡啶)、地尔硫䓬(硫氮䓬酮)、维拉帕米、尼卡地平等。

(2)前列环素:常用的前列环素因前列醇半衰期短,须持续静脉滴注。现在已有半衰期长可皮下注射的曲前列尼尔,口服的贝前列素,口服或吸入的伊洛前列素。

(3)内皮素受体拮抗剂:常用非选择性内皮素受体拮抗剂

波生坦。

　　3. **长期氧疗**　长期氧疗即每天吸氧＞15 小时,连续数月或数年,可用鼻塞法或气管内供氧法。

　　4. **抗凝治疗**　抗凝治疗并不能改善患者的症状,但在某些方面可延缓疾病的进程,从而改善患者的预后。华法林可作为首选的抗凝药。

　　5. **强心治疗**　当出现右心衰竭、肝淤血及腹水时,可用强心、利尿药治疗。使用地高辛,对抗钙通道阻滞剂引起心肌收缩力降低的不良反应。

　　6. **NO 治疗**　近年来,一氧化氮(NO)与肺动脉高压的关系认识不断深化,为肺动脉高压治疗提供了新的手段。NO 与 O_2 结合会形成有毒的 NO_2,使用时应尽量使 NO 管插入气管末端,减少与 O_2 接触的时间,同时降低吸氧浓度。长期疗效及耐药性、安全性有待于进一步研究。

　　7. **肺或心肺移植**　晚期可以行肺或心肺移植治疗。

(单小溪　陆丛笑)

第十节　肺源性心脏病

　　肺源性心脏病(chronic pulmonary heart disease)简称肺心病,主要是由于支气管 - 肺组织或肺动脉血管病变所致肺动脉高压引起的心脏病。根据起病缓急和病程长短,可分为急性和慢性两类,临床上以后者多见。

一、病因和发病机制

　　1. **支气管、肺疾病**　以慢性支气管炎并发阻塞性肺气肿最为多见,占 80%~90%,其次为支气管哮喘、支气管扩张、重症肺结核、尘肺、慢性弥漫性肺间质纤维化、结节病等。

2. **胸廓运动障碍性疾病** 较少见，严重的脊椎后、侧凸、脊椎结核、类风湿性关节炎、胸膜广泛粘连及胸廓成形术后造成的严重胸廓、脊椎畸形或神经肌肉疾病（如脊髓灰质炎）。

3. **肺血管疾病** 累及肺动脉的过敏性肉芽肿病，反复发生的多发性肺小动脉栓塞及肺小动脉炎，以及原因不明的原发性肺动脉高压症，继而发展成肺心病。

4. **其他** 原发性肺泡通气不足、睡眠呼吸暂停综合征等可导致肺动脉高压，造成肺心病。

二、临床表现

慢性肺源性心脏病是由于慢性支气管、肺、胸廓或肺动脉血管慢性病变所致的肺循环阻力增加、肺动脉高压，进而使右心肥厚、扩大，伴或不伴右心功能衰竭的心脏病。急性肺源性心脏病主要是由肺动脉主干或其主要分支突然栓塞，肺循环大部受阻，以致肺动脉压急剧增高、急性右心室扩张和右心室功能衰竭的心脏病。按其功能的代偿期与失代偿期进行分述。

1. **肺、心功能代偿期（包括缓解期）** 主要表现为慢性阻塞性肺疾病，包括慢性咳嗽、咳痰、气急，活动后心悸、呼吸困难、乏力和劳动耐力下降。体检有明显肺气肿体征，听诊呼吸音减弱，偶有干、湿性啰音，下肢轻度水肿，下午明显，翌晨消失。心浊音界常因肺气肿而不易叩出。心音遥远，肺动脉瓣区第二心音亢进，提示有肺动脉高压。三尖瓣区出现收缩期杂音或剑突下示心脏搏动，提示右心肥大。部分病例因肺气肿使胸膜腔内压升高，阻碍腔静脉回流，可见颈静脉充盈。又因膈下降，使肝上界及下缘明显地下移。

2. **肺、心功能失代偿期（包括急性加重期）** 临床主要表现以呼吸衰竭为主，伴或不伴心力衰竭。

三、诊断依据

1. X 线检查　除肺、胸基础疾病及急性肺部感染的特征外,尚可有肺动脉高压表现。肺动脉高压在 X 线下的表现包括:①右下肺动脉干扩张,其横径≥15mm;②横径与气管横径比值≥1.07;③肺动脉段明显突出或其高度≥3mm;④右心室增大征。

2. 心电图检查　主要表现有右心室肥大的改变,如电轴右偏,额面平均心电轴≥+90°,重度顺钟向转位,$RV_1+SV_5≥$ 1.05mV 及肺型 P 波。也可见右束支传导阻滞及低电压图形,可作为诊断肺心病的参考条件。在 V_1、V_2 甚至延至 V_3,可出现酷似陈旧性心肌梗死的 QS 波。

3. 超声心动图检查　通过测定右室流出道内径(≥30mm),右室内径(≥20mm),右室前壁的厚度,左、右室内径的比值(<2),右肺动脉内径或肺动脉干及右房增大等指标,以诊断肺心病。

4. 血气分析　肺心病肺功能失代偿期可出现低氧血症合并高碳酸血症,即 $PaO_2<8.0kPa$(60mmHg)、$PaCO_2>6.6kPa$(50mmHg),此时表示有了呼吸衰竭。

5. 血液检验　红细胞及血红蛋白可升高,全血黏度及血浆黏度可增加。

6. 其他检查　肺功能检查对早期或缓解期肺心病患者有意义。痰细菌学结果可指导肺心病急性加重期抗菌药物的选用。

有慢性支气管炎、肺气肿、其他肺胸疾病或肺血管病史,伴肺动脉高压、右室增大或右心功能不全(如颈静脉怒张、肝肿大压痛、肝颈静脉症回流征阳性、下肢水肿等)表现,并结合心电图、X 线、超声心动图、肺功能或其他检查,可作出诊断。

四、治疗原则

1. 肺、心功能代偿期 增强患者的免疫功能,去除诱发因素,减少或避免急性加重期的发生,以期使心肺功能得到部分或全部恢复,如长期家庭氧疗、调整免疫功能等。慢性肺心病患者多数有营养不良,营养疗法有利于增强呼吸肌力,改善缺氧。

2. 肺心功能失代偿期 治疗原则包括:①积极控制感染;②通畅呼吸道,改善呼吸功能;③纠正缺氧和 CO_2 潴留;④控制呼衰和心衰;⑤积极防治并发症。

(1)控制感染:参考痰菌培养及药敏试验选择抗菌药物。在还没有培养结果前,根据感染的环境及痰涂片革兰染色选用抗菌药物。常用的有青霉素类、氨基糖苷类、喹诺酮类及头孢菌素类抗菌药物,且必须注意可能继发真菌感染。

(2)控制呼吸衰竭:给予扩张支气管、祛痰等治疗,通畅呼吸道,改善呼吸功能,合理氧疗纠正缺氧,需要时给予无创正压通气或气管插管有创正压通气治疗。

(3)氧疗:通畅呼吸道,纠正缺氧和二氧化碳潴留,可用鼻导管吸氧或面罩给氧。

(4)控制心力衰竭:慢性肺心病心力衰竭的治疗与其他心脏病心力衰竭的治疗有不同之处,因为慢性肺心病患者一般在积极控制感染、改善呼吸功能后心力衰竭便能得到改善,患者尿量增多,水肿消退,不需加用利尿药。但对治疗无效的重症患者,可选用如下药物治疗:①利尿药:原则上宜选用作用轻的利尿药,小剂量使用,如氢氯噻嗪、氨苯蝶啶、呋塞米;②正性肌力药:剂量宜小,一般为常规剂量的 1/2~2/3,同时选用作用快、排泄快的洋地黄类药物,如毒毛花苷、毛花苷丙;③血管扩张药:可减轻心脏前、后负荷,降低心肌耗氧量,增加心肌收缩力,对部分顽固性心力衰竭有一定效果,但并不像治疗其他心脏病那样效果明显。

3. 防治并发症 ①肺性脑病：治疗措施包括加强通气功能、纠正缺氧和二氧化碳潴留、有效地控制感染、纠正酸碱平衡障碍及水、电解质紊乱，并注意对症治疗。②酸碱失衡及电解质紊乱：慢性肺心病失代偿期常合并各种类型的酸碱失衡及电解质紊乱。呼吸性酸中毒以通畅呼吸道，纠正缺氧和 CO_2 潴留为主。③心律失常：一般经过治疗慢性肺心病的感染、缺氧后，心律失常可自行消失。若持续存在可根据心律失常的类型选用药物。④休克：慢性肺心病休克并不多见，一旦发生，预后不良。⑤消化道出血：除了针对消化道出血的治疗外，还需病因治疗和预防治疗。⑥弥散性血管内凝血。⑦深静脉血栓形成：应用普通肝素或低分子肝素进行抗凝治疗，防止肺微小动脉原位血栓形成。

（单小溪　陆丛笑）

第十一节　胸 膜 疾 病

一、胸腔积液

胸膜腔是位于肺和胸壁之间的一个潜在的腔隙。正常情况下脏层胸膜和壁层胸膜表面上有一层很薄的液体，在呼吸运动时起润滑作用。在每一次呼吸周期中胸膜腔形状和压力均有很大变化，使胸腔内液体持续滤出和吸收，并处于动态平衡。任何因素使胸膜腔内液体形成过快或吸收过缓，即产生胸腔积液（pleural effusions），简称胸水。

（一）病因和发病机制

胸腔积液是常见的内科疾病，肺、胸膜和肺外疾病均可引起。临床上常见的病因和发病机制有：①胸膜毛细血管内静水压增高；②胸膜通透性增加；③胸膜毛细血管内胶体渗透压降低;④壁层胸膜淋巴引流受阻;⑤损伤;⑥医源性。

（二）临床表现

1. **症状** 呼吸困难是最常见的症状,伴有胸痛和咳嗽。病因不同其症状有所差别。结核性胸膜炎多见于青年人,常有结核中毒症状并伴有胸痛,随着胸水量的增加胸痛可缓解,但可出现胸闷气促。恶性胸腔积液多见于中老年患者,伴有消瘦和呼吸道或原发部位肿瘤的症状。炎性积液多为渗出性,常伴感染相关临床表现。心力衰竭所致胸腔积液为漏出液,有心功能不全的临床表现。

2. **体征** 与积液量多少有关。少量积液时,可无明显体征或可有胸膜摩擦感。中等以上积液时,患侧胸廓饱满,触觉语颤减弱,局部叩诊浊音,呼吸音减低或消失。可伴有气管、纵隔向健侧移位。

（三）诊断依据

胸腔积液的诊断步骤如下:

1. **确定有无胸腔积液** 中量以上的胸腔积液诊断不难,症状和体征均较明显。少量积液（0.3L）仅表现肋膈角变钝。B超、CT等检查可确定有无胸腔积液。

2. **区别漏出液和渗出液** 通过对胸腔积液化学成分的检验可确定胸腔积液的性质。

3. **寻找胸腔积液的病因** 漏出液常见病因是充血性心力衰竭,多为双侧胸腔积液,积液量右侧多于左侧。在我国渗出液最常见的病因为结核性胸膜炎。恶性肿瘤侵犯胸膜引起恶性胸腔积液,常由肺癌、乳腺癌和淋巴瘤直接侵犯或转移至胸膜所致,其他部位肿瘤包括胃肠道和泌尿生殖系统。

（四）治疗原则

胸腔积液为胸部或全身疾病的一部分,病因治疗尤为重要。漏出液可于纠正病因后吸收。

1. **结核性胸膜炎** 具体治疗包括:①一般治疗,包括休息、营养支持和对症治疗；②抽液治疗；③抗结核治疗；④糖皮质激素治疗。

2. **类肺炎性胸腔积液和脓胸**　前者一般积液量少，经有效的抗菌药物治疗后可吸收，积液多者应胸腔穿刺抽液。脓胸治疗原则是控制感染、引流胸腔积液及促使肺复张，恢复肺功能。抗菌药物需要使用至体温恢复正常后 2 周以上。引流是脓胸最基本的治疗方法。可用 2% 碳酸氢钠或生理盐水反复冲洗胸腔，然后注入适量抗菌药物及链激酶，使脓液变稀便于引流。

3. **恶性胸腔积液**　包括原发病和胸腔积液的治疗。可选择化学性胸膜固定术，在抽吸胸水或胸腔插管引流后，胸腔内注入博来霉素、顺铂、丝裂霉素等抗肿瘤药物或胸膜粘连剂（如滑石粉等），可减缓胸水的产生。也可胸腔内注入生物免疫调节剂，如短小棒状杆菌疫苗、白介素 -2、干扰素、淋巴因子激活的杀伤细胞、肿瘤浸润性淋巴细胞等，可抑制恶性肿瘤细胞，增强淋巴细胞局部浸润及活性，并使胸膜粘连。恶性胸腔积液的预后不良。

二、气胸

胸膜腔是不含气体的密闭的潜在性腔隙。当气体进入胸膜腔造成积气状态时，称为气胸（pneumothorax）。气胸可分成自发性、外伤性和医源性三类。自发性气胸又可分成原发性和继发性，前者发生在无基础肺疾病的健康人，后者常发生在有基础肺疾病的患者，如慢性阻塞性肺疾病。外伤性气胸由胸壁的直接或间接损伤引起，医源性气胸由诊断和治疗操作失误所致。气胸是常见的内科急症。

（一）病因和发病机制

正常情况下胸膜腔内没有气体，胸腔内出现气体仅在三种情况下发生：①肺泡与胸腔之间产生破口；②胸壁创伤产生与胸腔的交通;③胸腔内有产气的微生物。临床上主要见于前两种情况。气胸时肺容积缩小、肺活量降低、最大通气量降低,产生限制性通气功能障碍,导致通气/血流比例下降,动静脉分流,出现低氧血症。大量气胸时,由于失去负压吸引静脉血回心,甚至胸膜腔内正压对血管和心脏的压迫,使心脏充盈减少,心搏出量降低,引起心率加快、血压降低,甚至休克。

原发性自发性气胸多见于瘦高体型的男性青壮年,常规 X 线检查肺部无明显病变,但可有胸膜下肺大疱,但肺大疱病因不明,可能与吸烟、身高和小气道炎症有关,也可能与非特异性炎症瘢痕或弹性纤维先天性发育不良有关。

继发性自发性气胸多见于有基础肺部病变者,由于病变引起细支气管不完全阻塞,形成肺大疱,肺大疱破裂发生气胸,如肺结核、慢性阻塞性肺疾病、肺癌、肺脓肿、肺尘埃沉着症及淋巴管平滑肌瘤病等。月经性气胸仅在月经来潮前后 24~72 小时内发生,病理机制尚不清楚,可能是胸膜上有异位子宫内膜破裂所致。妊娠期气胸可因每次妊娠而发生,可能与激素变化和胸廓顺应性改变有关。

脏层胸膜破裂或胸膜粘连带撕裂,如其中的血管破裂可形成自发性血气胸。航空、潜水作业而无适当防护措施时,从高压环境突然进入低压环境时,以及机械通气压力过高时均可发生气胸。抬举重物用力过猛、剧咳、屏气,甚至大笑等,可能是促使气胸发生的诱因。

（二）临床表现

气胸症状的轻重与有无肺基础疾病及功能状态、气胸发生的速度、胸膜腔内积气量及其压力大小三个因素有关。若原已存在严重肺功能减退,即使气胸量小,也可有明显的呼吸困难;年轻人即使肺压缩 80% 以上,有的症状亦可以很轻。

1. **症状** 大多数起病急骤,有些是在正常活动或安静休息时候发生,主要表现为胸痛及呼吸困难。患者突感一侧胸痛,针刺样或刀割样,持续时间短暂,继之胸闷和呼吸困难,可伴有刺激性咳嗽,系气体刺激胸膜所致。少数患者可发生双侧气胸,以呼吸困难为突出表现。积气量大或原已有较严重的慢性肺疾病者,呼吸困难明显,患者不能平卧。张力性气胸时胸膜腔内压骤然升高,肺被压缩,纵隔移位,迅速出现严重呼吸循环障碍;患者表情紧张、胸闷、挣扎坐起、烦躁不安、发绀、冷汗、脉速、虚脱、心律失常,甚至发生意识不清、呼吸衰竭。

2. **体征** 少量气胸体征不明显,听诊呼吸音减弱具有重要意义,但对于肺气肿患者难以确定。大量气胸时,气管向健侧移位,患侧胸部隆起,呼吸运动与触觉语颤减弱,叩诊呈过清音或鼓音,心或肝浊音界缩小或消失,听诊呼吸音减弱或消失。左侧少量气胸或纵隔气肿时,有时可在左心缘处听到与心跳一致的气泡破裂音。液气胸时,胸内有振水声。血气胸如失血量过多,可使血压下降,甚至发生失血性休克。

（三）诊断依据

根据临床症状、体征及影像学表现,气胸的诊断通常并不困难。X 线或 CT 显示气胸线是确诊依据,若病情十分危重无法搬动作 X 线检查时,应当机立断在患侧胸腔体征最明显处试验穿刺,如抽出气体,可证实气胸的诊断。

（四）治疗原则

自发性气胸的治疗目的是促进患侧肺复张、消除病因及减少复发。具体治疗措施有保守治疗、胸腔减压、经胸腔镜手术或开胸手术等。应根据气胸的类型与病因、发生频次、肺压缩程度、病情及有无并发症等适当选择。

1. **保守治疗** 主要适用于稳定型小量气胸以及首次发生的症状较轻的闭合性气胸。应严格卧床休息,酌情给予镇静、镇痛等药物。

2. **排气疗法** ①胸腔穿刺抽气:适用于小量气胸以及呼吸困难较轻、心肺功能尚好的闭合性气胸患者。抽气可加速肺复张,迅速缓解症状。②胸腔闭式引流:适用于不稳定型气胸,呼吸困难明显、肺压缩程度较重,交通性或张力性气胸,反复发生气胸的患者,无论其气胸容量多少,均应尽早行胸腔闭式引流。③化学性胸膜固定术:由于气胸复发率高,为了预防复发,可胸腔内注入硬化剂,产生无菌性胸膜炎症,使脏层和壁层胸膜粘连,从而消灭胸膜腔间隙。常用硬化剂有多西环素、滑石粉等。

3. **手术治疗** 经内科治疗无效的气胸可为手术的适应证,主要适用于长期气胸、血气胸、双侧气胸、复发性气胸、张力性气胸引流失败者、胸膜增厚致肺膨胀不全或影像学有多发性肺大疱者。手术治疗成功率高,复发率低。

4. **并发症及其处理**

(1)脓气胸:由金黄色葡萄球菌、肺炎克雷伯菌、铜绿假单胞菌、结核分枝杆菌以及多种厌氧菌引起的坏死性肺炎、肺脓肿以及干酪样肺炎可并发脓气胸,也可因胸穿或肋间插管引流所致。病情多危重,常有支气管胸膜瘘形成。脓液中可查到病原菌。除积极使用抗菌药物外,应插管引流,胸腔内生理盐水冲洗,必要时应根据具体情况考虑手术。

(2)血气胸:自发性气胸伴有胸膜腔内出血,常与胸膜粘连带内血管断裂有关,肺完全复张后,出血多能自行停止,若继续出血不止,除抽气排液及适当输血外,还应考虑开胸结扎出血的血管。

(3)纵隔气肿与皮下气肿:由于肺泡破裂使得逸出的气体进入肺间质,形成间质性肺气肿。肺间质内的气体沿血管鞘可进入纵隔,甚至进入胸部或腹部皮下组织,导致皮下气肿。张力性气胸抽气或闭式引流后,亦可沿针孔或切口出现胸壁皮下气肿,或全身皮下气肿及纵隔气肿。大多数患者并无症状,但颈部可因皮下积气而变粗。气体积聚在纵隔间隙可压迫纵隔大血管,出现干咳、呼吸困难、呕吐及胸骨后疼痛,并向双肩或双臂放射。疼痛常因呼吸运动及吞咽动作而加剧。若纵隔气肿张力过高影响呼吸及循环,可作胸骨上窝切开排气。

(单小溪 陆丛笑)

第十二节 呼 吸 衰 竭

呼吸衰竭(respiratory failure)是指各种原因引起的肺通气或(和)换气功能发生严重障碍,即使在静息状态下亦不能维持足够的气体交换,导致低氧血症伴或不伴高碳酸血症,进而引起一系列病理生理改变和相应临床表现的综合征。其临床表现缺乏特异性,明确诊断有赖于动脉血气分析:在海平面、静息状态、呼吸空气条件下,动脉血氧分压(PaO_2)<60mmHg,伴或不伴二氧化碳分压($PaCO_2$)>50mmHg,可诊断为呼吸衰竭。

一、病因和发病机制

(一)病因

完整的呼吸过程由相互衔接且同时进行的外呼吸、气体运输和内呼吸三个环节组成。任何一个环节的严重病变都可导致呼吸衰竭,引起呼吸衰竭的疾病有:

1. **气道阻塞性病变** 慢性阻塞性肺疾病、哮喘急性加重时可引起气道痉挛、炎性水肿、分泌物阻塞气道等,导致肺通气不足或通气/血流比例失调,发生缺氧或(和)CO_2潴留,甚至呼吸衰竭。

2. **肺组织病变** 各种累及肺泡或(和)肺间质的病变,如肺炎、肺气肿等可使有效弥散面积减少、肺顺应性降低、通气/血流比例失调,导致缺氧或合并CO_2潴留。

3. **肺血管疾病**　肺栓塞、肺血管炎等可引起通气/血流比例失调，或部分静脉血未经氧合直接流入肺静脉，导致呼吸衰竭。

4. **心脏疾病**　各种缺血性心脏疾病、严重心瓣膜疾病、心肌病、心包疾病、严重心律失常等均可导致通气和换气功能障碍，从而导致缺氧或(和)CO_2潴留。

5. **胸廓与胸膜病变**　胸部外伤所致的连枷胸、严重的自发性或外伤性气胸、严重的脊柱畸形、大量胸腔积液均可限制胸廓活动和肺扩张，导致通气不足及吸入气体分布不均，从而发生呼吸衰竭。

6. **神经肌肉疾病**　脑血管疾病、颅脑外伤、脑炎以及镇静催眠剂中毒可直接或间接抑制呼吸中枢。脊髓颈段或高位胸段损伤(肿瘤或外伤)、脊髓灰质炎、多发性神经炎、重症肌无力、有机磷中毒、破伤风以及严重的钾代谢紊乱等均可累及呼吸肌，造成呼吸肌无力、疲劳、麻痹，因呼吸动力下降而发生肺通气不足。

(二)发病机制

各种病因通过肺通气不足、弥散障碍、通气/血流比例失调、肺内动-静脉解剖分流增加、氧耗量增加五个主要机制，使通气或(和)换气过程发生障碍，导致呼吸衰竭。临床上单一机制引起的呼吸衰竭很少见，往往是多种机制并存或随着病情的发展先后参与发挥作用。

二、分类

(一)按动脉血气分析分类

1. **Ⅰ型呼吸衰竭**　血气分析的特点是动脉血氧分压(PaO_2)<60mmHg，$PaCO_2$降低或正常。

2. **Ⅱ型呼吸衰竭**　血气分析的特点是动脉血氧分压(PaO_2)<60mmHg，二氧化碳分压($PaCO_2$)>50mmHg。

（二）按病程分类

按病程可分为急性和慢性。急性呼吸衰竭是指突发原因引起通气或换气功能严重损害，突然发生呼吸衰竭的临床表现。慢性呼吸衰竭多见于慢性呼吸系疾病，如慢性阻塞性肺病、重度肺结核等。

三、临床表现

1. **症状** 除原发病症状外主要为缺氧和 CO_2 潴留的表现，如呼吸困难、急促、精神神经症状等，并发肺性脑病时，还可有消化道出血。

2. **体征** 可有口唇和甲床发绀、意识障碍、球结膜充血、水肿、扑翼样震颤、视神经乳头水肿等。

四、诊断依据

急性呼吸衰竭常继发于溺水、电击、外伤、药物中毒、严重感染、休克；慢性呼吸衰竭多继发于慢性呼吸系统疾病，如慢性阻塞性肺疾病等。其临床表现缺乏特异性，明确诊断有赖于动脉血气分析：在海平面、静息状态、呼吸空气条件下，动脉血氧分压（PaO_2）＜60mmHg，伴或不伴二氧化碳分压（$PaCO_2$）＞50mmHg，可诊断为呼吸衰竭。结合临床表现、血气分析有助于诊断。

五、治疗原则

（一）急性呼吸衰竭

1. **改善微循环，保护肾等重要系统和脏器的功能** 如果 SaO_2 无明显改善，则要视病情变化予以鼻（面）罩通气，或作气管插管通气。当呼吸停止时立即开始人工呼吸。如发生心脏骤停，还应采取有效的体外心脏按压等有关心肺脑复苏的抢救措施，随后再调用呼吸机进行合理的机械通气。

2. **高浓度给氧** 对于急性呼吸衰竭,必须及时使用高浓度或纯氧以缓解缺氧。纠正缺氧是保护重要器官和抢救成功的关键。

3. **建立通畅的气道是纠正缺氧和 CO_2 潴留的先决条件** 具体包括①祛痰:呼吸道湿化,用鼻导管抽吸咽部和气管的痰液,必要时行气管切开;对于昏迷和咳嗽无力者采取勤翻身拍背、体位引流等措施;②解除支气管痉挛。

(二)慢性呼吸衰竭

1. **建立通畅的气道** 在氧疗和改善通气之前,必须采取各种措施使呼吸道保持通畅。痰黏稠不易咳出者,可吸入溴已新喷雾,亦可保留环甲膜穿刺塑料管,注入生理盐水稀释分泌物,或用支气管解痉剂 β_2 受体激动剂扩张支气管;还可用纤支镜吸出分泌物。如经上述处理效果差,则采用经鼻气管插管或气管切开,建立人工气道。

2. **氧疗** 通过提高肺泡内 PaO_2,增加 O_2 弥散能力,提高动脉血氧分压和血氧饱和度,增加可利用的氧。

3. **预防消化道出血** 对严重缺氧和 CO_2 潴留的患者,应常规给予西咪替丁或雷尼替丁口服,以预防消化道出血。若出现大量呕血或柏油样大便,应输新鲜血,或胃内灌入去甲肾上腺素冰水,静脉滴注 H_2 受体拮抗剂或奥美拉唑。预防消化道出血的关键在于纠正缺氧和 CO_2 潴留。

4. **控制呼吸道感染** 呼吸道感染常诱发呼吸衰竭,又因分泌物的积滞使感染加重,呼吸衰竭患者一定要在保持呼吸道引流通畅的条件下,根据痰菌培养及其药敏试验,选择有效的药物控制呼吸道感染。

5. **抗休克** 引起休克的原因繁多,如酸中毒和电解质紊乱、严重感染、消化道出血、血容量不足、心力衰竭,以及机械通气气道压力过高等,应针对病因采取相应措施。经治疗未见好转,应给予血管活性药如多巴胺、间羟胺等以维持血压。

6. **高营养治疗** 补充足够的营养和热量；使用抗自由基药物，如维生素 E、维生素 C、辅酶 Q_{10}、过氧化物歧化酶（SOD）；使用抗膈肌疲劳药物等。

（姜 静 陆丛笑）

第十三节 肺 癌

原发性支气管癌（primary bronchogenic carcinoma），简称肺癌（lung cancer），为起源于支气管黏膜或腺体的恶性肿瘤。

一、病因和发病机制

虽然病因和发病机制尚未明确，但通常认为与下列因素有关。

1. **吸烟** 大量研究表明，吸烟是肺癌死亡率进行性增加的首要原因，尤其易致鳞状上皮细胞癌和未分化小细胞癌。烟雾中的苯并芘、尼古丁、亚硝胺和少量放射性元素钋等均有致癌作用。与不吸烟者比较，吸烟者发生肺癌的危险性平均高 4~10 倍，重度吸烟者可达 10~25 倍。

2. **职业致癌因子** 已被确认的致人类肺癌的职业因素包括石棉、砷、铬、镍、铍、煤焦油、芥子气、三氯甲醚、氯甲基甲醚、烟草的加热产物以及铀、镭等放射性物质衰变时产生的氡和氡子气，电离辐射和微波辐射等。这些因素可使肺癌发生的危险性增加 3~30 倍。其中石棉是公认的致癌物质。

3. **空气污染** 空气污染包括室内小环境和室外大环境污染，室内被动吸烟、燃料燃烧和烹调过程中均可能产生致癌物。烹调时加热所释放出的油烟雾也是不可忽视的致癌因素，对女性腺癌的影响较大。

4. **电离辐射** 大剂量电离辐射可引起肺癌，不同射线产生的效应也不同。

5. 饮食与营养 一些研究已表明,较少食用含 β- 胡萝卜素的蔬菜和水果,肺癌发生的危险性升高。血清中 β- 胡萝卜素水平低的人,肺癌发生的危险性也高。

6. 基因和遗传因素 经过长期探索和研究,现在已经逐步认识到肺癌可能是一种外因通过内因发病的疾病。

7. 感染因素 美国癌症学会将结核列为肺癌的发病因素之一。有结核病者患肺癌的危险性是正常人群的 10 倍。其主要组织学类型是腺癌。此外,病毒感染、真菌毒素(黄曲霉)等,对肺癌的发生可能也起一定作用。

二、临床表现

1. 原发肿瘤引起的症状和体征

(1)咳嗽:为早期症状,常为无痰或少痰的刺激性干咳,当肿瘤引起支气管狭窄后可加重咳嗽,多为持续性,呈高调金属音性咳嗽或刺激性呛咳。细支气管 - 肺泡细胞癌可有大量黏液痰。

(2)血痰或咯血:多见于中央型肺癌。肿瘤向管腔内生长者可有间歇或持续性痰中带血,如果表面糜烂严重侵蚀大血管,能引起大咯血,可危及生命。

(3)气短或喘鸣:肿瘤向支气管内生长,或转移到肺门淋巴结致使肿大的淋巴结压迫主支气管或隆突,或引起部分气道阻塞时,可有呼吸困难、气短、喘息,偶尔表现为喘鸣,听诊时可发现局限或单侧哮鸣音。

(4)发热:多数发热的原因是由于肿瘤引起的阻塞性肺炎所致,抗菌药物治疗效果不佳,肿瘤组织坏死也可导致发热。

(5)体重下降:消瘦为恶性肿瘤的常见症状之一。

2. 肺外胸内扩展引起的症状和体征

(1)胸痛:近半数患者可有模糊或难以描述的胸痛,可由肿瘤细胞侵犯所致,也可由阻塞性炎症波及部分胸膜引起。若肿瘤压迫肋间神经,胸痛可累及其分布区。

（2）声音嘶哑:癌肿直接压迫或转移致纵隔淋巴结压迫喉返神经(左侧多见),可发生声音嘶哑。

（3）咽下困难:癌肿侵犯或压迫食管,可引起咽下困难。

（4）胸水:约 10% 的患者有不同程度的胸水,通常提示肿瘤转移累及胸膜或肺淋巴回流受阻。

（5）上腔静脉阻塞综合征:是由于上腔静脉被附近肿大的转移性淋巴结压迫或右上肺的原发性肺癌侵犯,以及腔静脉内癌栓阻塞静脉回流引起。表现为头面部和上半身淤血水肿,颈部肿胀,颈静脉扩张。

（6）Horner 综合征:肺尖部肺癌又称肺上沟瘤(Pancoast瘤),易压迫颈部交感神经,引起患侧眼睑下垂、瞳孔缩小、眼球内陷、额部与胸壁少汗或无汗。也常有肿瘤压迫臂丛神经造成以腋下为主、向上肢内侧放射的火灼样疼痛,在夜间尤甚。

3. 胸外转移引起的症状和体征 胸腔外转移的症状、体征可见于 3%~10% 的患者。以小细胞肺癌居多,其次为未分化的大细胞肺癌、腺癌、鳞癌。

（1）转移至中枢神经系统:可引起颅内压增高,如头痛、恶心、呕吐、精神状态异常。

（2）转移至骨骼:可引起骨痛和病理性骨折。大多为溶骨性病变,少数为成骨性病变。肿瘤转移至脊柱后可压迫椎管引起局部压迫和受阻症状。

（3）转移至腹部:部分小细胞肺癌可转移到胰腺,表现为胰腺炎症状或阻塞性黄疸。其他细胞类型的肺癌也可转移到胃肠道、肾上腺和腹膜后淋巴结,多无临床症状,依靠 CT、MRI 或PET 作出诊断。

（4）转移至淋巴结:锁骨上淋巴结是肺癌转移的常见部位,可毫无症状。典型者多位于前斜角肌区,固定且坚硬,逐渐增大、增多,可以融合,多无痛感。

4. 胸外表现 指肺癌非转移性胸外表现或称之为副癌综合征(paraneoplastic syndrome),主要有以下几方面表现:①肥大性肺性骨关节病(hypertrophic pulmonary osteoarthropathy);②异位促性腺激素;③分泌促肾上腺皮质激素样物;④分泌抗利尿激素;⑤神经肌肉综合征;⑥高钙血症;⑦类癌综合征。

三、诊断依据

肺癌的治疗效果与肺癌的早期诊断密切相关。因此,应该大力提倡早期诊断,及早治疗以提高生存率甚至治愈率。其常见的辅助检查有:①胸部影像学检查,包括透视、胸片和胸部 CT;②磁共振显像(magnetic resonance imaging, MRI),在明确肿瘤与血管关系方面优于 CT,在发现直径小于 5mm 病灶的敏感性不如 CT;③单光子发射计算机断层显像(SPECT);④正电子发射计算机体层显像(PET);可用于肺癌及淋巴结转移的定性诊断,诊断肺癌骨转移的价值也优于 SPECT;⑤痰脱落细胞检查;⑥纤维支气管镜和电子支气管镜检查,经支气管镜肺活检(transbronchial lung biopsy, TBLB)可提高周围型肺癌的诊断率;⑦针吸细胞学检查,包括可经皮或经纤支镜进行针吸细胞学检查,还可在超声波、X 线或 CT 引导下进行;⑧浅表淋巴结针吸细胞学检查,质地较硬、活动度差的淋巴结诊断率较高;⑨经纤支镜针吸细胞学检查;⑩纵隔镜检查,有利于肿瘤的诊断及 TNM 分期;⑪胸腔镜检查,主要用于确定胸腔积液或胸膜肿块的性质;⑫其他细胞或病理检查;⑬开胸肺活检,需要根据患者的年龄、肺功能等仔细权衡利弊后决定;⑭肿瘤标志物检查,虽然对肺癌的诊断有一定帮助,但缺乏特异性。

四、治疗原则

治疗方案主要根据肿瘤的组织学决定。通常小细胞肺癌发现时已转移,难以通过外科手术根治,主要依赖化疗或放化疗综合治疗。相反,非小细胞肺癌可为局限性,外科手术或放疗可根治,但对化疗的反应较小细胞肺癌差。

(一)非小细胞肺癌(NSCLC)

1. 局限性病变 ①手术:对于可耐受手术的Ⅰa、Ⅰb、Ⅱa和Ⅱb期非小细胞肺癌,首选手术。Ⅲa期病变若患者的年龄、心肺功能和解剖位置合适,也可考虑手术。②根治性放疗:Ⅲ期患者以及拒绝或不能耐受手术的Ⅱ期患者均可考虑根治性放疗。已有远处转移、恶性胸腔积液或累及心脏者一般不考虑根治性放疗。③根治性综合治疗:对产生 Horner 综合征的肺上沟瘤可采用放疗和手术联合治疗。对于Ⅲa期患者,N_2 期病变可选择手术加术后放化疗、新辅助化疗加手术或新辅助放化疗加手术。对于Ⅲb期和肿瘤体积大的Ⅲa病变,采用新辅助化疗(含顺铂的方案 2~3 个周期)加放疗(60Gy)可提高患者的中位生存期和 5 年生存率。

2. 播散性病变 不能手术的非小细胞肺癌患者中 70% 预后差,可根据行动状态评分为 0(无症状)、1(有症状,完全能走动)、2(<50% 的时间卧床)、3(>50% 的时间卧床)和 4(卧床不起)选择适当应用化疗、放疗或支持治疗。

(1)化学药物治疗(简称化疗):联合化疗可增加生存率、缓解症状以及提高生活质量,若患者行为状态评分≤2 分,且主要器官功能可耐受,可给予化疗。目前一线化疗方案为含铂两药联合化疗,非鳞癌一线化疗方案为培美曲塞 + 顺铂或卡铂,二线化疗方案推荐培美曲塞或者多西他塞单药化疗。

(2)放射治疗(简称放疗):如果患者的原发瘤阻塞支气管引起阻塞性肺炎、上呼吸道或上腔静脉阻塞等症状,应考虑放疗。也可对无症状的患者给予预防性治疗,防止胸内病变进展。

（3）靶向治疗:肿瘤分子靶向治疗是以肿瘤组织或细胞中所具有的特异性(或相对特异)分子为靶点,利用分子靶向药物特异性阻断该靶点的生物学功能,选择性从分子水平来逆转肿瘤细胞的恶性生物学行为,从而达到抑制肿瘤生长甚至肿瘤消退的目的。其中包括以表皮生长因子受体为靶点的靶向治疗,代表药物为吉非替尼(gefitinib),厄洛替尼(erlotinib)和单克隆抗体(cetuximab)。还有以肿瘤血管生成为靶点的靶向治疗,其中贝伐珠单抗(bevacizumab, rhuMAb-VEGF)联合化疗能明显提高晚期非小细胞肺癌的化疗有效率,并延长肿瘤中位进展时间。

（4）转移灶治疗:伴颅脑转移时可考虑放疗。术后或放疗后出现的气管内肿瘤复发,经支气管镜给予激光治疗,可使80%~90% 的患者缓解。

(二)小细胞肺癌

推荐以化疗为主的综合治疗以延长患者生存期。

1. **化学治疗**　标准化疗方案是依托泊苷加顺铂或卡铂。尽管近年来许多研究企图通过添加其他种类化疗药物或调整剂量增强化疗方案来延长小细胞肺癌患者长期,但是与标准化疗方案相比都没有显著优点。

2. **放射治疗**　对明确有颅脑转移者应给予全脑高剂量放疗。治疗前需将放疗的利弊告知患者。对有症状、胸部或其他部位病灶进展的患者,可给予全剂量放疗。

3. **综合治疗**　大多数局限期的小细胞肺癌可考虑给予足叶乙苷加铂类药物化疗以及同步放疗的综合治疗。尽管会出现放化疗的急慢性毒性,但能降低局部治疗的失败率并提高生存期。可选择合适的患者(局限期、行动状态评分 0或 1且基础肺功能良好),给予全部剂量的放疗并尽可能减少对肺功能的损伤。对于广泛期病变,通常不提倡初始胸部放疗。然而,对情况良好的患者(行动状态评分 0 或 1、肺功能好且仅一个部位扩散)可在化疗基础上增加放疗。对所有患者,如果化疗不足以缓解局部肿瘤症状,可增加一个疗程的放疗。

4. **生物反应调节剂治疗**　生物反应调节剂(biological response modifier, BRM)为小细胞肺癌提供了一种新的治疗手段,如小剂量干扰素(20 万单位)每周 3 次间歇疗法。转移因子、左旋咪唑、集落刺激因子(CSF)在肺癌的治疗中都能增加机体对化疗、放疗的耐受性,提高疗效。

(姜　静　陆丛笑)

第二章　支气管扩张剂

第一节　M 胆碱受体拮抗剂

一、药物治疗概论

迷走神经在维持呼吸道平滑肌张力上具有重要作用。呼吸道的感受器如牵张感受器、刺激感受器的传入和传出神经纤维均通过迷走神经。M 胆碱受体拮抗剂可抑制迷走神经，从而控制支气管痉挛的发生。

呼吸道内迷走神经支配的 M 胆碱受体分为三个亚型，分别为：①主要位于副交感神经节及肺泡壁内的 M_1 受体，对平滑肌收缩张力的影响较小。②位于神经节后纤维末梢的 M_2 受体，主要通过抑制末梢释放递质乙酰胆碱而起负反馈调作用。③位于呼吸道平滑肌、气管黏膜下腺体及血管内皮细胞的 M_3 受体，兴奋时可直接收缩平滑肌，使呼吸道口径缩小。哮喘患者往往 M_3 受体功能偏于亢进，使气管平滑肌收缩、黏液分泌，血管扩张及炎性细胞聚集，从而导致喘息发作；而 M_2 受体功能低下，负反馈失调，胆碱能节后纤维末梢释放乙酰胆碱增加，更能加剧呼吸道内平滑肌收缩痉挛。但迄今尚未寻找到理想的选择性 M_3 受体阻断剂。最早应用的非选择性 M 胆碱受体阻断剂阿托品虽能解痉止喘，但对呼吸道 M_1、M_2 及 M_3 受体的阻断无选择性，对全身其他各组织的 M 胆碱受体亦具有非选择性阻断作用，可产生广泛而严重的不良反应，使其应用受限。

目前所用抗胆碱的支气管扩张剂均为阿托品的衍生物（如异丙托溴铵等），可对呼吸道 M 胆碱受体具有一定的选择性阻断作用，但对 M 受体各亚型无明显选择性。

现在认为 M 胆碱受体拮抗剂对哮喘患者的支气管扩张作用强于 β_2 受体激动剂，但两者合用比单一制剂作用更强。

二、药物使用精解

异丙托溴铵 Ipratropium Bromide

【其他名称】

爱全乐，溴化异丙托品，异丙阿托品。

【药物特征】

本品是对支气管平滑肌 M 受体有较高选择性的强效抗胆碱药，松弛支气管平滑肌作用较强，对呼吸道腺体和心血管系统的作用较弱。气雾吸入本品 40μg 或 80μg 对哮喘患者的疗效相当于气雾吸入 2mg 阿托品、70~200μg 异丙肾上腺素或 200μg 沙丁胺醇的疗效。用药后痰量和痰液的黏滞性均无明显改变。本品为季铵盐，口服不易吸收。气雾吸入后 5 分钟左右起效，30~60 分钟作用达峰值，维持 4~6 小时。

【适应证】

（1）作为支气管扩张剂用于慢性阻塞性肺部疾病（COPD）引起的支气管痉挛的维持治疗，包括慢性支气管炎和肺气肿。

（2）可与吸入性 β 受体激动剂合用于治疗 COPD，包括慢性支气管炎和哮喘引起的急性支气管痉挛。

【剂型与特征】

（1）雾化吸入液：需借助雾化装置，使用不便。

（2）气雾剂：使用、携带方便。

【用法用量】

1. 雾化吸入液

（1）维持治疗：成人（包括老人）和 12 岁以上青少年，一日 3~4 次，一次 1 个单剂量小瓶。

（2）急性发作治疗：成人（包括老人）和 12 岁以上青少年，一次 1 个单剂量小瓶，患者病情稳定前可重复给药。给药间隔可由医生决定。日剂量超过 2mg 应在医疗监护下给药。单剂量小瓶中每 1ml 雾化吸入液可用生理盐水稀释至终体积 2~4ml 或者可以和 Berotec 雾化吸入液联合使用。

2．气雾剂　成人及学龄儿童推荐剂量：一次 2 喷，一日 4 次。需要增加药物剂量者，一般每天的剂量不宜超过 12 喷。

【不良反应】

临床试验中最常见的非呼吸系统的不良反应为头痛、恶心和口干。由于异丙托溴铵肠道吸收较少，诸如心动过速、心悸、眼部调节障碍、胃肠动力障碍和尿潴留等抗胆碱能副作用少见并且可逆，但对已有尿道梗阻的患者其尿潴留危险性增高。眼部副作用已有报道。吸入液可能引起咳嗽，局部刺激，极少情况下出现吸入刺激产生的支气管收缩。变态反应如皮疹、舌、唇和面部血管性水肿，荨麻疹、喉痉挛和过敏反应有报道。

【禁忌证】

禁用于对阿托品及其衍生物及对此产品中任何其他成分过敏的患者。

【药物相互作用】

β 受体激动剂和黄嘌呤类制剂能增强支气管扩张作用。当雾化吸入的异丙托溴铵和 β 受体激动剂合用时，有闭角型青光眼病史的患者可能增加急性青光眼发作的危险。异丙托溴铵与其他治疗 COPD 的常用药物包括拟交感神经性支气管扩张剂、甲基黄嘌呤、类固醇、色甘酸钠等合用，药物间无不良相互作用。

【注意事项】

（1）有狭角性青光眼、前列腺增生或膀胱癌颈部梗阻者应慎用。

（2）有囊性纤维变性的患者更易于出现胃肠动力障碍。

（3）使用雾化吸入液后可能会立即出现过敏反应，极少病例报道出现荨麻疹、血管性水肿、皮疹、支气管痉挛和口咽部水肿及过敏反应等。

（4）慎用于有闭角型青光眼倾向的患者或有前列腺肥大或膀胱颈梗阻的患者。

（5）患有纤维囊泡症的患者可能会引起胃肠道蠕动的紊乱。

（6）有极少病例报道，使用异丙托溴铵后可能会立即发生过敏反应，如出现荨麻疹、血管性水肿、皮疹、支气管痉挛和咽喉部水肿。

（7）眼部并发症，有个别病例报道异丙托溴铵单用或与 β_2 受体激动剂合用喷到眼内时，可发生眼部并发症（如瞳孔散大、眼内压增加、闭角型青光眼、眼痛）。与眼结膜充血和角膜水肿相关的眼痛或不适、视力模糊、虹视或有色成像等可能是急性闭角型青光眼的征象。若上述症状加重，需开始缩瞳治疗并立即就诊治疗。

【FDA 妊娠 / 哺乳分级】

B 级 /L2 级。异丙托溴铵在妊娠期的安全性还未建立。在已确认妊娠或可能妊娠期间使用时，需权衡对未出生婴儿可能的危害。临床前试验显示吸入或鼻内给予高于人推荐的剂量的本品无新生儿毒性或致畸作用。目前尚不知异丙托溴铵是否通过乳汁排泄。尽管非脂溶性的四价阳离子可进入乳汁，但异丙托溴铵不太可能较大程度地进入婴儿，特别是在吸入用药时。尽管如此，由于许多药物可通过乳汁排泄，因此对哺乳期妇女使用本品应特别慎重。

【用药实践】

（1）与短效 β_2 受体激动剂相比，起效稍慢、作用稍弱，持续时间更长，但平喘作用不及 β_2 受体激动剂，不宜作为支气管哮喘的一线用药。

（2）难以透过血脑屏障，不呈现中枢作用。对 M_1、M_2、M_3 受体无选择性，不易被支气管黏膜吸收。

噻托溴铵 Tiotropine

【其他名称】

思力华，速乐。

【药物特征】

本品为特异选择性的抗胆碱药物，具有毒蕈碱受体亚型 MI-M5 类似的亲和力，它通过抑制平滑肌 M_3 受体，产生支气管扩张作用。临床研究表明，首次给药 30 分钟内能使肺功能得到显著改善，1 周内达药效学稳态。本品能显著改善早、晚峰值呼气流速（PEFR）。并且在 1 年的给药期内一直保持其支气管扩张作用，而无耐受现象发生。此外，还能显著改善呼吸困难。本品不能通过血脑屏障。本品的终末消除半衰期在吸入后 5~6 天，14% 的剂量经尿排出，其余经粪便排泄。本品肾脏消除率大于肌酐清除率，表明药物是分泌入尿液。

【适应证】

用于慢性阻塞性肺疾病的维持治疗，包括慢性支气管炎和肺气肿，伴随性呼吸困难的维持治疗及急性发作的预防。

【剂型与特征】

胶囊剂，需使用专门的药粉吸入器 HandiHaler。

【用法用量】

噻托溴铵的推荐剂量为一日 1 次，每次应用 HandiHaler（药粉吸入器）吸入装置吸入一粒胶囊。本品只能用 HandiHaler（药粉吸入器）吸入装置吸入。不应超过推荐剂量使用。噻托溴铵胶囊不得吞服。

特殊人群用法用量：①老年患者可以按推荐剂量使用噻托溴铵；②肾功能不全者可以按推荐剂量使用噻托溴铵，对于中、重度肾功能不全者（肌酐清除率≤50ml/min），与其他主要经肾脏排泄的药物一样，应对噻托溴铵的应用予以密切监控；③肝功能不全者可按推荐剂量使用噻托溴铵；④尚没有儿科患者应用噻托溴铵的经验，年龄小于18岁的患者不推荐使用本品。

【不良反应】

抗胆碱作用随年龄增长而增强。许多器官受副交感神经系统控制，因此易受抗胆碱能制剂的影响。全身性抗胆碱能作用包括口干、咽干、心率增快、视力模糊、青光眼、尿潴留和便秘。另外，吸入噻托溴铵的患者可发生上呼吸道刺激现象。口干和便秘的发生率随年龄增长而增加。在对照临床研究中，口干的发生率约为4%。在26项临床研究中，9149例噻托溴铵治疗患者中有18例（0.2%）因口干而停药。

【禁忌证】

噻托溴铵干粉吸入剂禁用于对噻托溴铵、阿托品或其衍生物，如异丙托溴铵或氧托溴铵，或对含有牛奶蛋白的赋形剂——乳糖过敏的患者。

【药物相互作用】

尽管未进行过正式的药物相互作用研究，但噻托溴铵吸入性粉末与其他药物同时使用时，未发现药物相互作用的临床证据。这些药物包括支气管扩张剂、甲基黄嘌呤类、口服或者吸入型糖皮质激素等常用COPD治疗药物。尚未针对噻托溴铵与其他抗胆碱药联用进行研究，因此不推荐这种治疗方式。

【注意事项】

噻托溴铵作为每日1次维持治疗的支气管扩张剂，不应用作支气管痉挛急性发作的初始治疗，即抢救治疗药物。吸入噻托溴铵干粉后可出现速发型过敏反应。与其他抗胆碱能药物一样，对于闭角型青光眼、前列腺增生、膀胱颈梗阻的患者应谨慎使用噻托溴铵。吸入药物可能引起吸入性支气管痉挛。在中、重度肾功能不全（肌酐清除率≤50ml/min）患者中，药物血浆浓度随肾功能的降低而升高，在这些患者中，仅应在预期受益超过潜在风险时使用噻托溴铵。在重度肾功能不全的患者中，尚无长期用药经验。必须提醒患者避免让药物粉末进入眼内。已经观察到抗胆碱能治疗伴有口干、长期口干与龋齿可能有关。噻托溴铵每日使用次数不得超过一次。

【FDA 妊娠 / 哺乳分级】

C 级。动物研究证实，该药品对胎儿有毒副作用，但尚未对孕妇进行充分严格的对照研究，存在孕妇使用该药治疗作用大于不良反应的可能性。

【用药实践】

（1）作用于 M_1 和 M_3 受体，相对选择性拮抗 M_3 受体，避免了因 M_2 受体阻断而导致的唾液分泌和瞳孔散大等不良反应。抗 M 胆碱受体作用是最强的，为异丙托溴铵的 3 倍。

（2）半衰期长达 36 小时，每日只需使用一次，依从性增强，持久的支气管扩张作用可以改善夜间支气管收缩症状。

（3）药物警示信息

1）英国发布噻托溴铵吸入剂的安全性研究信息：英国药品和健康产品管理局（MHRA）在 2010 年第 4 期 *Drug Safety Update* 中发布了吸入型抗胆碱药噻托溴铵的安全性研究信息。研究显示，与安慰剂相比，思力华 Respimat 与全因死亡率的非显著性增加有关；而思力华 HandiHaler 与全因死亡率的降低有关。两者间存在显著差异的根本原因尚不清楚，尚需进一步研究。

对于已知患有心律失常的患者，慎用思力华 Respimat。

提醒使用噻托溴铵的 COPD 患者不超过推荐的日剂量（18μg 的思力华 HandiHaler 胶囊 1 粒或 2 喷思力华 Respimat 2.5μg）。

2）FDA 发布噻托溴铵的早期安全性信息：2008 年 3 月
18 日，美国食品药品监督管理局（FDA）发布了思力华（Spiriva，
噻托溴铵，tiotropium bromide）的安全性警示，即思力华早期应
用存在脑卒中的风险。勃林格殷格翰药业 29 个安慰剂临床对
照试验的进行了数据荟萃分析，结果发现接受思力华治疗者
发生卒中的风险（1000 名患者中有 2 例）略高于接受安慰剂治
疗者。

2008 年 10 月 7 日 FDA 再次发布有关噻托溴铵的更新信
息，称现已收到勃林格殷格翰制药公司提交的单位 PLIFT 研
究的初步数据，结果显示，与安慰剂相比噻托溴铵不会增加发
生卒中的风险。UPLIFT（Understanding the Potential Long-Term
Impacts on Function with Tiotropium）是一项大型安慰剂对照临床
试验，该项研究使用噻托溴铵的患者数大约是此前所有临床试
验使用该药物的总人数的 2 倍，纳入了约 6000 名 COPD 患者，
为期 4 年，用以评估长期使用思力华的影响。

近期发表的两篇文章报道了患者接受噻托溴铵或吸入型抗
胆碱药增加病死率和心血管不良事件发生率，两项研究都报道
了心血管不良事件的发生情况。其中 Singh 等对 17 项临床试验
进行了系统的回顾和汇总分析，共纳入了 14 783 名患者，使用
吸入型抗胆碱药治疗 COPD。Lee 等对 32 130 名患者进行了病
例对照研究，患者也使用了吸入型药物（包括吸入型抗胆碱药）
来治疗 COPD。

FDA 希望在 2008 年 11 月收到 UPLIFT 的完整报告。此项
研究的结果也将有助于说明上面两篇文献中提及的关于噻托溴
铵的一些问题。根据从 UPLIFT 所得出的信息量，对研究结果
的进行全面分析耗时长达数月，届时 FDA 将发布 UPLIFT 的最
终研究结果以及关于噻托溴铵和卒中风险的所有数据。

FDA 还建议患者应该咨询主治医生后再停止使用思力华。

（郑文文　陆丛笑）

第二节 β₂受体激动剂

一、药物治疗概论

β₂受体激动剂主要通过呼吸道的 β₂ 受体,激活腺苷酸环化酶,使细胞内的环磷腺苷(cAMP)含量增加,游离 Ca^{2+} 减少,从而松弛支气管平滑肌,抑制炎性细胞释放过敏反应介质,增强纤毛运动与黏液清除,降低血管通透性,减轻呼吸道水肿,而发挥平喘作用。长期、单一应用 β₂受体激动剂可造成细胞膜 β₂受体的向下调节,表现为临床耐药现象,故应予避免。

β₂受体激动剂有两种不同的分类方法,按维持时间可分为短效(作用维持 4~6 小时)和长效(作用维持 12 小时);按起效速度又可分为速效(数分钟起效)和缓慢起效(半小时起效)。短效 β₂受体激动剂松弛气道平滑肌作用强,通常在数分钟内起效,疗效可维持数小时,是缓解轻、中度急性哮喘症状的首选药物,也可用于运动性哮喘的预防。但应按需间歇使用,不宜长期、单一使用,也不宜过量应用,否则可引起骨骼肌震颤、低血钾、心律失常等不良反应。长效 β₂受体激动剂的分子结构中具有较长的侧链,因此具有较强的脂溶性和对 β₂受体较高的选择性。其舒张支气管平滑肌的作用可维持 12 小时以上。吸入长效 β₂受体激动剂适用于哮喘(尤其是夜间哮喘和运动诱发哮喘)的预防和持续期的治疗。福莫特罗因起效迅速,可按需用于哮喘急性发作时的治疗。临床常用品种的特征见表2-2-1。

表 2-2-1 β₂ 受体激动剂分类比较

亚类	药物	显效时间（min）	维持时间（h）
短效	沙丁胺醇	10~20	4~5
	特布他林	5~15	4~6
长效	沙美特罗	30（缓慢起效）	12
	福莫特罗	3~5（速效）	8~12
	班布特罗	10~20	24

二、药物使用精解

沙丁胺醇 salbutamol

【其他名称】

万托林,舒喘灵,赛比舒,索布氨。

【药物特征】

沙丁胺醇为选择性 β₂ 受体激动剂,能选择性激动支气管平滑肌的 β₂ 受体,有较强的支气管扩张作用。对于哮喘患者,其支气管扩张作用至少与异丙肾上腺素相当。抑制肥大细胞等致敏细胞释放过敏反应介质亦与其支气管平滑肌解痉作用有关。

本品对心脏的 β₁ 受体的激动作用较弱,故其增加心率作用仅及异丙肾上腺素的 1/10。因不易被消化道的硫酸酯酶和组织中的儿茶酚氧位甲基转移酶破坏,故本品口服有效,作用持续时间较长。口服生物利用度为 30%,服后 15~30 分钟起效,2~4 小时作用达高峰,持续 6 小时以上。气雾吸入的生物利用度为 10%,吸入后 1~5 分钟生效,1 小时作用达高峰,可持续 4~6 小时。表观分布容积(apparent volme of distribtion, V_d)为 1L/kg。大部分在肠壁和肝脏代谢,进入循环的原形药物少于 20%。主要经肾排泄。用于防治支气管哮喘、哮喘型支气管炎和肺气肿患者的支气管痉挛。制止发作多用气雾吸入,预防发作则可口服。

【适应证】

主要用于缓解哮喘或慢性阻塞性肺部疾患(可逆性气道阻塞疾病)患者的支气管痉挛,急性预防运动诱发的哮喘,或其他过敏原诱发的支气管痉挛。

【剂型与特征】

1. 气雾剂　　只能经口腔吸入使用,对吸气与吸药同步进行有困难的患者可借助储雾器;本品可借助英立畅(Babyhaler)对5岁以下婴幼儿给药。

2. 雾化吸入液　　通过喷雾器并在医生的指导下使用,不可注射或口服。患者可采用间歇疗法或连续疗法进行治疗。沙丁胺醇对大多数患者的作用时间可持续4~6小时。用药时需以毫升(ml)计算药量。

3. 注射剂　　可静脉注射、静脉滴注和肌内注射。

4. 片剂　　①普通片剂:药效持续时间短;②口腔崩解片:置于舌面,不需用水,不需咀嚼,本品可迅速崩解,并随唾液吞咽入胃;③控释片:用水将整片吞服,不能咀嚼;④缓释片:属于长效剂型,减少血药浓度波动。

【用法用量】

1. 气雾剂　　具体为①成人:缓解哮喘急性发作,包括支气管痉挛,以1揿100μg作为最小起始剂量,如有必要可增至2揿。用于预防过敏原或运动引发的症状,运动前或接触过敏原前10~15分钟给药。对于长期治疗,最大剂量为一日4次,每次2揿。②老年人用药:老年患者的起始用药剂量应低于推荐的成年患者用量。如果没有达到充分的支气管扩张作用,应逐渐增加剂量。③儿童:用于缓解哮喘急性发作,包括支气管痉挛或在接触过敏原前及运动前给药的推荐剂量为1揿,如有必要可增至2揿。长期治疗最大剂量为一日4次,每次2揿。

④肝功能不全者：约 60% 的口服沙丁胺醇代谢成无活性形式（不仅包括片剂和糖浆，同时也包括约 90% 的吸入剂量），肝功能的损害可造成原形沙丁胺醇的蓄积。⑤肾功能不全者：60%~70% 吸入药量或静脉注射的沙丁胺醇经尿液以原形排出。肾功能不全的患者需减少剂量以防止过度或延长的药物作用。

随需要而使用本品，24 小时内的用药量不得超过 8 揿。若需增加给药频率或突然增加用药量才能缓解症状，表明患者病情恶化或对哮喘控制不当。过量的药物会导致不良反应，因此，只有在医生的指导下，才可增加剂量或用药次数。

2. 雾化吸入液

（1）间歇疗法：①成人：用注射用生理盐水将 0.5ml 本品（含 2.5mg 沙丁胺醇）稀释至 2ml。也可将 1ml 本品稀释至 2.5ml。稀释后的溶液由患者通过适当的驱动式喷雾器吸入，直至不再有气雾产生为止。如喷雾器和驱动器装置匹配得当，则可维持 10 分钟喷雾。某些成年患者可能需用较高剂量的沙丁胺醇，剂量可高达 10mg，在这种情况下，应持续吸入未经稀释的溶液所产生的气雾，直至气雾停止产生。②儿童：12 岁以下儿童的最小起始剂量为将 0.5ml 雾化溶液（含 2.5mg 沙丁胺醇），用注射用生理盐水稀释至 2~2.5ml。用药方式同成人。然而某些儿童可能需要高达 5.0mg 的沙丁胺醇。间歇疗法可每日重复四次。

（2）连续疗法：将本品用注射用生理盐水稀释至每 1ml 含 50~100μg 沙丁胺醇（1~2ml 药液稀释成 100ml）。稀释过的溶液采用喷雾器以气雾方式治疗，常用的给药速率为每小时 1~2mg。

尚无 18 个月以下儿童使用雾化沙丁胺醇的临床疗效资料。由于可能发生一过性低氧血症，因此应考虑补充氧气疗法。

3. 注射剂　具体用法包括：①静脉注射，一次 0.4mg，用

5% 葡萄糖注射液 20ml 或氯化钠注射液 20ml 稀释后缓慢注射；②静脉滴注，一次 0.4mg，用 5% 葡萄糖注射液 100ml 稀释后滴注；③肌内注射，一次 0.4mg，必要时 4 小时可重复注射。

4．片剂　①普通片剂：成人一次 2.4~4.8mg（1~2 片），一日 3 次；②口腔崩解片：取出本品置于舌面。成人一次 2~4mg（1~2 片），一日 3 次；③控释片：成人一次 1 片，一日 2 次，早、晚服用。

5．胶囊剂　缓释胶囊，成人推荐剂量为一次 8mg，一日 2 次。儿童用量遵医嘱酌减。

【不良反应】

不良反应的发生和严重程度取决于给药剂量和给药途径，吸入沙丁胺醇不会引起排尿困难，因为其治疗剂量不会产生其他拟交感神经药物（如麻黄素）的 α 受体激动作用。

常见的不良反应有震颤、恶心、心悸、头痛、失眠。少见的不良反应有头晕、目眩、口咽发干。过量中毒表现为胸痛，头晕，严重的头痛，严重高血压，恶心、呕吐，持续心率增快，烦躁不安等。

【禁忌证】

对本品或其他肾上腺素受体激动剂过敏者禁用。

【药物相互作用】

（1）本品与其他 β 受体激动剂合用，药效可增加，但也导致不良反应增加。

（2）本品与 β_2 受体阻滞剂合用，则药效减弱或消失。

（3）本品不宜与抗抑郁药同用。

（4）本品与茶碱类药品合用时，可增加松弛支气管平滑肌的作用，但也可能增加不良反应。

【注意事项】

（1）高血压、冠状动脉供血不足、糖尿病、甲状腺功能亢进等患者应慎用。

（2）长期使用可形成耐药性,不仅疗效降低,且有加重哮喘的危险。

（3）同时应用其他肾上腺素受体激动剂者,其作用可增加,不良反应也可能加重。

（4）一般不应与β受体阻滞剂同时应用。

（5）合用茶碱类药时,可增加松弛支气管平滑肌的作用,也可能增加不良反应。

（6）在妊娠期间,若此药物对母亲的益处多于对胎儿危险的可能,才有可能考虑使用本品。因本品可能分泌于乳汁中,故哺乳期妇女用药应权衡利弊。

（7）用药过量时,可用选择性β受体阻滞剂解救;但在使用β受体阻滞剂时,对有支气管痉挛病史者应慎用。

【FDA 妊娠 / 哺乳分级】

C 级 /L1 级。对孕妇和胎儿的益处大于危害时,才考虑孕妇使用本品。与其他大多数药物一样,仅有少量已发表的资料证明人类在怀孕早期使用沙丁胺醇是安全的。对动物的研究表明,非常高的使用剂量会对胎仔造成某些危害。大规模的动物生殖毒性实验表明,无氟利昂抛射剂 HFA134a 对胎仔发育无损害。本品的致畸研究显示本品在 $β_2$ 受体激动剂出现致畸作用的可比高剂量下,未发现致畸作用,但无人类妊娠和哺乳期使用本品的试验数据。

由于沙丁胺醇可能泌入乳汁,除非对母亲的预期受益大于对新生儿的潜在危险,否则不推荐哺乳期妇女使用。尚不清楚沙丁胺醇是否对新生儿有害处,在使用前应权衡利弊。

静脉注射沙丁胺醇或服用沙丁胺醇片可用于治疗无合并症的早产,但不能用于怀孕六个月内的先兆流产。静脉注射沙丁胺醇禁用于产前出血,因子宫松弛会造成更多出血。同样使用沙丁胺醇治疗孕妇哮喘也会产生子宫出血的危险。已有使用沙丁胺醇后造成自然流产,出现子宫大量出血的报道。应特别注意孕期糖尿病妇女。

【用药实践】

药物警示信息：

（1）欧盟警告短效 β 受体激动剂引起心肌缺血风险：2009 年 10 月 29 日，欧洲药品管理局（EMEA）警告使用短效 β 受体激动剂治疗呼吸道疾病的严重心脏病患者：如果出现心脏病恶化的症状应寻求医疗诊治；患有心脏病或存在心脏病风险的高危孕妇不得使用短效 β 受体激动剂抑制子宫收缩。

（2）沙丁胺醇（salbutamol）是一种短效 $β_2$ 受体激动剂，可作为拟交感神经药用于治疗哮喘、支气管痉挛和可逆气道阻塞，以及早产。药物警戒工作组（PhVWP）之前曾对吸入式和静脉注射用沙丁胺醇可能与心肌缺血有关的数据进行了评估。根据评估的结果，PhVWP 建议对该产品信息做出以下修订：使用沙丁胺醇抑制子宫收缩不适用于原来就患有缺血性心脏病或具有明显缺血性心脏病风险因素的女性患者；沙丁胺醇用于治疗严重心脏疾病患者的呼吸道疾病时，应考虑监测患者的心肺功能，并警告患者如果出现心脏病恶化的症状应寻求医疗诊治。

根据短效 β 受体激动剂的药理特性，PhVWP 认为从生物学上来说，所有短效 β 受体激动剂均有可能会增加心肌缺血的风险。因此，PhVWP 决定在所有短效 β 受体激动剂的产品信息中添加和沙丁胺醇类似的禁忌证说明和心肌缺血的风险警告，并向有关部门通报，确定在药品特性概要（SmPCs）和包装说明书（PLs）中所添加的内容。

硫酸特布他林 Terbutaline

【其他名称】

博利康尼，喘康速，间羟舒喘灵，叔丁喘宁。

【药物特征】

本品为选择性的 β_2 受体激动剂,其支气管扩张作用比沙丁胺醇弱。口服后 30 分钟起效,2~4 小时达最大效应,可持续5~8 小时,皮下注射可维持 1.5~4 小时,气雾吸入经 5~15 分钟起效,0.5~1 小时达最大效应,持续 4 小时左右。口服生物利用度为 15%±6%,约 30 分钟出现平喘作用。有效血药浓度为 $3\mu g/ml$,血浆蛋白结合率为 25%。2~4 小时作用达高峰,持续4~7 小时。

【适应证】

用于缓解支气管哮喘、慢性支气管炎、肺气肿及其他肺部疾病所合并的支气管痉挛。

【剂型与特征】

1. 雾化液　只能通过雾化器给药。无需稀释备用。

2. 气雾剂　本品应通过喷雾器并在医生的指导下使用,不可注射或口服。24 小时的总量不超过 6mg。

3. 片剂　需逐渐增量。

4. 注射液　稀释后缓慢静脉滴注。

【用法用量】

1. 雾化液　①成人及 20kg 以上儿童:经雾化器吸入 1 个小瓶即 5mg(2ml)的药液,可以每日给药 3 次。② 20kg 以下的儿童:经雾化器吸入半个小瓶即 2.5mg(1ml)的药液,每日最多可给药 4 次。

2. 气雾剂　喷雾吸入。一次 0.25~0.50mg(1~2 喷),一日3~4 次,严重患者每次可增至 1.5mg(6 喷),24 小时内的总量不超过 6mg(24 喷)。如疗效不显著,可咨询医生。

3. 片剂　①成人:开始 1~2 周,一次 1.25mg(半片),一日2~3 次。以后可加至一次 2.5mg(一片),一日 3 次。②儿童:按体重一次 0.065mg/kg(但一次总量不超过 1.25mg),一日 3 次。口服。

4. 注射液 硫酸特布他林注射液 0.25mg 加入生理盐水 100ml 中，以 0.0025mg/min 的速度缓慢静脉滴注。成人每日 0.5~0.75mg，分 2~3 次给药或遵医嘱。

【不良反应】

不良反应表现与给药剂量和途径有关，从小剂量逐渐加至治疗量常能减少不良反应。报道的有震颤、头痛、恶心、强直性痉挛、心悸等不良反应，这些均为拟交感胺作用。上述反应多在用药 1~2 周内消失。另外，还会有皮疹、失眠和行为失调（如易激动、多动、坐立不安）等。

【禁忌证】

对本品及其他肾上腺素受体激动剂过敏者禁用。

【药物相互作用】

（1）合用其他肾上腺素受体激动剂可使疗效增加，但不良反应也可能加重。

（2）合用茶碱类药可增加疗效，但心悸等不良反应也可能加重。

（3）非选择性 β 受体阻滞剂（包括滴眼剂）可部分或全部抑制该药的作用。

（4）β_2 受体激动剂可能会引起低钾血症，同时使用黄嘌呤衍生物、类固醇和利尿剂会加重这种作用。

【注意事项】

（1）少数患者有手指震颤、头痛、心悸及胃肠道反应。口服 5mg 时，手指震颤发生率可达 20%~33%。

（2）甲状腺功能亢进、冠心病、高血压、糖尿病者慎用。

（3）有癫痫病史的者大剂量应用可发生酮症酸中毒。

（4）长期应用可产生耐受性，疗效降低。

（5）β_2 受体激动剂可能会引起低钾血症，当与黄嘌呤衍生物、类固醇、利尿药合用或缺氧均能增加低钾血症的发生，因此，在这种情况下应监测血清钾的浓度。

（6）运动员慎用。

【FDA 妊娠 / 哺乳分级】

B 级 /L2 级。因本品可舒张子宫平滑肌，可抑制孕妇的子宫活动能力及分娩，应慎用。

【用药实践】

药物警示信息：

（1）美国警告特布他林用于预防早产的风险：2011 年 2 月 17 日，美国食品药品监督管理局（FDA）向公众发出警告，无论是住院还是门诊孕妇患者，特布他林注射剂都不应用于早产的预防或长时间治疗（超过 72 小时），因为可导致严重的心脏疾病甚至死亡。此外，特布他林口服制剂也不应用于预防或治疗早产，因为用于此适应证未见很好疗效，且存在类似的安全性问题。FDA 要求在特布他林注射剂和片剂说明书中加入黑框以示警告或禁忌。

特布他林被批准用于哮喘、支气管炎和肺气肿相关支气管痉挛（气道狭窄）的预防和治疗。该药有时也被超适应证用于产科急症的治疗，包括预防早产或子宫亢进（uterine hyperstimulation）。尽管医生根据经验将特布他林注射剂用于产科住院患者急症治疗是合理的，但长时间使用这种药物可导致孕妇心脏病的患病率和死亡率却明显增加。FDA 建议不要在门诊和家里使用特布他林。

（2）欧盟警告短效 β 受体激动剂引起心肌缺血风险。

沙美特罗 Salmeterol

【其他名称】

施立稳，施立碟，西美特罗。

【药物特征】

本品为新型选择性长效 β_2 受体激动剂，10~20 分钟起效，一次剂量其支气管扩张作用可持续 12 小时。尚有强大的抑制肺肥大细胞释放过敏反应介质作用,可抑制吸入抗原诱发的早期和迟发相反应,降低气道高反应性。

【适应证】

用于哮喘(包括夜间哮喘和运动性哮喘)、喘息性支气管炎和可逆性气道阻塞。

【剂型与特征】

气雾剂,本品应通过喷雾器并在医生的指导下使用,不可注射或口服。

【用法用量】

吸入,成人一次 50μg,一日 2 次;儿童一次 1 吸(25μg),一日 2 次。

【不良反应】

常见的不良反应为头疼、恶心、呕吐、倦怠 / 不适、肌痉挛、颤抖和心悸。本药极少引起震颤反应。

【禁忌证】

对本品过敏者禁用。

【药物相互作用】

无。

【注意事项】

循证医学认为沙美特罗具有与哮喘加重相关及死亡风险增加的潜在安全性问题。

【FDA 妊娠 / 哺乳分级】

D 级 /L1 级。

(1)动物试验研究证实本药有致畸性,分娩时使用 β 受体激动剂可能影响子宫收缩,妊娠期妇女慎用。

(2)本药极少随乳汁排泄,哺乳期妇女慎用。

【用药实践】

1. 用药警示

(1)急性支气管痉挛、慢性阻塞性肺疾病急性发作者不应使用本药。

（2）本药不适用于冠心病、心律失常、惊厥、甲状腺毒症、对拟交感神经药物高度敏感者。

（3）本药每日使用不可超过 2 次，建议不与其他长效 β 受体激动药同时使用。

2. 过量使用与处理　本药过量时可出现下列症状：癫痫发作、咽痛、高血压或低血压、心动过速（200 次 /min）、心律不齐、头痛、震颤、肌肉痉挛、口干、恶心、头晕、倦怠、不适、失眠等，还可引起 Q-T 间期延长，导致心律失常。临床应用中，使用本药 12~20 倍于推荐剂量时有死亡事件发生的报道。药物过量时建议进行心脏检测，使用心脏选择性 β 受体阻断剂，但若患者有支气管痉挛史，使用心脏选择性 β 受体阻断剂时须特别谨慎。

福莫特罗 Formoterol

【其他名称】

安通克，奥克斯都保。

【药物特征】

本品为长效的选择性肾上腺素 β_2 受体激动剂，具有支气管扩张作用，且呈剂量依赖关系。起效迅速，作用时间持久，能使第 1 秒用力呼气量（FEV_1）、用力肺活量（FVC）和呼气峰流速（PER）增加。起效与沙丁胺醇、特布他林一样迅速。本品还有抗组胺作用，能抑制肺肥大细胞释放组胺，其作用与 H_1 受体拮抗剂、肥大细胞稳定剂（如酮替芬）类似。

本品口服吸收迅速，血药浓度 0.5~1 小时后达峰值，半衰期（$t_{1/2}$）为 2 小时，部分以葡萄糖醛酸结合物的形式从尿中排泄。动物实验表明，体内以肾浓度最高，其次为肝、血浆、气管、肺、肾上腺、心、脑。口服后尿及粪中的排泄量为给药量的 24%~45%，部分经胆汁排泄，提示有肝肠循环存在。

【适应证】

用于治疗支气管哮喘、慢性气管炎、喘息型支气管炎、肺气肿等气道阻塞性疾病所引起的呼吸困难。尤其适用于需要长期服用肾上腺素 β_2 受体激动剂的患者和夜间发作型的哮喘患者。

【剂型与特征】

1. 吸入剂　本品不宜用于治疗急性支气管痉挛。

2. 片剂　本品口服吸收迅速，血药浓度 0.5~1 小时后达峰值，半衰期（$t_{1/2}$）为 2 小时。

【用法用量】

1. 吸入　成人常用量为一次 4.5~9μg，一日 1~2 次；或一次 9~18μg，一日 1~2 次，一日最高剂量 36μg。哮喘夜间发作可于晚间再给药一次。

2. 片剂　成人每次 1~2 片（40~80μg），一日 2 次，口服。也可根据年龄、症状的不同适当增减。小儿每日 4μg/kg（体重），分 2~3 次口服。一日标准服用量请参考表 2-2-2。

表 2-2-2　福莫特罗的一日标准服用量

年龄	1日量（富马酸福莫特罗）
0.5 岁 ~ 未满 1 岁	0.5~1 片（20~40μg）
1 岁 ~ 未满 4 岁	1 片~1 片半（40~60μg）
4 岁 ~ 未满 7 岁	1.5~2 片（60~80μg）
7 岁 ~ 未满 10 岁	2~3 片（80~120μg）
10 岁 ~ 未满 12 岁	3~4 片（120~160μg）

【不良反应】

1. 循环系统　偶见心动过速、室性期外收缩、面部潮红、胸部压迫感等。

2. 神经系统　偶见头痛、震颤、兴奋、发热、嗜睡、盗汗等，耳鸣、麻木感、不安、头昏、眩晕等罕见。

3. 消化系统　偶见嗳气、腹痛、胃酸过多等。

4. 过敏反应　偶见瘙痒,罕见皮疹,出现时应停药。

5. 耐受性　常规使用本品可产生与其他长效 β_2 受体激动剂及短效 β_2 受体激动剂类似的影响,如支气管扩张的失敏。

6. 其他　偶见口渴、疲劳、倦怠等。

【禁忌证】

对本品过敏者禁用。

【药物相互作用】

(1)本品与肾上腺素及异丙肾上腺素等儿茶酚胺类药物合用时,可能引起心律不齐,甚至可能导致心搏停止。

(2)本品可增加洋地黄类药物导致心律失常的易感性。

(3)皮质类固醇类药和本品均可引起血钾浓度降低,如果两者合用,可加重血钾浓度的降低程度,并可能引起高血糖症。

(4)本品与利尿药合用,可增加发生低钾血症的危险性。

(5)本品可增强泮库溴铵、维库溴铵的神经肌肉阻滞作用。

(6)本品与单胺氧化酶抑制药合用,可出现毒副反应。

(7)本品与茶碱合用,可增加发生低钾血症的危险性。

【注意事项】

(1)心血管功能紊乱者、糖尿病患者、使用洋地黄者、肝功能不全者、低钾血症患者、嗜铬细胞瘤患者、肾功能不全者、甲状腺功能亢进症患者、高血压患者慎用。

(2)本品不宜用于治疗急性支气管痉挛。

(3)依病情及年龄调节剂量。

(4)正确使用本品无疗效时应停药。

【FDA 妊娠 / 哺乳分级】

C 级 /L3 级。

(1)在动物试验中,本药可降低受孕率,降低初生动物的存活率和体重。分娩时使用 β 受体激动剂可影响子宫收缩,故妊娠期妇女使用应权衡利弊。

（2）本药是否随乳汁排泄尚不明确，但大鼠试验中曾测得乳汁中含有少量的本药，故哺乳期妇女避免使用本药。

【用药实践】

本品支气管扩张作用为 β_2 受体激动剂中最强。

班布特罗 Bambuterol

【其他名称】

帮备。

【药物特征】

经肝脏代谢为特布他林而起效。

【适应证】

支气管哮喘、慢性喘息性支气管炎、阻塞性肺气肿和其他伴有支气管痉挛的肺部疾病。

【剂型与特征】

片剂，每日用药剂量需个体化。

【用法用量】

每晚睡前口服一次，剂量应个体化。

1. 成人 初始剂量为 10mg，根据临床效果，在用药 1~2 周后可增加到 20mg。

2. 口服 β_2 受体激动剂耐受性良好者 推荐起始剂量为 20mg。

3. 肾功能不全者 当 GFR≤50ml/min 时，初始剂量建议用 5.0mg。根据临床效果，在用药 1~2 周后可增加到 10mg。

4. 儿童 ① 2~5 岁儿童：亚洲儿童推荐的初始剂量为 5mg；② 6~12 岁儿童：一日 10mg，不建议亚洲儿童的使用剂量超过 10mg。

【不良反应】

有震颤、头痛、强直性肌肉痉挛、心悸等不良反应，但本药较同类其他药不良反应轻。其强度与剂量正相关，大多数不良反应治疗 1~2 周自行消失,少数人可出现氨基转移酶升高、口干、头晕、胃部不适等。

【禁忌证】

对本品、特布他林及拟交感胺类药过敏者禁用。

【药物相互作用】

(1)与其他拟交感胺类药合用,作用加强,毒性增加。

(2)不宜与肾上腺素能受体阻滞剂(如普萘洛尔)合用。

(3)肌松药氯琥珀胆碱(琥珀胆碱)由血浆胆碱酯酶灭活,班布特罗能部分抑制血浆胆碱酯酶,从而延长氯琥珀胆碱(琥珀胆碱)的肌松作用,这种抑制作用是剂量依赖的,停用班布特罗后能完全翻转该作用。与其他由胆碱酯酶代谢的肌松药也会有这种相互作用。

(4)β_2 受体激动剂治疗可能会引起低钾血症,同时使用黄嘌呤衍生物、类固醇和利尿剂会加重这种作用。

【注意事项】

(1)由于特布他林主要通过肾脏排泄,患有肾功能不全的患者(GFR≤50ml/min)使用本药,初始剂量应当减半。

(2)对于肝硬化或其他严重肝功能不全者,考虑患者肝脏将班布特罗代谢为特布他林的能力减弱,因此每日用药剂量必须采用个体化。从临床操作的角度考虑,这些患者直接使用活性代谢产物,特布他林(博利康尼)可能更合适。

(3)和所有 β_2 受体激动剂一样,用于甲状腺毒症治疗时,需要注意观察。

(4)在拟交感神经药(包括本品)的使用过程中,可能出现心血管效应。根据一些上市后数据和发表的文献,有证据显示罕见发生与 β 激动剂相关的心肌缺血事件。对于患有潜在严重心脏疾病(如缺血性心脏病、心律失常或严重心力衰竭)的患者,在使用本品时,若出现胸痛或心脏病恶化等其他症状时,应寻求医疗帮助。应特别注意评估诸如呼吸困难和胸痛之类的症状,因为这些症状可能源于呼吸系统或心脏。

(5)虽然本品的适应证中未包括早产的治疗,但是应该注意到班布特罗会代谢成特布他林,而特布他林不得作为保胎药用于已患有缺血性心脏病或存在缺血性心脏病显著风险因子的患者中。

(6)由于 β_2 受体激动剂有致高血糖的效应,伴有糖尿病的哮喘患者使用本药时应加强血糖控制。

(7) β_2 受体激动剂治疗可能导致潜在的严重低钾血症。急性严重哮喘发作的患者需特别注意,因为低氧血症可能加重相关的风险。伴随的治疗也可能会引起低血钾效应。因此在这种情况下建议监测血清钾水平。

【FDA妊娠/哺乳分级】

B级/L1级。

(1)本药舒张子宫平滑肌,可抑制子宫活动能力及分娩,虽动物试验未发现本药有致畸作用,妊娠期(尤其是妊娠早期)妇女应慎用。

(2)特布他林可随乳汁分泌,但治疗量不会对婴儿造成不良影响。据报道,哺乳期妇女接受 β_2 受体激动剂治疗时,早产儿会产生暂时性低血糖,故哺乳期妇女应慎用。

【用药实践】

药物警示信息:欧盟警告短效 β 受体激动剂引起心肌缺血风险:2009年10月29日,欧洲药品管理局(EMEA)警告使用短效 β 受体激动剂治疗呼吸系统疾病的严重心脏病患者,如果出现心脏病加重的症状应寻求医疗诊治;患有心脏病或存在心脏病风险的高危孕妇使用短效 β 受体激动剂可抑制子宫收缩。

(郑文文 丁月霞)

第三节　磷酸二酯酶抑制剂

一、药物治疗概论

茶碱类是甲基黄嘌呤类衍生物,能松弛支气管平滑肌,对痉挛状态平滑肌尤为明显。对支气管的舒张作用主要通过抑制磷酸二酯酶(PDE),现已知环腺苷单磷酸(cAMP)PDE家族有 4 种 PDE 酶。虽然支气管平滑肌总 PDE 活性中只有 5%~10% 为 PDEⅢ,但它似乎与平滑肌的舒张有密切关系。治疗水平的茶碱可抑制 PDEⅢ活性 10%~20%,这一点可能非常有意义,特别是与内源性和外源性刺激 cAMP 产生的化合物协同时。

轻症哮喘患者,单纯使用小剂量 β_2 受体激动剂即足以使呼气流率恢复正常。但对于支气管痉挛严重的哮喘患者,加大 β_2 受体激动剂的剂量是需要的,也有一定的效果,但不能令人满意。因为这时参与支气管收缩的内源性收缩激动剂的共同作用导致了功能性拮抗。也就是说,当收缩激动剂增加达到抗争浓度时,支气管平滑肌需要更强的舒张反应以恢复正常功能,但这时收缩激动剂对舒张激动剂的各自反应变弱。这种现象已由许多体外实验所证实。异丙肾上腺素对醋甲胆碱所引起的狗或豚鼠的气管收缩的拮抗作用比茶碱更为显著。而茶碱加上异丙肾上腺素或沙丁胺醇时,出现了超相加的气管舒张作用,也就是说,只要茶碱浓度增加到 20mg/L,茶碱与异丙肾上腺素和沙丁胺醇的协同作用就会增强。Barnes 等报道使正常人出现最大的支气管舒张所需的吸入 β 激动剂的浓度比稳定期哮喘患者小,而且势必提高第 1 秒用力呼气量(FEV_1)。尽管茶碱和 β 受体激动剂之间是否有超相加作用还不清楚,但它们的作用至少是增强的。从茶碱的药理学作用推测,两者的协同作用也是合乎道理的,因为茶碱是通过抑制 PDE 而起作用的。事实上,茶碱的全身用药还可能有利于吸入药的穿透。

对于 COPD 患者,茶碱肯定能够增强常规剂量的吸入 β 受体激动剂或溴化异丙托品的作用。它能够显著地提高吸入制剂所形成的 FEV_1 峰谷水平。气道对每一剂量的吸入 β_2 受体激动剂的反应是短暂的,其作用大多在 4 小时内消除,但如果与溴化异丙托品合用,则其作用时间就会延长。就对于醋甲胆碱或组胺激发的保护作用而论,吸入 β_2 激动剂的作用时间就更短。茶碱与新一代的长效 β_2 激动剂沙美特罗、福莫特罗合用时,可最大限度地提高吸入这些长效 β_2 激动剂的患者 FEV_1 的谷值,因而改善了症状。

茶碱类药物的缺点是代谢不稳定和治疗指数狭窄,需要小心用药并应监测血清浓度。但相对来说服用简单、便宜、有效,因而哮喘儿童很常用。另一方面,因为哮喘的性质是气道的慢性非特异性炎症,因此吸入皮质激素无疑是很重要的,为中、重度哮喘患者所必需。但文献报道即使中等量也可能影响某些儿童的骨骼发育,大剂量还可影响老年人的骨骼。敏感的人可能出现发声困难。大剂量对垂体-肾上腺轴有副作用,因此最好定期测定早晨皮质醇或 24 小时尿游离皮质醇。皮质激素吸入尽管可使患者症状缓解,但吸入皮质激素并不能完全消除气道高反应性。夜间支气管痉挛对睡眠的影响是常见的,而茶碱水平的调节有助于缓解这种症状。随着哮喘严重度的增加,必定要加大支气管舒张剂的用量以减少口服激素剂量,这时 β_2 受体激动剂和茶碱联合治疗的价值是公认的。重症哮喘患者即使大剂量吸入 β 受体激动剂也难以取得满意效果,因为吸入药并不到达预定的受体,因此部分患者可能需要机械通气。这时,于机械通气以前或机械通气期间的麻痹状态下,胃肠道外 β 受体激动剂或氨茶碱的使用可能是很有价值的。

二、药物使用精解

茶碱 Theophylline

【其他名称】

舒弗美,时尔平,迪帕米。

【药物特征】

茶碱是甲基嘌呤类药物。具有强心、利尿、扩张冠状动脉、松弛支气管平滑肌和兴奋中枢神经系统等作用。茶碱的药理作用与血浓度有关。而其有效血浓度安全范围很窄,如血浓度 10~20μg/ml 时扩张支气管,超过 20μg/ml 即能引起毒性反应。口服吸收不稳定,其在体内廓清影响因素多,且个体差异很大,血中的浓度较难控制,故易发生中毒。

【适应证】

（1）用于缓解或预防各年龄组成人和 3 岁以上儿童的慢性支气管哮喘或哮喘持续状态。哮喘持续状态后的维持治疗能有效地防止再次发作。与 β_2 受体激动剂或糖皮质激素合用其疗效比单用任何一种药物更佳,且副作用降低,耐受性更好。

（2）也适用于慢性支气管炎和肺气肿伴有的可逆性支气管痉挛的症状。

（3）是慢阻肺（COPD）患者冬季正常生活的保障,尤其对夜间发作的哮喘更适宜。

【剂型与特征】

1. 缓释片　本品不可压碎或咀嚼。

2. 控释胶囊　吞服整个胶囊或将胶囊中小丸倒在半食匙温水或流体食物中吞服。

【用法用量】

1. 缓释片　口服。成人或 12 岁以上儿童,起始剂量为

0.1~0.2g（1~2片），一日2次，早、晚用100ml温开水送服。剂量视病情和疗效调整，但日量不超过0.9g（9片），分2次服用。

2．控释胶囊　成人一次0.2~0.3g（2~3粒），每12小时1次；1~9岁（1粒）儿童一次0.1g；9~12岁儿童一次0.2g（2粒）；12~16岁少年一次0.2g（2粒）。

【不良反应】

不良反应与个体对茶碱清除速率的快慢有关，毒性常出现在药物血清浓度15~20μg/ml时，当少数患者茶碱血药浓度超过20μg/ml时，常见头痛、恶心、呕吐和失眠，较少见的有消化不良、震颤和眩晕。多为轻至中度，重度罕见。当血药浓度超过40μg/ml时，可发生发热、失水、惊厥等，严重者甚至呼吸、心跳停止。

【禁忌证】

对茶碱不能耐受的患者禁用，未治愈的潜在癫痫患者及急性心肌梗死伴有血压降低者禁用。

【药物相互作用】

（1）茶碱与麻黄碱合用可使毒性增强，与其他拟交感胺类支气管扩张药合用亦可使毒性增强。

（2）茶碱与别嘌呤醇（大剂量）、西咪替丁及口服避孕药合用可使茶碱血清浓度增高。

（3）茶碱与利福平、苯巴比妥、氨鲁米特、戊巴比妥及异丙肾上腺素（静脉注射）合用可使茶碱血清浓度降低；茶碱与苯妥英钠合用时，两者血药浓度均降低。

（4）对于需用茶碱的患者，最好避免使用非选择性β受体阻滞剂，因它们的药理作用相互拮抗。

（5）与克林霉素、林可霉素及某些大环内酯类（红霉素、罗红霉素、克拉霉素）、喹诺酮类抗菌药（依诺沙星、环丙沙星）合用时，可降低本品在肝脏的代谢，血药浓度升高，甚至出现毒性，应在给药前后调整本品的用量。

（6）与锂盐合用时，可加速肾脏对锂的排出，后者疗效降低。

（7）吸烟者茶碱的肝代谢加强，需增加用药剂量。

【注意事项】

（1）本品不适用于哮喘持续状态或急性支气管痉挛发作的患者。

（2）应定期监测血清茶碱浓度，以保证最大的疗效而不发生血药浓度过高的危险。

（3）肝、肾功能不全者，年龄超过 55 岁特别是男性和伴发慢性肺部疾病的患者，任何原因引起的心力衰竭患者，持续发热患者。使用某些药物的患者及茶碱清除率减低者，在停用合用药物后，血清茶碱浓度的维持、时间往往显著延长。应酌情调整用药剂量或延长用药间隔时间。

（4）茶碱制剂可致心律失常或使原有的心律失常加重；患者心率和心律的任何改变均应进行监测和研究。

（5）低氧血症、高血压或者消化道溃疡病史的患者慎用本品。

（6）请置于儿童拿不到的地方。

【FDA 妊娠 / 哺乳分级】

C 级 /L3 级。

（1）本药可通过胎盘屏障，使新生儿血药浓度升高到危险程度，妊娠期妇女应慎用。

（2）本药可随乳汁排泄，哺乳期妇女使用可引起婴儿易激动或出现其他不良反应，哺乳期妇女应慎用。

【用药实践】

（1）与吸入长效支气管舒张剂相比，茶碱的治疗效果差且耐受性不好。低剂量茶碱能减少 COPD 患者急性加重发作，但不能增加应用支气管扩张剂后的肺功能。

（2）本药可使尿儿茶酚胺的测定值增高。

（3）用药期间应监测本药的血药浓度，以保证最大疗效而不发生血药浓度过高的危险。

氨茶碱 Aminophylline

【其他名称】

茶碱乙烯双胺。

【药物特征】

为茶碱与二乙胺复盐，其药理作用主要来自茶碱，乙二胺使其水溶性增强。茶碱增加缺氧时通气功能不全被认为是因为它增加膈肌的收缩，而它在这一方面的作用超过呼吸中枢的作用结果。口服本品、由直肠或胃肠道外给药均能迅速被吸收。在体内氨茶碱释放出茶碱，后者的蛋白结合率为60%。分布容积（V_d）约为0.5L/kg。半衰期为3~9小时。本品在体内的生物转化率有个体间的差异，大部分以代谢产物形式通过肾排出，10%以原形排出。

【适应证】

适用于支气管哮喘、喘息型支气管炎、阻塞性肺气肿；也可用于心源性肺水肿引起的哮喘。

【剂型与特征】

1．注射剂　在半小时内静脉注射6mg/kg氨茶碱，其血药浓度可达10mg/L。

2．片剂　空腹状态下口服本品，在2小时血药浓度达峰值。

【用法用量】

1．注射剂　①成人常用量：静脉注射，一次0.125~0.25g，一日0.5~1g，每次0.125~0.25g用50%葡萄糖注射液稀释至20~40ml，注射时间不得短于10分钟。静脉滴注，一次0.25~0.5g，一日0.5~1g，以5%~10%葡萄糖注射液稀释后缓慢滴注。注射给药，极量一次0.5g，一日1g。②小儿常用量：静脉注射，一次按体重 2~4mg/kg，以 5%~10% 葡萄糖注射液稀释后缓慢注射。

2. 片剂　①成人常用量：口服，一次 0.1~0.2g（1~2 片），一日 0.3~0.6g（3~6 片）；极量一次 0.5g（5 片），一日 1g（10 片）。②小儿常用量：口服，每次按体重 3~5mg/kg，一日 3 次。

【不良反应】

茶碱的毒性常出现在血清浓度为 15~20μg/ml，特别是在治疗开始时，早期多见的不良反应有恶心、呕吐、易激动、失眠等，当血清浓度超过 20μg/ml，可出现心动过速、心律失常，血清中茶碱超过 40μg/ml，可发生发热、失水、惊厥等症状，严重的甚至呼吸、心跳停止致死。

【禁忌证】

对本品过敏者，活动性消化溃疡和未经控制的惊厥性疾病患者禁用。

【药物相互作用】

（1）地尔硫䓬、维拉帕米可干扰茶碱在肝内的代谢，与本品合用，增加本品血药浓度和毒性。

（2）西咪替丁可降低本品肝清除率，合用时可增加茶碱的血清浓度和毒性反应。

（3）某些抗菌药物，如大环内酯类的红霉素、罗红霉素、克拉霉素；氟喹诺酮类的依诺沙星、环丙沙星、氧氟沙星、左氧氟沙星、克林霉素、林可霉素等可降低茶碱清除率，提高其血药浓度。其中尤以红霉素、依诺沙星为著，当茶碱与上述药物伍用时，应适当减量或监测茶碱血药浓度。

（4）苯巴比妥、苯妥英、利福平可诱导肝药酶，加快茶碱的肝清除率，使茶碱血清浓度降低；茶碱也干扰苯妥英的吸收，两者血浆浓度均下降，合用时应调整剂量，并监测血药浓度。

（5）与锂盐合用，可使锂的肾排泄增加。影响锂盐的作用。

（6）与美西律合用，可降低茶碱清除率，增加血浆中茶碱浓度,需调整剂量。

（7）与咖啡因或其他黄嘌呤类药合用,可增加其作用和毒性。

【注意事项】

（1）定期监测血清茶碱浓度,以保证最大的疗效而不发生血药浓度过高。

（2）肝、肾功能不全者,年龄超过 55 岁,特别是男性和伴发慢性肺部疾病的患者,任何原因引起的心功能不全患者,持续发热患者。使用某些药物的患者及茶碱清除率降低者,血清茶碱浓度的维持时间往往显著延长。应酌情调整用药剂量或延长用药间隔时间。

（3）茶碱制剂可致心律失常和心率加快;患者心律和心率的任何改变均应进行监测。

（4）高血压或者非活动性消化道溃疡病史的患者慎用本品。

【FDA 妊娠 / 哺乳分级】

C 级。本药可通过胎盘屏障,可随乳汁排泄,故妊娠期和哺乳期妇女慎用。

【用药实践】

同茶碱。

二羟丙茶碱 Diprophylline

【其他名称】

喘定,甘油茶碱。

【药物特征】

平喘作用与氨茶碱相似。本品 pH 近中性,对胃肠刺激性较小,口服易耐受。肌内注射疼痛反应轻。心脏兴奋作用仅为氨茶碱的 1/20~1/10。

【适应证】

适用于支气管哮喘、喘息型支气管炎、阻塞性肺气肿等以缓解喘息症状。也用于心源性肺水肿引起的哮喘。

【剂型与特征】

1．注射剂　以 5% 或 10% 葡萄糖注射液稀释。

2．片剂　口服可有头痛、失眠、心悸、恶心和呕吐等胃肠道症状。

【用法用量】

1．注射剂　静脉滴注，一次 0.25~0.75g（1~3 支），以 5% 或 10% 葡萄糖注射液稀释。

2．片剂　口服，成人每次 0.1~0.2g（0.5~1 片），一日 3 次。

【不良反应】

类似茶碱，剂量过大时可出现恶心、呕吐、中枢兴奋、心律失常。甚至可发生发热、脱水、惊厥等症状，严重的甚至呼吸、心跳骤停。口服可有头痛、失眠、心悸、恶心和呕吐等胃肠道症状，但较氨茶碱刺激性小。

【禁忌证】

对本品过敏的患者，活动性消化性溃疡和未经控制的惊厥性疾病患者禁用。

【药物相互作用】

（1）与红霉素、林可霉素、克林霉素以及某些氟喹诺酮类合用可减少本品的清除，血药浓度增高而易中毒。

（2）碳酸锂可加速本品清除，使本品疗效降低。

（3）如与其他药物同时使用可能会发生药物相互作用，详情请咨询医师或药师。

【注意事项】

（1）本品可通过胎盘屏障，也可随乳汁排出，孕妇和哺乳期妇女慎用。

（2）心脏、肝、肾功能不全，甲状腺功能亢进，活动性消化道溃疡，糖尿病，前列腺增生而导致排尿困难者慎用。

（3）对本品过敏者禁用，过敏体质者慎用。

（4）本品性状发生改变时禁止使用。

（5）请将本品放在儿童不能接触的地方。

（6）儿童必须在成人监护下使用。

（7）如正在使用其他药品,使用本品前请咨询医师或药师。

【FDA 妊娠 / 哺乳分级】

C 级 /L3 级。动物繁殖性研究证明该药品对胎儿有毒副作用,但尚未对孕妇进行充分严格的对照研究,并且孕妇使用该药品的治疗获益可能胜于其潜在危害。

【用药实践】

本品平喘作用较茶碱稍弱,对心脏和神经系统的影响小。

多索茶碱 Doxofylline

【其他名称】

无。

【药物特征】

本品对磷酸二酯酶有显著抑制作用。其松弛支气管平滑肌痉挛的作用较氨茶碱强,并具有茶碱所没有的镇咳作用,且作用时间长,无依赖性。对该药作用机制的研究表明,本品为非腺苷阻断剂,因此无类似茶碱所致的中枢和胃肠道等肺外系统的不良反应,也不影响心功能。但大剂量给药后可引起血压下降。

【适应证】

支气管哮喘、喘息性慢性支气管炎及其他支气管痉挛引起的呼吸困难。

【剂型与特征】

1. 注射剂 静脉滴注不宜过快,一般应在 45 分钟以上。考虑到茶碱类药物个体差异较大,多索茶碱剂量亦要视个体病情变化选择最佳剂量和给药方法,并监测血药浓度。

2. 片剂 本品口服迅速,生物利用度为 62.6%。本药吸收后,广泛分布于各脏器中,其中肺组织含量最高。总蛋白结合率为 48%,超过 90% 的药物通过肝脏代谢,主要代谢产物为 β- 羟乙基茶碱,该代谢产物无活性。食物会降低本品制剂的血药峰浓度,并延迟其达峰时间,因此本品宜餐前或餐后 3 小时服用。用药时建议避免摄入含咖啡因的饮料或食物。

3. 胶囊剂 宜整粒吞服,达峰时间为 1.22 小时,消除半衰期为 7.42 小时。

4. 溶液剂 口服溶液与片剂生物等效。

5. 颗粒剂 颗粒剂与片剂生物等效,起效迅速。

【用法用量】

1. 注射剂 成人每次 200mg,12 小时一次,以 25% 葡萄糖注射液稀释至 40ml 缓慢静脉注射,时间应在 20 分钟以上,5~10 日为一个疗程或遵医嘱。也可将本品 300mg 加入 5% 葡萄糖注射液或生理盐水注射液 100ml 中,缓慢静脉滴注,每日一次。

2. 口服制剂 通常成人每次 0.2~0.4g,每日 2 次,饭前或饭后 3 小时服用,重症哮喘患者应遵医嘱用药。儿童剂量为每天 12~18mg/kg,或遵医嘱。

【不良反应】

使用黄嘌呤衍生物可能引起恶心、呕吐、上腹部疼痛、头痛、失眠、易怒、心动过速、期前收缩、呼吸急促、高血糖、蛋白尿。如过量使用还会出现严重心律失常、阵发性痉挛等。应暂停用药,请医生诊断,监测血药浓度。但在上述中毒迹象和症状完全消失后仍可继续使用。

【禁忌证】

凡对多索茶碱或黄嘌呤衍生物过敏、急性心肌梗死及哺乳期妇女禁用。

【药物相互作用】

（1）本品不得与其他黄嘌呤类药物同时使用。

（2）与麻黄素或其他肾上腺素类药物同时使用时须慎重。

（3）巴比妥类药物对本品代谢影响不明显。

（4）动物试验显示，大环内酯类（如红霉素）对本品代谢影响不明显。与氟喹诺酮类药物如依诺沙星、环丙沙星合用，宜减量。

【注意事项】

（1）茶碱类药物个体差异较大，多索茶碱剂量亦要视个体病情变化选择最佳剂量和用药方法，在增大使用剂量时，应注意监测血药浓度（在 10μg/ml 范围内治疗有效，20μg/ml 以上为中毒浓度）。

（2）患有甲亢、窦性心动过速、心律失常者，请遵医嘱用药。

（3）严重心、肺、肝、肾功能异常者，高血压患者以及活动性胃、十二指肠溃疡患者或合并感染的患者慎用。

（4）本品不得与其他黄嘌呤类药物同时服用，建议不要同时饮用含咖啡因的饮料或食品。

【FDA 妊娠 / 哺乳分级】

C 级 /L5 级。由于没有在妊娠期间进行足够的临床试验，所以孕妇慎用；哺乳期妇女禁用。

【用药实践】

本品支气管平滑肌的舒张作用是氨茶碱的 10~15 倍，镇咳作用较强。

（郭晨煜　丁月霞）

参 考 文 献

[1] 陈新谦，金有豫，汤光 . 新编药物学 [M]. 17 版 . 北京：人民卫生出版社，2011.

[2] Singh S, Loke YK, Furberg CD. Inhaled anticholinergics and risk of major

adverse cardiovascular events in patients with chronic obstructive pulmonary disease[J]. Journal of the American Medical Assocaition, 2008, 300(12): 1439-1450.

[3] Lee TA, Pickard AS, Au DH et al. Risk of Death Associated with Medications for Recently Diagnosed Chronic Obstructive Pulmonary disease[J].Annals of Internal Medicine, 2008, 149(6): 380-390.

第三章 祛 痰 药

痰是气管、支气管腺体和柱状细胞的分泌物,正常人气道内仅有少量黏液,参与呼吸道异物的清除。在呼吸道发生炎性病变时黏液分泌增多,刺激呼吸道黏膜引起咳嗽,加重感染。祛痰药(expectorants)可稀释痰液或液化黏痰,使之易于咳出。祛痰药促进呼吸道内积痰排除,减少了痰液对呼吸道黏膜的刺激,间接起到了镇咳和平喘作用,也有利于控制继发感染。

祛痰药按作用方式可分为 3 类:恶心性和刺激性祛痰药、痰液溶解剂、黏液调节剂。

第一节 恶心性祛痰药和刺激性祛痰药

一、药物治疗概论

恶心性祛痰药可刺激胃黏膜,引起轻度恶心,反射性地促进呼吸道腺体的分泌增加,从而使黏痰稀释便于咳出。常见的恶心性祛痰药有氯化铵和愈创木酚甘油醚等。其中氯化铵口服后对胃黏膜有化学性刺激作用,反射性地增加痰量,有利于不易咳出的黏痰的清除。此外,氯化铵被吸收后,氯离子进入血液和细胞外液使尿液酸化。愈创木酚甘油醚除祛痰作用外还具有消毒防腐、镇咳、解痉、抗惊厥作用,用于慢性气管炎的痰多咳嗽,多与其他镇咳平喘药合用或做成复方制剂。

刺激性祛痰药是一些挥发性物质(如碘化钾、桉叶油、安息香酊等)加入沸水中,其蒸气挥发可刺激呼吸道黏膜,增加分泌,使痰稀释便于咳出。此外,愈创木酚磺酸钾也属此类,促进支气管分泌,使痰液变稀易于咳出。用于慢性支气管炎、支气管扩张的治疗等,多与其他镇咳平喘药做成复方应用。

二、药物使用精解

复方愈创木酚磺酸钾口服溶液 Sulfoguaiacol

【其他名称】
知阿可尔。

【药物特征】
为复方制剂,每 10ml 含盐酸异丙嗪 10mg,愈创木酚磺酸钾 250mg,氯化铵 100mg。盐酸异丙嗪为抗组胺药,能对抗过敏反应所致的毛细血管扩张,降低毛细血管通透性,有轻度的支气管平滑肌解痉作用,亦有明显的中枢安定作用及一定的镇咳作用。愈创木酚磺酸钾是刺激性祛痰剂,使呼吸道腺体分泌增加,痰液被稀释,易于咳出,尚有微弱抗炎作用。氯化铵为恶心性祛痰药,能反射性地增加呼吸道黏膜腺体的分泌,从而使痰易于咳出,有利于黏痰的清除。

【适应证】
用于慢性支气管炎、支气管扩张等。

【剂型与特征】
口服液,本品久置可出现振摇易散的沉淀。

【用法用量】
口服。每次 5~10ml,每日 3 次。

【不良反应】
困倦、口干、偶有胃肠道刺激症状,少数患者用药后可出现兴奋、失眠、心悸、视力模糊、排尿困难等。

【禁忌证】

（1）愈创木酚磺酸钾过敏者禁用。

（2）巨幼红细胞性贫血者禁用。

（3）临产前 1~2 周孕妇禁用。

（4）严重肝、肾功能不全者禁用。

（5）新生儿、婴幼儿禁用。

【药物相互作用】

（1）本品可增强抗胆碱药（如阿托品）的作用，故不能联用。

（2）本品不能与氨基糖苷类等耳毒性药物以及磺胺嘧啶、呋喃妥因等合用。

（3）与乙醇、镇静催眠药、抗过敏药合用可增加本品对中枢的抑制作用。

（4）溴苯铵、胍乙啶等降压药与本品合用时，前者的降压效应可能增强，肾上腺素与本品同用时，α 受体作用被阻断，而使 β 受体作用占优势。

【注意事项】

（1）应用本品 3~7 天后，症状仍未缓解，请咨询医师或药师。

（2）下列情况应慎用：急性哮喘、膀胱颈梗阻、骨髓抑制、心血管疾病、昏迷、闭角型青光眼、肝肾功能不全、高血压、消化道溃疡、前列腺肥大、幽门或十二指肠梗阻、黄疸。

（3）服药期间不得驾驶机、车、船，从事高空作业、机械作业及操作精密仪器。

（4）孕妇、哺乳期妇女和老年人应在医师指导下使用。

（5）对本品过敏者禁用，过敏体质者慎用。

（6）本品性状发生改变时禁止使用。

（7）请将本品放在儿童不能接触的地方。

【FDA 妊娠 / 哺乳分级】

无。临产前 1~2 周孕妇禁用。

【用药实践】

药物警示信息:2015 年 4 月,新西兰药品和医疗器械管理局(Med safe)反应监测中心(CARM)收到了与使用愈创木酚甘油醚相关的耳鸣报告。但文献中未见与使用愈创木酚甘油醚相关的听力下降、失聪或者麻木感的报告。用于治疗耳鸣目前尚未在愈创木酚甘油醚的药品说明书中收载。愈创木酚甘油醚的整体获益/风险依然保持正向。

(都　霞　唐启令)

第二节　黏液溶解药

一、药物治疗概论

黏液溶解药可直接作用于支气管腺体,调节其功能,使黏液分泌细胞释放溶酶体酶,致黏液中的黏多糖解聚,并抑制酸性糖蛋白的合成,从而使痰的黏稠度降低易于排出。黏液溶解药按作用机制不同,分为 5 类:

1. **酸性糖蛋白溶解剂**　通过使痰液中的酸性糖蛋白纤维断裂,从而降低痰液黏稠度,代表药是溴己新、氨溴索等。氨溴索还可降低黏痰对黏膜的吸附力或明显降低呼吸道分泌物的表面张力,使痰液易于咳出。这类药对 DNA 无分解作用。

2. **黏蛋白裂解剂**　这类药的结构中含有巯基(—HS),它们通过本身的巯基与黏蛋白的二硫键(—S—S—)互换作用,使黏蛋白分子裂解而降低痰液的黏稠度,代表药有乙酰半胱氨酸、美司钠等。目前认为,乙酰半胱氨酸的药理机制还涉及了抗炎以及抗脂质过氧化作用。

3. **酶制剂**　可以使脓痰中的 DNA 分解,脓痰的黏度迅速下降,代表药有脱氧核糖核酸酶、胰蛋白酶、糜蛋白酶等。

4. **表面活性剂**　气雾吸入时可降低痰液的表面张力,从而降低痰的黏度,使之易于咳出,如泰洛沙泊。

5. **综合用药** 具体包括:①调节气道分泌,增加浆液比例,恢复黏液清除功能;②碱化黏液,降低其黏度;③刺激纤毛运动,加快黏液运送;④具有一定抗炎和杀菌使用。该类药不良反应少,仅有少数有消化道反应。代表药有强力稀化粘素、吉诺通胶囊。

二、药物使用精解

氨溴索 Ambroxol

【其他名称】

沐舒坦,平坦,安布索,溴环己胺醇,美舒咳。

【药物特征】

本品为溴己新的活性代谢产物,是一种多糖纤维分解剂,可促进肺表面活性物质的分泌及气道液体分泌,降低痰的黏度,促进黏痰溶解和排出。改善通气功能和呼吸困难。本品口服后经消化道迅速吸收,1 小时内起效,2~4 小时血药浓度达到峰值,并迅速向组织分布,肺、肝、肾分布居多,血浆蛋白结合率 90%,主要经肝脏代谢,血浆半衰期为 7 小时,口服给药后 72 小时约 70% 经尿排出。

【适应证】

(1)伴有痰液分泌不正常及排痰功能不良的急性、慢性呼吸道疾病,如慢性支气管炎急性加重、喘息型支气管炎、支气管扩张及支气管哮喘的祛痰治疗。

(2)术后肺部并发症的预防性治疗。

(3)早产儿及新生儿婴儿呼吸窘迫综合征(IRDS)的治疗。

【剂型与特征】

1. **注射剂** 使用本品粉针剂时,应先以 5ml 无菌注射用水溶解后缓慢注射,也可用适量无菌注射用水稀释后与葡萄糖、果糖、0.9% 氯化钠注射液或林格注射液混合后静脉滴注。

2. 溶液剂　本品口服溶液剂为无色至微黄色的澄清黏稠液体,最好在进餐时服用。

3. 片剂　本品宜饭后服用。口服吸收迅速而完全,达峰时间 0.5~3 小时。本品从血液到组织分布快且显著,主要分布于肺、肝、肾。药物可进入脑脊液,也可透过胎盘屏障。血浆蛋白结合率为 90%,口服生物利用度为 70%~80%。主要经肝脏代谢,本药血浆半衰期约为 22 小时。

【用法用量】

1. 注射剂　使用前用 5ml 无菌注射用水溶解,缓慢静脉注射。亦可用适量无菌注射用水稀释后与葡萄糖、果糖、0.9% 氯化钠注射液或林格注射液混合静脉点滴使用使用方法:①成人及 12 岁以上儿童:每天 2~3 次,每次 15mg,静脉注射,严重病例可以增至每次 30mg;② 6~12 岁儿童:每天 2~3 次,每次 15mg,静脉注射;③ 2~6 岁儿童:每天 3 次,每次 7.5mg,静脉注射;④ 2 岁以下儿童:每天 2 次,每次 7.5mg,静脉注射;⑤ IRDS 的治疗:每日用药总量以婴儿体重计算 30mg/kg,分 4 次给药,注射泵给药。静脉注射时间至少 5 分钟。

2. 片剂　使用方法:成人及 12 岁以上的儿童一次 1~2 片,一日 3 次,餐后服。

3. 溶液剂　使用方法:①成人及 12 岁以上儿童每次 10ml,一日 2 次;② 12 岁以下儿童及 6~12 岁儿童每次 5ml,一日 2~3 次;③ 2~6 岁儿童每次 2.5ml,一日 3 次;④ 1~2 岁儿童每次 2.5ml,一日 2 次。进餐时服。

【不良反应】

轻度的胃肠道不良反应,主要有胃部灼热、消化不良和偶尔出现恶心、呕吐。过敏反应极少出现,主要为皮疹。极少病例出现严重的急性过敏反应,但其与盐酸氨溴索的相关性尚不能肯定,这类患者通常对其他物质亦产生过敏。快速静脉注射可引起头痛、腿痛和疲惫感。

【禁忌证】

对本品过敏者禁用。

【药物相互作用】

与抗菌药物同时使用(阿莫西林、头孢呋辛、红霉素、强力霉素等)可导致抗菌药物在肺组织浓度升高。

【注意事项】

孕妇及哺乳期妇女慎用。

【FDA妊娠/哺乳分级】

无。妊娠前3个月应慎用;药物可通过乳汁分泌,虽治疗剂量对婴儿无影响,但仍不推荐哺乳期妇女使用。

【用药实践】

1. 超说明书用药 具体可分为①超剂量:说明书中常规剂量为30mg,一日2次或3次,用于化痰,目前大量临床研究发现大剂量使用具有抗氧化、抗炎作用,尤其对于重症肺炎、急性肺损伤/急性呼吸窘迫综合征等呼吸系统危重疾病,一次大剂量给药,可在显著降低血清TNF-α、IL-6的同时升高SOD的水平。②超用法:雾化吸入治疗支气管肺炎时,先将7.5mg氨溴索溶于5ml生理盐水中,再雾化吸入给药,一日1次。

2. 药物警示 国家药品不良反应监测中心提示盐酸氨溴索注射剂存在严重过敏反应。尤其对于儿童患者更为突出。于是提出如下建议:①鉴于与盐酸氨溴索注射剂相关的严重不良反应较多,除与药品本身特性有关外,还与多种因素如患者个体差异、超剂量使用、不合理给药途径、配伍用药不当、输液速度过快等有关,建议临床医生在使用盐酸氨溴索注射剂时,需注意用药剂量和特殊人群,避免超适应证用药,对过敏、高敏(如支气管哮喘等)者慎用;严禁盐酸氨溴索注射剂与其他药品混合同瓶滴注,注意配伍用药,避免与碱性液体、头孢菌素类、中药注射剂等配伍使用。②建议药品生产企业对药品说明书相关内容修改完善,加强药品上市后不良反应监测,积极开展质量和工艺方面的研究,同时做好安全用药宣传和培训,指导临床合理用药,保障公众用药安全。

乙酰半胱氨酸 Acetylcysteine

【其他名称】

消坦立,富露施,痰易净,易咳净,莫咳粉。

【药物特征】

本品具有黏痰溶解作用,其分子式中含有巯基(—SH),可使黏多糖蛋白多肽链中的二硫键(—S—S—)断裂,降低痰的黏度,易于排出。此外,本品不仅能溶解白痰也能溶解脓性痰,适用于大量黏痰阻塞引起的呼吸困难及咳痰困难的患者。

吸入乙酰半胱氨酸喷雾后,在1分钟内起效,5~10分钟作用最大。吸收后在肝内经脱乙酰基代谢,生成半胱氨酸。

口服乙酰半胱氨酸后迅速吸收,2~3小时达到血浆峰浓度,可持续24小时。给药后5小时检测原形药物在肺组织中的浓度证明存在高浓度的乙酰半胱氨酸。

【适应证】

治疗浓稠黏液分泌物过多的呼吸道疾病,如急性支气管炎、慢性支气管炎及其病情恶化者,肺炎、肺结核、肺气肿、支气管扩张症、黏稠物阻塞症以及术后咳痰困难。

【剂型与特征】

1. 吸入剂　本品为澄明液体,雾化吸入。安瓿开启后应立即使用,开启的安瓿应置于冰箱内,24小时内使用完毕。本品有良好的安全性,医师可根据患者的临床反应和治疗效果对用药的相关剂量和次数进行调整,不必区别成人和儿童的使用剂量。本品每支含钠43mg(1.9mmol),限钠饮食患者应引起重视。

2. 片剂　普通片剂饭前饭后服用均可;每日1次,最好晚间服用。泡腾片温开水(≤40℃)溶解后服用,必要时用汤匙搅拌,晚间服用为宜。

3. 颗粒剂 口服。临用前加少量温水溶解,混匀服用,或直接口服。

4. 胶囊剂 建议整粒吞服。

5. 滴眼剂 制成溶液后,应在 7 天内使用完毕。

【用法用量】

1. 喷雾吸入 临用前,用氯化钠注射液使其溶解成 10% 溶液,喷雾吸入,每次 1~3ml,一日 2~3 次。用于非紧急情况。

2. 气管滴入 急救时用 5% 溶液,经气管插管或气管套管直接滴入气管内,每次 1~2ml,一日 2~6 次。

3. 气管注入 急救时以 5% 溶液用注射器自气管环状软骨环骨膜处注入气管腔内,每次 0.5~2ml(婴儿 0.5ml,儿童 1ml,成人 2ml)。

4. 口服 片剂每次 600mg,一日 1~2 次。将片剂或袋装内容物置于玻璃容器中,加少量的水溶解,混匀(如需要可借助匙子)后直接饮用。如果是小孩,则可用匙子或食瓶喂上。

5. 滴眼 用滴眼剂滴眼。每 2 小时 1 次,一次 1~2 滴。

【不良反应】

本品口服偶尔发生恶心、呕吐、上腹部不适、腹泻、咳嗽等不良反应,一般减量或停药即可缓解。罕见皮疹和支气管痉挛等过敏反应。

【禁忌证】

(1)支气管哮喘者禁用。

(2)对乙酰半胱氨酸过敏者禁用。

(3)因本品的泡腾片含有阿司帕坦,患有苯丙酮酸尿症者禁用。

【药物相互作用】

(1)与异丙肾上腺素合用或交替使用可提高药效,减少不良反应。

(2)本品可使青霉素、头孢菌素、四环素的抗菌活性减弱,不宜合用;必要时可间隔 4 小时交替使用。

(3)与硝酸甘油合用可增加低血压和头痛的发生。

(4)禁与碘化油、糜蛋白酶、胰蛋白酶配伍使用。

(5)不应与镇咳药同时服用,因为镇咳药对咳嗽反射的抑制作用可能会导致支气管分泌物的积聚。

【注意事项】

(1)本品直接滴入呼吸道可产生大量痰液,需用吸痰器吸引排痰。

(2)本品与铁、铜等金属及橡胶、氧化剂、氧气接触可发生不可逆性结合而失效,应避免接触,故喷雾器需用玻璃或塑料制作。

(3)不可与活性炭同服,同服时本品 54.6%~96.2% 被活性炭吸附。

(4)肝功能不全患者本品血药浓度增高、消除半衰期延长,应适当减量。

(5)消化道溃疡患者应在医师指导下使用。

【FDA 妊娠 / 哺乳分级】

B 级。妊娠期和哺乳期妇女只有在非常必要时,在医生指导下才可使用。

【用药实践】

少数病例报道了严重皮肤反应(如 Stevens-Johnson 综合征和 Lyell 氏综合征等),其发生与乙酰半胱氨酸的给药时间有关。大多数病例中可发现至少一种与皮肤黏膜综合征有关的药物。正因如此,如果皮肤或黏膜有任何变化,应立即停止使用乙酰半胱氨酸并就医。另外研究证实,乙酰半胱氨酸还有抗血小板聚集的作用。

与硝酸异山梨酯、单硝酸异山梨酯、硝酸甘油等合用时应注意低血压的发生。

溴己新 Bromhexine

【其他名称】

必消痰,必嗽平,溴己胺,Bisolvon,Bromhexinum。

【药物特征】

溴己新可分解痰液中的黏多糖纤维,稀化痰液;抑制杯状细胞和黏液腺体合成糖蛋白,使痰液中酸性糖蛋白线状网溶解低分子化,痰液黏稠度降低,便于排出;促进胃黏膜反射性引起呼吸道腺体浆液性分泌增加,恢复呼吸道分泌的正常流变,并增强气管纤毛运动,活化纤毛运输系统,廓清呼吸道。

溴己新血药浓度的半衰期为 1.5~2 小时,静脉滴注本品10~20 分钟后,血液浓度达到峰值。溴己新与血浆蛋白有较高的结合率,其消除半衰期可高达 12 小时。85%~90% 代谢产物由尿排出,少量溴己新原形由尿排出,其半衰期约 6.5 小时。

【适应证】

(1)适用于慢性支气管炎及其他呼吸道疾病(如哮喘、支气管扩张、硅沉着病等)有黏痰而不易咳出者。脓痰患者需加用抗菌药物控制感染。

(2)适用于术后肺部并发症的防治,术前呼吸道的廓清。

(3)适用于早产儿、新生儿及婴儿呼吸窘迫综合征(IRDS)的治疗。

【剂型与特征】

1. 片剂 本品经胃肠道吸收迅速而完全,口服后 1 小时达血药峰浓度,本品在肝脏中广泛代谢,消除半衰期为 6.5 小时,宜餐后服用。

2. 注射液 静脉注射时需用 5% 葡萄糖注射液稀释后使用。

【用法用量】

口服:成人一次 8~16mg,一日 3 次。儿童一次 4~8mg,一日 3 次。肌内注射：一次 4~8mg，一日两次。静脉滴注：成人每天 1~2 次，每次 4~8mg，儿童每天 1~2 次，每次 2~4mg。气雾吸入，一次 2ml，一日 2~3 次。

【不良反应】

偶有恶心、胃部不适及血清氨基转移酶升高。

【禁忌证】

对本品过敏者禁用。

【药物相互作用】

与四环素等抗菌药物合用，可增加抗菌疗效。

【注意事项】

胃溃疡患者慎用。

【FDA 妊娠 / 哺乳分级】

无。尚不明确，故孕妇及哺乳期妇女慎用。

【用药实践】

避免与阿昔洛韦注射液配伍静脉滴注，若需同时应用则两药之间需用生理盐水冲洗输液管。

（都 霞 唐启令）

第三节 稀释性祛痰药

一、药物治疗概论

稀释性祛痰药影响气管和支气管腺体的分泌，使低黏度的唾液黏蛋白分泌增加，高黏度的岩藻黏蛋白产生减少，因而使痰液的黏稠性降低而易于咳出；或者使支气管分泌物中黏蛋白的二硫键断裂，并改变分泌物组成和流变学性质，降低痰液黏度，改善受抑制的呼吸功能。常用的药物有羧甲司坦、厄多司坦等。

二、药物使用精解

羧甲司坦 Carbocisteine

【其他名称】

康普利, 美咳, 强利灵, 卡立宁。

【药物特征】

本品为黏液调节剂, 主要作用于支气管腺体的分泌, 使低黏度的唾液黏蛋白分泌增加, 高黏度的岩藻黏蛋白产生减少, 因而使痰液的黏稠性降低而易于咳出。口服起效快, 服用 4 小时可见明显疗效。

【适应证】

用于慢性支气管炎、支气管哮喘等疾患引起的痰液黏稠、咳痰困难和痰阻气管者。

【剂型与特征】

1. 片剂 本药泡腾片宜用温水溶解后服用; 分散片可用水分散后服用, 也可含服或吞服。

2. 溶液剂 浅黄色或微棕色的黏稠液体, 微甜, 气香。起效快, 口服 4 小时内能见明显疗效。

3. 颗粒剂 起效快, 宜用温水溶解后服用。

【用法用量】

口服, 成人一次 0.5g, 一日 3 次。儿童一日 30mg/kg, 分 3~4 次口服。

【不良反应】

可见恶心、胃部不适、腹泻、轻度头痛以及皮疹等。

【禁忌证】

（1）活动性胃溃疡患者禁用。

（2）对本品过敏者禁用。

【药物相互作用】

应避免同时服用强效镇咳药,以免痰液堵塞气道。

【注意事项】

(1)有消化道溃疡史者慎用。

(2)2岁以下儿童安全性尚不明确,应慎用。

【FDA 妊娠/哺乳分级】

无。孕妇、哺乳期妇女慎用。

【用药实践】

无。

厄多司坦 Erdosteine

【其他名称】

和坦,坦通,Dostein,Edirel,Erdotin。

【药物特征】

厄多司坦是一种前体药物,结构中带有非游离的封闭的巯基,对局部黏蛋白无活性作用,口服后经代谢产生3个含有游离巯基的代谢产物而发挥药理作用。厄多司坦体内代谢物能使支气管分泌物中黏蛋白的二硫键断裂,并改变分泌物组成和流变学性质,降低痰液黏度,改善受抑制的呼吸功能,本品能清除自由基,有效保护 α_1-抗胰蛋白酶免受烟、尘诱发的氧化灭活作用,防止对肺弹性蛋白及中性粒细胞的损伤。能明显增加 IgA/白蛋白、乳铁蛋白/白蛋白的比值,减弱局部炎症,增强和改善抗菌药物对支气管黏膜的渗透作用,有利于呼吸道各种炎症的治疗。

【适应证】

适用于急性和慢性支气管炎,以及痰液黏稠所致的呼吸道阻塞。

【剂型与特征】

1. 片剂 本药分散片可加入适量水中,搅拌均匀分散后服用,也可直接以水送服。

2. 胶囊剂　宜整粒吞服。

【用法用量】

口服。每次 300mg,一日 2 次。

【不良反应】

包括恶心、胃部不适、腹胀等胃肠道反应。

【禁忌证】

(1)15 岁以下的儿童禁用。

(2)对本品过敏者禁用。

(3)严重肝、肾功能不全者禁用。

【药物相互作用】

尚不明确。

【注意事项】

(1)有胃溃疡或十二指肠溃疡的患者禁用。

(2)冠心病等心血管疾病患者慎用。

【FDA 妊娠 / 哺乳分级】

无。尚未确定妊娠期使用的安全性,故孕妇及哺乳期妇女应避免使用。

【用药实践】

应避免与强效镇咳药同时应用。也避免同时服用使支气管分泌物减少的药物。

参 考 文 献

[1] 赵志刚,费宇彤 . 药品超说明书使用循证评价 [M]. 北京:中国协和医科大学出版社,2015.

(都　霞　唐启令)

第四章 镇 咳 药

咳嗽（cough）是人体的一种保护性反射活动，具有促进呼吸道的痰液和异物排出，保持呼吸道清洁与通畅的作用。但对于剧烈无痰的咳嗽，如上呼吸道病毒感染所致的慢性咳嗽或经对因治疗后咳嗽未见减轻者，为了减轻患者的痛苦，防止原发疾病的发展，避免剧烈咳嗽引起的并发症，应采用镇咳物进行治疗。若咳嗽伴有咳痰困难，则应使用祛痰药，慎用镇咳药。由于可能增加呼吸抑制的风险，哮喘患者也应避免应用镇咳药。

目前常用的镇咳药按作用机制可分为两类：中枢性镇咳药和外周性镇咳药。

第一节 中枢性镇咳药

一、药物治疗概论

中枢性镇咳药直接抑制延髓咳嗽中枢而发挥镇咳作用。其中吗啡类生物碱及其衍生物（如可待因、福尔可定、羟蒂巴酚等）因有成瘾性，又称为依赖性或成瘾性止咳药。此类药物通常还具有较强的呼吸抑制作用。而右美沙芬、喷托维林、氯哌斯汀、普罗吗酯等则属于非成瘾性或非依赖性中枢镇咳药，且在治疗剂量下对呼吸中枢抑制作用不明显。

二、药物使用精解

可待因 Codeine

【其他名称】

甲基吗啡。

【药物特征】

本品对延髓的咳嗽中枢有选择性的抑制作用,镇咳作用强而迅速。也有镇痛作用,其镇痛作用为吗啡的 1/12~1/7,但强于一般解热镇痛药。能抑制支气管腺体的分泌,可使痰液黏稠,难以咳出,故不宜用于多痰黏稠的患者。口服后较易被胃肠吸收,主要分布于肺、肝、肾和胰。本品易于透过血脑屏障,又能透过胎盘。血浆蛋白结合率一般在 25% 左右。消除半衰期为 2.5~4 小时。镇痛起效时间为 30~45 分钟,在 60~120 分钟作用最强。作用持续时间:镇痛为 4 小时,镇咳为 4~6 小时。主要与葡萄糖醛酸结合经肾脏排泄。

【适应证】

1. 镇咳　用于较剧烈的频繁干咳,如痰液量较多宜合用祛痰药。

2. 镇痛　用于中度以上的疼痛。

3. 镇静　用于局麻或全麻时。

【剂型与特征】

1. 片剂　本品不可静脉给药,普通片剂口服时可与牛奶、食物同服,以避免胃肠道反应。缓释片必须整片吞服,不可截开或嚼碎。

2. 溶液剂　口服溶液通常为复方制剂,为绿色有香味的澄清液体。因其含有对乙酰氨基酚,服药后不宜驾驶车辆或操作机器。

【用法用量】

1. 磷酸可待因片　口服。具体如下:①成人:一次

0.5~1 片，一日 1~3 片。②极量：口服，一次 3 片，一日 8 片。③小儿：镇痛口服一次按体重 0.5~1mg/kg，一日 3 次。镇咳用量为上述的 1/3~1/2。新生儿、婴幼儿慎用。

2．复方磷酸可待因口服液　口服，具体如下：①成人及 12 岁以上儿童：一次服 10ml，一日 3 次，睡前服 20ml。② 6~12 岁儿童：一次服 5ml，一日 3 次，睡前服 10ml。③ 2~5 岁儿童：一次服 2.5ml，一日 3 次，睡前服 5ml。④ 2 岁以下儿童：不宜服用。

3．磷酸可待因缓释片　口服，具体如下：①成人：一次 15~30mg，一日 30~90mg。②极量：一次 100mg，一日 250mg。③儿童：镇痛，每次 0.5~1.0mg/kg，一日 3 次，镇咳为镇痛剂量的 1/3~1/2。

【不良反应】

1．常见的不良反应　包括：①心理变态或幻想；②呼吸微弱、缓慢或不规则；③心率或快或慢、异常。少见的不良反应包括：①惊厥、耳鸣、震颤或不能自控的肌肉运动等；②荨麻疹、瘙痒、皮疹或脸肿等过敏反应；③精神抑郁和肌肉强直等。

2．依赖性　长期应用可引起依赖性，常用量引起依赖性的倾向较其他吗啡类药为弱。典型的症状为食欲缺乏、腹泻、牙痛、恶心呕吐、流涕、寒战、打喷嚏、打呵欠、睡眠障碍、胃痉挛、多汗、衰弱无力、心率加快、情绪激动或原因不明的发热。

【禁忌证】

对本品过敏的患者禁用。

【药物相互作用】

（1）与抗胆碱药合用时，可加重便秘或尿潴留等不良反应。

（2）与美沙酮或其他吗啡类药合用时，可加重中枢性呼吸抑制作用。

（3）与肌肉松弛药合用时，呼吸抑制更为显著。

（4）不宜与单胺氧化酶抑制剂同时服用，停服此类药物 2 周后方可服用本品。

【注意事项】

（1）重复给药可产生耐受性，久用有成瘾性。

（2）本品可透过胎盘，使胎儿成瘾，引起新生儿的戒断症状如过度啼哭、打喷嚏、打呵欠、腹泻、呕吐等。分娩期应用本品可引起新生儿呼吸抑制。

（3）下列情况应慎用：支气管哮喘、诊断不明的急腹症、胆结石、病因不明的腹泻、新生儿、婴幼儿。

【FDA 妊娠/哺乳分级】

C 级/L3。本品可透过胎盘，引起新生儿的戒断症状，分娩期应用本品可引起新生儿呼吸抑制。哺乳期妇女慎用。

【用药实践】

药物警示信息：

（1）2009 年 9 月 3 日，英国药品和健康产品管理局采取措施降低可待因类药物的滥用和成瘾风险，这些措施包括修改药品适应证、患者信息和标签、包装规格以及广告和促销信息。

（2）美国 FDA 警告母亲服用可待因可能导致受哺婴儿致命副作用。

（3）2015 年 3 月 13 日，欧洲药品管理局药物警戒风险评估委员会（PRAC）建议限制使用含可待因的药物治疗儿童咳嗽和感冒，因为这些药物有产生严重副作用包括呼吸问题的风险。PRAC 的具体建议如下：①可待因应禁用于 12 岁以下的儿童，这意味着不应在该患者人群中使用可待因；②建议在有呼吸问题的 12~18 岁儿童和青少年中不要使用可待因治疗咳嗽和感冒；③所有液体可待因制剂应采用防儿童开启容器，以免儿童误食。

右美沙芬 Dextromethorphan

【其他名称】

小眉，美沙芬，贝泰，联邦克立停，可乐尔，右甲吗喃。

【药物特征】

本品为中枢性镇咳药,可抑制延脑咳嗽中枢而产生镇咳作用。其镇咳作用与可待因相等或稍强。一般治疗剂量不抑制呼吸,长期服用无成瘾性和耐受性。

本品口服吸收良好,服药后 15~30 分钟起效,作用持续 6 小时。在肝脏代谢,主要为 3-甲氧吗啡烷、3-羟-17-甲吗啡烷及 3-羟吗啡烷三种代谢产物,消除半衰期为 5 小时。由肾脏排泄,包括原形物和脱甲基代谢物等。

【适应证】

用于干咳,包括上呼吸道感染(如感冒和咽炎)、支气管炎等引起的咳嗽。

【剂型与特征】

1.片剂 本品缓释片不可掰碎服用。

2.溶液剂 服用前应充分摇匀。本药的一些制剂含有苯甲酸钠,可能对新生儿有潜在的致命毒性(喘息综合征),新生儿应避免使用含苯甲酸钠的制剂。另外,一些制剂可能还有柠檬黄,应谨慎。

【用法用量】

1.12 岁以上儿童及成人 口服,一次 15ml,一日 3 次。

2.12 岁以下儿童 口服,用法如下:① 2~3 岁儿童,标准体重 12~14kg,一次 2.5~3ml,一日 3 次;② 4~6 岁儿童,标准体重 16~20kg,一次 3~4ml,一日 3 次;③ 7~9 岁儿童,标准体重 22~26kg,一次 4~5ml,一日 3 次;④ 10~12 岁儿童,标准体重 28~32kg,一次 5~6ml,一日 3 次。

【不良反应】

可见头晕、头痛、嗜睡、易激动、嗳气、食欲缺乏、便秘、恶心、皮肤过敏等,但不影响疗效。停药后上述反应可自行消失。过量可引起神志不清、支气管痉挛、呼吸抑制。

【禁忌证】

（1）妊娠3个月内妇女、有精神病史者及哺乳期妇女禁用。

（2）服用单胺氧化酶抑制剂停药不满两周的患者禁用。

【药物相互作用】

（1）不得与单胺氧化酶抑制剂及抗抑郁药合用。

（2）不宜与乙醇及其他中枢神经系统抑制药合用，因可增强对中枢的抑制作用。

（3）与奎尼丁、胺碘酮合用，可提高本品的血药浓度，出现中毒反应。

【注意事项】

（1）对本品过敏者禁用。

（2）驾驶机、车、船及操作机器者工作时禁用。

（3）哮喘患者、痰多的患者、肝肾功能不全者慎用。

（4）孕妇慎用。

【FDA 妊娠 / 哺乳分级】

C 级 /L1 级。妊娠三个月内妇女禁用。

【用药实践】

1. 用药经验 过量服用可致死。当按推荐剂量服用时，右美沙芬是一种安全的止咳药，国外报道5例少年可能由于服用过量胶囊包装的粉状右美沙芬造成死亡。

2. 药物警示信息 2009 年英国药品和健康产品管理局（MHRA）宣布一项促进 12 岁以下儿童安全使用 OTC 类感冒咳嗽药的综合性措施。根据此项措施，MHRA 建议不要再给 6 岁以下儿童使用 OTC 类感冒咳嗽药，因为目前还没有证据来明确此类药品的疗效，但其能够导致副作用，如过敏反应、嗜睡或幻觉。对于 6~12 岁儿童，这些药品将继续使用，但药品类别将由 GSL（general sale，即普通销售，如在超市、开放的货架销售）变为 P（pharmacy，即仅能在药房发售，由药师提供指导）。

英国感冒咳嗽药涉及的成分包括①鼻减充血药：溴苯那

敏、氯苯那敏、苯海拉明;②抗组胺药:去氧肾上腺素、伪麻黄碱、麻黄碱、羟甲唑啉、赛洛唑啉;③镇咳药:右美沙芬、福尔可定;④祛痰药:愈创甘油醚、吐根。

(都 霞 唐启令)

第二节 外周性镇咳药

一、药物治疗概论

外周性镇咳药通过抑制咳嗽反射弧中的感受器、传入神经、传出神经或效应器中任何一环节而发挥镇咳作用。此外,有些药物兼有中枢和外周两种作用,如喷托维林、苯丙哌林。外周性镇咳药由于无依赖性、副作用少,成为药物研发的热点,速激肽(TKs)受体拮抗剂、TRPV1(transient receptor potential vaniloid 1)受体拮抗剂即香草酸受体(VR1)拮抗剂、选择性大麻素(CB2)受体激动剂、钾通道开放剂、P2X 受体拮抗剂以及 p38MAPK 抑制剂等相继被研发。

二、药物使用精解

那可丁 Noscapine

【其他名称】

乐咳平,诺司咳平,那可汀,诺斯卡品。

【药物特征】

本品为外周性镇咳药,抑制肺牵张反射引起的咳嗽,镇咳作用一般维持 4 小时。无成瘾性。此外还具有呼吸中枢兴奋作用。

【适应证】

用于干咳。

【剂型与特征】

1．片剂　口服易吸收，1 小时达血药峰浓度，作用可维持 4 小时。本品在血中代谢迅速，开始时全部为游离态，6 小时候排泄物几乎全部为结合态。

2．溶液剂　口服易吸收，应遮光、密封、在阴凉处（＜20℃）保存。

【用法用量】

1．片剂　口服。成人一次 1~2 片，一日 3 次。

2．溶液剂　口服。成人一次 4~10mg，一日 3 次。

【不良反应】

有时可见轻微的恶心、头痛、嗜睡。

【禁忌证】

对本品过敏者禁用。痰多的患者禁用。

【药物相互作用】

不宜与其他中枢兴奋药同用。

【注意事项】

大剂量可能兴奋呼吸，引起支气管痉挛。

【FDA 妊娠 / 哺乳分级】

无。不推荐孕妇及哺乳期妇女使用该品。

【用药实践】

那可丁会增强华法林的毒性作用。

喷托维林 Pentoxyverine

【其他名称】

维静宁，咳必清，托可拉斯。

【药物特征】

本品具有中枢及外周性镇咳作用，其镇咳作用强度约为可待因的 1/3。除对延髓的呼吸中枢有直接的抑制作用外，还有轻度的阿托品样作用。可使痉挛的支气管平滑肌松弛，减低气道阻力。无成瘾性。一次给药作用可持续 4~6 小时。

【适应证】

用于上呼吸道感染引起的无痰干咳和百日咳等，对小儿疗效优于成人。

【剂型与特征】

1. 滴丸　口服生物利用度高，给药剂量准确。

2. 片剂　一次给药作用可持续 4~6 小时。

3. 糖浆剂　口感好，服药依从性好（尤其儿童）。

【用法用量】

1. 成人　每次 25mg，一日 3~4 次。

2. 儿童　5 岁以上儿童每次 6.25~12.5mg，一日 2~3 次。

【不良反应】

偶有便秘、轻度头痛、头晕、嗜睡、口干、恶心、腹胀、皮肤过敏等反应。

【禁忌证】

对本品过敏者禁用。

【药物相互作用】

无。

【注意事项】

（1）青光眼、心功能不全伴有肺部淤血的患者慎用。

（2）本品无祛痰作用，故痰多者宜与祛痰药合用。

【FDA 妊娠 / 哺乳分级】

C 级 /L5 级。孕妇应在医师指导下使用本品；哺乳期妇女禁用。

【用药实践】

痰多者应用本品时宜与祛痰药合用。服药后禁止驾车及机器操作。

苯丙哌林 Benproperine phosphate

【其他名称】

咳快好,咳哌宁,咳福乐,可立停,杰克哌。

【药物特征】

本品为非麻醉性镇咳剂,有双重镇咳作用,作用机制为阻断肺-胸膜的牵张感受器产生的肺-迷走神经反射,并具有罂粟碱样平滑肌解痉作用,同时对呼吸中枢也有抑制作用。药理研究结果证明,狗口服或静脉注射本品 2mg/kg 可完全抑制多种刺激引起的咳嗽,其作用较可待因强 2~4 倍。

本品口服易吸收,服药后 15~20 分钟即生效,镇咳作用可维持 4~7 小时。本品不抑制呼吸,无成瘾性,不引起胆道及十二指肠痉挛或收缩,不会引起便秘。

【适应证】

本品主要用于刺激性干咳,对急、慢性支气管炎及其他原因引起的咳嗽均可应用。

【剂型与特征】

1. 口服制剂　本品口服易吸收,服后 15~20 分钟生效,作用持续 4~7 小时。因药物对口腔黏膜有麻醉作用,故本药宜吞服。

2. 胶囊剂　服用本药胶囊时宜整粒吞服,切勿打开或溶解后服用。

3. 泡腾片　用温水溶解后服用,水温不宜超过 60℃。

4. 缓释片　缓释片吸收进入血液的速度与体内代谢速度相当,且释放速度与吸收同步。

5. 口服液　本品为微黄色至淡黄色的黏稠液体,味麻,服用时会出现一过性口咽发麻。

【用法用量】

口服。成人,一次 20~40mg,每日 3 次;缓释片一次 1 片,每日 2 次; 儿童用量酌减。

【不良反应】

偶有口干、胃部烧灼感、头晕、嗜睡、食欲缺乏、乏力及药疹等。

【禁忌证】

对本品过敏者禁用。

【药物相互作用】

无。

【注意事项】

(1)孕妇慎用。

(2)服用时需整片吞服,切勿嚼碎,以免引起口腔麻木。

(3)服药期间若出现皮疹,应中止用药。

【FDA 妊娠 / 哺乳分级】

无。孕妇及哺乳期妇女慎用。

【用药实践】

本品无祛痰作用,咳痰症状明显者,不宜使用。

(都　霞　丁月霞)

第五章 抗 菌 药 物

　　抗菌药物是临床上应用非常广泛的一类药物,涉及各系统,抗菌药物包括抗生素与化学合成抗菌药物。抗生素是由细菌、真菌或其他微生物在代谢过程中产生的具有抗其他微生物作用的活性物质。完全来源于微生物的称为天然抗生素,在天然抗生素母核上加入不同基团或改造而成的为半合成抗生素,而化学合成抗菌药物是完全由化学方法得到的抗菌药物。

　　肺部感染是呼吸系统常见疾病之一,也是常见的感染性疾病之一。本章主要介绍肺部感染的常见抗菌药物。

第一节 青 霉 素 类

一、药物治疗概论

　　青霉素是一类从青霉菌培养液中提制的分子中含有青霉烷、能破坏细菌细胞壁并在细菌细胞的繁殖期起杀菌作用的抗生素,是第一种能够治疗人类感染性疾病的抗菌药物。青霉素类抗菌药物是 β- 内酰胺类中一大类抗菌药物的总称。但它不耐受耐药菌株(如耐药金黄色葡萄球菌)所产生的酶,易被其破坏,且其抗菌谱较窄,主要对革兰阳性菌有效。

　　β- 内酰胺类作用于细菌的细胞壁,而人类只有细胞膜无细胞壁,故对人类的毒性较小,除能引起严重的过敏反应外,在一般用量下,其毒性不甚明显,是化疗指数最大的抗菌药物。但是青霉素类抗菌药物常见的过敏反应在各种药物中居首位,发生率可高达 5%~10%,主要为皮肤反应,表现为皮疹、血管性水肿,最严重者为过敏性休克,多在注射后数分钟内发生,症状为呼吸困难、发绀、血压下降、昏迷、肢体强直,最后惊厥,抢救不及时可造成死亡。各种给药途径或应用各种制剂都能引起过敏性休克,但以注射用药发生率最高。过敏反应的发生与药物剂量大小无关。对本品高度过敏者,虽极微量亦能引起休克。注入体内可致癫痫样发作。大剂量长时间注射对中枢神经系统有毒性(如引起抽搐、昏迷等),停药或降低剂量可以恢复。使用本品必须先做皮内试验。青霉素过敏试验包括皮肤试验方法(简称皮试)及体外试验方法,其中以皮内注射较准确。皮试本身也有一定的危险性,约有 25% 的过敏性休克死亡的患者死于皮试。所以在进行皮试或注射给药时都应做好充分的抢救准备。在换用不同批号青霉素时,也需重作皮试。注射液、皮试液均不稳定,以新鲜配制为佳。而且对于自肾排泄而肾功能不全者,剂量应适当调整。此外,局部应用致敏机会多,且细菌易产生抗药性,故不提倡。

青霉素类抗菌药物可分为:①主要作用于革兰阳性菌的青霉素,如青霉素 G、普鲁卡因青霉素、苄星青霉素、青霉素 V;②耐青霉素酶青霉素,如苯唑西林、氯唑西林、氟氯西林等;③广谱青霉素,包括:对部分肠杆菌科细菌有抗菌活性,如氨苄西林、阿莫西林;对多数革兰阴性杆菌包括铜绿假单胞菌具抗菌活性,如哌拉西林、阿洛西林、美洛西林。青霉素 G 为第一个天然青霉素。

二、药物使用精解

青霉素 G　penicillin

【其他名称】

盘尼西林,青霉素钠,苄青霉素钠。

【药物特征】

青霉素属于 β- 内酰胺类抗菌药物,作用于细菌的细胞壁。对革兰阳性球菌及革兰阴性球菌的抗菌作用较强。对革兰阳性杆菌(白喉杆菌)、螺旋体、梭状芽孢杆菌(破伤风杆菌、气性坏疽杆菌)、放线菌及部分拟杆菌有抗菌作用。肌内注射 0.5 小时达到血药峰浓度,广泛分布于组织、体液中。主要通过肾小管分泌排泄。血液透析可清除本品,而腹膜透析则不能。

【适应证】

青霉素 G 适用于 A 组溶血性链球菌、肺炎链球菌等革兰阳性球菌所所致的各种感染,如脓肿、菌血症、肺炎、扁桃体炎和脑膜炎等,也可用于治疗草绿色链球菌和肠球菌所致感染性心内膜炎,以及破伤风、白喉、李斯特菌、放线菌病等。还可用于风湿性心脏病或先天性心脏病患者进行某些操作或手术时预防心内膜炎发生。

【剂型与特征】

注射剂。青霉素口服吸收差,肌内注射和静脉给药后吸收良好,血浆半衰期为 0.5 小时。青霉素不宜与葡萄糖注射液配伍,配制好的注射液稳定性较差,因此建议使用前现用现配。当成人一日给药剂量超过 500 万单位时,宜静脉给药。静脉给药时速度不能超过 50 万单位 /min,宜分次给药,一般每 6 小时 1 次,以避免发生中枢神经系统不良反应。青霉素不宜鞘内给药。

【用法用量】

青霉素 G 由肌内注射或静脉滴注给药。

1. 成人:肌内注射,一日 80 万 ~200 万单位,分 3~4 次给药;静脉滴注,一日 200 万 ~2000 万单位,分 2~4 次给药。

2. 小儿:肌内注射,按体重 2.5 万单位 /kg,每 12 小时给药 1 次;静脉滴注,每日按体重 5 万 ~20 万单位 /kg,分 2~4 次给药。

3. 新生儿（足月产）：每次按体重 5 万单位 /kg，肌内注射或静脉滴注给药；出生第一周每 12 小时 1 次，一周以上者每 8 小时 1 次，严重感染者每 6 小时 1 次。

4. 早产儿：每次按体重 3 万单位 /kg，出生第一周每 12 小时 1 次，2~4 周者每 8 小时 1 次；以后每 6 小时 1 次。

5. 肾功能减退者：轻、中度肾功能不全者使用常规剂量不需减量，严重肾功能不全者应延长给药间隔或调整剂量。当内生肌酐清除率为 10~50ml/min 时，给药间期自 8 小时延长至 8~12 小时或给药间期不变、剂量减少 25%；内生肌酐清除率小于 10ml/min 时，给药间期延长至 12~18 小时或每次剂量减至正常剂量的 25%~50% 而给药间期不变。

6. 肌内注射时，每 50 万单位青霉素钠溶解于 1ml 灭菌注射用水，超过 50 万单位则需加灭菌注射用水 2ml，不应以氯化钠注射液为溶剂；静脉滴注时给药速度不能超过每分钟 50 万单位，以免发生中枢神经系统毒性反应。

【不良反应】

过敏反应较常见，过敏性休克偶见。毒性反应少见，但静脉滴注大剂量本品或鞘内给药时，可致青霉素脑病。另外，还有赫氏反应和治疗矛盾（二重感染）。

【禁忌证】

有青霉素类药物过敏史或青霉素皮肤试验阳性者禁用。

【药物相互作用】

（1）氯霉素、红霉素、四环素类、磺胺类可干扰本品的活性，不宜合用。

（2）丙磺舒、阿司匹林、吲哚美辛、保泰松和磺胺类可延长本品的血清半衰期。

（3）本品可增强华法林的抗凝作用。

（4）本品禁止与重金属，特别是铜、锌、汞配伍。

（5）本品静脉输液中加入林可霉素、四环素、万古霉素、琥乙红霉素、两性霉素 B、去甲肾上腺素、间羟胺、苯妥英钠、盐酸羟嗪、丙氯拉嗪、异丙嗪、B 族维生素、维生素 C 等后将出现浑浊。

（6）本品与氨基糖苷类抗菌药物同瓶滴注可导致两者抗菌活性降低，因此不能置于同一容器内给药。

【注意事项】

（1）用前按规定方法进行皮试，皮试液为每 1ml 含 500 单位青霉素，皮内注射 0.05~0.1ml。

（2）对一种青霉素过敏者可能对其他青霉素类药物、青霉胺过敏，有哮喘、湿疹、花粉症、荨麻疹等过敏性疾病患者应慎用本品。

（3）本品使用时须新鲜配制。

（4）大剂量使用本品时应定期检测电解质。

【FDA 妊娠 / 哺乳分级】

B 级。孕妇应仅在确有必要时使用本品。少量本品从乳汁中分泌，哺乳期妇女用药时宜暂停哺乳。

【用药实践】

超说明书用药：

1. 细菌性脑膜炎的治疗 美国感染病学会关于细菌性脑膜炎治疗指南中推荐，青霉素 G 治疗对青霉素敏感的最低抑菌浓度（MIC）<0.1mg/L 的脑膜炎奈瑟球菌、肺炎链球菌及无乳链球菌所致的脑膜炎，成人剂量为 2400 万单位 / 日，q4h（A 级）。

2. 感染性心内膜炎的治疗 美国心脏病学会关于心内膜炎诊治指南提出：对青霉素相对耐药（MIC 为 0.12~0.50mg/L）的草绿色链球菌和牛链球菌引起的天然瓣膜感染时，剂量可加大到 2400 万单位/d。对于上述细菌导致的人工瓣膜感染性心内膜炎，可应用青霉素 G 2400 万单位/d，必要时联合庆大霉素。对青霉素敏感的肠球菌属引起的天然瓣膜或人工瓣膜心内膜炎,可应用青霉素 G 1800 万 ~3000 万单位 / 日持续静脉滴注或分 6 次静脉滴注。根据细菌敏感性可选择青霉素 G 与庆大霉素或链霉素联合(A 级)。

青霉素 V 钾 Phenoxymethylpenicillin Potassium

【其他名称】

苯氧甲基青霉素,维百斯,邦宁沙吉,凯莱立克。

【药物特征】

本品为青霉素类抗菌药物。抗菌谱与青霉素相同。对大多数敏感菌株的活性较青霉素弱 2~5 倍。对产青霉素酶的菌株无抗菌作用。作用机制是抑制细菌细胞壁的合成,使细菌迅速破裂溶解。青霉素 V 耐酸,口服后 60% 在十二指肠吸收。口服 0.5g 后约 1 小时达到血药峰浓度(3~5mg/L)。食物可减少其吸收。蛋白结合率为 80%。20%~35% 的给药量以原形经尿排出。本品的血消除半衰期约为 1 小时。

【适应证】

青霉素 V 钾适用于青霉素 G 敏感菌株的轻、中度感染,如上呼吸道感染、猩红热、支气管炎、肺炎、丹毒、蜂窝织炎等。也可作为风湿热复发和感染性心内膜炎的预防用药。

【剂型与特征】

本品的口服制剂包括片剂、胶囊剂、颗粒剂和分散片。本药可空腹或餐后服用,食物可减少其吸收。

【用法用量】

口服。

1. 成人

(1)链球菌感染:每次 25~250mg,每 6~8 小时 1 次,疗程 10 天;

(2)肺炎球菌感染:250~500mg,每 6 小时 1 次,疗程至热退后至少 2 天;

（3）葡萄球菌感染、螺旋体感染（奋森氏咽峡炎）：每次250~500mg，，每6~8小时1次。

（4）预防风湿热复发：每次250mg，一日2次。

（5）预防心内膜炎：在拔牙或上呼吸道手术前1小时口服2g，6小时后再服1g（27kg以下小儿剂量减半）。

2. 小儿　按体重，一次2.5~9.3mg/kg，每4小时1次；或一次3.75~14mg/kg，每6小时1次；或一次5~18.7mg/kg，每8小时1次。

【不良反应】

口服青霉素V钾的常见不良反应为恶心、呕吐、上腹部不适、腹泻及黑毛舌。过敏反应有皮疹、荨麻疹及其他血清病样反应、喉水肿、药物热和嗜酸性粒细胞增多等。溶血性贫血、白细胞减少、血小板减少、血清转氨酶一过性升高、神经毒性和肾毒性均少见。长期或大量服用本品可致耐青霉素的金黄色葡萄球菌、革兰阴性杆菌或白念珠菌的二重感染。

【禁忌证】

（1）对青霉素类药物过敏者及青霉素皮试阳性反应者禁用。

（2）传染性单核细胞增多症患者禁用。

【药物相互作用】

（1）与丙磺舒、阿司匹林、吲哚美辛、保泰松、磺胺类药物合用，本品的血药浓度升高，血消除半衰期（$t_{1/2\beta}$）延长，毒性也可增加。

（2）与别嘌醇合用，皮疹发生率显著增高。

（3）不宜与双硫仑等乙醛脱氢酶抑制药合用。

（4）与氯霉素合用于细菌性脑膜炎时，远期后遗症的发生率较两者单用时高。

（5）与口服避孕药合用，可降低后者的效果。

（6）与氯霉素、红霉素、四环素类等抗菌药物和磺胺类等抑菌药合用，可干扰杀菌活性，尤其是治疗脑膜炎或急需杀菌药的严重感染时。

（7）与华法林合用可增强华法林的作用。

【注意事项】

使用本品前必须做青霉素皮肤试验,阳性反应者禁用。且应注意交叉过敏反应。下列情况应慎用:①有哮喘、湿疹、花粉症、荨麻疹等过敏性疾病史者;②老年人可能须调整剂量;③肾功能不全者应根据血浆肌酐清除率调整剂量或给药间期。长期或大剂量服用本品者,应定期检查肝、肾、造血系统功能和检测血清钾或钠。治疗链球菌感染时疗程需 10 日,治疗结束后宜作细菌培养,以确定链球菌是否已清除。对怀疑为伴梅毒损害之淋病患者,在使用本品前应进行暗视野检查,并至少在 4 个月内,每月接受血清试验一次。

【FDA 妊娠 / 哺乳分级】

B 级。本品可透过胎盘进入胎儿体内,故孕妇慎用。本品可分泌入母乳中,可能使婴儿致敏并引起腹泻、皮疹、念珠菌属感染等,故哺乳期妇女慎用或用药期间暂停哺乳。

【用药实践】

对实验室检查指标的干扰:

（1）硫酸铜法尿糖试验可呈假阳性,但葡萄糖酶试验法不受影响。

（2）可使血清谷丙转氨酶或谷草转氨酶测定值升高。

苄星青霉素 Benzathine Benzylpenicillin

【其他名称】

长效青霉素,长效西林,比西林。

【药物特征】

本品为长效青霉素,抗菌谱与青霉素相似。肌内注射后缓慢游离出青霉素而呈抗菌作用,具有吸收较慢,维持时间长等特点。成人肌内注射 240 万单位后,14 天的血药浓度为

0.12mg/L；青霉素血清蛋白结合率为60%，在组织和体液中分布良好。青霉素主要通过肾小管分泌排泄，新生儿和肾功能不全者中本品经肾小管排泄减少。

【适应证】

主要用于预防风湿热复发，也可用于控制链球菌感染的流行。

【剂型与特征】

注射剂。本药对胃酸稳定，但从胃肠道吸收不完全，口服后血药浓度较低。肌内注射后，药物自局部缓慢释放，水解成青霉素G，血药浓度虽然较低，但可维持2~4周。本品肌内注射需新鲜配制。

【用法用量】

临用前加适量灭菌注射用水制成混悬液，肌内注射。成人一次60万~120万单位，2~4周1次；小儿一次30万~60万单位，2~4周1次。

【不良反应】

1．过敏反应　青霉素所致的过敏反应在应用本品时均可能发生。

2．二重感染　可出现耐青霉素金黄色葡萄球菌、革兰阴性杆菌或念珠菌二重感染。

【禁忌证】

有青霉素类药物过敏者或青霉素皮肤试验阳性患者禁用。

【药物相互作用】

（1）丙磺舒、阿司匹林、吲哚美辛、保泰松和磺胺类可减少青霉素的肾小管分泌而延长本品的血清半衰期。

（2）可增强华法林的抗凝作用。

【注意事项】

（1）应用本品前需皮试。

（2）对一种青霉素过敏者可能对其他青霉素类药物、青霉胺过敏,有青霉素过敏者有 5%~7% 的患者可能存在对头孢菌素类药物交叉过敏。

(3)有哮喘、湿疹、花粉症、荨麻疹等过敏性疾病患者应慎用本品。

(4)应用本品须新鲜配制。

(5)本品不能代替青霉素 G 用于治疗重症急性感染。

【FDA 妊娠 / 哺乳分级】

B 级。动物生殖试验未发现青霉素引起胎儿损害,但尚未在孕妇中进行严格对照试验以除外这类药物对胎儿的不良影响,所以孕妇应仅在确有必要时使用本品。少量本品从乳汁中分泌,哺乳期妇女用药时宜暂停哺乳。

【用药实践】

改良注射法:用 0.9% 氯化钠注射液 4ml 沿瓶壁缓慢注入 120 万单位苄星青霉素瓶内,药瓶轻轻上下颠倒数次,然后将药瓶平放于垫有 4 层毛巾的桌面轻轻滚动,避免剧烈震荡,并使药物充分溶解,避免小的药物微粒存在,注射前先消毒皮肤,(为避免产生气泡不再向瓶中常规推入空气)再抽吸药液,针头与药瓶壁成较小的锐角,仅针头斜面进入瓶内即可,抽吸完毕常规排净空气,再抽吸 0.9% 氯化钠注射液 0.5~1ml,然后采用"三快一匀"法注射(进针快、回抽空气快、拔针快、推药适当慢,匀速不停顿),注射过程中与患者做好沟通,转移注意力,患者痛感容易减轻。

氨苄西林 Ampicillin

【其他名称】

安必仙,必仙素,舒视明。

【药物特征】

氨苄西林为广谱半合成青霉素。本品对溶血性链球菌、肺炎链球菌和不产青霉素酶葡萄球菌具较强的抗菌作用,与青霉素相仿或稍逊于青霉素。氨苄西林对草绿色链球菌亦有良好的抗菌作用,对肠球菌属和李斯德菌属的作用优于青霉素。氨苄西林对胃酸稳定,口服吸收尚好;肌内注射本品 0.5g,0.5~1 小时达血药峰浓度。胆汁及尿中药物浓度较高,在有炎症的脑脊液、胸腹水、关节腔积液和支气管分泌液中均可达到有效治疗浓度。血消除半衰期($t_{1/2\beta}$)为 1~1.5 小时。血浆蛋白结合率为 20%。口服后 24 小时尿中的排出量占给药量的 20%~60%;肌内注射和静脉注射后 24 小时尿中排出量占给药量的 50% 和 70%。

【适应证】

用于敏感致病菌所致呼吸道感染、泌尿系统感染、消化道感染、耳鼻喉感染、皮肤、软组织感染。

【剂型与特征】

1. 胶囊剂　本药口服时,不能用果汁、蔬菜汁和苏打水送服。

2. 注射剂　氨苄西林钠溶液浓度愈高,稳定性愈差。

【用法用量】

1. 胶囊剂　口服。成人一次 0.25~0.75g,一日 4 次。小儿每日剂量按体重 25mg/kg,一日 2~4 次。

2. 注射剂

(1)成人:肌内注射一日 2~4g,分 4 次给药;静脉滴注或注射剂量为一日 4~8g,分 2~4 次给药。重症感染患者一日剂量可以增加至 12g,一日最高剂量为 14g。

(2)儿童:肌内注射每日按体重 50~100mg/kg,分 4 次给药;静脉滴注或注射每日按体重 100~200mg/kg,分 2~4 次给药。一日最高剂量按体重 300mg/kg。

(3)足月新生儿:按体重一次 12.5~25mg/kg,出生第 1、2 日每 12 小时 1 次,第 3 日至 2 周每 8 小时 1 次,以后每 6 小时 1 次。

（4）早产儿：出生第 1 周、1~4 周和 4 周以上按体重每次 12.5~50mg/kg，分别为每 12 小时、8 小时和 6 小时 1 次，静脉滴注给药。

（5）肾功能不全者：内生肌酐清除率为 10~50ml/min 或小于 10ml/min 时，给药间期应分别延长至 6~12 小时和 12~24 小时。

氨苄西林钠溶液浓度愈高，稳定性愈差。在 5℃ 时 1% 氨苄西林钠溶液能保持其生物效价 7 天，但 5% 的溶液则为 24 小时。浓度为 30mg/ml 的氨苄西林钠静脉滴注液在室温放置 2~8 小时仍能至少保持其 90% 的效价，放置冰箱内则可保持其 90% 的效价至 72 小时。稳定性可因葡萄糖、果糖和乳酸的存在而降低，亦随温度升高而降低。供肌内注射时，可分别溶解 125mg、500mg 和 1g 氨苄西林钠于 0.9~1.2ml、1.2~1.8ml 和 2.4~7.4ml 灭菌注射用水中。氨苄西林钠静脉滴注液的浓度不宜超过 30mg/ml。

【不良反应】

本品不良反应与青霉素相仿，以过敏反应较为常见。皮疹是最常见的反应，多发生于用药后 5 天，呈荨麻疹或斑丘疹；亦可发生间质性肾炎；过敏性休克偶见，一旦发生，必须就地抢救，予以保持气道畅通、吸氧及给用肾上腺素、糖皮质激素等治疗措施。粒细胞和血小板减少偶见于应用氨苄西林的患者。抗菌药物相关性肠炎少见，少数患者出现血清转氨酶升高。大剂量氨苄西林静脉给药可发生抽搐等神经系统毒性症状，婴儿应用氨苄西林后可出现颅内压增高，表现为前囟隆起。

【禁忌证】

（1）对青霉素类、头孢菌素类药物过敏者或青霉素皮肤试验阳性患者禁用。

（2）尿酸性肾结石、痛风急性发作患者禁用。

（3）活动性消化道溃疡患者禁用。

【药物相互作用】

(1)与丙磺舒合用会延长本品的半衰期。

(2)氨苄西林与卡那霉素对大肠埃希菌、变形杆菌具有协同抗菌作用。

(3)别嘌醇可使氨苄西林皮疹反应发生率增加,尤其多见于高尿酸血症。

(4)氨苄西林能刺激雌激素代谢或减少其肝肠循环,因而可降低口服避孕药的效果。

【注意事项】

(1)应用本品前需详细询问药物过敏史并进行青霉素皮肤试验。

(2)血液生化与血象异常患者慎用。

(3)肝、肾功能不全者不宜服用本品。

(4)传染性单核细胞增多症、巨细胞病毒感染、淋巴细胞白血病、淋巴瘤患者应用本品时易发生皮疹,宜避免使用。

(5)注射用本品须新鲜配制。

【FDA 妊娠 / 哺乳分级】

B 级 /L1 级。尚无本品在孕妇应用的严格对照试验,所以孕妇应仅在确有必要时使用本品。少量氨苄西林可从乳汁中分泌,哺乳期妇女用药时宜暂停哺乳。

【用药实践】

超说明书用药:

1. 超适应证 感染性心内膜炎预防:美国心脏病学会关于感染性心内膜炎预防指南中指出,针对具有感染性心内膜炎高危风险的患者,如人工瓣膜植入或使用人工材料修补瓣膜;既往有感染性心内膜炎;先天性心脏病(CHD)包括未经手术修复的紫绀性 CHD,使用人工材料修复的 CHD 后 6 个月内,未完全修复的 CHD,心脏移植后出现的瓣膜病;在口腔科操作前 30~60min 给予氨苄西林 2g 静脉滴注或肌内注射(B 级)。

2．超用法　细菌性脑膜炎治疗：美国感染病学会（IDSA）推荐氨苄西林作为首选药物治疗青霉素敏感的肺炎链球菌、脑膜炎奈瑟球菌、肠球菌（联合庆大霉素）、单核细胞增多李斯特菌及不产 β- 内酰胺酶的流感嗜血杆菌所致的脑膜炎，剂量为 2.0g，q4h，静脉滴注（A 级）。

苯唑西林 Oxacillin

【其他名称】

苯唑青霉素，新青霉素Ⅱ，苯唑青霉素，爽尔利。

【药物特征】

苯唑西林是耐酸和耐青霉素酶青霉素。对产青霉素酶葡萄球菌具有良好抗菌活性，对各种链球菌及不产青霉素酶的葡萄球菌抗菌活性则逊于青霉素 G。苯唑西林耐酸，口服可吸收给药量的 30%~33%。肌内注射苯唑西林 0.5g，0.5 小时达到血药峰浓度（C_{max}）16.7mg/L；剂量加倍，血药浓度亦倍增。苯唑西林蛋白结合率为 93%。在肝、肾、肠、脾、胸腔积液和关节腔液中均可达到有效治疗浓度，在腹水和痰液中浓度较低。苯唑西林难以透过正常血脑屏障，可透过胎盘进入胎儿体内，亦有少量分泌至乳汁。

【适应证】

本品仅适用于治疗产青霉素酶葡萄球菌感染，包括败血症、心内膜炎、肺炎和皮肤、软组织感染等。也可用于化脓性链球菌或肺炎球菌与耐青霉素葡萄球菌所致的混合感染。

【剂型与特征】

1．胶囊剂　本药口服制剂应空腹服用（餐前 1 小时或餐后 2 小时），以利吸收。

2．注射剂　肌内注射时，每 500mg 用灭菌注射用水 2.8ml 溶解；静脉滴注时，用适宜溶媒配制成浓度为 20~40mg/ml 的注射液。

【用法用量】

1. 胶囊剂 空腹口服。①成人：一般感染一次 0.5~1.0g，重症患者一次 1~1.5g，一日 3~4 次。②儿童：每日按体重 70~100mg/kg，分 3~4 次。③新生儿：体重 2.5kg 以下者，一日 120mg；体重 2.5kg 以上者，一日 160mg。

2. 注射剂 供肌内注射时，每 0.5g 加灭菌注射用水 2.8ml。①成人：肌内注射一日 4~6g，分 4 次给药；静脉滴注一日 4~8g，分 2~4 次给药，严重感染者每日剂量可增加至 12g。②儿童：体重 40kg 以下者，每 6 小时按体重给予 12.5~25mg/kg，体重超过 40kg 者予以成人剂量。③新生儿：体重低于 2kg 者，日龄 1~14 天者每 12 小时按体重 25mg/kg，日龄 15~30 天者每 8 小时按体重 25mg/kg；体重超过 2kg 者，日龄 1~14 天者每 8 小时按体重 25mg/kg，日龄 15~30 天者每 6 小时按体重 25mg/kg。

轻、中度肾功能减退患者不需调整剂量，严重肾功能减退患者应避免应用大剂量，以防中枢神经系统毒性反应发生。

【不良反应】

（1）常见为过敏反应（荨麻疹等各类皮疹）；过敏性休克偶见，一旦发生，必须就地抢救，予以保持气道畅通、吸氧及使用肾上腺素、糖皮质激素等治疗措施。

（2）静脉使用本品偶可产生恶心、呕吐和血清氨基转移酶升高。

（3）大剂量静脉滴注本品可引起抽搐等中枢神经系统毒性反应。

（4）有报道婴儿使用大剂量本品后出现血尿、蛋白尿和尿毒症。

【禁忌证】

有青霉素类药物过敏者或青霉素皮肤试验阳性患者禁用。

【药物相互作用】

（1）本品与氨基糖苷类、去甲肾上腺素、间羟胺、苯巴比妥、

B 族维生素、维生素 C 等药物存在配伍禁忌,不宜同瓶滴注。

(2)丙磺舒可减少苯唑西林的肾小管分泌,延长本品的血清半衰期。

(3)阿司匹林、磺胺类可抑制本品对血清蛋白的结合,提高本品的游离血药浓度。

【注意事项】

(1)应用本品前需详细询问药物过敏史并进行青霉素皮肤试验。

(2)对一种青霉素过敏者可能对其他青霉素类药物、青霉胺过敏,有青霉素过敏性休克史者 5%~7% 可能存在对头孢菌素类药物交叉过敏。

(3)有哮喘、湿疹、花粉症、荨麻疹等过敏性疾病及肝病患者应慎用本品。

【FDA 妊娠 / 哺乳分级】

B 级 /L1 级。目前缺乏本品对孕妇影响的充分研究,所以孕妇应仅在确有必要时使用本品。少量本品从乳汁中分泌,哺乳期妇女用药时宜暂停哺乳。

【用药实践】

本品健康成人消除半衰期($t_{1/2\beta}$)为 0.4~0.7 小时;出生 8~15 日和 20~21 日的新生儿的消除半衰期($t_{1/2\beta}$)分别达 1.6 天和 1.2 天。苯唑西林约 49% 在肝脏代谢,血液透析和腹膜透析均不能清除本品。

1. 药物过量 药物过量主要表现是中枢神经系统不良反应,应及时停药并予对症、支持治疗。血液透析不能清除苯唑西林。

2. 儿童用药 新生儿尤其早产儿应慎用。

3. 老年患者用药 老年患者应在医师指导下根据肾功能情况调整用药剂量或用药间期。

氯唑西林 Cloxacillin

【其他名称】

邻氯青霉素,奥格林。

【药物特征】

本品为半合成青霉素,具有耐酸、耐青霉素酶的特点,对革兰阳性球菌和奈瑟菌有抗菌活性,对葡萄球菌属(包括金黄色葡萄球菌和凝固酶阴性葡萄球菌)产酶株的抗菌活性较苯唑西林强,但对青霉素敏感葡萄球菌和各种链球菌的抗菌作用较青霉素为弱,对甲氧西林耐药葡萄球菌无效。本品血清蛋白结合率为 94%,能渗入急性骨髓炎患者的骨组织、脓液和关节腔积液中,在胸腔积液中也有较高浓度。亦能透过胎盘进入胎儿,但难以透过正常的血 - 脑脊液屏障。氯唑西林血消除半衰期为0.5~1.1 小时,主要通过肾小球滤过和肾小管分泌,自尿中排出,静脉滴注本品后,约 62% 自尿排出,约 6% 自胆汁排出,少量在肝脏代谢。

【适应证】

本品仅适用于治疗产青霉素酶葡萄球菌感染,包括败血症、心内膜炎、肺炎和皮肤、软组织感染等。也可用于化脓性链球菌或肺炎球菌与耐青霉素葡萄球菌所致的混合感染。

【剂型与特征】

1. 胶囊剂 药物对胃酸稳定。食物可影响本药在胃肠道的吸收,进食后服药者血药浓度仅为空腹服用的一半。因此,本药宜空腹给药(餐前 0.5~1 小时),以利吸收。

2. 注射剂 将药物溶于 100~200ml 生理盐水中静脉滴注。

【用法用量】

静脉滴注成人一日 4~6g,分 2~4 次;小儿一日按体重50~10mg/kg,分 2~4 次。

将药物溶于 100~200ml 生理盐水中静脉滴注。轻、中度肾功能减退患者不需调整剂量,严重肾功能不全者应避免应用大剂量,以防中枢神经系统毒性反应发生。

【不良反应】

过敏反应(以荨麻疹等各类皮疹为多见)、恶心、呕吐和血清氨基转移酶升高,有报道婴儿使用大剂量本品后出现血尿、蛋白尿和尿毒症,个别病例发生粒细胞缺乏症或淤胆型黄疸。

【禁忌证】

有青霉素类药物过敏者或青霉素皮肤试验阳性患者禁用。

【药物相互作用】

(1)本品与氨基糖苷类、去甲肾上腺素、间羟胺、苯巴比妥、B族维生素、维生素C等药物存在配伍禁忌,不宜同瓶滴注。

(2)丙磺舒可减少氯唑西林的肾小管分泌、延长本品的血清半衰期。

(3)阿司匹林、磺胺类可抑制本品与血清蛋白结合,提高本品的游离血药浓度。

【注意事项】

(1)应用本品前需详细询问药物过敏史并进行青霉素皮肤试验。

(2)对一种青霉素过敏患者可能对其他青霉素类药物或青霉胺过敏。

(3)有哮喘、湿疹、花粉症、荨麻疹等过敏性疾病患者应慎用本品。

(4)本品可降低患者胆红素与血清蛋白的结合能力,新生儿尤其是有黄疸者慎用本品。

【FDA妊娠/哺乳分级】

B级/L2级。缺乏本品对孕妇影响的充分研究,但由于本品能透过胎盘进入胎儿,所以孕妇服用本品时应充分权衡利弊。本品在乳汁中少量分泌,因此哺乳期妇女应慎用或服用本品时暂停哺乳。

【用药实践】

安全警示：

1. 儿童用药 本品可降低患者胆红素与血清蛋白的结合能力，新生儿尤其是早产儿或有黄疸者慎用。

2. 轻、中度肾功能减退患者服用本品时剂量不需调整，但肾功能严重减退时，应适当减少剂量。

氟氯西林 Flucloxacillin

【其他名称】

昆特，奥佛林，依芬。

【药物特征】

本品为半合成的耐青霉素酶青霉素，作用机制与青霉素 G 相似。对青霉素酶稳定性较好，对产青霉素酶的耐药金黄色葡萄球菌有强大的杀菌作用，但对青霉素敏感葡萄球菌和各种链球菌的抗菌作用较青霉素弱。氟氯西林在酸性介质中稳定，其血浆药物浓度达峰时间 1 小时。可很好地扩散至大多数组织中，能渗入急性骨髓炎者的骨组织、脓液和关节腔中，在胸膜腔中也有较高的浓度。可透过胎盘屏障、血脑屏障和母乳。血清蛋白的结合率为 95%，主要经肾排泄。

【适应证】

适用于对青霉素耐药的葡萄球菌所致感染及葡萄球菌和链球菌所致双重感染。包括骨和关节感染、心内膜炎、腹膜炎、肺炎、皮肤感染、软组织感染、手术及伤口感染、中毒性休克等。

【剂型与特征】

1. 口服制剂（颗粒剂、胶囊剂） 本药口服吸收迅速，食物能显著延迟药物吸收，因此本品口服时，宜餐前至少 30 分钟服用。

2. 注射剂 静脉滴注时，每次剂量应加入 100~250ml 生理盐水或葡萄糖注射液中溶解,缓慢静脉滴注(每次滴注持续时间 30~60 分钟)。在 4 小时内使用完。

【用法用量】

1. 颗粒剂、胶囊剂　口服。每次 0.25g,每日 4 次;应于饭前至少半小时服用。重症感染者,剂量可加倍。

2. 注射剂

(1)肌内注射:每次 0.25g,每日 4 次。

(2)静脉滴注:每次 0.25~1g,每日 4 次,加入 100~250ml 生理盐水或葡萄糖注射液中溶解,缓慢静脉滴注(每次滴注持续时间 30~60 分钟)。在 4 小时内使用完。

3. 儿童参考用量　据国外同类品种说明书及文献资料记载,2 岁以下儿童按成人剂量的 1/4 给药;2~10 岁儿童按成人剂量的 1/2 给药。

【不良反应】

过敏反应,肝肾毒性,偶有致急性间质性肾炎的报道,胃肠道反应。

【禁忌证】

对本品过敏者禁用。有青霉素过敏史或曾有青霉素皮肤试验呈阳性者禁用。禁用于与氟氯西林相关联的黄疸/肝功能不全史的患者。

【药物相互作用】

(1)与阿米卡星联用可增强对金黄色葡萄球菌的抗菌作用。

(2)丙磺舒类药物会抑制氟氯西林排泄,使血药浓度升高,维持时间延长。

(3)与伤寒活疫苗同用时可降低伤寒活疫苗的免疫效应。

(4)与氨甲蝶呤同用可使氨甲蝶呤的药物浓度 - 时间曲线下面积(A 单位 C)下降,但这种结果只有统计学上的显著差异,而无临床意义。

(5)食物可明显延迟本药吸收,并使药物血浆峰值浓度降低 50%。

【注意事项】

1. 交叉过敏　用前必须详细询问青霉素过敏史、其他药物过敏史及过敏性疾病史。

2. 慎用　孕妇及哺乳期妇女；新生儿；哮喘、湿疹、花粉症、荨麻疹等过敏性疾病史者；肝、肾功能严重损害者。

3. 用药前后及用药时应检查或检测　治疗期间或治疗后出现发热、皮疹、皮肤瘙痒症状的患者，应监测肝脏功能。

【FDA 妊娠 / 哺乳分级】

B 级 /L1 级。孕妇用药基本安全，但在怀孕中、后期服用本品会导致胎儿过敏。

【用药实践】

（1）2009 年 5 月 31 日，美国食品药品监督管理局（FDA）和国际严重不良事件联合会（SAEC）发布在药源性肝损伤的遗传基础研究方面所取得的重大进展——已确定一些患者使用氟氯西林（Flucloxacillin）后所引起的肝损伤与基因有关。SAEC 从其合作方数据库中搜集药源性肝毒性患者的具有特征的 DNA 信息。经过对 DNA 样本和药源性肝损伤基因数据的分析，SAEC 研究人员发现 HLA-B*5701 型基因与氟氯西林所引起的肝损伤有关。HLA-B 是染色体 6 上一种非常容易改变并且担负免疫功能的基因。除了 HLA-B*5701 外，染色体 3 上的可变基因也是药源性肝损伤风险的影响因素。这些发现为药源性肝损伤的发病机制提供了新的研究角度，并可能有助于甄别哪些患者更可能出现这一严重不良反应。

（2）注射用氟氯西林钠每克大约含有 51mg 的钠，应该包括在钠限制饮食患者的定额之中。

（3）老年患者用药，肾功能严重减退时，应适当减少使用剂量。

阿莫西林 Amoxicillin

【其他名称】

阿莫仙,阿莫灵,阿莫强,新达贝宁,再林。

【药物特征】

阿莫西林为青霉素类抗菌药物,对肺炎链球菌、溶血性链球菌等链球菌属,不产青霉素酶葡萄球菌、粪肠球菌等需氧革兰阳性球菌,大肠埃希菌、奇异变形杆菌、沙门菌属、流感嗜血杆菌、淋病奈瑟菌等需氧革兰阴性菌的不产 β- 内酰胺酶菌株及幽门螺杆菌具有良好的抗菌活性。耐酸,口服吸收良好,血药浓度高,在胃肠道吸收不受食物的影响,但不耐酶。肌内注射阿莫西林钠 0.5g 后达峰时间为 1 小时,血药峰浓度(C_{max})为 14mg/L,与同剂量阿莫西林口服后的血药峰浓度相近。静脉注射本品 0.5g 后 5 分钟血药浓度为 42.6mg/L,5 小时后为 1mg/L。本品能良好地渗透至身体各组织和体液,但正常脑脊液分布量较少,而在脑膜有炎症时分布量增多。阿莫西林蛋白结合率为 17%~20%。血消除半衰期为 1.08 小时,60% 以上以原形药自尿中排出,约 24% 药物在肝内代谢,尚有少量经胆道排泄。

【适应证】

阿莫西林适用于敏感菌(不产 β- 内酰胺酶菌株)所致的下列感染:溶血链球菌、肺炎链球菌、葡萄球菌或流感嗜血杆菌所致的中耳炎、鼻窦炎、咽炎、扁桃体炎等上呼吸道感染;大肠埃希菌、奇异变形杆菌或粪肠球菌所致的泌尿生殖道感染;溶血链球菌、葡萄球菌或大肠埃希菌所致的皮肤软组织感染;溶血链球菌、肺炎链球菌、葡萄球菌或流感嗜血杆菌所致的急性支气管炎、肺炎等下呼吸道感染;急性单纯性淋病。本品尚可用于治疗伤寒、伤寒带菌者及钩端螺旋体病;阿莫西林亦可与克拉霉素、兰索拉唑三联用药根除胃、十二指肠幽门螺杆菌,降低消化道溃疡的复发率。

【剂型与特征】

1. 口服制剂（胶囊剂、颗粒剂、分散片、口崩片）　本品口服后吸收迅速，75%~90% 可经胃肠道吸收。通常，本品应于餐后 1 小时内服用。本药分散片可直接用水吞服，也可放入牛奶和果汁中，搅拌至混悬状态后服用。本药口腔崩解片服用时可将药片置于口腔内，崩解分散后随唾液吞咽；或用少量水含化后吞服；或置温水中化开后饮服。

2. 注射剂　本药极易溶于水，在水溶液中易降解，水解率随温度升高而加速，故注射液应新鲜配制。

【用法用量】

1. 颗粒剂　口服。撕开小袋，把药粉倒入适量的凉开水中，摇匀，即可服用。小儿一日剂量按体重 20~40mg/kg，每 8 小时 1 次。新生儿和早产儿每次口服 50mg，3 个月以下婴儿一日剂量按体重 30mg/kg，每 12 小时 1 次。成人一次 0.5g（4 袋），每6~8 小时 1 次，一日剂量不超过 4g（32 袋）。

2. 胶囊剂　口服。成人一次 0.5g，每 6~8 小时 1 次，一日剂量不超过 4g。小儿一日剂量按体重 20~40mg/kg，每 8 小时 1 次。3 个月以下婴儿一日剂量按体重 30mg/kg，每 12 小时1 次。

3. 注射剂　肌内注射或稀释后静脉滴注给药。成人一次0.5~1g，每 6~8 小时 1 次。小儿按体重一日剂量 50~100mg/kg，分 3~4 次给药。

肾功能严重损害患者需调整给药剂量，其中内生肌酐清除率为 10~30ml/min 的患者每 12 小时 0.25~0.5g；内生肌酐清除率小于 10ml/min 的患者每 24 小时 0.25~0.5g。

【不良反应】

恶心、呕吐、腹泻及伪膜性肠炎等胃肠道反应。皮疹、药物热和哮喘等过敏反应。贫血、血小板减少、嗜酸性粒细胞增多等。血清氨基转移酶可轻度增高。由念珠菌或耐药菌引起的二重感染。

【禁忌证】

青霉素过敏或青霉素皮肤试验阳性患者禁用。

【药物相互作用】

（1）丙磺舒竞争性地减少本品的肾小管分泌，两者同时应用可引起阿莫西林血浓度升高、半衰期延长。

（2）氯霉素、大环内酯类、磺胺类和四环素类药物在体外干扰阿莫西林的抗菌作用，但其临床意义不明。

【注意事项】

（1）用药前必须作青霉素皮肤试验，阳性反应者禁用。

（2）传染性单核细胞增多症患者应用本品易发生皮疹，应避免使用。

（3）疗程较长患者应检查肝、肾功能和血常规。

（4）阿莫西林可导致采用 Benedit 或 Fehling 试剂的尿糖试验出现假阳性。

（5）下列情况下应慎用：①有哮喘、花粉症等过敏性疾病史者；②老年人和肾功能严重损害时可能须调整剂量。

【FDA 妊娠 / 哺乳分级】

B 级 /L1 级。动物生殖试验显示，10 倍于人类剂量的阿莫西林未损害大鼠和小鼠的生育力和胎儿。但在人类中尚缺乏足够的对照研究，鉴于动物生殖试验不能完全预知人体反应，孕妇应仅在确有必要时应用本品。

【用药实践】

一项 51 名儿童患者参与的前瞻性研究提示，阿莫西林给药剂量不超过 250mg/kg 时不引起显著的临床症状。有报道少数患者因阿莫西林过量引起肾功能不全、少尿，但肾功能不全在停药后可逆。

哌拉西林 Piperacillin

【其他名称】

无。

【药物特征】

哌拉西林是半合成青霉素类抗菌药物,具有广谱抗菌作用。对大肠埃希菌、变形杆菌属、沙雷菌属、克雷伯菌属、肠杆菌属、枸橼酸菌属、沙门菌属和志贺菌属等肠杆菌科细菌,以及铜绿假单胞菌、不动杆菌属、流感嗜血杆菌、奈瑟菌属等其他革兰阴性菌均具有良好抗菌作用。对肠球菌属、A 组和 B 组溶血性链球菌、肺炎链球菌以及不产青霉素酶的葡萄球菌亦具有一定抗菌活性。包括脆弱拟杆菌、梭状芽孢杆菌等许多厌氧菌也对哌拉西林敏感。口服不吸收。正常人肌内注射本品 1g 后 0.71 小时达血药峰浓度(C_{max})52.2mg/L,6 小时血药浓度为 1.3mg/L。静脉滴注和静脉推注本品 1g 后即刻血药浓度达 58.0mg/L 和 142.1mg/L,6 小时后分别为 0.5mg/L 和 0.6mg/L。本品的血清蛋白结合率为 17%~22%,在骨、心脏等组织和体液中分布良好,脑膜有炎症时在脑脊液中也可达到相当浓度。本品系通过肾(肾小球滤过和肾小管分泌)和非肾(主要经胆汁)途径清除。

【适应证】

适用敏感肠杆菌科细菌、铜绿假单胞菌、不动杆菌属所致的败血症、上尿路及复杂性尿路感染、呼吸道感染、胆道感染、腹腔感染、盆腔感染以及皮肤、软组织感染等。哌拉西林与氨基糖苷类联合应用亦可用于有粒细胞减少症免疫缺陷患者的感染。

【剂型与特征】

注射剂。静脉滴注时,将静脉滴注液至少稀释至 50~100ml,于 20~30 分钟滴完。肌内注射时,应将本品用注射用水配制为 1g/2.5ml 的浓度。注射时,可加入利多卡因以减少注射部位疼痛,且每个肌内注射部位一次肌内注射量不宜超过 2g。

【用法用量】

本品可供静脉滴注和静脉注射。成人中度感染一日 8g,分 2 次静脉滴注;严重感染一次 3~4g,每 4~6 小时静脉滴注或注射。一日总剂量不超过 24g。婴幼儿和 12 岁以下儿童的剂量为每日按体重 100~200mg/kg。新生儿体重低于 2kg 者,出生后第 1 周每 12 小时 50mg/kg,静脉滴注;第 2 周起 50mg/kg,每 8 小时 1 次。新生儿体重 2kg 以上者出生后第 1 周每 8 小时 50mg/kg,静脉滴注;1 周以上者每 6 小时 50mg/kg。

【不良反应】

1. 过敏反应　青霉素类药物过敏反应较常见,包括荨麻疹等各类皮疹、白细胞减少、间质性肾炎、哮喘发作和血清病型反应,严重者如过敏性休克偶见;过敏性休克一旦发生,必须就地抢救,予以保持气道畅通、吸氧及给用肾上腺素、糖皮质激素等治疗措施。

2. 局部症状　局部注射部位疼痛、血栓性静脉炎等。

3. 消化道症状　腹泻、稀便、恶心、呕吐等常见;伪膜性肠炎少见。

4. 个别患者可出现胆汁淤积性黄疸。

5. 中枢神经系统症状　头痛、头晕和疲倦等。

6. 肾功能不全者应用大剂量时,因脑脊液浓度增高,出现青霉素脑病,故此时应按肾功能进行剂量调整。

7. 其他　念珠菌二重感染、出血等。

8. 个别患者可有血清氨基转移酶以及血尿素氮和肌酐升高。

【禁忌证】

青霉素过敏或青霉素皮肤试验阳性患者禁用。

【药物相互作用】

（1）在体外本品与氨基糖苷类药物（阿米卡星、庆大霉素或妥布霉素）合用对铜绿假单胞菌、部分肠杆菌科细菌具有协同抗菌作用。

（2）与头孢西丁合用可出现拮抗作用。

（3）与肝素、香豆素、茚满二酮等抗凝血药及非甾体抗炎止痛药合用时可增加出血危险，与栓溶剂合用可发生严重出血。

（4）与氨基糖苷类抗菌药物不能同瓶滴注，否则两者的抗菌活性均减弱。

【注意事项】

（1）用前询问患者药物过敏史并进行青霉素皮肤试验，呈阳性反应者禁用。

（2）本品在少数患者尤其是肾功能不全者可导致出血，发生后应及时停药并给予适当治疗；肾功能不全者应适当减量。

（3）有过敏、出血、溃疡性结肠炎、克隆病或抗菌药物相关肠炎者皆应慎用。

（4）本品不可加入碳酸氢钠溶液中静脉滴注。

【FDA妊娠/哺乳分级】

B级/L2级。动物生殖试验未发现本品有损害，但尚未在孕妇中进行严格对照试验以排除这类药物对胎儿的不良影响，所以孕妇应仅在确有必要时使用本品。少量本品从乳汁中分泌，哺乳期妇女用药时宜暂停哺乳。

【用药实践】

应用本品可引起直接抗球蛋白（Coombs）试验呈阳性，也可出现血尿素氮和血清肌酐升高、高钠血症、低钾血症、血清氨基转移酶和血清乳酸脱氢酶升高、血清胆红素增多。

阿洛西林 Azlocillin

【其他名称】

阿乐欣,奕宁,鑫达益。

【药物特征】

阿洛西林为半合成青霉素,对革兰阳性菌和革兰阴性菌及铜绿假单胞菌均有良好的抗菌作用。与阿米卡星、庆大霉素、奈替米星合用时可产生协同作用。本品注射后广泛分布于组织和体液中。在正常脑脊液中仅含少量,但脑膜有炎症时,脑脊液中浓度可增加。可透过胎盘进入胎儿血循环,少量随乳汁分泌。

本品的剂量与药代动力学参数之间呈非线性关系。血消除半衰期($t_{1/2\beta}$)约为 1 小时,肾功能不全者 $t_{1/2\beta}$ 为 2~6 小时。血清蛋白结合率为 40% 左右,尿排泄为 60%~65%,胆汁排泄为5.3%。本品可为血液透析所清除。

【适应证】

主要用于敏感的革兰阳性菌、革兰阴性菌所致的各种感染以及铜绿假单胞菌感染,包括败血症、脑膜炎、心内膜炎、化脓性胸膜炎、腹膜炎及下呼吸道、胃肠道、胆道、泌尿道、骨及软组织和生殖器官等感染,妇科、产科感染,恶性外耳炎、烧伤、皮肤及手术感染等。

【剂型与特征】

注射剂。静脉滴注时,滴注速度不宜过快。

【用法用量】

1. 用法　加入适量 5% 葡萄糖氯化钠注射液或 5%~10%葡萄糖注射液中,静脉滴注。

2. 用量　成人一日 6~10g(1.0g:6~10 支;2.0g:3~5 支),严重病例可增至 10~16g(1.0g:10~16 支;2.0g:5~8 支),一般分2~4 次滴注。儿童按体重一次 75mg/kg,婴儿及新生儿按体重一次 100mg/kg，分 2~4 次滴注。

【不良反应】

主要为过敏反应（如瘙痒、荨麻疹等），腹泻、恶心、呕吐、发热等。

【禁忌证】

对青霉素类抗菌药物过敏者禁用。

【药物相互作用】

（1）氯霉素、红霉素、四环素类等抗菌药物和磺胺类等抑菌剂可干扰本品的杀菌活性，不宜与本品合用，尤其是在治疗脑膜炎或急需杀菌剂的严重感染时。

（2）丙磺舒、阿司匹林、吲哚美辛、保泰松、磺胺类可使本品血药浓度增高，排泄时间延长，毒性也可能增加。

（3）本品与重金属，特别是铜、锌和汞呈配伍禁忌，因后者可破坏其氧化噻唑环。由锌化合物制造的橡皮管或瓶塞也可影响其活力。呈酸性的葡萄糖注射液或四环素注射液皆可破坏其活性。也可为氧化剂、还原剂或羟基化合物灭活。

（4）本品静脉输液加入头孢噻吩、林可霉素、四环素、万古霉素、琥乙红霉素、两性霉素 B、去甲肾上腺素、间羟胺、苯妥英钠、盐酸羟嗪、丙氯拉嗪、异丙嗪、B 族维生素、维生素 C 等后将出现浑浊。

（5）本品可加强华法林的作用。

（6）与氨基糖苷类抗菌药物混合后，两者的抗菌活性明显减弱，因此两药不能置于同一容器内给药。

（7）可减慢头孢噻肟及环丙沙星自体内清除，故合用时应降低后两者的剂量。

【注意事项】

（1）用药前须做青霉素皮肤试验，阳性者禁用。

（2）交叉过敏反应：对一种青霉素类抗菌药物过敏者可能对其他青霉素类抗菌药物也过敏，也可能对青霉胺或头孢菌素类过敏。

（3）肾功能减退患者应适当降低用量。

（4）下列情况应慎用：有哮喘、湿疹、花粉症、荨麻疹等过敏性疾病史者。

（5）静脉滴注时注意速度不宜太快。

【FDA 妊娠 / 哺乳分级】

B 级 /L1 级。

本品可透过胎盘进入胎儿血循环，并有少量随乳汁分泌，哺乳期妇女应用本品虽尚无发生严重问题的报告，但孕妇及哺乳期妇女应用仍须权衡利弊，因其应用后可使婴儿致敏和引起腹泻、皮疹、念珠菌属感染等。

【用药实践】

（1）对诊断的干扰表现在：①用药期间，以硫酸铜法进行尿糖测定时可出现假阳性，用葡萄糖酶法则不受影响；②大剂量注射给药可出现高钠血症；③可使血清谷丙转氨酶或谷草转氨酶升高。

（2）应用大剂量时应定期检测血清钠。

（3）静脉滴注时注意速度不宜太快。

（4）与其他抗菌药物联合应用时，常采用分别给药方法进行。

美洛西林 Mezlocillin

【其他名称】

每安风，力扬，瑞纷，可美林。

【药物特征】

美洛西林为半合成青霉素类抗菌药物，对铜绿假单胞菌、大肠埃希菌、肺炎克雷伯菌、变形杆菌、肠杆菌属、枸橼酸杆菌、沙雷菌属、不动杆菌属以及对青霉素敏感的革兰阳性球菌均有抑菌作用，大剂量有杀菌作用。对脆弱拟杆菌等大多数厌氧菌具有较好抗菌作用。对 β- 内酰胺酶不稳定。本品与庆大霉素、卡那霉素等氨基糖苷类抗菌药物联合应用有显著协同作用。

【适应证】

用于大肠埃希菌、肠杆菌属、变形杆菌属等革兰阴性杆菌中敏感菌株所致的呼吸系统、泌尿系统、消化系统、妇科和生殖器官等感染,如败血症、化脓性脑膜炎、腹膜炎、骨髓炎、皮肤及软组织感染及眼、耳、鼻、喉科感染。

【剂型与特征】

注射剂。静脉注射时,应严格掌握注射时间。低剂量(＜5g)时,注射时间为2~4分钟;剂量为5g时,注射时间为15~20分钟。早产儿和新生儿应相应延长注射时间。静脉滴注时,滴注时间为30分钟。

【用法用量】

肌内注射、静脉注射或静脉滴注。肌内注射临用前加灭菌注射用水溶解,静脉注射通常加入5%葡萄糖氯化钠注射液或5%~10%葡萄糖注射液溶解后使用。成人一日2~6g,严重感染者可增至8~12g,最大可增至15g。儿童按体重一日0.1~0.2g/kg,严重感染者可增至0.3g/kg。肌内注射一日2~4次,静脉滴注按需要每6~8小时一次,其剂量根据病情而定,严重者可每4~6小时静脉注射一次。

【不良反应】

食欲缺乏、恶心、呕吐、腹泻、肌内注射局部疼痛和皮疹,且多在给药过程中发生,大多程度较轻,不影响继续用药,重者停药后上述症状迅速减轻或消失。

【禁忌证】

对青霉素类抗菌药物过敏者禁用。

【药物相互作用】

(1)氯霉素、红霉素、四环素类等抗菌药物和磺胺类等抑菌剂可干扰本品的杀菌活性,不宜与本品合用,尤其是在治疗脑膜炎或急需杀菌剂的严重感染时。

（2）丙磺舒、阿司匹林、吲哚美辛、保泰松、磺胺类可减少本品自肾脏排泄，因此与本品合用时使其血药浓度增高，排泄时间延长，毒性也可能增加。

（3）本品禁与重金属（特别是铜、锌和汞等）配伍，因后者可破坏其氧化噻唑环。由锌化合物制造的橡皮管或瓶塞也可影响其活力。也可为氧化剂、还原剂或羟基化合物灭活。

（4）本品静脉输液加入头孢噻吩、林可霉素、四环素、万古霉素、琥乙红霉素、两性霉素 B、去甲肾上腺素、间羟胺、苯妥英钠、盐酸羟嗪、丙氯拉嗪、异丙嗪、B 族维生素、维生素 C 等后将出现混浊。

（5）避免与酸碱性较强的药物配伍，pH 4.5 以下会有沉淀发生，pH 4.0 以下及 pH 8.0 以上效价下降较快。

（6）本品可加强华法林的作用。

（7）与氨基糖苷类抗菌药物合用有协同作用，但混合后，两者的抗菌活性明显减弱，因此两药不能置于同一容器内给药。

【注意事项】

（1）用药前须做青霉素皮肤试验，阳性者禁用。

（2）对一种青霉素类抗菌药物过敏者可能对其他青霉素类抗菌药物也过敏。也可对青霉胺或头孢菌素类过敏。

（3）肾功能不全者应适当降低用量。

（4）有哮喘、湿疹、花粉症、荨麻疹等过敏性疾病史者应慎用。

（5）用药期间，以硫酸铜法进行尿糖测定时可出现假阳性，用葡萄糖酶法则不受影响。

（6）大剂量注射给药可出现高钠血症。

（7）可使血清谷丙转氨酶或谷草转氨酶升高。

（8）应用大剂量时应定期检测血清钠。

【FDA 妊娠/哺乳分级】

B 级。本品可透过胎盘进入胎儿血循环,并有少量随乳汁分泌,哺乳期妇女应用本品虽尚无发生严重问题的报告,但孕妇及哺乳期妇女应用仍需权衡利弊,因其应用后可使婴儿致敏和引起腹泻、皮疹、念珠菌属感染等。

【用药实践】

美洛西林属于国际认可的第三代半合成青霉素类抗菌药物,针对铜绿假单胞杆菌、大肠埃希菌、肺炎克雷伯菌等革兰阴性杆菌与阳性球菌都具有较好的抗菌活性。但同时对于美洛西林严重不良反应也有相关报道:美洛西林严重不良在日本的发生率为 4%,在欧洲的发生率为 9%,不良反应包括发热、腹泻、恶心、皮疹、谷丙转氨酶(CPT)升高等。

应严格掌握美洛西林的适应证、禁忌证、用药注意事项,警惕皮试期间患者发生过敏性体克,对于注射后并无任何不适的患者也应要求 30 分钟后再离开医院。合理选择溶媒,选择注射用水或 0.9% 氯化钠注射液进行溶解与稀释,并将稀释好的药液在 2 小时内用完以防止降解。对于出现过敏性休克的患者应立即进行救治,对于出现严重皮肤过敏的患者(剥脱性皮炎、大疱性表皮松解症等)应在常规治疗的基础上使用甲强龙等免疫抑制剂。对用药患者进行全程密切观察,一旦发现问题立即停药并进行积极处理,保障患者用药安全。

参 考 文 献

[1] Tunkel AR, Hartman BJ, Kaplan SL, et al. Practice guidelines for the management ofbacterial meningitis[J]. Clin Infect Dis, 2004, 39 (9): 1267-1284.

[2] Baddour LM, Wilson WR, Bayer, AS. Infective endocarditis diagnosis, antimicrobial therapy, and management of complications [J]. Circulation, 2005, 111 (23): e394-e434.

[3] Wilson W, Taubert KA, Gewitz M, et al. Prevention of infective endocarditis: guidelines from the American Heart Association: a guideline from the American Heart Association Rheumatic Fever, Endocarditis, and Kawasaki Disease Committee, Council on Cardiovascular Disease in the Young, and the Council on Clinical Cardiology, Council on Cardiovascular Surgery and Anesthesia, and the Quality of Care and Outcomes Research Interdisciplinary Working Group[J]. Circulation, 2007, 116(15): 1736-1754.

[4] Tunkel AR, Hartman BJ, Kaplan SL, et al. Practice guidelines for the management of bacterial meningitis[J]. Clin Infect Dis, 2004, 39(9): 1267-1284.

[5] 玄阳. 美洛西林严重不良反应分析 [J]. 医学信息（中旬刊），2011，24(5): 1923-1924.

（赵少良　唐启令）

第二节　头 孢 菌 素

一、药物治疗概论

1948 年，意大利的 Bronyzn 发现头孢菌素；1956 年，Abraham 等从头孢菌素的培养液中分离出头孢菌素 C 和头孢菌素 N，并于 1961 年确定了头孢菌素 C 的结构。头孢菌素类抗菌药物是 β- 内酰胺类抗菌药物中的 7- 氨基头孢烷酸（7-ACA）的衍生物，两者具有相似的杀菌机制，可破坏细菌的细胞壁，并在繁殖期杀菌。头孢菌素类抗菌药物对细菌的选择作用强，对人几乎没有毒性，抗菌谱广、抗菌作用强、耐青霉素酶、过敏反应较青霉素类少见，是一类高效、低毒、临床广泛应用的重要抗菌药物。头孢菌素类抗菌药物是临床常用的一类十分重要的抗菌药，主要用于耐药金黄色葡萄球菌及一些革兰阴性杆菌引起的严重感染，如肺部感染、尿路感染、败血症、脑膜炎及心内膜炎等。目前其相关研究仍是抗菌药物研发的热点内容。自头孢菌素首次被发现到现在,头孢菌素类抗菌药物历经了五代发展,产品不断推陈出新。

头孢菌素类抗菌药物根据其抗菌谱、抗菌活性、对 β- 内酰胺酶的稳定性以及肾毒性的不同,目前分为四代。第一代头孢菌素主要作用于需氧革兰阳性球菌,仅对少数革兰阴性杆菌有一定抗菌活性,治疗革兰阴性杆菌感染通常需联合用药。第一代头孢菌素对革兰阳性菌抗菌活性优于第二、三代头孢菌素,但对革兰阴性菌产生的 β- 内酰胺酶稳定性较差,所以在抗革兰阴性杆菌方面不及第二、三代头孢菌素。常用的注射剂有头孢唑啉、头孢拉定等,口服制剂有头孢拉定、头孢氨苄和头孢羟氨苄等。

1974—1979 年间,第二代头孢菌素诞生。第二代头孢菌素对革兰阳性球菌的活性与第一代相仿或略差,对部分革兰阴性杆菌亦具有抗菌活性,表现在①抗酶性能较强:对大肠埃希菌、嗜血杆菌、奈瑟菌等微生物因产生 β- 内酰胺酶耐酶性能较强,对上述菌的耐第一代头孢菌素株也可有效;②抗菌谱较广:对第一代头孢菌素无效的枸橼酸杆菌、部分吲哚阳性变形杆菌和肠杆菌等有抗菌作用;③普通变形杆菌常可对本代抗菌药物耐药。肠杆菌类在连续用药过程中常产生耐药菌株;④第二代头孢菌素对粪链球菌、脆弱拟杆菌、铜绿假单胞菌、不动杆菌、沙雷杆菌等微生物无效。注射剂有头孢呋辛、头孢替安等,口服制剂有头孢克洛、头孢呋辛酯和头孢丙烯等。

第三代头孢菌素从 1980 年后陆续合成,其抗菌性能特点是:①对革兰阳性菌的作用不如第一代头孢菌素强,如对葡萄球菌的作用常较弱。对链球菌的作用,头孢噻肟较强,头孢哌酮则较弱。所有的第三代头孢菌素对粪链球菌均不敏感。②对嗜血杆菌的作用,第三代头孢菌素与第二代头孢菌素相接近。③对大肠埃希菌、肠杆菌属、各型变型杆菌,以及第二代头孢菌素敏感的许多革兰阴性菌均有较好作用。④第三代对孢菌素的抗菌谱在第二代的基础上又有扩大，对铜绿假单胞菌、沙雷杆菌、不动杆菌、某些厌氧球菌，以及部分脆弱拟杆菌均有不同程度的抗菌作用。头孢他啶和头孢哌酮对铜绿假单胞菌亦具较强抗菌活性。注射品种有头孢噻肟、头孢曲松、头孢他啶、头孢哌酮等，口服品种有头孢克肟和头孢泊肟酯等，口服品种对铜绿假单胞菌均无作用。

首个第四代头孢菌素类药物头孢噻利于 1998 年在日本上市，随后基于前三代基础上研发的第四代头孢菌素药物陆续上市。第四代头孢菌素类药物的主要特点有：①对多种 β- 内酰胺酶高度稳定，对多数耐药菌株的活性普遍超过第三代头孢菌素类药物；②抗菌谱广，第四代头孢菌素类对肠杆菌科细菌的作用与第三代头孢菌素大致相仿，其中对阴沟肠杆菌、产气肠杆菌、柠檬酸菌属等部分菌株的作用优于第三代头孢菌素，对铜绿假单胞菌的作用与头孢他啶相仿，对革兰阳性球菌的作用较第三代头孢菌素略强。药物临床上主要用于治疗严重威胁生命的革兰阴性菌感染，包括部分耐第三代头孢菌素类药物的革兰阴性菌所致的感染。但由于第四代头孢菌素类药物仅对个别类型的超广谱 β- 内酰胺酶（ESBLs）稳定，故通常不列为产ESBLs 菌株所致感染的常规用药。第四代头孢菌素常用者为头孢吡肟。

目前国际上已开始研发抗耐用型病菌的第五代头孢菌素类药物。在第五代头孢菌素类化合物的研发过程中，有很多因为严重的副作用而中止研发，在研的处于或完成临床研究的药物并不多。第五代头孢菌素药物的特点是：对革兰阳性菌的抑制作用强于前四代，尤其是对金黄色葡萄球菌（MRSA）最为有效，对革兰阴性菌的抑制作用与第四代类似。对耐药株有效。对β- 内酰胺酶的抵抗力很高，且无肾毒性。

二、药物使用精解

头孢唑林 Cefazolin

【其他名称】

新泰林,先锋霉素V号。

【药物特征】

头孢唑林除肠球菌属、耐甲氧西林葡萄球菌属外,对其他革兰阳性球菌均具有良好的抗菌活性,但抗菌活性较青霉素差。本品也可作为外科手术前的预防用药。本品不宜用于中枢神经系统感染。对慢性尿路感染,尤其伴有尿路解剖异常者的疗效较差。本品不宜用于治疗淋病和梅毒。头孢唑林的胃肠道吸收差,可通过肌内或静脉给药;肌内注射本品0.5g,1小时可达血药峰浓度。头孢唑林可扩散进入骨、腹水、胸水和关节液,但脑脊液(CSF)内没有。可通过胎盘,仅能在乳汁中检测到少量。血浆半衰期约为1.8小时,肾损伤患者更长。血浆蛋白结合率约为85%。肌内注射后24小时尿中排出量占给药量的80%。

【适应证】

适用于治疗敏感细菌所致的支气管炎及肺炎等呼吸道感染、尿路感染、皮肤软组织感染、骨和关节感染、败血症、感染性心内膜炎、肝胆系统感染及眼、耳、鼻、喉科等感染。

【剂型与特征】

注射剂。静脉滴注可用灭菌注射用水、生理盐水或葡萄糖注射液溶解后使用,当静脉滴注体积超过100ml时不要用注射用水。配制后请避光保存。室温保存不得超过48小时。常温不溶时,可37℃加热使其溶解。

【用法用量】

(1)注射剂:可静脉缓慢推注、静脉滴注或肌内注射。

(2)肌内注射:临用前加灭菌注射用水或氯化钠注射液溶

解后使用。

（3）静脉注射：临用前加适量注射用水完全溶解后 3~5 分钟静脉缓慢推注。

（4）静脉滴注：加适量注射用水溶解后，再用氯化钠或葡萄糖注射液 100ml 稀释后静脉滴注。

（5）成人常用剂量一次 0.5~1g，一日 2~4 次，严重感染可增加至一日 6g，分 2~4 次静脉给予。或遵医嘱。儿童常用剂量一日 50~100mg/kg，分 2~3 次静脉缓慢推注，静脉滴注或肌内注射。

（6）肾功能不全者的肌酐清除率大于 50ml/min 时，仍可按正常剂量给药。肌酐清除率为 20~50ml/min 时，每 8 小时 0.5g；肌酐清除率为 11~34ml/min 时，每 12 小时 0.25g；肌酐清除率小于 10ml/min 时，每 18~24 小时 0.25g。所有不同程度肾功能不全者的首次剂量均为 0.5g。

（7）小儿肾功能不全者应用头孢唑林时，先给予 12.5mg/kg，继以维持量，肌酐清除率大于 70ml/min 时，仍可按正常剂量给予；肌酐清除率为 40~70ml/min 时，每 12 小时按体重 12.5~30mg/kg；肌酐清除率为 20~40ml/min 时，每 12 小时按体重 3.1~12.5mg/kg；肌酐清除率为 5~20ml/min 时，每 24 小时按体重 2.5~10mg/kg。

（8）本品用于预防外科手术后感染时，一般为术前 0.5~1 小时肌内注射或静脉给药 1g，手术时间超过 6 小时者术中加用 0.5~1g。术后每 6~8 小时 0.5~1g，至手术后 24 小时止。

【不良反应】

不良反应发生率低，静脉注射发生的血栓性静脉炎和肌内注射区疼痛均较头孢噻吩少而轻。药疹发生率为 1.1%。嗜酸性粒细胞增高的发生率为 1.7%。单独以药物热为表现的过敏反应仅偶有报道。肾功能不全者应用高剂量（每日 12g）的头孢唑林时可出现脑病反应。白念珠菌二重感染偶见。

【禁忌证】

对头孢菌素过敏者及有青霉素过敏性休克或即刻反应史者禁用本品。

【药物相互作用】

（1）本品与下列药物有配伍禁忌：硫酸阿米卡星、庆大霉素、卡那霉素、妥布霉素、新霉素、盐酸金霉素、盐酸四环素、盐酸土霉素、黏菌素甲磺酸钠、硫酸多黏菌素 B、葡萄糖酸红霉素、乳糖酸红霉素、林可霉素、磺胺异噁唑、氨茶碱、可溶性巴比妥类、氯化钙、葡萄糖酸钙、盐酸苯海拉明和其他抗组胺药、利多卡因、去甲肾上腺素、间羟胺、哌甲酯、琥珀胆碱等。亦可能与下列药品发生配伍禁忌：青霉素、甲氧西林、琥珀酸氢化可的松钠、苯妥英钠、丙氯拉嗪（prochlorperazine）、B 族维生素和维生素 C、水解蛋白。

（2）呋塞米、依他尼酸、布美他尼等强利尿药，卡氮芥、链佐星（streptozocin）等抗肿瘤药，以及氨基糖苷类抗菌药物与本品合用有增加肾毒性的可能。

（3）棒酸等 β- 内酰胺酶抑制剂可增强本品对某些因产生 β- 内酰胺酶而对之耐药的革兰阴性杆菌的抗菌活性。

【注意事项】

（1）交叉过敏反应：对一种头孢菌素或头霉素（cephamycin）过敏者，对其他头孢菌素或头霉素也可能过敏。对青霉素类、青霉素衍生物或青霉胺过敏者，也可能对头孢菌素或头霉素过敏。对青霉素过敏患者应用头孢菌素时，临床发生过敏反应者达 5%~7%；如作免疫反应测定时，则青霉素过敏患者对头孢菌素过敏者达 20%。对青霉素过敏者应用本品时应根据患者情况充分权衡利弊后决定。有青霉素过敏性休克或即刻反应者，不宜再选用头孢菌素类。

（2）对诊断的干扰：应用本品和其他头孢菌素的患者，抗球蛋白（Coombs）试验可出现阳性；孕妇产前应用这类药物，此阳性反应也可出现于新生儿。当应用本品的患者尿中头孢类含量超过 10mg/ml 时,以磺基水杨酸进行尿蛋白测定可出现假阳性反应。以硫酸铜法测定尿糖可呈假阳性反应。血清谷丙转氨酶、谷草转氨酶、碱性磷酸酶和血尿素氮在应用本品过程中皆可升高。如采用 Jaffe 反应进行血清和尿肌酐值测定时可有假性增高。

(3)有胃肠道疾病史者,特别是溃疡性结肠炎、局限性肠炎或抗菌药物相关性结肠炎(头孢菌素类很少产生伪膜性结肠炎)者,以及肾功能不全者应慎用头孢菌素类。

(4)本品与庆大霉素或其他肾毒性抗菌药物合用有增加肾损害的危险性;对肾功能不全者应在减少剂量的情况下谨慎使用;因本品部分在肝脏代谢,因此肝功能不全者也应慎用。

(5)密闭,在凉暗干燥处(避光并不超过 20℃)保存。若发现产品板结或发黄,请勿使用。

【FDA 妊娠 / 哺乳分级】

B 级 /L1 级。本药可通过胎盘,尚无妊娠妇女剖宫产前使用本药导致胎儿出现不良反应的报道。本药能通过胎盘屏障,胎儿血药浓度为母体血药浓度的 70%~90%。本药在乳汁中含量很低,但哺乳期妇女用药时仍应暂停哺乳。

【用药实践】

超说明书用药:围手术期预防用药,手术开始前 30~60 分钟静脉使用 1~2g,手术时间超过 4 小时时,术中再追加一剂,术后 24 小时内 0.5~1.0g,q6~8h(A 级)

头孢拉定 Ceftadine

【其他名称】

泛捷复,申优,迪拉,君必青,尼克美。

【药物特征】

头孢拉定为第一代头孢菌素,本药通过与细菌细胞的一个或多个青霉素结合蛋白（PBPs）相结合，抑制细菌分裂和细胞壁合成而达到杀菌作用。头孢拉定口服后胃肠道吸收迅速而完全，口服1小时可达血药峰浓度。食物可延缓药物的吸收，但吸收的总量没有明显改变。头孢拉定可广泛分布于全身组织和体液，但不能大量进入脑脊液。胆汁内药物浓度可达治疗浓度，可通过胎盘，并有少量分泌于乳汁。头孢拉定经肾小球滤过和肾小管分泌后以原形经尿排出，血液透析和腹膜透析可清除头孢拉定。

【适应证】

本品适用于敏感细菌所引起的下列感染：急性咽炎、扁桃体炎、中耳炎、支气管炎和肺炎等呼吸道感染、泌尿生殖道感染及皮肤软组织感染等。

【剂型与特征】

1. 胶囊剂　口服本品后吸收迅速，空腹口服0.5g于给药后1小时到达峰浓度约11~18mg/L，血消除半衰期为1小时。

2. 干混悬剂　本品加饮用水至瓶上刻度线后摇匀成混悬液，混悬液室温贮放，7天内服用完；冰箱内贮放，14天内服用完。

3. 注射剂　含有碳酸钠，因此与含钙溶液（如复方氯化钠注射液）有配伍禁忌。

【用法用量】

1. 口服制剂　成人常用剂量一次0.25~0.5g，每6小时一次，感染较严重者一次可增至1g，但一日总量不超过4g。小儿常用剂量按体重一次6.25~12.5mg/kg，每6小时一次。

在治疗时，不管患者的年龄和体重如何，可以服用的头孢拉定的最高剂量为一次1g，每6小时一次。

与其他抗菌治疗一样，头孢拉定治疗应至少持续到患者的感染症状消失或获得细菌清除证据后48~72小时。在治疗A组β-溶血性链球菌所致的感染时，建议至少治疗10天，来预防风湿热或肾小球肾炎的发生。在治疗慢性尿路感染时,有必要在治疗期间以及治疗后的数月内对患者进行经常性的细菌学和临床评价。对持续性感染的治疗可能需要进行数周。患者服用本品的剂量不应低于上述推荐剂量。儿童患者服用本品的剂量不得超过成人的推荐剂量。肾功能不全者的服药剂量见表 5-2-1。

表 5-2-1　肾功能不全者的服药剂量

肌酐清除率(ml/min)	剂量(mg)	给药间隔时间(h)
>20	500	6
5~20	250	6
<5	250	12

（1）未接受透析的患者:给药原则以 500mg/ 次、每 6 小时给药一次的给药方案为基础,根据肌酐清除率的不同进行调整。在实际使用过程中,由于剂型的选择及患者个体的不同,可能需要对给药方案进行进一步的调整。

（2）接受长期、间断的血液透析的患者:透析开始时服用 250mg, 12 小时后服用 250mg,透析开始后 36~48 小时服用 250mg。

2. 静脉滴注、静脉注射或肌内注射　成人,一次 0.5~1.0g,每 6 小时 1 次,一日最高剂量为 8g。儿童(1 周岁以上)按体重一次 12.5~25mg/kg, 每 6 小时 1 次。

肌酐清除率>20ml/min、5~20ml/min 或<5ml/min 时,剂量宜调整为每 6 小时 0.5g、0.25g 和每 12 小时 0.25g。

配制肌内注射液时,将 2ml 注射用水加入 0.5g 装瓶内,须作深部肌内注射。

配制静脉注射液时,将至少 10ml 注射用水或 5% 葡萄糖注射液分别注入 0.5g 装瓶内。于 5 分钟内注射完毕。

配制静脉滴注液时,将适宜的稀释液 10ml 注入 0.5g 装瓶内,然后再以氯化钠注射液或 5% 葡萄糖液作进一步稀释。

【不良反应】

本品不良反应较轻,发生率也较低,约 6%。恶心、呕吐、腹泻、上腹部不适等胃肠道反应较为常见。其次为药疹。本品肌内注射疼痛明显,静脉注射后有发生静脉炎的报道。长期应用可能导致菌群失调、维生素缺乏或二重感染,偶见阴道念珠菌病。

【禁忌证】

对青霉素和头孢菌素过敏者禁用本品。

【药物相互作用】

(1)头孢菌素类可延缓苯妥英钠在肾小管的排泄。

(2)保泰松与头孢菌素类抗菌药物合用可增加肾毒性。

(3)与强利尿剂合用,可增加肾毒性。

(4)与美西林合用,对大肠埃希菌、沙门菌属等革兰阴性杆菌具协同作用。

(5)丙磺舒可延迟本品排泄。

【注意事项】

(1)在应用本品前须详细询问患者对头孢菌素类、青霉素类及其他药物过敏史,有青霉素类药物过敏者不可应用本品,其他患者应用本品时必须注意头孢菌素类与青霉素类有 5%~7% 存在交叉过敏反应,需在严密观察下慎用。一旦发生过敏反应,立即停用药物。如发生过敏性休克,须立即就地抢救,包括保持气道通畅、吸氧和应用肾上腺素、糖皮质激素等措施。

(2)本品主要经肾排出,肾功能不全者须减少剂量或延长给药间期时间。因为头孢拉定在血清或组织中会有蓄积,应注意临床观察和进行相应的实验室检查,并根据肾功能不全的程度对用药剂量进行适当调整(参见用法用量),国内报道使用本品可导致血尿,儿童是易发人群,故肾功能减退和儿童患者应用本品应慎用。

（3）应用本品的患者硫酸铜法测定尿糖时可出现假阳性反应。

（4）接受头孢菌素（包括头孢拉定）及其他广谱抗菌药物的患者易发生伪膜性肠炎；因此对于接受抗菌治疗时发生腹泻的患者,应考虑其是否发生伪膜性肠炎,这一点非常重要。对于肠炎症状较轻的患者,停药后症状有可能缓解；对于中度或重度的患者应根据患者的症状采取措施。

（5）应用所有抗菌药物（包括本品）几乎都有难辨梭菌相关性腹泻（CDAD）的报道,且严重程度范围可从轻度腹泻到致命性结肠炎。在应用抗菌药物后所发生腹泻的患者中,必须考虑CDAD。因为CDAD可发生在应用抗菌药物后2个月中,所以必须仔细地追溯病史。一旦怀疑或者确认患者发生了CDAD,可能需要停止患者正在接受的抗菌药物（对难辨梭菌有直接抑制作用的抗菌药物除外）。

【FDA妊娠/哺乳分级】

B级/L1级。本药可透过胎盘屏障,妊娠期妇女慎用；由于本品可少量随乳汁排泄,故哺乳期妇女也慎用。

【用药实践】

1. 超说明书用药　用法:预防囊性纤维化患儿肺部感染金黄色葡萄球菌,英国国家儿童处方集（BNFC）推荐7岁及以上儿童的口服给药剂量为2g,每日2次。

2. 药物警示　头孢拉定可导致血尿发生,与患者年龄（儿童易发）、药物剂量、浓度、给药速度、药物配伍等因素有关。用药时注意给药浓度、速度、分次给药等,注意药物之间的配伍禁忌,监测尿常规、肾功能。一旦发生血尿应立即停药,避免再用同类或易致肾损害的药物,并尽快明确诊断,及时给予对症治疗。

头孢氨苄 Cefalexin

【其他名称】

美丰,申嘉,信普瑞,先锋霉素Ⅳ号。

【药物特征】

空腹口服本品500mg,约1小时达血药峰浓度(C_{max}),约为18mg/L。新生儿喂奶后2小时口服本品15mg/kg,平均血药峰浓度于6小时后达到,约为4.5mg/L。

【适应证】

适用于敏感细菌所致的急性扁桃体炎、咽峡炎、中耳炎、鼻窦炎、支气管炎、肺炎等呼吸道感染、尿路感染及皮肤软组织感染等。本品为口服制剂,不宜用于严重感染。

【剂型与特征】

1. 片剂、胶囊剂 口服吸收良好。正常健康人半衰期为0.6~1小时,肾功能减退时半衰期延长至5~30小时,新生儿半衰期为6.3小时。

2. 干混悬剂 取本品放入温开水中,待其溶解后饮用。

【用法用量】

1. 胶囊剂、片剂 口服,一日1~2g,分3~4次服用。小儿每日按体重25~50mg/kg,分3~4次服用。

2. 缓释胶囊、缓释片 成年人及体重20kg以上的儿童:常用剂量每日1~2g,分2次于早、晚餐后口服。体重20kg以下的儿童:按体重每日40~60mg/kg,分2次于早、晚餐后口服。或遵医嘱。

3. 干混悬剂 取本品放入温开水中,待其溶解后饮用。口服。具体用量为:①成人:一次0.25~0.5g,每6小时1次。最高剂量每日4g。单纯性膀胱炎、皮肤软组织感染和链球菌咽峡炎患者,一次500mg,每12小时1次。②小儿:按体重一日25~50mg/kg,每6小时1次。皮肤软组织感染和链球菌咽峡炎患者,按体重 12.5~50mg/kg,每 12 小时 1 次。

【不良反应】

胃肠道反应多见,包括软便、腹泻、胃部不适、食欲缺乏、恶心、呕吐、嗳气等。少见皮疹、药物热等过敏反应和头晕、复视、耳鸣、抽搐等神经系统反应。

【禁忌证】

对头孢菌素类抗菌药物过敏者禁用。

【药物相互作用】

(1)与考来烯胺(消胆胺)合用时,可使头孢氨苄的平均血药浓度降低。

(2)丙磺舒可延迟本品的肾排泄,也有报告认为丙磺舒可增加本品在胆汁中的排泄。

【注意事项】

(1)在应用本品前须详细询问患者对头孢菌素类、青霉素类及其他药物过敏史,有青霉素类过敏者不可应用本品,其他患者应用本品时必须注意头孢菌素类与青霉素类存在交叉过敏反应的机会有 5%~7%,需在严密观察下慎用。一旦发生过敏反应,立即停用药物。如发生过敏性休克,须立即就地抢救,包括保持气道通畅、吸氧和肾上腺素、糖皮质激素的应用等措施。

(2)有胃肠道疾病者,尤其有溃疡性结肠炎、局限性肠炎或抗菌药物相关性结肠炎(头孢菌素很少产生伪膜性肠炎)者以及肾功能不全者应慎用。

(3)对诊断的干扰:应用本品时可出现直接 Coombs 试验阳性反应和尿糖假阳性反应(硫酸铜法);少数患者的碱性磷酸酶、血清谷丙转氨酶和谷草转氨酶皆可升高。

(4)当每天口服量超过 4g(无水头孢氨苄)时,应考虑改注射用头孢菌素类药物。

(5)头孢氨苄主要经肾排出,肾功能不全者应用本品须减量。

【FDA 妊娠 / 哺乳分级】

B 级 /L1 级。本药可透过胎盘,在胎儿血液循环及羊水中达到治疗浓度,虽未观察到有致畸的风险,但妊娠期妇女慎用。本药可随乳汁排泄,妊娠期妇女应权衡利弊后使用。

【用药实践】

安全警示:卟啉病患者使用头孢氨苄并不安全。

头孢羟氨苄 Cefadroxil

【其他名称】

顶克,恒林,来斯,力欣奇,欧意。

【药物特征】

头孢羟氨苄是半合成的第一代口服头孢菌素,为广谱杀菌性抗菌药物。头孢羟氨苄是通过与细胞的一个或多个青霉素结合蛋白(PBPs)相结合,抑制细菌分裂及细胞壁合成,从而起杀菌作用。本药口服吸收良好,经胃肠道吸收较头孢氨苄和头孢拉定缓慢,但血药浓度较后两者持久。本药吸收后各器官组织中分布良好,胆汁中浓度较血药浓度低,蛋白结合率为 20%。本药可透过胎盘屏障,也可随乳汁排泄。本药主要经肾排泄,血液透析可有效清除药物。

【适应证】

主要用于敏感细菌所致的尿路感染,如尿道炎、膀胱炎、前列腺炎、肾盂肾炎、淋病;呼吸道感染,如肺炎、鼻窦炎、支气管炎、咽喉炎、扁桃体炎;皮肤软组织感染,如蜂窝织炎、疖;中耳炎等。

【剂型与特征】

1. 片剂　普通片剂为速溶素片,可于 60 秒内迅速溶于水中,儿童可用温开水吞服或溶于开水、果汁、牛奶等液体饮料后口服。分散片可分散于适量水中或直接口服。

2. 颗粒剂 分散于适量水中搅拌均匀服用。

3. 混悬剂、胶囊剂 儿童可用温开水、果汁、牛奶等液体饮料吞服。

【用法用量】

口服。用量如下：①成人：一次 0.5~1g，一日 2 次。②小儿：按体重每 12 小时 15~20mg/kg。A 组溶血性链球菌咽炎（及扁桃体炎）每 12 小时 15mg/kg，共 10 日。③肾功能不全者：首次剂量为 1g 饱和量，然后根据肾功能减退程度确定给药间期。肌酐清除率为 25~50ml/min 者，每 12 小时服 0.5g；10~25ml/min 者，每 24 小时服 0.5g；0~10ml/min 者，每 36 小时服 0.5g。

【不良反应】

本品的不良反应少而轻，反应总发生率约为 4%，以胃肠道反应为主。少见恶心、食欲缺乏、皮疹等。

【禁忌证】

对本品及头孢菌素类过敏者禁用。

【药物相互作用】

（1）与丙磺舒合用可使本药肾排泄减缓，使本药血药浓度升高。

（2）合用可加重肾毒性的药物包括利尿剂、氨基糖苷类、多黏菌素 E、多黏菌素 B、万古霉素等。

（3）与考来烯胺合用可使本药平均血药浓度降低。

（4）与伤寒活疫苗合用可降低疫苗的免疫效应。

【注意事项】

（1）交叉过敏反应：对一种头孢菌素或头霉素（cephamycin）过敏者对其他头孢菌素或头霉素也可能过敏。对青霉素类、青霉素衍生物或青霉胺过敏者也可能对头孢菌素或头霉素过敏。对青霉素过敏者应用头孢菌素时发生过敏的达 5%~10%；如作免疫反应测定时，则对青霉素过敏者对头孢菌素过敏者达 20%。

（2）对青霉素过敏者应用本品时应根据患者情况充分权衡利弊后决定。有青霉素过敏性休克或即刻反应者，不宜再选用头孢菌素类。

（3）肾功能不全及有胃肠道病（如溃疡性结肠炎、局限性肠炎或抗菌药物相关性结肠炎）者应慎用。

（4）对诊断的干扰：应用本品者，抗球蛋白（Coombs）试验可出现阳性；以硫酸铜法测定尿糖可有假阳性反应；血尿素氮、血清谷丙转氨酶、谷草转氨酶和碱性磷酸酶可有短暂性升高。

【FDA 妊娠 / 哺乳分级】

B 级 /L1 级。小鼠和大鼠给予本药剂量相当于人类剂量的 11 倍时，未见对生育能力及胎仔的影响。但动物实验生殖毒性研究并不能完全预知人类的反应。本药可通过胎盘屏障，故妊娠期妇女慎用。本药可随乳汁排泄，可能导致乳儿肠道菌群失调，故哺乳期妇女慎用。

【用药实践】

（1）本药不宜用于重度感染患者。如一日口服剂量超过 4g，应考虑改为注射用头孢菌素类药物。本药也不宜长时间使用，以免引起伪膜性肠炎。

（2）美国儿科学会（American Academy of Pedictrics，AAP）建议儿童给药剂量为每日 30mg/kg。分 2 次给药，每日最大剂量不超过 2g。

头孢呋辛 Cefuroxime

【其他名称】

安可欣，奥一先，澳舒，巴欣，达力新。

【药物特征】

头孢呋辛为半合成第二代头孢菌素，是通过与细菌细胞的一个或多个青霉素结合蛋白（PBPs）相结合，抑制细菌分裂和细胞壁合成,从而起杀菌作用。注射头孢呋辛后,药物在体液、组织中分布良好,在胸膜液、关节液、胆汁、痰液、眼房水、骨及脑膜炎患者的脑脊液中均可达治疗浓度。头孢呋辛钠血浆蛋白结合率为31%~41%,静脉注射或肌内注射给药的半衰期约为80分钟,新生儿和肾功能不全者半衰期可延长。约89%的药物在给药后8小时内经肾排泄,血液透析或腹膜透析可降低本药的血药浓度。

【适应证】

本品适用于敏感菌所致的下列感染:

1. 呼吸系统感染 支气管炎、感染性支气管扩张、肺炎、支气管肺炎、脓毒性胸膜炎、脓胸、肺脓肿。

2. 耳、鼻、喉部感染 中耳炎、乳突炎、鼻窦炎、咽炎、扁桃体炎。

3. 泌尿生殖系统感染 肾盂肾炎、前列腺炎及膀胱炎。

4. 皮肤和软组织感染 丹毒、坏疽、乳腺炎。

5. 骨和关节感染 骨髓炎及脓毒性关节炎。

6. 女性生殖系统感染 子宫炎、子宫旁组织炎、子宫附件炎。

7. 性病 淋病。

8. 其他感染 新生儿感染、败血症、细菌性心内膜炎、脑膜炎、腹膜炎。

9. 外科与产科疾病预防 腹部、心脏、血管、泌尿生殖、剖宫产。

10. 重症特护。

【剂型与特征】

注射剂。可肌内注射、静脉滴注、静脉注射。

【用法用量】

1. 成人 大多数感染可肌内注射或静脉注射本品治疗,每次750mg,每日3次;对于较严重的感染,剂量应增至每次

1.5g,每日3次,静脉注射给药;如果需要,肌内注射或静脉注射的间隔时间可增至每6小时1次,每日总剂量为3~6g。患有肺炎和慢性支气管炎急性发作的成人,可注射本品治疗,每日2次,每次750mg或1.5g,然后继续以头孢呋辛酯口服片剂治疗。

2．婴幼儿　每日剂量按体重30~100mg/kg,分3次或4次给药。对于大多数感染,每日剂量按体重60mg/kg较为适合。

3．新生儿　每日剂量按体重30~100mg/kg,分2次或3次给药。出生数周的新生儿,血清中头孢呋辛的半衰期可以是成人的3~5倍。

【不良反应】

类似于其他头孢菌素类药物。其不良反应一般只限于肠胃不适,偶尔会有过敏现象。既往有过敏反应的患者和有过敏、哮喘、花粉症、荨麻疹病史的患者,在用药过程中出现过敏的可能性较高。部分患者还会有舌炎、恶心、呕吐、腹泻、胃灼热、腹痛感;极少数人会出现荨麻疹、皮疹、皮肤瘙痒、关节痛。偶尔会出现白细胞减少、中性粒细胞减少以及血清转氨酶和总胆红素升高、氮质血症。

其他反应有晕眩、胸闷以及与非敏感微生物的生长有关的念珠菌性阴道炎。在极少数情况下出现严重不良反应时,应立即停药。

【禁忌证】

对头孢菌素类抗菌药物过敏者禁用。

【药物相互作用】

和其他抗菌药物一样,本品可能影响肠道菌群,导致雌激素重吸收减少并降低合并使用口服避孕药的疗效。

对于合并使用强效利尿剂(如呋喃苯胺酸)或氨基糖苷类进行治疗的患者,给予大剂量的头孢菌素类时应特别注意,因为曾有合并治疗引起肾功能不全的报告。临床经验表明,在推荐剂量范围内用药,不会产生上述问题。

头孢呋辛并不干扰检验糖尿的酶基试验。对铜还原法(本尼迪特氏试验、费林试验及尿糖制剂片试验)可有轻微的干扰。不过它不会像其他头孢菌素那样造成假阳性结果。

建议用葡萄糖氧化酶方法及己糖激酶方法检验使用头孢呋辛患者的血液/血浆中的葡萄糖浓度。此药不影响碱性苦味酸盐方法测定肌酐。

【注意事项】

虽曾有交叉反应的报道,头孢菌素类抗菌药物一般均可安全用于对青霉素过敏的患者。但对有青霉素或β-内酰胺酶过敏史的患者应加以特别注意。

虽然与肾功能相关的生化实验结果会发生改变,但并不具有临床意义。但对于肾功能已有损害的患者,作为预防,应对其肾功能进行监测。

在患有流感嗜血杆菌性脑膜炎患者的脑脊液中,如果未及时达到治疗浓度,可能会导致耳聋或(和)神经系统疾病等后遗症。与其他治疗脑膜炎用药方案一样,一些使用注射用头孢呋辛钠治疗的患者,曾有脑脊液中流感嗜血杆菌阳性持续18~36小时的报道。曾有儿童失聪的报道。

和其他抗菌药物一样,使用本品会引起念珠菌的过度生长,长期使用会引起其他非敏感性细菌(如肠球菌和难辨梭菌)的过度生长,此时需要中断治疗。

【FDA妊娠/哺乳分级】

B级/L2级。本药在微核试验和细菌实验中尚未发现致突变作用。大鼠给予本药剂量达一日1g/kg时,对生育能力无明显影响。小鼠和大鼠给予本药剂量达一日3.2g/kg时,尚未发现对胎儿发育的损害。但尚无动物与人类相关性的临床研究数据。本药可通过胎盘屏障,故妊娠期妇女慎用。本药可随乳汁排泄,故哺乳期妇女慎用。如需使用,需暂停母乳。

【用药实践】

1. 安全警示　具体包括：①头孢呋辛过量使用会刺激大脑发生惊厥；②头孢呋辛部分制剂含有苯丙氨酸，使用应谨慎。

2. 临床用药经验　具体包括：①头孢呋辛肌内注射和静脉注射液用灭菌注射用水配制时，配制的混悬液在室温下 24 小时或 5℃下 48 小时可保持活性；②本药不可用碳酸氢钠溶解。不同浓度的溶液可呈微黄色至琥珀色。本药粉末、混悬液和溶液在不同的存放条件下颜色可变深，但不影响其效价。

3. 超说明书用药　严重感染或囊性纤维化的患儿，剂量可增加至 50~60mg/kg（最大剂量不超过 1.5g），每 6~8 小时 1 次。

头孢替安 Cefotiam

【其他名称】

锋替新，佩罗欣，海替舒，萨兰欣，复仙安。

【药物特征】

头孢替安为半合成的第二代头孢菌素，其抗菌作用特点是对革兰阴性菌有较强的抗菌活性，对 β- 内酰胺酶稳定性强于第一代头孢菌素。对革兰阳性球菌的作用与第一代相似或略差，但比第三代强。口服本品不吸收，肌内注射生物利用度为86%。药物体内分布广，以痰液、扁桃体、肺组织、胸水、腹水、肾组织、前列腺、盆腔渗出液及胆汁中浓度较高。难以通过血脑屏障，主要以原形经肾脏排出。

【适应证】

适用于敏感菌所致的败血症，术后感染，烧伤感染，皮下脓肿、痈、疖、疖肿，骨髓炎，化脓性关节炎，扁桃体炎（包括扁桃体周围炎、扁桃体周围脓肿），支气管炎，支气管扩张合并感染，肺炎，肺化脓症，脓胸，胆管炎，胆囊炎，腹膜炎，肾盂肾炎，膀胱炎，尿路炎，前列腺炎，髓膜炎，子宫内膜炎，盆腔炎，子宫旁组织炎,附件炎,前庭大腺炎、中耳炎、副鼻窦炎。

【剂型与特征】

注射剂。头孢替安口服不吸收。静脉注射时,可用生理盐水或葡萄糖注射溶液溶解后使用。此外也可将本品的一次用量 0.25~2g 添加到糖液、电解质液或氨基酸等输液中于 0.5~2 小时内静脉滴注,对小儿则可参照给药量,添加到补液中后于 0.5~1 小时内静脉滴注。

【用法用量】

通常,成年人一日 0.5~2g,分 2~4 次静脉注射;小儿一日 40~80mg/kg,分 3~4 次静脉注射。本品可随年龄和症状的不同适当增减,对成年人败血症一日量可增至 4g,对小儿败血症、脑脊膜炎等重症和难治性感染,一日量可增至 160mg/kg。静脉注射时,可用生理盐水或葡萄糖注射溶液溶解后使用。此外也可将本品的一次用量 0.25~2g 添加到糖液、电解质液或氨基酸等输液中于 0.5~2 小时内静脉滴注,对小儿则可参看前面所述给药量,添加到补液中后于 0.5~1 小时内静脉滴注。

【不良反应】

休克,过敏反应,血液系统改变(红细胞减少、粒细胞减少、嗜酸性粒细胞增高、血小板减少、偶尔出现溶血性贫血),肝功能不全(谷草转氨酶、谷丙转氨酶、碱性磷酸酶增高,偶尔出现胆红素、乳酸脱氢酶、γ-谷氨酰转肽酶增高),消化系统反应(恶心、腹泻、呕吐、食欲缺乏、腹痛等)。

【禁忌证】

(1)对本品有休克既往史者。

(2)对本品或对头孢类抗菌药物有过敏既往史者。

【药物相互作用】

(1)头孢替安与速尿等利尿药合用可增强肾毒性,因而本品与速尿等利尿药合用时应注意肾功能。

(2)与氨基糖苷类抗菌药物有协同抗菌作用,但合用也可增加肾毒性。

【注意事项】

（1）由于有发生休克的可能性，给药前应详细问诊，最好在注射前做皮肤敏感实验。应事先做好发生休克时急救处置的准备，另应让用药患者保持安静状态，充分观察。

（2）对临床化验值的影响：除检尿糖试条外，用班氏试剂，弗林氏试验检查尿糖有时出现假阳性反应。有时可使直接库姆斯氏试验出现阳性，应注意。

（3）本品给药期间，最好定期做肝、肾功能和血象等检查。

【FDA妊娠/哺乳分级】

B级/L1级。在大鼠和家兔的器官形成期各给肌内注射噻乙胺唑头孢菌素 $0.03g/(kg·d)$、$0.1g/(kg·d)$、$0.3g/(kg·d)$和 $0.01g/(kg·d)$、$0.03g/(kg·d)$、$0.09g/(kg·d)$的实验中除看到家兔 $0.09g/(kg·d)$给药组雌性动物出现体重抑制与死亡外未见有致畸作用和对胎仔的影响等。在对大鼠的妊娠前及妊娠期给药实验以及围产期及授乳期给药实验中皆未见到异常变化。本药用于孕妇时是否安全的问题尚未确定，因而对孕妇或可能已妊娠的妇女，在治疗上只有认为有益性大于危险性时才可给药。

【用药实践】

安全警示：老年人可发生因维生素K缺乏导致出血症状。

头孢克洛 Cefaclor

【其他名称】

赐福乐素，迪素，恒迪克，恒运，可福乐

【药物特征】

本药为第二代口服头孢菌素。与其他头孢菌素类似，本药主要通过与细菌细胞内的青霉素结合蛋白（PBPs）结合，抑制细菌细胞壁的生物合成而起杀菌作用。本药口服吸收良好，血浆蛋白结合率为 22%~26%。药物吸收后分布于大部分的器官组织及组织液中,其中唾液与泪液中浓度较高,在中耳脓液中可达到有效抗菌浓度,在脑组织中浓度较低。药物可少量分泌入乳汁,胆汁中药物浓度低于血药浓度。约 15% 的给药量可在体内代谢。服药 8 小时内,60%~85% 的药物以原形随尿液排出。消除半衰期为 0.6~0.9 小时;轻度肾功能不全患者。半衰期稍延长,严重肾功能不全者,半衰期可延长至 2~3 小时。血液透析能清除部分药物。

【适应证】

头孢克洛适用于治疗下列敏感菌株引起的感染:

(1)中耳炎:由肺炎双球菌、流感嗜血杆菌、葡萄球菌、化脓性链球菌(A 组 β- 溶血性链球菌)和卡他莫拉菌引起。

(2)下呼吸道感染(包括肺炎):由肺炎双球菌、流感嗜血杆菌、化脓性链球菌(A 组 β- 溶血性链球菌)和卡他莫拉菌引起。

(3)上呼吸道感染(包括咽炎和扁桃体炎):由化脓性链球菌(A 组 β- 溶血性链球菌)和卡他莫拉菌引起。

(4)尿道感染(包括肾盂肾炎和膀胱炎):由大肠埃希菌、奇异变形杆菌、克雷伯菌属和凝固酶阴性的葡萄球菌引起。对急性和慢性尿道感染都有效。

(5)皮肤和皮肤组织感染:由金黄色葡萄球菌和化脓性链球菌(A 组 β- 溶血性链球菌)引起。

(6)鼻窦炎。

(7)淋球菌性尿道炎。

应进行适当的组织培养和敏感性研究,以测定致病菌对头孢克洛的敏感性。

【剂型与特征】

1. 片剂、胶囊剂 头孢克洛空腹吸收良好,不管本品是否与食物同时服用,总吸收量相同。然而,当本品与食物同服时,达到的峰浓度为空腹者服用后观察到的峰浓度的 50%~70%,

而且通常要延缓 45~60 分钟才出现。缓释片服用时不应掰开、压碎或咀嚼。泡腾片加入适宜温开水中搅拌均匀后服用。

2. 颗粒剂　每次适量颗粒剂，加入适宜温开水中搅拌均匀后服用。

【用法用量】

成人常用剂量为 0.25g，每 8 小时 1 次。支气管炎和肺炎的剂量为 0.25g 一次，每日 3 次。鼻窦炎推荐剂量为 0.25g/ 次、每日 3 次，共 10 日。较重的感染（如肺炎）或敏感性稍差的细菌引起的感染，剂量可加倍。每日 4g 的剂量曾在正常人安全地用了 28 日，但每日总量不宜超过此量。小儿按体重一日 20~40mg/kg，分 3 次给予，但一日总量不超过 1g。

治疗急性淋球菌尿道炎，可给予一次 3g 的剂量，与丙磺舒 1g 联合使用。

治疗 β- 溶血性链球菌感染时，至少给予 10 天的头孢克洛治疗量。

【不良反应】

与头孢克洛治疗有关的不良反应有：

1. 过敏反应　根据报道，约占患者的 1.5%，包括荨麻疹样皮疹（1%）。瘙痒、荨麻疹和库姆斯试验阳性，发生率均在 0.5% 以下。

曾有报道，使用头孢克洛会发生血清病样反应。这种反应的特点是出现多形性红斑、皮疹及其他伴有关节炎 / 关节痛的皮肤表现，发热或无发热。与典型的血清病的不同之处在于很少与淋巴结病和蛋白尿有关，没有进入循环的免疫复合物，并且无反应后遗症的迹象。人们正在进行深入的研究，血清病样反应似乎是由于过敏，常常发生于头孢克洛第二疗程期间或正在进入第二疗程时。

据报道，儿童比成年人更常发生此类反应，总发生率在一次集中试验 200 例中有 1 例（0.5%），在总的临床试验 8346 例中有 2 例（0.024%）[在各次临床试验中儿童的发生率为 0.055%，在副作用的自动报告 38000 例中有 1 例（0.003%）]。在治疗开始后几天出现的体征和综合征，停止治疗后几天消退。这类反应偶尔会导致患者住院，但住院时间通常很短（根据上市后监测研究，平均住院时间为 2~3 天）。

在这些需要住院的患者中，入院时其综合征从轻微至严重不等，儿童中严重反应发生率较大。抗组胺剂和糖皮质激素似乎增强体征和综合征的缓解。未见有严重后遗症的报道。更为严重的过敏反应（包括 Stevens-Johnson 综合征、毒性上皮坏死溶解和过敏症）罕见报道，有青霉素过敏史的患者，可能更常发生过敏反应。

2. 胃肠道反应　发生率约 2.5%，其中包括腹泻（70 例中占 1 例）。曾有恶心、呕吐的报道。伪膜性结肠炎综合征，可能在抗菌药物治疗期间或之后出现。有报道，在使用大量广谱抗菌药物后，会引起伪膜性肠炎。暂时性肝炎，罕见报道。胆汁瘀积性黄疸曾有报道。

3. 其他不良反应　嗜曙红细胞增多（50 例中有 1 例）。生殖器瘙痒或阴道炎（100 例中不足 1 例），血小板减少、间质性肾炎有报道。念珠菌病曾有报道。

【禁忌证】

对本品及其他头孢菌素类过敏者禁用。

【药物相互作用】

药物 / 实验室试验相互作用。在使用本尼迪特氏和费林氏溶液以及使用 CLINITEST 片的试验中，服用头孢克洛的患者尿中的葡萄糖可能显示假阳性反应。

同服头孢克洛和口服抗凝剂时抗凝作用增强报道少见。与其他 β- 内酰胺类一样，经肾排泄的头孢克洛受丙磺舒（Probenecid）的抑制。

【注意事项】

长期使用头孢克洛,会使不敏感菌株大量繁殖。因此,对患者细心观察是必不可少的。如果治疗期间发生二重感染,必须采取适当措施。

曾有报道,用头孢菌素类抗菌药物治疗期间,库姆斯氏试验呈直接阳性。有报道,在使用头孢克洛治疗时,发现库姆斯试验呈直接阳性。必须认识到,例如在血液学研究或在输血的交叉配血过程中(当进行抗球蛋白试验时)或对其母亲在分娩前服过头孢菌素的新生儿进行库姆斯氏试验,库姆斯氏试验呈阳性可能与药物有关。

严重肾功能不全时要慎用头孢克洛,因为头孢克洛在无尿者体内的半衰期为 2.3~2.8 小时。对于中度至严重肾功能不全者,剂量通常不变。在这种情况下,头孢克洛的临床经验有限,因此,应进行仔细的临床观察和实验室研究。

对于有胃肠道疾病(特别是结肠炎)者,使用抗菌药物(包括头孢菌素)要慎重。

如果发生对头孢克洛的过敏反应,应立即停药。如果有必要,应使用适当的药物(如加压胺、抗组胺药或皮质类固醇类药)来治疗。

【FDA 妊娠 / 哺乳分级】

B 级 /L1 级。

1. 孕妇 对小鼠和大鼠进行多次的生殖研究,剂量高达人用量的 12 倍,对白鼬的研究剂量为人最大用量的 3 倍。结果表明,没有头孢克洛损害生育力或危及胎儿的任何证据。然而,对孕妇尚无充分的严格对照的临床研究。因为动物生殖研究并不能完全预知人体的反应,所以除非确有必要,孕妇是不宜使用本品的。分娩:头孢克洛对分娩的影响尚不清楚。

2. 哺乳期妇女 哺乳妇女一次口服头孢克洛 500mg 后,在母乳中可测出少量的头孢克洛,在服后 2 小时、3 小时、4 小时、

5 小时的平均水平分别是 0.18mg/L、0.20mg/L、0.21mg/L、0.16mg/L，在第 1 小时测出痕量药物。本品对乳婴的作用未知。给哺乳妇女应用头孢克洛要谨慎。

【用药实践】

1. 安全警示　包括：①新生儿用药的安全性及有效性尚不明确。16 岁以下儿童不应使用长效缓释片；②头孢克洛的类血清病反应比其他几种口服抗菌药物更为常见，尤其好发于少年儿童，主要在接受多疗程头孢克洛治疗之后。

2. 临床用药经验　食物不影响本药的吸收总量，但可延缓达峰时间及降低其峰值浓度。据报道，本药与食物同时服用时，血药峰浓度仅为空腹服用时的 50%~70%。

头孢呋辛酯 Cefuroxime Axetil

【其他名称】

协诺信，运泰，澳舒，立健新，巴欣。

【药物特征】

头孢呋辛酯为半合成第二代头孢菌素，脂溶性强，口服吸收良好，空腹和餐后口服的绝对生物利用度分别为 37% 和 52%。药物吸收后迅速在肠黏膜和门脉循环中被非特异性酯酶水解为头孢呋辛，分布至全身细胞外液。血浆蛋白结合率为 50%。消除半衰期为 1.2~1.6 小时。

【适应证】

用于治疗敏感细菌所致的下列感染：①下呼吸道感染，如急性和慢性支气管炎及肺炎；②上呼吸道感染，如鼻窦炎、副鼻窦炎、扁桃体炎和咽炎；③皮肤及软组织感染，如疖、脓疱病；④淋病，如急性淋球菌性尿道炎和子宫颈炎。

【剂型与特征】

1. 片剂、胶囊剂　口服给药后，约 2 小时血浆药物浓度达到峰值，消除半衰期为 1 小时左右。本品的血清蛋白结合率约为 51%。

2. 分散片、干混悬剂　可直接吞服或分散于水中服用。

3. 颗粒剂　分散于适量水中服用。

【用法用量】

1. 成人　①轻、中度下呼吸道感染(或一般性感染)：每次 0.25g，每日 2 次。②严重下呼吸道感染：每次 0.5g，每日 2 次。③单纯性尿道感染：每次 0.125g，每日 2 次。④单纯性淋病：每次 1g，每日 2 次。⑤肾盂肾炎：推荐剂量为每次 0.25g，每日 2 次。

2. 儿童　一般每次 0.125~0.25g，每日 2 次。两岁以上患有中耳炎的儿童，每次 0.25g，每日 2 次(每天不可超过 0.5g)。本品一般 7 天一疗程。

【不良反应】

主要有恶心、呕吐、上腹部不适和腹泻等胃肠道反应，与其他广谱抗菌药物相同，可引起伪膜性肠炎。

【禁忌证】

对头孢类抗菌药物过敏者禁用。

【药物相互作用】

减低胃部酸度的药物，可使本品的生物利用度较在禁食情况下更低，同时使饭后增强吸收的作用减弱。

【注意事项】

(1)本药混悬剂与片剂的生物等效性不相同，不可在 mg-mg 的基础上互换。

(2)本药过量使用会刺激大脑发生惊厥。

【FDA 妊娠 / 哺乳分级】

B 级 /L2 级。动物试验中未发现对胎儿的有害证据，但在人类研究中缺乏足够的资料，因此仅在有明确指征时，孕妇方可慎用本品。本品可经乳汁排出，故哺乳期妇女应慎用或暂停哺乳。

【用药实践】

临床用药经验：①头孢呋辛酯口服制剂均宜餐后服用，以提高血药浓度，同时减少胃肠道反应；②头孢呋辛酯片剂及胶囊剂应吞服，不可嚼碎；③食物可促进本药口服制剂的吸收；④牛奶可使本药的曲线下面积增加，且儿童较成人增加幅度更显著。

头孢丙烯 Cefprozil

【其他名称】

凯可之，施复捷，头孢罗齐，头孢普罗，希能。

【药物特征】

本药为第二代口服头孢菌素，具有广谱抗菌作用。其作用特点是：抗革兰阴性菌活性和对革兰阴性杆菌 β- 内酰胺酶稳定性比第一代头孢菌素强。其作用机制主要通过阻碍细菌细胞壁生物合成发挥抗菌作用。空腹口服本药，约 95% 给药量可被吸收。药物吸收后分布广泛，少量药物可随乳汁排泄。本药血浆蛋白结合率约为 36%，平均血浆半衰期约为 1.3 小时，肾功能不全者血浆半衰期可延长至 5.2 小时，肾功能完全丧失者血浆半衰期可达 5.9 小时。大部分药物以原形随尿液排出。本药可经血液透析清除。

【适应证】

用于敏感菌所致的下列轻、中度感染：

1. 上呼吸道感染　主要包括：①化脓性链球菌性咽炎／扁桃体炎；②肺炎链球菌、嗜血流感嗜血杆菌（包括产 β- 内酰胺酶菌株）和卡他莫拉菌（包括产 β- 内酰胺酶菌株）性中耳炎和急性鼻窦炎。

2. 下呼吸道感染　由肺炎链球菌、嗜血流感嗜血杆菌（包括产 β- 内酰胺酶菌株）和卡他莫拉菌（包括产 β- 内酰胺酶菌株）引起的急性支气管炎继发细菌感染和慢性支气管炎急性发作。

3. 皮肤和皮肤软组织 金黄色葡萄球菌(包括产青霉素酶菌株)和化脓性链球菌引起的非复杂性皮肤和皮肤软组织感染,但脓肿通常需行外科引流排脓。

【剂型与特征】

1. 片剂、胶囊剂、混悬剂 空腹口服头孢丙烯片剂、胶囊剂和混悬剂具有生物等效性。给药后 1.5 小时可达血药峰浓度。

2. 分散片 可加入适量水中或直接服用。

【用法用量】

1. 成人与 13 岁或 13 岁以上儿童 用量即①上呼吸道感染:一次 0.5g,一日 1 次;②下呼吸道感染,一次 0.5g,一日 2 次;③皮肤或皮肤软组织感染,一日 0.5g,分 1~2 次服用,严重病例一次 0.5g,一日 2 次。

2. 2 至 12 岁儿童 用量即①上呼吸道感染:按体重一次 7.5mg/kg,一日 2 次;②皮肤或皮肤软组织感染:按体重一次 20mg/kg,一日 1 次。

3. 6 个月婴儿至 12 岁儿童 用量即①中耳炎:按体重一次 15mg/kg,一日 2 次;②急性鼻窦炎:一般按体重一次 7.5mg/kg,一日 2 次,严重病例按体重一次 15mg/kg,一日 2 次。

疗程一般 7~14 日,但 β- 溶血性链球菌所致急性扁桃体炎、咽炎的疗程至少 10 天。

肾功能不全者:肌酐清除率小于 30ml/min 者服用头孢丙烯应按常用剂量的 50% 给药。肝功能不全者无需调整剂量。

【不良反应】

主要为胃肠道反应,包括腹泻、恶心、呕吐和腹痛等。亦可发生过敏反应,常见为皮疹、荨麻疹。儿童发生过敏反应较成人多见,多在开始治疗后几天内出现,停药后几天内消失。

【禁忌证】

禁用于对头孢菌素类过敏的患者。

【药物相互作用】

（1）与氨基糖苷类抗菌药物和头孢菌素合用引起肾毒性。

（2）与丙磺舒合用可使头孢丙烯 AUC 增加 1 倍。

【注意事项】

（1）使用本品治疗前,应仔细询问患者是否有头孢丙烯和其他头孢菌素类药物、青霉素类及其他药物的过敏史。有青霉素过敏史患者服用本品应谨慎。凡以往有青霉素类药物所致过敏性休克史或其他严重过敏反应者不宜使用本品。如发生过敏反应,应停止用药。严重过敏反应需使用肾上腺素并采取其他紧急措施,包括给氧、静脉输液、静脉注射抗组胺药、皮质激素、升压药及人工呼吸。

（2）几乎所有抗菌药物包括头孢丙烯长期使用可引起非敏感性微生物的过度生长,改变肠道正常菌群,诱发二重感染,尤其是伪膜性肠炎。因此应仔细观察用药患者服药后的反应,特别注意对继发腹泻患者的诊断。如在治疗期间发生二重感染,应采取适当的措施。对伪膜性肠炎患者,轻度病例仅需停用药物,而中至重度病例,根据临床症状调节水和电解质平衡,补充蛋白,并采用对耐药菌有效的抗菌药物进行治疗。

（3）确诊或疑有肾功能损伤的患者在使用本品治疗前和治疗时,应严密观察临床症状并进行适当的实验室检查。在这些患者中,常规剂量时血药浓度较高或（和）排泄减慢,故应减少本品的每日用量。同时服用强利尿剂治疗的患者使用头孢菌素应谨慎,因为这些药物可能会对肾功能产生有害影响。

（4）患有胃肠道疾病尤其是肠炎的患者应慎用头孢丙烯。

（5）头孢丙烯可能发生难辨梭菌相关性腹泻（clostridium difficile associated diarrhea, CDAD）报告,其严重程度从轻度腹泻到致死性的结肠炎不等。抗菌药物治疗会改变患者结肠部位的正常菌群，导致难辨梭菌过度生长。

一旦怀疑或者确认患者发生了 CDAD，可能需要停止患者正在接受的抗菌药物治疗（对难辨梭菌有直接抑制所用的抗菌药物除外）。同时应根据临床指征，对患者进行适当的液体和电解质管理，补充蛋白，使用抗菌药物治疗难辨梭菌感染并进行手术评估。

【FDA 妊娠 / 哺乳分级】

B 级 /L1 级。哺乳期妇女一次口服头孢丙烯 1g，可在乳汁中测得少量药物（0.3%）。24 小时平均浓度为 0.25~3.3mg/L。由于尚不明确头孢丙烯对婴儿的影响，故哺乳期妇女服用本品应谨慎。

【用药实践】

1. 安全警示　包括：①头孢丙烯部分制剂含有苯丙氨酸，用药应谨慎；②本药与氯霉素合用有相互拮抗作用，应避免联合。

2. 临床用药经验　食物不影响本药的血药峰浓度和 AUC 值，但达峰时间可延长 0.25~0.75 小时。

头孢他啶 Ceftazidime

【其他名称】

安塞定，得定，二叶定，复达欣，凯复定。

【药物特征】

头孢他啶为半合成的第三代头孢菌素，其作用机制是通过与细菌细胞膜上的青霉素结合蛋白（PBPs）结合，使转肽酶酰化，影响细胞壁黏肽成分的交叉连接，抑制细菌细胞壁的合成，从而使细胞分裂和生长受到抑制，最后溶解和死亡。本品对广谱的 β- 内酰胺酶高度稳定，对格兰阴性杆菌作用强，对铜绿假单胞菌和厌氧菌有抗菌作用。头孢他啶口服不吸收，静脉或肌内给药后迅速吸收。药物吸收后分布广泛，但难以通过

血 - 脑屏障。本药血浆蛋白结合率为 5%~23%，消除半衰期为 1.5~2.3 小时。中重度肾功能不全者、新生儿、早产儿药物排泄时间延长。头孢他啶在体内几乎不发生代谢，主要以原形随尿液排泄。血液透析可有效清除药物。

【适应证】

头孢他啶适用于由敏感细菌所引起的单一感染及由两种或两种以上的敏感菌引起的混合感染。包括全身性的严重感染，呼吸道感染，耳、鼻、喉感染，尿路感染，皮肤及软组织感染，胃肠、胆及腹部感染，骨骼及关节感染，与血液透析和腹膜透析及持续腹膜透析（CAPD）有关的感染。

对于脑膜炎，仅在得到敏感试验结果后，才能应用单一的头孢他啶治疗。头孢他啶可用于耐其他抗菌药物包括氨基糖苷类和多数头孢菌素的感染。如果合适，可联同氨基糖苷类或其他抗菌药物（β- 内酰胺类抗菌药物）使用，例如在严重中性粒细胞减少时，或在怀疑是脆弱拟杆菌感染时，应与另一种抗厌氧菌抗菌药物合用。另外，头孢他啶还可用于经尿道前列腺切除手术的预防治疗。

【剂型与特征】

注射剂。口服不吸收，血清消除半衰期（$t_{1/2\beta}$）为 1.5~2.3 小时，中重度肾功能不全者、新生儿、早产儿药物排泄时间延长。

【用法用量】

头孢他啶是肠道外给药，剂量依感染的严重程度、敏感性、感染种类及患者的年龄、体重和肾功能而定。

1. 成人 头孢他啶的成人剂量是每天 1~6g，每 8 小时或每 12 小时静脉注射或肌内注射给药。对于大多数感染，应给予每 8 小时 1g 或每 12 小时 2g，对于尿路感染及许多较轻的感染，一般每 12 小时 500mg 或 1g 已足够。对于非常严重的感染，特别是免疫抑制的患者，包括患有嗜中性粒细胞减少症者，应给予每 8 或 12 小时 2g 或每 12 小时 3g。

2. 老人　鉴于急性患病老年人的头孢他啶的清除率有所减低,尤其在年龄大于 80 岁的患者,其每天的剂量一般不能超过 3g。

囊肿纤维化症:对于肾功能正常而患有假单孢菌类肺部感染的纤维囊性成年患者,应使用按体重每天 100~150mg/kg 的高剂量,分 3 次给药。对于肾功能正常的成年人,每天剂量可达 9g。

3. 婴幼儿　对于 2 个月以上的儿童,一般的剂量是按体重每天 30~100mg/kg,分 2 或 3 次给药。对于免疫受抑制或患有纤维化囊肿的感染患儿或患有脑膜炎的儿童,可给予高剂量按体重每天 150mg/kg(最高剂量每天 6g),分 3 次给药。

4. 新生儿至 2 个月龄的婴儿　临床经验是有限的,一般剂量为按体重每天 25~60mg/kg,分 2 次给药被证实是有效的。新生婴儿的头孢他啶血清半衰期是成人的 3~4 倍。

5. 在肾功能不全　头孢他啶几乎全部通过肾小球滤过而从肾脏排泄。因此,对肾功能不全的患者,应降低剂量以代偿其减慢的排泄功能,肾功能轻度损害,即肾小球滤过率(GFR)大于 50ml/min 者除外。对于怀疑为肾功能不全者,可给予 1g 的首次负荷剂量,然后应根据肾小球滤过率来决定合适的维持剂量。正在监护室接受连续动静脉或高流量血透的肾衰竭的患者,推荐剂量为每天 1g,分次给药。对于低流量血透的患者,应参照肾功能不全的推荐剂量(表 5-2-2)。

表 5-2-2　肾功能不全时头孢他啶的推荐维持剂量

肌酐清除率 (ml/min)	血清肌酐值 μmol/L(mg/dl)	头孢他啶单 次剂量(g)	给药频率 (h/次)
50~31	150~200(1.7~2.3)	1	12
30~16	200~350(2.3~4.0)	1	24
15~6	350~500(4.0~5.6)	0.5	24
<5	>500(>5.6)	0.5	48

对于严重感染的患者,特别是中性粒细胞减少症患者,一般每天接受 6g 的头孢他啶的剂量,但不能用于肾功能不全的患者。表 5-2-2 所列的单次剂量可以增加 50% 或适当增加给药频率。对这些患者,建议监测头孢他啶的血清浓度,而谷浓度不应超过 40mg/L。

在血透过程中,头孢他啶的血清半衰期为 3~5 小时。每次血透结束后,应重复给予适当的头孢他啶的维持剂量。

腹膜透析的剂量:头孢他啶可用于腹膜透析和持续腹膜透析(CAPD)。同头孢他啶静脉注射一样,它可加入到透析液中(一般 2L 透析液中加入 125mg 或 250mg)。

【不良反应】

嗜酸性粒细胞增多和血小板增多、头痛、眩晕、静脉炎或血栓性静脉炎、胃肠道紊乱、腹泻、ALT、AST、乳酸脱氢酶(LDH)、谷氨酰转移酶(GGT)和碱性磷酸酯酶升高、斑丘疹或荨麻疹、Coombs' 试验阳性。

【禁忌证】

头孢他啶禁用于对头孢菌素类抗菌药物过敏的患者。

【药物相互作用】

1. 本品可能导致雌激素重吸收降低并降低合并使用口服避孕药的疗效。

2. 在体外,氯霉素与头孢他啶及其他头孢菌素有拮抗作用,尚未知此现象与临床的相关性,但建议在同时使用头孢他啶和氯霉素时,须考虑拮抗作用的可能性。

【注意事项】

1. 过敏反应 与其他的 β- 内酰胺类抗菌药物一样,在应用头孢他啶治疗前应仔细询问患者对头孢他啶、头孢菌素类、青霉素类或其他药物的过敏反应史。对青霉素或 β- 内酰胺类抗菌药物曾有过敏反应的患者应给予特别关注。如果对头孢他啶发生过敏反应,应停止用药。

2. 肾功能 正在接受肾毒性药物(如氨基糖苷类或强效能利尿剂)的患者,同时使用高剂量头孢菌素类抗菌药物时应谨慎。因这些药合用会影响肾功能。

3. 二重感染 长期使用头孢他啶可能会引起非敏感菌的过度生长(如念珠菌属、肠球菌),可能需要终止治疗或采取适当的措施。必须反复判断患者的病情。

4. 敏感菌耐药 在使用本品治疗的过程中,一些原本对本品敏感的菌属如大肠杆菌属和沙雷氏菌属可能会产生耐药。因此使用本品对上述菌属感染治疗的过程中,应定期进行敏感性测试。

5. 配伍禁忌 头孢他啶在碳酸氢钠注射液内的稳定性较次于其他的静脉注射液,所以并不推荐将此注射液作为稀释液。

头孢他啶与氨基糖苷类不应混合在同一给药系统或注射器内。

曾经有报道,当万古霉素加入已制成的头孢他啶注射液后,会出现沉淀。因此在先后给予两种药物的过程中,必须谨慎冲洗给药系统和静脉系统。

【FDA妊娠/哺乳分级】

B级/L1级。已在小鼠和大鼠中以高达40倍的人用剂量进行了生殖毒性试验,未见对生育力和胚胎的影响。因为动物不能完全预知人体反应,妊娠期妇女应用仍须权衡利弊。本品可分泌至乳汁中,哺乳期妇女使用本品应谨慎。

【用药实践】

1. 超说明书用药 头孢他啶间断或连续腹腔给药可用于腹膜透析相关性腹膜炎。

2. 安全用药警示 包括:①治疗期间及停药后一周内应避免饮酒,避免口服或静脉输注含乙醇的药物;②肾衰竭患者可能出现本药过量,反应包括癫痫发作、脑病、扑翼样震颤、神经肌肉的兴奋。

3. 临床用药经验 对重症革兰阳性球菌感染,头孢他啶非首选品种。

头孢哌酮 Cefoperazone

【其他名称】

达诺欣,二叶必,立健桐,利君派舒,麦道必。

【药物特征】

头孢哌酮为第三代头孢菌素,对多数 β-内酰胺酶稳定性较差。本品主要抑制细菌细胞壁的合成。头孢哌酮对肠杆菌科细菌和铜绿假单胞菌有良好抗菌作用,对链球菌属、肺炎球菌亦有良好的作用,对葡萄球菌(甲氧西林敏感株)作用中度,肠球菌属耐药。本药蛋白结合率高(70%~93.5%)。不同途径给药后的血消除半衰期为 2 小时,严重肾功能减退时(肌酐清除率<7ml/min)或严重肝病伴肝功能减退时,半衰期将延长。血液透析可清除本品。本药在体内不代谢,主要经胆汁排泄,严重肝功能损伤或有胆道梗阻者,尿中排泄量可达 90%。

【适应证】

下呼吸道感染(如肺炎);泌尿道感染;胆道感染(胆囊炎、胆管炎);腹膜炎和其他腹腔内感染;败血症;皮肤和软组织感染;盆腔感染等。

【剂型与特征】

注射剂。可供肌内注射、静脉滴注或静脉注射。不同途径给药后的血消除半衰期约 2 小时,肾功能严重减退时(内生肌酐清除率<7ml/min)或严重肝病伴肝功能减退时,$t_{1/2\beta}$ 将延长。

【用法用量】

可供肌内注射、静脉注射或静脉滴注。

1. 成人常用量 一般感染,每次 1~2g,每 12 小时一次。

严重感染，剂量可增加到每次 2~3g，每 8 小时一次。成人一日剂量一般不超过 9g，但在免疫缺陷患者有严重感染时，剂量可加大至每日 12g。单纯性淋球菌尿道炎的推荐剂量为单次肌内注射 0.5g。由于头孢哌酮钠的主要排泄途径并非经肾脏，因而通常的每日 2~4g 剂量下，肾衰竭患者亦无需调整剂量，如患者的肾小球滤过率<18ml/min，或血清肌酐>3.5mg/100ml，每日最高剂量为 4g。头孢哌酮和氨基糖苷类抗菌药物不宜混合使用，如需这两种药物联合应用，则必须分开静脉输注，并建议先给予头孢哌酮钠。

本品已被有效地用于婴儿感染的治疗，但对新生儿及早产儿尚未见广泛研究资料，以下剂量仅供参考。婴儿及儿童的每日剂量按体重 50~200mg/kg，分 2 次注射（每隔 12 小时），如需要时亦可分成多次注射，每日最大剂量不超过 6g。出生不足 8 日的新生儿须每 12 小时注射一次。

2．静脉用药　采用静脉滴注时，将 1~2g 头孢哌酮钠溶于 5% 葡萄糖注射液、0.9% 氯化钠注射液及其他适当稀释液中，最后药物浓度 5~25mg/ml；采用直接静脉缓慢注射时，每 1g 药物以葡萄糖或氯化钠稀释液 40ml 溶解至最终浓度 25mg/ml，且注射时间不得少于 3~5 分钟，用稀释液静脉注射时绝对不能加入利多卡因。

3．肌内注射　可用灭菌注射用水来配制肌内注射溶液。每 1g 药物加入灭菌注射用水 2.8ml，浓度在 250mg/ml 以上时，应同时加 2% 盐酸利多卡因注射液进行配制，注射时采用深部肌内注射，注射于臀大肌或前股肌内。

【不良反应】

主要为过敏反应（斑丘疹、荨麻疹、嗜酸性粒细胞数增多、药物热）。这类过敏反应易发生于有过敏病史，特别是对青霉素过敏的患者。偶有胃肠道反应（稀便、腹泻）。其次也可见局部反应（注射部位短暂疼痛、输注部位静脉炎）。

【禁忌证】

禁用于对本品和其他头孢菌素类抗菌药物过敏的患者。

【药物相互作用】

（1）头孢哌酮与氨基糖苷类抗菌药物（庆大霉素和妥布霉素）联合应用时对肠杆菌科细菌和铜绿假单胞菌的某些敏感菌株有协同作用。

（2）头孢哌酮与能产生低凝血酶原血症、血小板减少症或胃肠道溃疡出血的药物同时应用时，要考虑到这些药对凝血功能的影响和出血危险性增加。抗凝药肝素、香豆素或茚满二酮衍生物及溶栓剂与具有甲硫四氮唑侧链的头孢哌酮合用时可干扰维生素 K 代谢，导致低凝血酶原血症。非甾体抗炎镇痛药，特别是阿司匹林、二氟尼柳（diflunisal）或其他水杨酸制剂、血小板聚集抑制剂、磺吡酮等与头孢哌酮合用时可由于对血小板的累加抑制作用而增加出血的危险性。

（3）应用含有甲硫四氮唑侧链的头孢哌酮期间，饮酒或静脉注射含乙醇药物，将抑制乙醛去氢酶的活性，使血中乙醛积聚，出现双硫仑样反应。患者面部潮红，诉头痛、眩晕、腹痛、胃痛、恶心、呕吐、心跳、气急、心率加速、血压降低，以及嗜睡、幻觉等。症状出现于饮酒后 15~30 分钟或静脉输入含有乙醇的溶液时，数小时后自行消失。在应用头孢哌酮期间直至停药后 5 天饮酒皆可出现此反应。因此在用药期间和停药后 5 天内，患者不得饮酒、口服或静脉输入含有乙醇的药物。

（4）β- 内酰胺类（青霉素类和头孢菌素类）与氨基糖苷类直接混合后，两者的抗菌活性将相互影响而减弱；因此两类药物联合应用时，不能在同一容器内给予。

（5）头孢哌酮与下列药物注射剂有配伍禁忌：阿米卡星、庆大霉素、多西环素；甲氯芬酯、阿马林（缓脉灵）、苯海拉明和门冬氨酸钾镁与本品混合后立即有沉淀。盐酸羟嗪（安太乐）、普鲁卡因胺、氨茶碱、丙氯拉嗪、细胞色素 C、喷他佐辛（镇痛新）、抑肽酶等与本品混合后，6 小时内外观发生变化。头孢哌酮的水溶液与胶体制剂及含胺、胺碱制剂配合产生沉淀；与碱性制剂配合因发生水解而效价降低。

【注意事项】

使用头孢哌酮钠前，应详细询问患者是否有头孢菌素类、青霉素类或其他药物的过敏史。如患者对青霉素过敏，应谨慎使用本品。对任何曾发生过某种过敏反应，尤其是对药物过敏的患者，使用本品应特别小心。

一旦发生过敏反应，应停药并给予适当治疗，发生严重过敏性休克的患者应立即给予肾上腺素，必要时吸氧，静脉给予激素，保持气道通畅包括气管插管等治疗措施。

【FDA 妊娠 / 哺乳分级】

B 级 /L2 级。乳汁中头孢哌酮的含量少，哺乳期妇女应用本品时宜暂停哺乳。

【用药实践】

无。

头孢克肟 Cefixime

【其他名称】

阿帕奇，安的克妥，安的克威，安捷仕，奥德宁。

【药物特征】

本药为口服用第三代头孢菌素，其作用机制是通过与细菌细胞膜上的一个或多个青霉素结合蛋白（PBPs）结合，抑制细菌细胞壁的合成。本品对 β- 内酰胺酶高度稳定，对革兰阴性杆菌作用强。本药口服的绝对生物利用度为 40%~50%，不受食物影响。药物吸收后组织穿透力强，体内分布广泛，可在组织、体腔液、体液中达到有效抗菌浓度。本药蛋白结合率为 65%，主要经肾脏排泄，部分药物被代谢为无活性的代谢物。半衰期为

3~4 小时,肾功能不全者半衰期延长。血液透析和腹膜透析不能有效清除本药。

【适应证】

本品适用于对头孢克肟敏感的链球菌属(肠球菌除外)、肺炎球菌、淋球菌、卡他布兰汉球菌、大肠埃希菌、克雷伯菌属、沙雷菌属、变形杆菌属及流感嗜血杆菌等引起的下列细菌感染性疾病:①支气管炎、支气管扩张症(感染时),慢性呼吸系统感染疾病的继发感染,肺炎;②肾盂肾炎、膀胱炎、淋球菌性尿道炎;③胆囊炎、胆管炎;④猩红热;⑤中耳炎、副鼻窦炎。

【剂型与特征】

1. 片剂、咀嚼片、胶囊剂、混悬剂 头孢克肟口服后,其绝对生物利用度为 40%~50%,不受饮食影响。等剂量口服头孢克肟混悬液产生的峰浓度比片剂高出 25%~50%。混悬液剂型替换片剂应考虑到其增加的吸收量。

2. 分散片 可加入适量水中或直接口服。

【用法用量】

口服,用量如下,①成人和体重 30kg 以上的儿童:一次 50~100mg(1~2 袋),一日 2 次。重症可增加到一次 200mg(4 袋),一日 2 次。② 30kg 以下的儿童:按体重一次 1.5~3mg/kg,一日 2 次,对于重症患者,每次口服 6mg/kg,一日 2 次。

【不良反应】

主要不良反应为消化道反应(如腹泻等),皮肤症状(如皮疹等),肝功能异常(GPT 和 GOT 升高),嗜酸性粒细胞增多等。

【禁忌证】

对本品及其成分或其他头孢菌素类药物过敏者禁用。

【药物相互作用】

头孢克肟与苯丙酮香豆素合用可增强苯丙酮香豆素作用。

【注意事项】

(1)由于有可能出现休克,给药前应充分询问病史。

（2）为防止耐药菌株的出现，在使用本品前原则上应确认敏感性，将剂量控制在控制疾病所需的最小剂量。

（3）对于严重肾功能不全者，由于药物在血液中可维持浓度，因此应根据肾功能情况适当减量，给药时间间隔延长。

（4）其他在幼小的大鼠实验中，口服 1000mg/kg 以上时，有抑制精子形成的作用。

【FDA 妊娠 / 哺乳分级】

B 级 /L2 级。SD 大鼠在妊娠前和妊娠初期口服给药 100~1000mg/kg，在器官形成期、围产期、哺乳期以 320~3200mg/kg 灌胃对大鼠生育力未见影响。妊娠期妇女使用本品的安全性和有效性尚未确立，仅在确实需要使用时使用本品。本品可从乳汁中分泌，必须使用时应暂停哺乳。

【用药实践】

1. 安全用药警示　不要将牛奶、果汁等与药混合后放置。

2. 药物过量　本药无特效解毒药，药物过量时可采用洗胃等治疗措施。血液透析和腹膜透析不可有效地本药清除。有临床指征时可使用抗惊厥药物。

头孢地尼 Cefdinir

【其他名称】

全泽复，世扶尼，世富盛，希福尼，Cefdinirum。

【药物特征】

本药为半合成广谱第三代头孢菌素，通过抑制细菌细胞壁的合成而发挥抗菌作用。本药对革兰阳性菌和阴性菌均有抗菌活性，并对细菌产生的大部分 β- 内酰胺酶稳定。本药血浆蛋白结合率成人和儿童均为 60%~70%，和浓度相关。本药在痰液、扁桃体、上颌窦黏膜、中耳分泌物、皮肤组织和口腔组织等均有分布，是否随乳汁排泄尚不明确。本药不产生活性代谢产物，主要以原形自肾排泄。

【适应证】

对头孢地尼敏感的葡萄球菌属、链球菌属、肺炎球菌、消化链球菌、丙酸杆菌、淋病奈瑟氏菌、卡他莫拉菌、大肠埃希菌、克雷伯菌属、奇异变形杆菌、普鲁威登斯菌属、流感嗜血杆菌等菌株所引起的下列感染：咽喉炎、扁桃体炎、急性支气管炎、肺炎；中耳炎、鼻窦炎；肾盂肾炎、膀胱炎、淋菌性尿道炎；附件炎、宫内感染、前庭大腺炎；乳腺炎、肛门周围脓肿、外伤或手术伤口的继发感染；毛囊炎、疖、疖肿、痈、传染性脓疱病、丹毒、蜂窝组织炎、淋巴管炎、甲沟炎、皮下脓肿、粉瘤感染、慢性脓皮症；眼睑炎、睑腺炎、睑板腺炎。

【剂型与特征】

1. 胶囊剂 空腹口服头孢地尼，约经 4 小时后可达到血药峰浓度，其血浆半衰期为 1.6~1.8 小时。

2. 片剂 普通片剂与胶囊剂达峰时间和血浆半衰期相似，。分散片用水分散后口服或直接吞服。

【用法用量】

成人服用的常规剂量为一次 0.1g（效价），一日 3 次。儿童服用的常规剂量为每日 9~18mg（效价）/kg，分 3 次口服。可依年龄、症状进行适量增减。

【不良反应】

主要不良反应为消化道症状（腹泻或腹痛）、皮肤症状（皮疹或瘙痒）肝功能异常（谷丙转氨酶和谷草转氨酶升高）、嗜酸性粒细胞增多。

【禁忌证】

对本品有休克史者禁用。对青霉素或头孢菌素有过敏者慎用。

【药物相互作用】

1. 铁制剂、复合维生素 可能导致头孢地尼的吸收降低约10%，因此建议避免与此类药物合用。如果合用不能避免，两者的给药间隔应大于 3 小时。

2. 华法林　本品可能抑制肠道细菌产生维生素 K,使华法林作用增强。

3. 抗酸药(含铝或镁)　可导致头孢地尼的吸收降低而使其作用减弱,因此应在服用本品 2 小时后方可使用抗酸药。

【注意事项】

1. 询问过敏史　因有出现休克等过敏反应的可能,应详细询问过敏史。

2. 慎重用药　以下情况慎用:①对青霉素类抗菌药物有过敏者;②本人或亲属中有易发生支气管哮喘、皮疹、荨麻疹等过敏症状体质者;③严重的肾功能不全者,由于头孢地尼在严重肾功能不全者的血清中存在时间较长,应根据肾功能障碍的严重程度酌减剂量以及延长给药间隔时间;对于进行血液透析的患者,建议剂量一日 1 次,一次 100mg;④患有严重基础疾病、不能很好进食或非经口摄取营养者、高龄者、恶病质等患者,因可出现维生素 K 缺乏,须进行严密的临床观察。

3. 其他注意事项　包括:①可出现直接血清抗球蛋白试验阳性,要注意;②与添加铁的产品(如奶粉或肠营养剂)合用时,可能出现红色粪便;③可能出现红色尿。

【FDA 妊娠 / 哺乳分级】

B 级 /L1 级。有关妊娠期的用药,其安全性尚未确立。对孕妇或怀疑有妊娠的妇女,用药要权衡利弊,只有在利大于弊的情况下,才能使用。哺乳期妇女用药应权衡利弊,只有在利大于弊的情况下,才能使用。

【用药实践】

食物可使头孢地尼的吸收达峰速度和曲线下面积分别减小 16% 和 10%,但给予高脂肪食物时,上述改变不明显。补铁食物是否影响本药吸收尚不明确。服用本药时不考虑食物的影响。

头孢吡肟 Cefepime Hydrochloride

【其他名称】

马斯平,博帅,博治,达力能,恒苏。

【药物特征】

本药为第四代头孢菌素,对产Ⅰ型 β- 内酰胺酶的格兰阴性杆菌有较强的抗菌活性,对革兰阳性球菌的抗菌活性比第三代头孢菌素有所增强。本药静脉或肌内给药后吸收迅速,绝对生物利用度为 100%。本药血浆蛋白结合率为 20%,平均血浆半衰期为(2±0.3)小时。肾功能不全者半衰期延长,肝功能不全者药代动力学无改变。其中约 85% 的药物以原形经肾脏排出。

【适应证】

本品可用于治疗成人和 2 月龄至 16 岁儿童上述敏感细菌引起的中重度感染,包括下呼吸道感染(肺炎和支气管炎)、单纯性下尿路感染和复杂性尿路感染(包括肾盂肾炎)、非复杂性皮肤和皮肤软组织感染、复杂性腹腔内感染(包括腹膜炎和胆道感染)、妇产科感染、败血症,以及中性粒细胞减少伴发热患者的经验治疗。也可用于儿童细菌性脑脊髓膜炎。

怀疑有细菌感染时应进行细菌培养和药敏试验,但是因为头孢吡肟是革兰阳性和革兰阴性菌的广谱杀菌剂,故在药敏试验结果揭晓前可开始头孢吡肟单药治疗。对疑有厌氧菌混合感染时,建议合用其他抗厌氧菌药物,如甲硝唑进行初始治疗。一旦细菌培养和药敏试验结果揭晓,应及时调整治疗方案。

【剂型与特征】

注射剂。肌内给药时,头孢吡肟可完全被吸收,血药浓度达峰时间(t_{max})约为 1.5 小时。

【用法用量】

本品可静脉滴注或深部肌内注射给药。

1. **成人和 16 岁以上或体重≥40kg 的儿童患者** 可根据病情,每次 1~2g,每 12 小时 1 次,静脉滴注,疗程 7~10 天;轻、中度尿路感染,每次 0.5~1g,静脉滴注或深部肌内注射,疗程 7~10 天;重度尿路感染,每次 2g,每 12 小时 1 次,静脉滴注,疗程 10 天;对于严重感染并危及生命的患者,每 8 小时 2g 静脉滴注;对于中性粒细胞减少伴发热的患者,依据治疗经验每次 2g,每 8 小时 1 次静脉滴注,疗程 7~10 天或至中性粒细胞减少缓解。如发热缓解但中性粒细胞仍处于异常低水平,应重新评价有无继续使用抗菌药物治疗的必要。

2. **2 月龄至 12 岁儿童** 最大剂量不可超过成人剂量(即每次 2g 剂量)。体重超过 40kg 的儿童,可使用成人剂量。一般按体重 40mg/kg,每 12 小时 1 次,静脉滴注,疗程 7~14 天;对细菌性脑脊髓膜炎儿童患者,可按体重 50mg/kg,每 8 小时 1 次,静脉滴注。对儿童中性粒细胞减少伴发热的患者,依据治疗经验常用剂量为按体重 50mg/kg,每 12 小时 1 次(中性粒细胞减少伴发热的治疗为每 8 小时 1 次),疗程与成人相同。

3. **2 月龄以下儿童(治疗经验有限)** 可按体重 50mg/kg。然而 2 月龄以上儿童患者的资料表明,30mg/kg,每 8 或 12 小时 1 次对于 1~2 月龄儿童患者已经足够。对 2 月龄以下儿童使用本品应谨慎。

儿童深部肌内注射的经验有限。

对肝功能不全者,无调节本品剂量的必要。

对肾功能不全者,如肌酐清除率≤60ml/min,则应调节本品用量,弥补这些患者减慢的肾清除速率。这些患者使用头孢吡肟的初始剂量与肾功能正常的患者相同,维持剂量和给药间隙时间见表 5-2-3。

接受持续性腹膜透析患者应每隔 48 小时给予常规剂量。

尚无肾功能不全的儿童患者使用头孢吡肟的资料。但是,由于成人和儿童的头孢吡肟药代动力学相似,肾功能不全儿童患者头孢吡肟的用法与成人类似。

表5-2-3　肾功能不全者的推荐维持给药方案

肌酐清除率 （ml/min）	推荐维持给药方案			
>60, 正常给药 方案	每次 0.5g, q12h	每次 1g, q12h	每次 2g, q12h	每次 2g, q8h
30~60	每次 0.5g, q24h	每次 0.5g, q24h	每次 1g, q24h	每次 2g, q24h
11~29	每次 0.5g, q24h	每次 0.5g, q24h	每次 1g, q24h	每次 2g, q24h
<11	每次 0.25g, q24h	每次 0.25g, q24h	每次 0.5g, q24h	每次 1g, q24h
血液透析[*]	每次 0.5g, q24h	每次 0.5g, q24h	每次 0.5g, q24h	每次 0.5g, q24h

注:[*]血液透析患者在治疗第一天可给予负荷剂量1g,以后每天0.5g。透析日,头孢吡肟应在透析结束后使用。每天给药时间尽可能相同

静脉给药:对于严重或危及生命的病例,应首选静脉给药。静脉注射给药时,应先使用灭菌注射用水、5% 的葡萄糖注射液或 0.9% 的氯化钠注射液将本品溶解,配好的溶液可直接注射到静脉中,在 3~5 分钟内注射完毕,如果患者正在滴注和本品可以配伍的液体,也可以将配好的溶液注射到输液装置的导管中。静脉滴注时,可将本品 1~2g 溶于 50~100ml 的 0.9% 氯化钠注射液,5% 或 10% 葡萄糖注射液,M/6 乳酸钠注射液,5% 葡萄糖和 0.9% 氯化钠混合注射液,乳酸林格注射液和 5% 葡萄糖混合注射液中,药物浓度不应超过 40mg/ml。经约 30 分钟滴注完毕。

肌内注射:肌内注射时,本品 0.5g 应加 1.5ml 注射用溶液或 1g 加 3.0ml 溶解后,经深部肌群(如臀肌群或外侧股四头肌)注射。

【不良反应】

常见的与本品可能有关的不良反应主要是腹泻、皮疹和注射局部反应，如静脉炎、注射部位疼痛和炎症。其他不良反应包括恶心、呕吐、过敏、瘙痒、发热、感觉异常和头痛。肾功能不全而未相应调整头孢吡肟剂量时，可引起脑病、肌痉挛、癫痫。如发生与治疗有关的癫痫，应停止用药，必要时应进行抗惊厥治疗。本品治疗儿童脑膜炎时，偶有惊厥、嗜睡、神经紧张和头痛，主要是脑膜炎引起，与本品无明显关系。

【禁忌证】

本品禁用于对 L- 精氨酸、头孢菌素类药物、青霉素或其他 β- 内酰胺类过敏者。

【药物相互作用】

（1）与多数 β- 内酰胺抗菌药物一样，头孢吡肟溶液不可加入至甲硝唑、万古霉素、庆大霉素、妥布霉素或硫酸奈替米星、氨茶碱溶液中。

（2）头孢吡肟浓度超过 40mg/ml 时，不可加至氨苄西林溶液中。如有与头孢吡肟合用的指征，上述抗菌药物应与头孢吡肟分开使用。

（3）头孢吡肟可引起尿糖试验假阳性反应。建议使用本品治疗期间，使用葡萄糖氧化酶反应检测方法。

【注意事项】

（1）使用本品前，应该确定患者是否有头孢菌素类药物、青霉素或其他 β- 内酰胺类抗菌药物过敏史。对于任何有过敏，特别是药物过敏史的患者应谨慎。

（2）广谱抗菌药可诱发伪膜性肠炎。在用本品治疗期间患者出现腹泻时应考虑伪膜性肠炎发生的可能性。对轻度肠炎病例，仅停用药物即可；中、重度病例需进行特殊治疗。有胃肠道疾患，尤其是肠炎患者应谨慎处方头孢吡肟。

（3）与其他头孢菌素类抗菌药物类似，头孢吡肟可能会引起凝血酶原活性下降。对于存在引起凝血酶原活性下降危险因素的患者,如肝、肾功能不全,营养不良以及延长抗菌治疗的患者应监测凝血酶原时间,必要时给予外源性维生素 K。

(4)本品所含精氨酸在所用剂量为最大推荐剂量的 33 倍时会引起葡萄糖代谢紊乱和一过性血钾升高。较低剂量时精氨酸的影响尚不明确。

(5)对肾功能不全者(肌酐清除率≤60ml/min),应根据肾功能调整本品剂量或给药时间间隔。

(6)本品与氨基糖苷类药物或强效利尿剂合用时,应加强临床观察,并监测肾功能,避免引发氨基糖苷类药物的肾毒性或耳毒性作用。与其他的抗微生物一样,长期使用本品可能会导致不敏感微生物的过度生长。因此,必须对患者的状况进行反复的评价。一旦在治疗期间发生双重感染,应该采取适当的措施。

【FDA 妊娠 / 哺乳分级】

B 级 /L2 级。虽然动物生殖毒性试验和致畸试验表明头孢吡肟无致畸和胚胎毒性,但尚无本品用于孕妇和分娩时妇女的足够和有良好对照的临床资料,因此,本品用于孕妇应谨慎。头孢吡肟在乳汁中少量排出(浓度约 $0.5\mu g/ml$),头孢吡肟用于哺乳期妇女应谨慎。

【用药实践】

用药过量患者应使用支持疗法,并采用血液透析促进药物的排除,而不宜采用腹膜透析。血液透析开始后,3 小时内可排出体内 68% 的药物。

参 考 文 献

[1] 顾觉奋,戴君. 新一代抗 MRSA 抗菌药物的临床研究进展 [J]. 抗感染药学,2009,6(4):223-228.

[2] 孟现民,董平,姜旻,等. 头孢菌素类抗菌药物的开发历程与研究近况

[J]. 上海医药，2011，32（5）：218-221.

[3] 卫生部合理用药专家委员会. 中国医师药师临床用药指南 [M]. 重庆：重庆出版集团，2014.

[4] Sean C Sweetman. 马丁代尔药物大典 [M]. 李大魁等，译。北京：化学工业出版社，2014.

[5] 陈新谦，金有豫，汤光. 新编药物学 [M]. 17 版. 北京：人民卫生出版社，2011.

[6] McCue JD. Delayed detection of serum sickness caused by oral antimicrobials[J]. Adv Ther, 1990, 7: 22-27.

[7] Vial T, Pont J, Pham E, et al. Cefaclor-associated serum sickness-like disease: eight cases and review of the literature[J]. Annals of Pharmacotherapy, 1992, 26（7-8）: 910-914.

[8] King BA, Geelhoed GC. Adverse skin and joint reactions associated with oral antibiotics in children: The role of cefaclor in serum sickness-like reactions[J]. J Paediatr Child Health, 2003, 39（9）: 677-681.

[9] Li PK, Szeto CC, Piraino B, et al. Peritoneal dialysis-related infections recommendations: 2010 update[J]. Peritoneal Dialysis International, 2010, 30（4）: 393-423.

（徐　磊　唐启令）

第三节　头 霉 素 类

一、药物治疗概论

头霉素类（Cephamycins）具有头孢菌素的母核，并在 7 位 C 原子上有一个反式的甲氧基，系由链霉素（*S. lactamdurans*）产生的头霉素 C（Cephamycin C）经半合成改造侧链而制得。

头霉素类抗菌药物包括头孢西丁钠、头孢美唑、头孢米诺。头霉素类抗菌药物对革兰阳性菌的作用弱于第一代头孢菌素，对革兰阴性菌作用优异。例如对大肠埃希菌、流感嗜血杆菌、奇异变形杆菌、沙门菌属、志贺菌属、肺炎克雷伯菌、产气杆菌等革兰阴性杆菌,卡他莫拉菌、淋球菌、脑膜炎球菌等革兰阴性球菌和甲氧西林敏感的葡萄球菌、链球菌、白喉杆菌等革兰阳性菌均具良好的抗菌作用。本类药物耐革兰阴性菌β- 内酰胺酶,包括对部分超广谱 β- 内酰胺酶(ESBLs)很稳定,但其治疗产 ESBLs 的细菌所致感染的疗效未经证实。其对革兰阴性菌产生的 β- 内酰胺酶稳定性优于大多数头孢菌素,因此可用于产酶菌、耐药菌感染。本类药物对包括脆弱类杆菌在内的各种厌氧菌有较强的作用,这与头孢菌素类抗菌药物有较大区别。头霉素发展分三代,第一代代表药物为头霉素 C,对酸比青霉素 G 稳定。7- 甲氧基的存在,增强了对头孢菌素酶的稳定性,对产生头孢菌素酶的耐药菌亦有作用,是半合成头孢菌素的重要原料之一。第二代头霉素类代表药物为头孢美唑、头孢西丁。头孢美唑和头孢西丁的抗菌谱类似第二代头孢菌素,头孢西丁对 β- 内酰胺酶稳定,对大肠埃希菌和肺炎克雷伯菌体外抗菌活性优于第二代头孢菌素头孢呋肟,次于亚胺培南、头孢他啶、头孢噻肟;但对大肠埃希菌抗菌活性甚至优于某些第三代头孢菌素如头孢哌酮,也优于喹诺酮类药物;头孢西丁对拟杆菌、厌氧球菌、梭状杆菌及革兰阳性厌氧杆菌均有良好的抗菌性。头孢美唑与头孢西丁相比,头孢美唑除了对脆弱类杆菌的作用稍次于头孢西丁外,对需氧革兰阳性菌与阴性菌及其他厌氧菌的作用均优于头孢西丁,且对酶的稳定性也较头孢西丁强,但难以透过血脑屏障。第三代头霉素类代表药物为头孢米诺。头孢米诺则与第三代头孢菌素相近,对革兰阴性菌的作用较其他同类药物强,制成品为七水合物。对大肠埃希菌、链球菌、肺炎克雷伯菌、流感嗜血杆菌、拟杆菌等有抗菌作用。其体内分布广泛,具有双重杀菌机制,短时间内杀菌,抗菌谱广,耐 β- 内酰胺酶,不良反应发生率低等特点。三代头霉素头孢米诺拥有溶菌杀菌双重作用,头孢米诺钠在 7β 位侧链末端有 D- 氨基酸(D-cysteine)结构,形成多数球状突起而破坏生物被膜促进溶菌,从而使药物快速进入细菌内部能在短时间内发挥很强的杀菌作用。不仅能抑制细菌细胞壁中肽聚糖生成革兰阴性菌所特有的脂蛋白,还能与革兰阴性菌所特有的外膜脂蛋白的二氨基庚二酸结合,在短时间内显示很强的对革兰阴性菌和阳性菌的双重杀菌作用。不仅对细菌增殖期,对稳定期初期也发挥杀菌作用。头孢米诺钠是在增殖钝化条件下也显示杀菌作用的头霉素类制剂,对细菌增殖期及稳定期均显示抗菌作用,低于最低抑菌浓度(MIC)也有杀菌作用,短时间内溶菌。

二、药物使用精解

头孢西丁 Cefoxitin

【其他名称】

法克。

【药物特征】

本品为头霉素类抗菌药物,与第二代头孢菌素相比抗菌活性较弱。但本品对 β- 内酰胺酶具有较好的抵抗力,不仅对广谱酶,也包括部分超广谱酶,均具有较好的酶稳定性,对某些产超广谱酶的大肠埃希菌和肺炎克雷伯菌的抗菌作用可超过某些二代头孢菌素,甚至某些三代头孢菌素。肌内注射或静脉给药,广泛分布于各种体液中,包括胸腔积液、腹水、胆汁,血浆蛋白结合率为 80.7%。不易透过血脑屏障,可透过胎盘屏障。

【适应证】

适用于对本品敏感的细菌引起上下呼吸道感染,泌尿道感染包括无并发症的淋病,腹腔和盆腔内感染,败血症(包括伤寒),妇科感染,骨、关节软组织感染,心内膜炎等。

由于本品对厌氧菌有效且对 β- 内酰胺酶稳定,故特别适用需氧及厌氧菌混合感染，以及对于由产 β- 内酰胺酶而对本品敏感细菌引起的感染。

【剂型与特征】

注射剂。静脉注射后半衰期为 41~59 分钟，肌内注射后半衰期为 64.8 分钟。

【用法用量】

肌内注射、静脉注射或静脉滴注。用量如下，①成人常用量：1~2g/ 次，每 6~8 小时 1 次；②严重感染：成人静脉给药剂量为 2g，q4h 或 3g，q6h；③肾功能不全者：需调整剂量。

【不良反应】

静脉注射或肌内注射后局部反应，静脉注射后可发生血栓性静脉炎，肌内注射后可发生局部疼痛、硬结。偶可出现过敏反应如皮疹、荨麻疹、瘙痒，也可有腹泻、肠炎、恶心、呕吐等消化道反应以及高血压、重症肌无力者症状加重等。

【禁忌证】

对本品及头孢菌素类过敏者禁用。避免用于对青霉素过敏者。

【药物相互作用】

头孢菌素类与氨基糖苷类合用可增加肾毒性。本品高浓度时可使血及尿肌酐、尿 17- 羟皮质类固醇出现假性升高，铜还原法尿糖检测出现假阳性。

【注意事项】

（1）青霉素过敏者慎用。

（2）肾功能不全及有胃肠疾病（特别是结肠炎）者慎用。

（3）本品与氨基糖苷类配伍时，会增加肾毒性。

（4）高浓度头孢西丁可使血及尿肌酐、尿 17- 羟皮质类固醇出现假性升高，铜还原法尿糖检测出现假阳性。

【FDA 妊娠 / 哺乳分级】

B 级 /L1 级。孕妇及哺乳期妇女慎用。

【用药实践】

超说明书用药：

1. 超适应证　围手术期预防应用抗菌药物。用于胃肠道手术、经阴道子宫切除术、经腹子宫切除术或剖宫产术围手术期预防感染。FDA 已批准以上适应证，成人术前 30~60 分钟静脉应用 2g，以后 24 小时内每 6 小时静脉滴注 1g。用于剖宫产时，2g 静脉滴注单剂治疗，或先用 2g 静脉滴注，4 小时和 8 小时后各追加 1 次（2g）（A 级）。

由美国医院药师学会（ASHP）、美国感染性疾病学会（IDSA）、外科感染学会（SIS）以及美国卫生保健流行病学协会（SHEA）共同制定的外科手术抗菌药物预防使用临床实践指南中推荐，头孢西丁用于经腹或腹腔镜下胆道手术、非复杂性阑尾炎切除术、结肠直肠手术、经阴道或经腹子宫切除术、泌尿外科清洁 - 污染手术（以上均为 A 级证据）及梗阻性小肠手术（C级）的预防用药。

2. 非结核分枝杆菌病治疗用药　头孢西丁对偶发分枝杆菌、脓肿分枝杆菌等快速生长的分枝杆菌具有较强的抗菌作用，推荐用于治疗快速生长型非结核分枝杆菌病。

美国胸科学会（ATS）和 IDSA 公布的非结核分枝杆菌病的诊断、治疗和预防指南中推荐，头孢西丁用于治疗脓肿分枝杆菌病和偶发分枝杆菌病。脓肿分枝杆菌皮肤、软组织和骨病可应用头孢西丁联合克拉霉素或阿奇霉素治疗，也可应用阿米卡星加头孢西丁（每天 12g，分次给药）作为初始治疗。重症病例疗程至少 4 个月，骨病患者疗程至少 6 个月。脓肿分枝杆菌肺病可应用头孢西丁加一种大环内酯类药物联合治疗。偶发分枝杆菌肺病和偶发分枝杆菌皮肤、软组织、骨病的治疗方案中提出：根据体外药敏试验结果，至少采用 2 种敏感药物（包括头孢西丁等）。偶发分枝杆菌肺病疗程持续至痰培养结果转阴后12 个月。偶发分枝杆菌的皮肤和软组织感染疗程至少 4 个月，骨病疗程至少 6 个月，必要时外科手术治疗（A 级）。英国胸科学会结核病学联合委员会 1999 年制定的非结核分枝杆菌病治疗指南中指出，头孢西丁可用于治疗快速生长的非结核分枝杆菌肺病（A 级）。

中华医学会结核病学分会 2000 年制定的非结核分枝杆菌病诊断与处理指南中推荐，头孢西丁可用于治疗偶发分枝杆菌病和脓肿分枝杆菌病（B 级）。中华医学会结核病学分会 2012 年制定的非结核分枝杆菌病诊断与治疗专家共识也推荐头孢西丁用于治疗脓肿分枝杆菌病和偶发分枝杆菌病（B 级）。

头孢美唑 Cefmetazole

【其他名称】

美之全。

【药物特征】

头孢美唑为头霉素类抗菌药物，为头霉素中对 β- 内酰胺酶最稳定的药物。抗菌谱与第二代头孢菌素相近，对厌氧菌如脆弱拟杆菌有较强作用。静脉给药后广泛分布于痰液、腹水、腹腔渗出液、胆汁、子宫、卵巢、输卵管、盆腔积液、牙龈等，可透过胎盘屏障和血脑屏障。

【适应证】

本品适用于治疗由金黄色葡萄球菌、大肠埃希菌、肺炎克雷伯菌、变形杆菌属、摩氏摩根菌、普罗威登斯菌属、消化链球菌属、拟杆菌属、普雷沃菌属（双路普雷沃菌除外）所引起的败血症、急性支气管炎、肺炎、肺脓肿、脓胸、慢性呼吸道疾病继发感染、膀胱炎、肾盂肾炎、腹膜炎、胆囊炎、胆管炎、前庭大腺炎、子宫内感染、子宫附件炎、子宫旁组织炎、颌骨周围蜂窝组织炎、颌炎等。

【剂型与特征】

注射剂。头孢美唑口服不吸收，静脉注射后吸收迅速。半衰期为 0.9~1.1 小时。

【用法用量】

成人每日 1~2g（效价），分 2 次静脉注射或静脉滴注。小儿按体重每日 25~100mg（效价）/kg，分 2~4 次静脉注射或静脉滴注。

另外，难治性或严重感染可随症状将每日用量增加，成人增至 4g（效价）、小儿按体重增至 150mg（效价）/kg，分 2~4 次给药。

静脉注射时，本品 1g（效价）溶于灭菌注射用水、0.9% 氯化钠注射液或 5%~10% 葡萄糖注射液 10ml 中，缓慢注入。另外，本品还可加入补液中静脉滴注，此时不得用灭菌注射用水溶解，因溶液渗透压不等张。

【不良反应】

主要有肝功能不全（AST、ALT 升高），皮疹，恶心及呕吐等。

【禁忌证】

对本品成分有过敏性休克史的患者禁用。

【药物相互作用】

1. 酒精　饮酒会出现双硫仑样反应。

2. 利尿剂　可能会引起肾损害。

【注意事项】

下述患者应慎重用药：①对青霉素类抗菌药物有过敏史的患者；②本人或双亲、兄弟姐妹等亲属属于过敏体质，易发生支气管哮喘、皮疹、荨麻疹等过敏症状的患者；③严重肾功能不全；④经口摄食不足患者或非经口维持营养患者、全身状态不良患者，通过摄食不能补充维生素 K，会出现维生素 K 缺乏。

【FDA 妊娠/哺乳分级】

B 级。本品可透过胎盘屏障进入胎儿血循环，但极少向乳汁移行。孕妇、哺乳期妇女慎用。

【用药实践】

（1）因为没有确切的方法预知本品引起的休克、过敏样反应，应采取如下措施：①使用前应充分询问病史，尤其必须确认对抗菌药物的过敏史；②使用时，必须准备好休克的急救措施；③从给药开始到结束，患者应保持安静状态，充分观察，特别是给药刚开始时要充分注意观察；④给药期间及给药后至少1周避免饮酒。

（2）超说明书用药：围手术期预防应用抗菌药物：美国卫生系统药师协会（ASHP）于1999年制定的手术抗菌药物预防使用指南中推荐，头孢美唑用于非复杂性阑尾切除术、结肠直肠手术的预防用药（A级）。我国中华医学会外科学分会制定的围手术期预防应用抗菌药物指南中推荐头孢美唑用于胃十二指肠手术的预防用药（B级）。推荐剂量为：成人术前30~90分钟静脉应用1~2g，或术前30~90分钟静脉应用1~2g，术后8小时和16小时后再各追加1次（1~2g）。用于剖宫产术时，2g静脉滴注，或先用1g静脉滴注，8小时和16小时后再各追加1次（1g）。

（王颖琳 陆丛笑）

第四节 β-内酰胺类/β-内酰胺酶抑制剂

一、药物治疗概论

β-内酰胺类抗菌药物是指分子中含有β-内酰胺环的抗菌药物。1929年，青霉素被作为第一个β-内酰胺类抗菌药物应用于临床。1945年，头孢菌素C被发现。在青霉素及头孢菌素的结构中，均含有β-内酰胺环，因此它们成为β-内酰胺类的代表药物。20世纪的六七十年代，分别发展了以6-氨基青霉烷酸及 7- 氨基头孢烷酸为母核的半合成青霉素类及头孢霉素类抗菌药物。此后,诺卡杀菌素、克拉维酸(棒酸)、硫霉素等相继被发现。在此基础上,分别发展了单环 -β 丙酰胺类、氧青霉烷、氧青霉烯、碳青霉烯、碳头孢烯等一系列非典型 β- 内酰胺类抗菌药物。β- 内酰胺菌药物(除诺卡霉素 A 外)都有一个四元的 β- 内酰胺环。其共有的结构特征是在与氮相邻的碳原子上(2 或 3 位)连有一个羧基,另一个特征是青霉素、头孢菌素、诺卡菌素的 β- 内酰胺环氮原子的 3 位有一个酰胺基。β- 内酰胺环上的氢,头孢霉素 C7 上的甲氧基和青霉素的羧基都用 α 表示,C_8(青霉素)和 C_7(头孢菌素等)的酰胺基团用 β 表示。近年来,β- 内酰胺类抗菌药物进展迅速,除青霉素(Ⅰ)类与头孢菌素(Ⅱ)类之外,相继出现了在分子中具有碳青霉烯 -2(Ⅲ)类、青霉烯(Ⅳ)类、氧青霉烷(Ⅴ)类和单环 β- 内酰胺(Ⅵ)类等新的天然抗菌药物。

β- 内酰胺类抗菌药物选择性地作用于细菌胞壁,而动物细胞无胞壁,故对人体及动物安全。这类抗菌药物抗菌谱较广、抗菌活性强、毒性低、工业水平高、构效关系明确、可改造性大,因而得到大量开发应用。各种 β- 内酰胺类抗菌药物的作用机制均相似,都能抑制胞壁黏肽合成酶,即青霉素结合蛋白(penicillin binding proteins, PBPs),从而阻碍细胞壁黏肽合成,使细菌胞壁缺损,菌体膨胀裂解。除此之外,对细菌的致死效应还应包括触发细菌的自溶酶活性,缺乏自溶酶的突变株则表现出耐药性。哺乳动物无细胞壁,不受 β- 内酰胺类药物的影响,因而本类药具有对细菌的选择性杀菌作用,对宿主毒性小。近十多年来已证实细菌胞浆膜上特殊蛋白 PBPs 是 β- 内酰胺类药的作用靶位,不同细菌细胞膜上 PBPs 的数目、分子量及对 β- 内酰胺类抗菌药物的敏感性不同,但分类学上相近的细菌,其 PBPs 类型及生理功能则相似。例如,大肠埃希菌有 7 种 PBPs,PBP1A 和 PBP1B 与细菌延长有关,青霉素、氨苄西林、头孢噻吩等与 PBP1A、PBP1B 有高度亲和力,可使细菌生长繁殖和延伸受抑制,并溶解死亡,PBP2 与细菌形状有关,美西林、棒酸与硫霉素(亚胺培南)能选择性地与其结合,使细菌形成大圆形细胞,对渗透压稳定,可继续生几代后才溶解死亡。PBP3 的功能与 PBP1A 相同,但量少,与中隔形成、细菌分裂有关,多数青霉素类或头孢菌素类抗菌药物主要与 PBP1 或 PBP3 结合,形成丝状体和球形体,使细菌发生变形萎缩,逐渐溶解死亡。PBP1、PBP2、PBP3 是细菌存活、生长繁殖所必需,PBP4、PBP5、PBP6 与羧肽酶活性有关,对细菌生存繁殖无重要性,抗菌药物与之结合后,对细菌无影响。β- 内酰胺酶的产生是细菌对 β- 内酰胺类抗菌药物耐药的主要机制,β- 内酰胺类 /β- 内酰胺酶抑制剂可以克服由于产酶而产生的耐药性,适用于因产 β- 内酰胺酶而对 β- 内酰胺类药物耐药的细菌感染,但不推荐用于对复方制剂中抗菌药物敏感的细菌感染和非产 β- 内酰胺酶的耐药菌感染。

目前临床应用的主要品种有阿莫西林 / 克拉维酸、氨苄西林 / 舒巴坦、头孢哌酮 / 舒巴坦、哌拉西林 / 他唑巴坦和替卡西林 / 克拉维酸。

二、药物使用精解

阿莫西林 / 克拉维酸钾
Amoxicillin Sodium And Clavulanate Potassium

【其他名称】

莱得怡,东元安奇,博美欣,金力舒,君尔清。

【药物特征】

本品为阿莫西林与克拉维酸钾的复合制剂,克拉维酸为广谱酶抑制剂,可抑制金黄色葡萄球菌产生的 β- 内酰胺酶,作用于细菌细胞膜上的特定部位,与低浓度的抗菌药物共同影响细菌生长。对甲氧西林敏感的葡萄球菌、粪肠球菌、流感嗜血杆菌、卡他莫拉菌、淋病奈瑟菌、脑膜炎奈瑟菌、大肠埃希菌、沙门菌属等肠杆菌科细菌，以及脆弱拟杆菌、梭杆菌属等厌氧菌具良好的抗菌作用。阿莫西林克拉维酸钾蛋白结合率低，一半以原形经尿排除。

【适应证】

本品适用于产酶流感菌和卡他莫拉菌所致的下呼吸道感染、鼻窦炎、中耳炎；产酶金黄葡萄球菌所致的尿路、呼吸道、皮肤和软组织感染。亦可用于肠球菌所致的轻中度感染以及敏感的不产酶菌所致的上述各种感染。

【剂型与特征】

1. 片剂　普通片剂对胃酸稳定，口服吸收良好，食物对本品的吸收无明显影响。空腹口服于 1.5 小时达血药峰浓度（C_{max}），血消除半衰期（$t_{1/2\beta}$）约为 1 小时。分散片可直接吞服或加入适量温水中，搅拌至完全溶解后服用。

2. 颗粒剂、干混悬剂　使用前加入适量温水中，搅拌至完全溶解后服用。

3. 注射剂　本品注射液的稳定性与其浓度有关。配制好的本品注射液应在 20 分钟内使用，于 3~4 分钟内缓慢注射。静脉滴注时配制好的输注液应在 4 小时内，用 30~40 分钟的时间完成滴注。

【用法用量】

1. 口服　成人、青少年和体重＞40kg 的 12 岁以上儿童一次 1 片，一日 2 次。餐前服用。老年人若无肾、肝损害，按上述方法服用；低于 12 岁的儿童请酌情减量。有严重肝功能不全者，不可服用本药品。如果在治疗期间，肝功能不全加重，应考虑终止治疗。对于肾功能不全者，应根据肾功能不全的严重程度和患者体重降低剂量，患者的肾小球滤过率必须大于 30ml/min 方可服用此药。

2. 静脉用药　临用前加灭菌注射用水适量使溶解,静脉注射或静脉滴注,一次 1.2g,一日 3~4 次,小儿每次按体重 30mg/kg,一日 3~4 次(新生儿每日 2~3 次)。

【不良反应】

少见恶心、呕吐、腹泻等,对症治疗后可继续给药。偶见荨麻疹和麻疹样皮疹,发生荨麻疹和严重的麻疹样皮疹时,应停止使用本品,并对症处理。

【禁忌证】

若已经证实患者对 β- 内酰胺类抗菌药物(如青霉素、头孢菌素)高度敏感,则有发生过敏性休克的危险,应禁止使用。

【药物相互作用】

(1)阿司匹林、吲哚美辛、保泰松、磺胺类可使本品血药浓度升高,可能使毒性增加。

(2)本品可降低口服避孕药的效果。

(3)本品可增强华法林的作用。

【注意事项】

(1)用前需做青霉素钠的皮内敏感试验,呈阳性反应者禁用。

(2)溶解后的注射用阿莫西林 / 克拉维酸钾应立即给药,任何剩余药液应废弃不可再用。

(3)制备好的注射用阿莫西林 / 克拉维酸钾溶液不应冷冻保存。

(4)注射用阿莫西林 / 克拉维酸钾在含有葡萄糖、葡聚糖或酸性碳酸盐的溶液中会降低其稳定性,故注射用阿莫西林 / 克拉维酸钾溶液不可与含有上述物质的溶液混合。

(5)注射用阿莫西林 / 克拉维酸钾溶液在体外不可与血液制品、含蛋白质的液体如水样蛋白等混合,也不可与静脉脂质乳化液混合。

(6)如果注射用阿莫西林 / 克拉维酸钾和一个氨基糖苷类

抗菌药物合并使用,它们不可在体外混合,因为注射用阿莫西林/克拉维酸钾会使后者丧失活性。

(7)本品不宜肌内注射。

(8)严重肝功能不全者慎用本品。

(9)中、重度肾功能不全者慎用本品。

【FDA 妊娠/哺乳分级】

B 级/L1 级。本品可通过胎盘,脐带血中浓度为母体血药浓度的 1/4~1/3,故孕妇禁用。本品可分泌入母乳中,可能使婴儿致敏并引起腹泻、皮疹、念珠菌属感染等,故哺乳期妇女慎用或用药期间暂停哺乳。孕妇不宜使用。

【用药实践】

国家药品不良反应信息通报警惕超剂量使用注射用阿莫西林钠可能增加肾损害发生风险。注射用阿莫西林钠肾损害的特点:①多为速发型反应,严重程度具有剂量相关性,剂量越大,严重程度越高,但经及时停药救治预后较好;②以 50 岁以上老人和 10 岁以下儿童多见;③在正常剂量和超剂量使用下均有发生肾损害的可能性,超剂量用药引起的肾损害起病时间短、恢复慢,更为严重。

氨苄西林/舒巴坦
Ampicillin Sodium and Sulbactam Sodium

【其他名称】

无。

【药物特征】

本品为氨苄西林与舒巴坦的复合制剂。舒巴坦为酶抑制剂,有抑制 β- 内酰胺酶的特性,活性较他唑巴坦稍差,稳定性较克拉维酸好,与多种 β- 内酰胺类抗菌药物有协同作用。氨苄西林/舒巴坦对甲氧西林敏感葡萄球菌,粪肠球菌,流感嗜血杆菌,卡他莫拉菌,淋病奈瑟菌,脑膜炎奈瑟菌,大肠埃希菌、沙门菌属等肠杆菌科细菌,以及脆弱拟杆菌、梭杆菌属等厌氧菌具良好抗菌作用。对不动杆菌属亦具有抗菌活性。对铜绿假单胞菌无作用。两者在组织中分布良好,在胆汁中浓度较高,在脑膜炎患者的脑脊液中可达到有效浓度。

【适应证】

本品适用于敏感菌所致的尿路感染、呼吸道感染、耳鼻喉感染、腹腔感染、胆囊感染、败血症、化脓性脑炎、皮肤软组织感染等。

【剂型与特征】

注射剂。血浆肌酐清除率≥30ml/min者,其半衰期为 1 小时;血浆肌酐清除率为 15~29ml/min 者,其半衰期为 5 小时;血浆肌酐清除率为 5~14ml/min 者,其半衰期为 9 小时。

【用法用量】

深部肌内注射、静脉注射或静脉滴注。将每次药量溶于50~100ml 的适当稀释液中于 15~30 分钟内静脉滴注。成人一次 1.5~3g(包括氨苄西林和舒巴坦),每 6 小时 1 次。肌内注射一日剂量不超过 6g,静脉用药一日剂量不超过 12g(舒巴坦一日剂量最高不超过 4g)。儿童按体重一日 100~200mg/kg,分次给药。

【不良反应】

注射部位疼痛、腹泻、恶心等反应偶有发生,皮疹发生率为1%~6%。偶见血清氨基转移酶一过性增高。极个别病例发生剥脱性皮炎、过敏性休克。

【禁忌证】

青霉素类抗菌药物过敏者禁用。

【药物相互作用】

(1)本品与下列药品有配伍禁忌:硫酸阿米卡星、硫酸卡那霉素、硫酸庆大霉素、链霉素、克林霉素磷酸酯、盐酸林可霉素、黏菌素甲磺酸钠、多黏菌素 B、琥珀氯霉素、琥乙红霉素和乳糖酸红霉素盐、四环素类注射剂、新生霉素、肾上腺素、间羟胺、多巴胺、阿托品、盐酸肼酞嗪、水解蛋白、氯化钙、葡萄糖酸钙、B族维生素、维生素C、含有氨基酸的营养注射剂、多糖(如右旋糖酐40)和氢化可的松琥珀酸钠,这些药物可使氨苄西林的活性降低。

(2)本品可加强华法林的作用。

(3)别嘌醇与本品合用时,皮疹发生率显著增高,尤其多见于高尿酸血症,故应避免与别嘌醇合用。

【注意事项】

(1)用药前须做青霉素皮肤试验,阳性者禁用。

(2)下列情况应慎用:有哮喘、湿疹、花粉症、荨麻疹等过敏性疾病史者。

(3)肾功能不全者,根据血浆肌酐清除率调整用药。

(4)本品配成溶液后须及时使用,不宜久置。

【FDA妊娠/哺乳分级】

B级/L1级。孕妇及哺乳期妇女用药:本品可透过胎盘进入胎儿体内,母乳中亦含有本品。哺乳期妇女应用本品虽尚无发生严重问题的报告,但孕妇及哺乳期妇女应用仍须权衡利弊,因其应用后可使婴儿致敏和引起腹泻、皮疹、念珠菌属感染等。

【用药实践】

(1)老年人及肾功能不全者,须调整剂量。

(2)传染性单核细胞增多症、巨细胞病毒感染、淋巴细胞白血病、淋巴瘤等患者应用本品易发生皮疹,故不宜应用。

头孢哌酮/舒巴坦
Cefoperazone Sodium and Sulbactam Sodium

【其他名称】

舒普深,安士杰,新瑞普欣,凡林,立健舒。

【药物特征】

本品为头孢哌酮钠和舒巴坦钠均匀混合的无菌粉末。头孢哌酮钠系第三代头孢菌素类抗菌药物,主要通过抑制细菌细胞壁的合成而起杀菌作用;舒巴坦钠系 β- 内酰胺酶抑制剂,可保护头孢哌酮钠不受 β- 内酰胺酶水解,对头孢哌酮钠有增效作用。对甲氧西林敏感葡萄球菌,流感嗜血杆菌,大肠埃希菌、克雷伯菌属、肠杆菌属等肠杆菌科细菌,铜绿假单胞菌以及拟杆菌属等厌氧菌具有良好抗菌活性。对不动杆菌属、嗜麦芽窄食单胞菌亦具有抗菌活性。头孢哌酮主要经胆汁排泄。头孢哌酮/ 舒巴坦经肝肾双通道排泄。不易透过血脑屏障。

【适应证】

单独应用本品适用于治疗由敏感菌所引起的下列感染:上、下呼吸道感染;上、下泌尿道感染;腹膜炎、胆囊炎、胆管炎和其他腹腔内感染;败血症;脑膜炎;皮肤和软组织感染;骨骼和关节感染;盆腔炎、子宫内膜炎、淋病和其他生殖道感染。

【剂型与特征】

注射剂。本品 2g 静脉注射,舒巴坦的血清半衰期为 1 小时,头孢哌酮的血清半衰期为 1.56 小时。

【用法用量】

成人每日推荐剂量见表 5-4-1。

表 5-4-1　成人每日推荐剂量

比例	头孢哌酮/舒巴坦(g)	头孢哌酮(g)	舒巴坦(g)
2︰1	1.5~3.0	1.0~2.0	0.5~1.0

上述剂量分成等量,每 12 小时给药 1 次。在治疗严重感染或难治性感染时,本品的每日剂量可增加到 12g(头孢哌酮 / 舒巴坦为 2︰1,即头孢哌酮 8g,舒巴坦 4g)。舒巴坦每日推荐最大剂量为 4g。

肾功能不全者应根据肌酐清除率调整用量(表 5-4-2)。

表 5-4-2　肾功能不全者根据肌酐清除率调整用量

肌酐清除率(ml/min)	舒巴坦(g)	用法
15~30	1	q12h
<15	0.5	q12h

严重感染,必要时可单独增加头孢哌酮的用量。在血液透析患者中,舒巴坦的药物动力学特性有明显改变。头孢哌酮在血液透析患者中的血清半衰期轻微缩短。因此应在血液透析结束后给药。

【不良反应】

胃肠道反应(恶心、腹泻等)、皮肤反应(皮疹)、血液系统(中性粒细胞减少、低凝血酶原血症)、头痛、注射部位疼痛等。

【禁忌证】

已知对青霉素类、舒巴坦、头孢哌酮及其他头孢菌素类抗菌药物过敏者禁用。

【药物相互作用】

(1)与氨基糖苷类抗菌药物合用时,在治疗过程中应监测患者的肾功能。

(2)与引起出血倾向的药物、抗凝药、溶栓药、非甾体抗炎药合用可增加出血风险。

(3)禁止与多西环素、氨茶碱、喷他佐辛、利多卡因配伍使用。

(4)用药期间应避免饮酒或注射含乙醇的饮料。

【注意事项】

(1)一旦发生过敏反应,应立即停药并给予适当的治疗。

(2)头孢哌酮主要经胆汁排泄。当患者有肝病或胆道梗阻时,头孢哌酮的血清半衰期延长并且由尿中排出的药量会增加。

（3）头孢哌酮/舒巴坦经肝、肾双通道排泄，当患者有严重肝功能不全时，头孢哌酮在胆汁中仍能达到治疗浓度并且其半衰期仅延长 2~4 倍。遇到严重胆道梗阻、严重肝脏疾病或同时合并肾功能障碍时，可能需要调整用药剂量。同时合并有肝、肾功能不全者，应根据需要调整用药剂量。上述患者头孢哌酮的每日剂量不应超过 2g。

（4）部分患者易出现维生素 K 缺乏，其机制很可能与合成维生素的肠道菌群受到抑制有关，因此用药期间应监测凝血酶原时间，需要时应另外补充维生素 K。

（5）建议静脉给药时，注射用头孢哌酮/舒巴坦钠单独使用，禁忌与其他药品混合配伍。谨慎联合用药，如确需联合其他药品时，医护人员应谨慎考虑与注射用头孢哌酮/舒巴坦钠的时间间隔以及药物相互作用等因素。

【FDA 妊娠/哺乳分级】

无。哺乳期妇女慎用。曾在大鼠中进行了生殖研究，所用剂量高达人体用量的 10 倍，未发现其生育能力受到损害，也未发现药物有任何致畸作用。舒巴坦和头孢哌酮均可通过胎盘屏障，但尚未在妊娠妇女中进行过足够的和有良好对照的试验。少量的舒巴坦和头孢哌酮可分泌到人体的母乳中。

【用药实践】

（1）用药期间应动态监测凝血酶原时间，肝、肾功能。

（2）用药期间应防止引起二重感染。

（3）国家药品不良反应信息通报警惕注射用头孢哌酮/舒巴坦钠的严重不良反应：国家药品不良反应监测中心病例报告数据库中，注射用头孢哌酮/舒巴坦钠严重不良反应/事件问题主要以全身性损害、呼吸系统损害为主。全身性损害主要表现为过敏性休克、过敏样反应、高热、寒战、双硫仑样反应等，其中过敏性休克约占严重病例报告总数的 38%；呼吸系统损害主要表现为呼吸困难、喉水肿、哮喘发作、急性肺水肿、呼吸衰竭等；皮肤及其附件损害表现为剥脱性皮炎、多形性红斑、大疱性表皮坏死松解症等；其他损害包括抽搐、昏迷、白细胞减少、凝血障碍、肝功能不全、肾功能不全、心律失常、消化道出血等。

（4）超说明书用药。用于粒细胞减少发热的经验治疗：中华医学会血液学分会、中国医师协会血液科医师分会2012年制定的中国中性粒细胞缺乏伴发热患者抗菌药物临床应用指南中推荐，头孢哌酮/舒巴坦单药用于高危患者的初始经验性抗菌治疗。如果使用碳青霉烯类抗菌药物初始经验性治疗疗效不佳，可以改用对多重耐药非发酵菌具有良好抗菌活性的药物，如头孢哌酮/舒巴坦等（C级）。

哌拉西林/他唑巴坦
Piperacillin Sodium and Tazobactam Sodium

【其他名称】

特治星，邦达，新克君，新特灭，哌舒西林。

【药物特征】

本品为哌拉西林和他唑巴坦组成的复方制剂。具有抗菌谱广、作用强、抑酶增效的特点，对甲氧西林敏感葡萄球菌，流感嗜血杆菌，大肠埃希菌、克雷伯菌属、肠杆菌属等肠杆菌科细菌，铜绿假单胞菌以及拟杆菌属等厌氧菌具有良好抗菌活性。

【适应证】

适用于治疗下列由已检出或疑为敏感细菌所致的全身或局部细菌感染：下呼吸道感染、泌尿道感染（混合感染或单一细菌感染）、腹腔内感染、皮肤及软组织感染、细菌性败血症、妇科感染、与氨基苷类药物联合用于中性粒细胞减少症患者的细菌感染、骨与关节感染、多种细菌混合感染；适用于治疗多种细菌混合感染，包括怀疑感染部位（腹腔内、皮肤和软组织、上下呼吸道、妇科）存在需氧菌和厌氧菌的感染。

【剂型与特征】

注射剂。静脉滴注本品,血浆哌拉西林和他唑巴坦浓度很快达到峰值。滴注本品 30 分钟后,血浆哌拉西林 / 他唑巴坦达稳态血药浓度。

【用法用量】

肾功能正常(肌酐清除率＞90ml/min)成人及 12 岁以上儿童,一次 3.375g(含哌拉西林 3g 和他唑巴坦 0.375g)静脉滴注,每 6 小时 1 次。肾功能不全者的推荐用量见表 5-4-3。

表 5-4-3 肾功能不全者的推荐的用量

肌酐清除率(ml/min)	推荐用量
40~90	一次 3.375g,每 6 小时 1 次,一日总量 12g/1.5g
20~40	一次 2.25g,每 6 小时 1 次,一日总量 8g/1.0g
<20	一次 2.25g,每 8 小时 1 次,一日总量 6g/0.75g

血液透析患者,一次最大剂量为 2.25g,每 8 小时 1 次,并在每次血液透析后可追加 0.75g。

【不良反应】

皮肤反应有皮疹、瘙痒等。消化道反应有腹泻、恶心、呕吐等。过敏反应有注射局部刺激反应、疼痛、静脉炎等。其他反应(主要与氨基糖苷类药物联合治疗时)有血小板减少、血清氨基转移酶升高等。

【禁忌证】

对任何 β- 内酰胺类抗菌药物(包括青霉素类和头孢菌素类)或 β- 内酰胺酶抑制剂过敏的患者。有青霉素过敏者应避免使用本品。

【药物相互作用】

(1)本品与庆大霉素联合对粪肠球菌无协同作用。

(2)与某些头孢菌素联合也可对大肠埃希菌、铜绿假单胞菌、克雷伯菌和变形杆菌属的某些敏感菌株发生协同作用。

（3）与丙磺舒合用可使半衰期延长。

（4）与能产生低凝血酶原症、血小板减少症、胃肠道溃疡症或出血的药物合用时，有可能增加凝血机制障碍和出血的危险。

【注意事项】

（1）用药前须做青霉素皮肤试验，阳性者禁用。

（2）肾功能不全者应用本品前或应用期中要测定凝血时间。一旦发生出血，应即停用。

（3）发生伪膜性肠炎者应进行粪便检查、难辨梭菌培养以及此菌的细胞毒素分析。

（4）有过敏、出血、溃疡性结肠炎、局限性肠炎或抗菌药物相关肠炎者皆应慎用；肾功能不全者应适当减量。

【FDA妊娠/哺乳分级】

B 级 /L2 级。孕妇慎用。少量哌拉西林可自母乳中排泄，使婴儿致敏，出现腹泻、念珠菌感染和皮疹，故哺乳期妇女应用本品应暂停哺乳。

【用药实践】

1. 万古霉素与哌拉西林 / 他唑巴坦联用 《药物治疗学》（Pharmacotherapy）近期发表的三篇研究结果显示，万古霉素和哌拉西林 / 他唑巴坦（Piperacillin-Tazobactam）联用可能增加急性肾损伤的发生率。

（1）Diane M. Gomes 等通过回顾性配对队列研究比较了万古霉素联合哌拉西林 / 他唑巴坦或头孢吡肟治疗过程中的急性肾损伤情况，结果提示哌拉西林 / 他唑巴坦联合万古霉素治疗与急性肾损伤（AKI）发生率升高之间可能存在关联。

（2）Lindsey D. Burgess 等通过单中心、回顾性队列研究比较了联合与不联合使用哌拉西林 / 他唑巴坦的住院患者中万古霉素诱发的肾毒性发生率，结果显示接受哌拉西林 / 他唑巴坦和万古霉素联合治疗的患者中观察到了肾毒性发生率升高。万古霉素稳态谷浓度 15μg/ml 以上也与发生肾毒性的风险升高相关。

（3）Calvin J. Meaney 等通过回顾性队列研究考察成人内科患者中与万古霉素相关的肾毒性、发生率、结局和危险因素。结果表明万古霉素相关的肾毒性在内科患者中常见，如果合并给予哌拉西林 / 他唑巴坦则发生率高出 5.36 倍。

2. 超说明书用药

（1）超适应证：国外指南推荐，哌拉西林 / 他唑巴坦可用于某些存在术后需氧与厌氧菌混合感染可能的术前预防用药。美国卫生系统药师学会、感染病学会、外科感染学会及卫生系统流行病学会共同制定的指南推荐：肝移植手术时预防性应用抗菌药物可首选哌拉西林 / 他唑巴坦，推荐剂量为术前单次给药 3.375g（A 级）。

（2）超用法：延长滴注时间。Lodise 等研究报道延长滴注时间（3.375g，q8h，每次滴注 4 小时）比常规给药方案（3.375g，q4h 或 q6h，每次滴注 30 分钟）能显著降低患者的病死率，并缩短住院时间（C 级）。

我国一项随机、前瞻性、对照试验研究观察哌拉西林 / 他唑巴坦延长输注时间（4.5g，q6h，使用输液泵延长给药时间至 3 小时）治疗医院获得性肺炎（HAP）患者的临床疗效，结果显示延长哌拉西林 / 他唑巴坦输注时间对较高 MIC 值的革兰阴性菌所致 HAP 的血药浓度更加稳定，临床疗效确切（C 级）。

替卡西林钠 / 克拉维酸钾
Ticarcillin Sodium and Potassium Clavulanate

【其他名称】

特美汀，阿乐欣，联邦阿乐仙。

【药物特征】

本品为替卡西林与克拉维酸的复合制剂。对金黄色葡萄球菌、革兰阴性细菌及脆弱拟杆菌均有显著的抑酶增效作用。对铜绿假单胞菌的增效作用不如对其他革兰阴性杆菌显著。该药可良好地分布于体液和组织中,对耐药菌株引起的中枢感染无效。替卡西林口服不吸收。

【适应证】

本品适用于治疗各种细菌引起的严重感染:败血症、菌血症、腹膜炎、腹内脓毒症、特殊人群(继发于免疫系统抑制或受损)的感染、术后感染、骨及关节感染、皮肤及软组织感染、呼吸道感染、严重或复杂的泌尿道感染(如肾盂肾炎)、耳鼻喉感染。

本品与氨基糖苷类抗菌药物合用治疗多种感染(包括铜绿假单胞菌感染)时具有协同作用,尤其在治疗危重感染和免疫系统功能低下患者出现的感染时作用显著。本品与氨基糖苷类抗菌药物合用时,两种药物应分别给药。

【剂型与特征】

注射剂。克拉维酸及替卡西林的药代动力学密切相关,两者均良好地分布于体液和组织中。克拉维酸及替卡西林与血清结合程度较低,分别为 20% 和 45%。

【用法用量】

1. 用法　本品不用于肌内注射,可通过静脉点滴间歇给药。本品干粉需用注射用水或葡萄糖静脉输注液(≤5%)配制成溶液后使用。西林瓶装:先用注射用溶剂 10ml 将瓶内干粉溶解,然后再转移至输注容器中,稀释成相应容积溶液后使用。配制好后的静脉输液不可冷冻。

2. 用量

(1)成人(包括老年人):常用剂量根据体重,每 6~8 小时给药一次,每次 1.6~3.2g。最大剂量为每 4 小时给药一次,每次

3.2g。（2）儿童：常用剂量为每次 80mg/kg，每 6~8 小时给药一次。（3）新生儿期：按体重每次 80mg/kg，每 12 小时给药一次，继而可增至每 8 小时给药一次。（4）肾功能不全者：可参照成人肾功能不全者的推荐剂量进行调整（表 5-4-4）。

表 5-4-4　肾功能不全者的推荐剂量

肌酐清除率（ml/min）	用量
＞30	每 8 小时 3.2g
10~30	每 8 小时 1.6g

【不良反应】

皮疹、大疱疹等过敏反应；恶心、呕吐和腹泻，罕见伪膜性结肠炎；AST 和 ALT 中度增高；血小板减少症，白细胞减少症和出血现象；静脉注射部位血栓性静脉炎。

【禁忌证】

对 β- 内酰胺类抗菌药物（如青霉素、头孢菌素）过敏者禁用。

【药物相互作用】

丙磺舒能减少肾小管对替卡西林的分泌，故可延缓替卡西林在肾脏的排泄，但不影响克拉维酸的肾脏排泄。

【注意事项】

（1）用药前需进行 β- 内酰胺类敏感试验（如青霉素、头孢菌素）。若发生过敏反应，应立即停止用药。

（2）中、重度肾功能不全者，需参照推荐剂量调整用药。

（3）极少数患者使用大剂量替卡西林后凝血功能异常，发生出血现象，多出现于肾功能不全者，除非医生认为无其他药物可以取代，否则应予及时停药和适当治疗。

（4）由于本品是含钠制剂，对限钠饮食的患者应将本品的含钠量计入钠摄总量。

【FDA 妊娠 / 哺乳分级】

B 级。动物试验表明本品无致畸作用，但缺乏人体研究资料,因此本品不推荐孕妇使用。

【用药实践】

血液透析可影响本品中阿莫西林的血药浓度,血液透析过程中及结束时应加服本品1次。

（王颖琳　陆丛笑）

第五节　碳青霉烯类与青霉烯类

一、药物治疗概论

碳青霉烯类抗菌药物分为具有抗非发酵菌和不具有抗非发酵菌两种,前者包括亚胺培南/西司他丁(西司他丁具有抑制亚胺培南在肾内被水解作用)、美罗培南、帕尼培南/倍他米隆(倍他米隆具有减少帕尼培南在肾内蓄积中毒作用)、比阿培南和多立培南;后者为厄他培南。亚胺培南、美罗培南、帕尼培南、比阿培南等对各种革兰阳性球菌、革兰阴性杆菌(包括铜绿假单胞菌、不动杆菌属)和多数厌氧菌具有强大抗菌活性,对多数β-内酰胺酶高度稳定,但对甲氧西林耐药葡萄球菌和嗜麦芽窄食单胞菌等抗菌作用差。近年来非发酵菌尤其是不动杆菌属细菌对碳青霉烯类抗菌药物耐药率迅速上升,肠杆菌科细菌中亦出现部分碳青霉烯类耐药,严重威胁碳青霉烯类抗菌药物的临床疗效,必须合理应用这类抗菌药物,加强对耐药菌传播的防控。

二、药物使用精解

厄他培南 Ertapenem

【其他名称】

怡万之。

【药物特征】

厄他培南是对 DHP-I 稳定的碳青霉烯类抗菌药物,有较高的蛋白结合率,与其他碳青霉烯类抗菌药物相比,血浆半衰期较长,可一天一次给药。对链球菌(仅指对青霉素敏感的菌株)、金黄色葡萄球菌(仅指对甲氧西林敏感菌株)、大肠埃希菌、肺炎克雷伯菌、流感嗜血杆菌(仅指 β- 内酰胺酶阴性菌株)或卡他莫拉球菌、难辨梭菌、脆弱拟杆菌等有抗菌作用,对铜绿假单胞菌、不动杆菌属等非发酵菌抗菌作用差。

【适应证】

本品适用于治疗由敏感菌株引起的下列中度至重度感染:继发性腹腔感染、复杂性皮肤及附属器感染、社区获得性肺炎、复杂性尿道感染、急性盆腔感染,包括产后子宫内膜炎、流产感染和妇产科术后感染、菌血症。推荐用于社区获得性肺炎的严重感染。

【剂型与特征】

注射剂。本品半衰期为 4 小时,与血浆蛋白呈浓度依赖性结合,推荐剂量为非线性药代动力学特征。母体化合物消除半衰期为 4 小时,肾功能不全者半衰期延长。

【用法用量】

成人常用剂量见表 5-5-1。

表 5-5-1 成人常用剂量

年龄	用量
3 个月 ~12 岁	15mg/kg, 每日 2 次(每天不超过 1g)
13 岁及以上	1g, 每日一次

肝功能不全不需调整剂量,肾功能不全需调整剂量。

静脉输注给药,最长可使用 14 天;肌内注射给药,最长可使用 7 天。

在社区获得性肺炎的治疗中推荐的总疗程为 10~14 天。

【不良反应】

最常见的为腹泻、静脉输液并发症、恶心和头痛。

【禁忌证】

对本药品中任何成分或对同类的其他药物过敏者。对酰胺类局麻药过敏的患者、伴有严重休克或心脏传导阻滞的患者禁止肌内注射本品（因本品使用盐酸利多卡因作为稀释剂）。

【药物相互作用】

（1）与丙戊酸合用，可导致丙戊酸浓度降低，增加癫痫发作的风险。

（2）与丙磺舒合用，可抑制厄他培南的肾脏排泄。

【注意事项】

（1）不得将本品与其他药物混合或与其他药物一同输注。不得使用含有葡萄糖（α-D- 葡萄糖）的稀释液。

（2）用药期间注意防止二重感染。

（3）有引发伪膜性结肠炎的报道，其严重程度可以从轻度至危及生命不等。研究表明，难辨梭菌产生的毒素是引发抗菌药物相关的结肠炎的主要原因。

（4）肌内注射本品时应谨慎，以避免误将药物注射到血管中。

（5）成人患者中有 0.2% 出现了癫痫发作。这种现象在患有神经系统疾患（如脑部病变或有癫痫发作史）或肾功能受到损害的患者中最常发生。应严格遵循推荐的给药方案，这对于那些具备已知的惊厥诱发因素的患者尤为重要。

【FDA 妊娠 / 哺乳分级】

B 级 /L3 级。

【用药实践】

（1）为减少细菌耐药性的形成，并保证本品和其他抗菌药物的疗效，本品只可被用于治疗或预防已经明确或高度怀疑由敏感细菌引起的感染。当获得细菌培养和药物敏感性检测结果后,应据此选择和调整抗菌药物治疗方案。在未得到上述检测结果之前,可根据当地的细菌流行病学资料和药物敏感性特点,选择经验性治疗方案。

(2)欧盟提示碳青霉烯类药品和丙戊酸的相互作用。

亚胺培南 / 西司他丁钠
Imipenem and Cilastatin Sodium

【其他名称】

泰能,君宁,齐佩能。

【药物特征】

亚胺培南是第一个获准用于临床的碳青霉烯类抗菌药物。发挥抗菌作用的是亚胺培南,西司他丁可以保护亚胺培南不被人体肾脱氢肽酶 I(DHP-I)破坏,以阻断亚胺培南在肾脏的代谢,还可阻抑亚胺培南进入肾小管上皮组织,减少亚胺培南的排泄并减轻药物的肾毒性。本品对 β- 内酰胺酶稳定性强,抗菌谱广,抗菌活性强。对链球菌属、大肠埃希菌、克雷伯菌属、流感嗜血杆菌、变形梭杆菌、沙雷菌属、阴沟肠杆菌、产气杆菌、铜绿假单胞菌、不动杆菌及脆弱拟杆菌等致病菌均具有良好的活性。体内分布广泛,细胞间隙、肾脏、子宫颈、盆腔、肺组织中浓度最高,可透过胎盘屏障,不易透过血脑屏障。

【适应证】

注射用亚胺培南 / 西司他丁钠是一种广谱抗菌药物,特别适用于多种病原体所致和需氧 / 厌氧菌引起的混合感染,以及在病原菌未确定前的早期治疗。适用于由敏感细菌所引起的下列感染:腹腔内感染、下呼吸道感染、妇科感染、败血症、泌尿生殖道感染、骨关节感染、皮肤软组织感染、心内膜炎。

【剂型与特征】

注射剂。本品应在使用前溶解,用盐水溶解的药液只能在室温存放 10 小时, 含葡萄糖的药液只能存放 4 小时。

【用法用量】

肾功能正常的成年患者用量见表 5-5-2。肾功能不全的成年患者用量见表 5-5-3。

表 5-5-2　肾功能正常的成年患者用量

感染程度	剂量(mg)	给药间隔(h)	每日总剂量(g)
轻度	250	6	1.0
中度	500	8	1.5
	1000	12	2.0
严重的敏感细菌感染	500	6	2.0
严重的不太敏感的病	1000	8	3.0
原菌	1000	6	4.0

表 5-5-3　肾功能不全的成年患者用量

上表所示的每日总剂量(g)	肌酐清除率[ml/(min · 1.73m^2)]		
	41~70	21~40	6~20
1.0	250mg, q8h	250mg, q12h	250mg, q12h
1.5	250mg, q6h	250mg, q8h	250mg, q12h
2.0	500mg, q8h	250mg, q6h	250mg, q12h
3.0	500mg, q6h	500mg, q8h	500mg, q12h
4.0	750mg, q8h	500mg, q6h	500mg, q12h

对于肌酐清除率 <5ml/(min · 1.73m^2)且正在进行血液透析的患者, 可使用肌酐清除率为 6~20ml/(min · 1.73m^2)患者的推荐剂量。

儿童和婴儿推荐的剂量: 儿童体重 $>$40kg, 可按成人剂量给予。儿童和婴儿体重 $<$40kg, 可按 15mg/kg, 每 6 小时给药一次。每天总剂量不超过 2g。

对 3 个月以内的婴儿或肾功能不全的儿科患者（血清肌酐＞2mg/dl），尚无足够的临床资料作为推荐依据。

本品不推荐用于治疗脑膜炎。若怀疑患有脑膜炎者，应选用其他合适的抗菌药物。对患脓毒症的儿童，只要能排除脑膜炎的可能，仍然可以使用本品。

【不良反应】

局部反应以红斑、局部疼痛和硬结、血栓性静脉炎为主；过敏反应/皮肤反应以皮疹、瘙痒、荨麻疹为主；胃肠道反应以恶心、呕吐、腹泻为主；肝功能多见于血清转氨酶、胆红素和血清碱性磷酶升高；中枢神经系统的副作用多见于肌阵挛、精神障碍，包括幻觉、错乱状态或癫痫发作。

【禁忌证】

禁用于对本品任何成分过敏的患者。

【药物相互作用】

与丙戊酸合用，可导致丙戊酸浓度降低，增加癫痫发作的风险。

【注意事项】

（1）本品与其他 β- 内酰胺类抗菌药物、青霉素类和头孢菌素类抗菌药物有部分交叉过敏反应。

（2）注意中枢神经系统的副作用。尤其是已有中枢神经系统疾病者（如脑损害或有癫痫病史）或肾功能不全者。如发生病灶性震颤、肌阵挛或癫痫时，应作神经病学检查评价；如原来未进行抗惊厥治疗，应给予治疗。如中枢神经系统症状持续存在，应减少本品的剂量或停药。

（3）肌酐清除率＜5ml/(min · 1.73m^2)的患者不应使用本品，除非在 48 小时内进行血液透析。血液透析患者亦仅在使用本品益处大于癫痫发作的危险时才可考虑。

【FDA 妊娠/哺乳分级】

C 级 /L2 级。

【用药实践】

超说明书用药。延长静脉输注时间：国外临床随机交叉对照研究推荐，治疗 MIC=4mg/L 致病菌引起的呼吸机相关性肺炎（VAP），亚胺培南 1g，q6h，延长滴注时间至 2 小时可增加疗效（B 级）；另一项 PK/PD 研究结果亦显示，亚胺培南治疗鲍曼不动杆菌和铜绿假单胞菌感染时，1g，q8h，静脉滴注 3 小时，40% 血药浓度高于 MIC 的时间（T＞MIC）的目标达标率显著高于 500mg，q8h，静脉滴注 30 分钟。中国鲍曼不动杆菌感染诊治与防控专家共识以及铜绿假单胞菌下呼吸道感染诊治专家共识中均指出，与其他抗菌药物联合，碳青霉烯类如亚胺培南可用于治疗广泛耐药（extensively drug resistant，XDR）革兰阴性菌感染，对于一些敏感性下降的菌株（MIC 4~16mg/L），延长亚胺培南的静脉滴注时间，如每次静脉滴注时间延长至 2~3 小时，可使 T＞MIC 延长（B 级）。

美罗培南 Meropenem

【其他名称】

美平，倍能，海正美特，安吉利。

【药物特征】

美罗培南属碳青霉烯类药物，与亚胺培南相比，增强了对 G^- 菌的抗菌活性，尤其是铜绿假单胞菌。本品易透过血脑屏障，能有效治疗脑膜炎，对耐药菌和产 β- 内酰胺酶细菌所引起的脑膜炎的治疗有重要意义。美罗培南中枢神经的安全性优于亚胺培南，更适合老年患者和儿童以及中枢神经系统感染或重症感染伴有中枢神经系统症状患者的治疗。

【适应证】

由单一或多种敏感细菌引起的成人及儿童的下列感染：肺炎及院内获得性肺炎、尿路感染、腹腔内感染、妇科感染（如子宫内膜炎）、皮肤及软组织感染、脑膜炎、败血症。

【剂型与特征】

注射剂。以适宜溶液稀释后在 15~30 分钟内静脉滴注或用无菌注射用水稀释后在 3~5 分钟内静脉注射。

【用法用量】

1. 成人　口服，推荐剂量：①肺炎、尿路感染、妇科感染（如子宫内膜炎）、皮肤及附属器感染：0.5g/ 次，每 8 小时 1 次。②院内获得性肺炎、腹膜炎、推定有感染的中性粒细胞降低及败血症患者：1g/ 次，每 8 小时 1 次。③脑膜炎：2g/ 次，每 8 小时一次。对伴有肾功能障碍的成人患者需根据肌酐清除率调整用药剂量或用药间隔时间。肌酐清除率＜50ml/min 的严重肾功能不全者，应采取减少给药剂量或延长给药间隔等措施，随时观察患者的情况。对肝功能不全的患者无需调整剂量。

2. 儿童　对于 3 个月至 12 岁的儿童，根据感染的类型和严重程度、致病菌的敏感程度及患者的状况，推荐剂量为每次 10~20mg/kg，每 8 小时 1 次。治疗脑膜炎的推荐剂量为每次 40mg/kg，每 8 小时 1 次。对于体重＞50kg 的儿童，按照成人剂量给药，目前尚无在肾功能不全的儿童中应用本药的经验。

【不良反应】

主要不良反应为皮疹，腹泻，肝功能不全（AST、ALT、ALP 升高）等。

【禁忌证】

不得用于下列患者：

（1）对本药成分及其他碳青霉烯类抗菌药物有过敏史的患者。

（2）使用丙戊酸钠的患者。

【药物相互作用】

不可同时使用的药物：丙戊酸钠、戊酸甘油酯。

【注意事项】

（1）进食不良的患者或非经口营养的患者、全身状况不良的患者，可引起维生素 K 缺乏。

（2）有癫痫史或中枢神经系统功能障碍的患者，发生痉挛、意识障碍等中枢神经系统症状的可能性增加。

（3）因有时会出现 AST、ALT 升高，连续给药 1 周以上时，应进行肝功能检查。对有肝脏疾病的患者，应注意监测转氨酶和胆红素水平。

【FDA 妊娠 / 哺乳分级】

B 级 /L3 级。

【用药实践】

（1）对于被推断患有感染的伴中性粒细胞减低的发热患者，可用美罗培南作为单方经验性治疗或联合应用抗病毒或抗真菌药物治疗。已经证实，单独应用美平或联合应用其他抗微生物制剂治疗多重感染有效。目前，尚缺乏在患有中性粒细胞减低或原发 / 继发免疫功能缺陷的儿科患者中应用本药的经验。

（2）超说明书用药：超用法：

1）增加剂量：对于非脑膜炎患者美罗培南亦可加大给药剂量。对医院获得性肺炎、中性粒细胞降低及败血症患者，可增加至 2g，q8h。中国鲍曼不动杆菌感染诊治与防控专家组一致认为，对一些敏感度下降的菌株（MIC 4~16mg/L），可通过增加给药次数、加大给药剂量使抗菌药物超 MIC 时间（T＞MIC）延长（C 级）。

2）延长静脉输注时间：根据药物的药物代谢动力学 / 药物效应动力学（PK/PD）理论，延长或持续延长或持续输注美罗培南与间隔给药等效。《热病——桑福德抗微生物治疗指南》中推荐每次持续输注 3 小时以上（C 级）。中国鲍曼不动杆菌感染诊治与防控专家组一致认为，对一些敏感度下降的菌株（MIC

4~16mg/L），可通过延长碳青霉烯类抗菌药的静脉滴注时间（如每次静脉滴注时间延长至 2~3 小时）使 T＞MIC 延长（C 级）。铜绿假单胞菌下呼吸道感染诊治专家组一致指出，应用抗假单胞菌的碳青霉烯类抗菌药物，特别是美罗培南和多尼培南需持续静脉输注 1~4 小时，以保证给药间隔时血药浓度维持在 MIC 以上（C 级）。

（3）欧洲药监局（EMA）提出，应避免同时使用碳青霉烯类药品和丙戊酸 / 丙戊酸钠，因为这会降低丙戊酸血浆浓度。

比阿培南 Biapenem

【其他名称】

天册，安信。

【药物特征】

比阿培南是继美罗培南之后研制开发的又一个新的碳青霉烯类抗菌药物，其特点与美罗培南相仿，半衰期延长，与其他已上市的碳青霉烯类抗菌药物相比，其肾毒性及中枢神经系统毒性极低，是更安全有效的碳青霉烯类药物。比阿培南抑制铜绿假单胞菌和厌氧菌的体外活性较亚胺培南强 2~4 倍，抑制耐药铜绿假单胞菌的活性较美罗培南强 4~8 倍。治疗呼吸系统感染的有效率为 91%。

【适应证】

本品适用于治疗由敏感细菌所引起的败血症、肺炎、肺部脓肿、慢性呼吸道疾病引起的二次感染、难治性膀胱炎、肾盂肾炎、腹膜炎、妇科附件炎等。

【剂型与特征】

注射剂。静脉输液每次 30~60 分钟。每日最大给药量不超过 1.2g。

【用法用量】

成人每日 0.6g，分 2 次滴注，每次 30~60 分钟。可根据患者年龄、症状适当增减给药剂量。但1天的最大给药量不得超过1.2g。

【不良反应】

最常见的不良反应为皮疹、皮肤瘙痒、恶心、呕吐以及腹泻等。

【禁忌证】

（1）对本品过敏者禁用。

（2）正在服用丙戊酸钠类药的患者禁用。

【药物相互作用】

与丙戊酸合用，可导致丙戊酸浓度降低，增加癫痫发作的风险。

【注意事项】

（1）对碳青霉烯类、青霉素类及头孢菌素类过敏者慎用。

（2）本人或直系亲属有易诱发支气管哮喘、皮疹、荨麻疹等症状的过敏性体质者慎用。

（3）严重的肾功能不全者慎用。

（4）进食困难及全身状况恶化者，可能会出现维生素K缺乏症状，应注意观察。

（5）有癫痫史者或中枢神经系统疾病者慎用。

【FDA妊娠/哺乳分级】

目前尚无相关研究。

【用药实践】

超说明书用药：用于粒细胞缺乏伴发热。日本的一项比阿培南治疗血液系统疾病患者粒细胞缺乏伴发热的多中心非盲无对照研究结果显示，比阿培南作为初始阶段治疗药物，有效率为67.9%（110/162），3/4的病例在用药5天后体温下降至正常或有体温下降趋势（C级）。我国比阿培南协作组21家医院中性粒细胞减少或缺乏的血液肿瘤伴感染的患者（1077例），应用比阿培南单药或联合用药的有效率为73.4%（791/1077），中度感染组 3 天退热,重度感染组 4 天退热(C 级)。

（王颖琳 陆丛笑）

第六节 单环 β- 内酰胺环类

一、药物治疗概论

青霉素类、头孢菌素类等 β- 内酰胺类抗菌药物均为双环结构,除 β- 内酰胺环外,还包含一个噻唑烷环或双氢噻嗪环。而单环 β- 内酰胺类(monobactams)仅有一个 β- 内酰胺环。单环 β- 内酰胺类对肠杆菌科细菌、铜绿假单胞菌等需氧革兰阴性菌具有良好抗菌活性,对需氧革兰阳性菌和厌氧菌无抗菌活性。该类药物不良反应少,具有肾毒性低、免疫原性弱以及与青霉素类、头孢菌素类交叉过敏反应发生率低等特点。

氨曲南为第一个开发的单环 β- 内酰胺环类抗菌药物,是 20 世纪 80 年代初美国 Squibb 公司的 Sykes 等从几万份土样中的紫色杆菌、嗜酸假单胞菌等细菌中筛选分离出的一种单环菌素。天然的单酰胺菌素结构在多数情况下 3 位为 α- 甲氧基,抗菌活性较弱,而氨曲南内酰胺环的氮原子连接一个磺胺基,增加了 β- 内酰胺环的活性,其结构中的单酰胺环 3 位上的氨基噻唑肟侧链增强其抗革兰阴性菌的活性,肟链上两个甲基和一个羧酸增强其抗铜绿假单胞菌活性同时使其失去抗革兰阳性菌活性,4 位上的 α- 甲基则增强氨曲南对 β- 内酰胺酶稳定性。

氨曲南对肠杆菌科细菌、铜绿假单胞菌等需氧革兰阴性菌具有良好抗菌活性,对需氧革兰阳性菌和厌氧菌无抗菌活性,且抗菌谱对保护小肠微生物丛的原生性厌氧菌是有利的。氨曲南在严重革兰阴性菌感染的治疗中有重要作用,可单独用于已知的革兰阴性菌感染,并可作为降阶梯用药。如果为混合感染,可经验性与另一种抗菌药物联合应用,若体外试验表明本品与氨基糖苷类有协同作用,则两者可联合用于重症感染,在氨基糖苷类与一种抗铜绿假单胞菌性青霉素或头孢菌素的联合用药方案中,氨曲南可取代氨基糖苷类药物。

二、药物使用精解

氨曲南 Aztreonam

【其他名称】

克欣,新先锋,安乙惜美,慈宁,广维。

【药物特征】

氨曲南是第一个上市的单环 β- 内酰胺环类抗菌药物,其抗菌谱和化学结构不同于第三代头孢菌素。体外抗菌活性表明,氨曲南对肠杆菌科细菌、铜绿假单胞菌有效,对某些除铜绿假单胞菌以外的假单胞菌属和不动杆菌抗菌活性较差,对革兰阳性菌和厌氧菌不敏感。给药后广泛分布于各种组织和体液中,在肾、肝、肺、心、胆、骨、输卵管、卵巢、子宫内膜和前列腺等组织,以及胸腹膜液、心包液、支气管液、唾液、羊水和脑脊液等体液中均可达有效浓度。60%~70% 以原形从尿排出。

【适应证】

适用于治疗敏感需氧革兰阴性菌所致的各种感染,如尿路感染、下呼吸道感染、败血症、腹腔内感染、妇科感染、术后伤口及烧伤、溃疡等皮肤软组织感染等。亦用于治疗医院内感染中的上述类型感染(如免疫缺陷患者的医院内感染)。

【剂型与特征】

注射剂。口服几乎不吸收,肌内注射吸收迅速、完全,半衰期为 1.4~2.2 小时,肾功能不全时可延长至 4.7~6 小时。

【用法用量】

1. 静脉滴注 每 1g 氨曲南至少用注射用水 3ml 溶解,再用适当输液(0.9% 氯化钠注射液、5% 或 10% 葡萄糖注射液或林格氏注射液)稀释,氨曲南浓度不得超过 2%,滴注时间 20~60 分钟。

2. 静脉注射 每瓶用注射用水 6~10ml 溶解,于 3~5 分钟缓慢注入静脉。

3. 肌内注射 成人:每 1g 氨曲南至少用注射用水或 0.9% 氯化钠注射液 3ml 溶解,深部肌内注射。成人常用量见表 5-6-1。

表 5-6-1 成人氨曲南常用量

感染类型	剂量(g)	间隔时间(h)
尿路感染	0.5 或 1	8 或 12
中重度感染	1 或 2	8 或 12
危及生命或铜绿假单胞菌严重感染	2	6 或 8

单次剂量>1g 或患败血症、其他全身严重感染或危及生命的感染应静脉给药,最高剂量每日 8g。

患者有短暂或持续肾功能减退时宜根据肾功能情况,酌情减量。

肌酐清除率 10~30ml/(min·1.73m^2)的肾功能不全者,首次用量 1g 或 2g,以后用量减半。肌酐清除率<10ml/(min·1.73m^2),如依靠血液透析的肾功能严重衰竭者,首次用量 0.5g、1g 或 2g,维持量为首次剂量的 1/4,间隔时间为 6 小时、8 小时或 12 小时。严重或危及生命的感染者,每次血液透析后,在原有的维持量上增加首次用量的 1/8。

【不良反应】

不良反应较少见,全身性不良反应发生率为 1%~1.3% 或略低,包括消化道反应,常见为恶心、呕吐、腹泻及皮肤过敏反应。

【禁忌证】

对氨曲南过敏者禁用。

【药物相互作用】

（1）与氨基糖苷类（庆大霉素、妥布霉素、阿米卡星等）联合，对铜绿假单胞菌、不动杆菌、沙雷杆菌、肺炎克雷伯菌、普鲁威登菌、肠杆菌属、大肠埃希菌、摩根杆菌等起协同抗菌作用。

（2）与头孢西丁在体外与体内起拮抗作用；与萘夫西林、氯唑西林、红霉素、万古霉素等，在药效方面不起相互干扰的作用。

【注意事项】

（1）过敏体质及对其他 β- 内酰胺类抗菌药物（如青霉素、头孢菌素）过敏者慎用。

（2）可与氯霉素磷酸酯、硫酸庆大霉素、硫酸妥布霉素、头孢唑啉钠、氨苄西林钠联合使用，但和萘夫西林、头孢拉定、甲硝唑有配伍禁忌。

【FDA 妊娠 / 哺乳分级】

B 级 /L2 级。本品能通过胎盘进入胎儿循环，虽然动物实验显示其对胎儿无影响、无毒性和无致畸作用，但缺乏在妊娠妇女中充分良好对照的临床研究，妊娠妇女或有妊娠可能性的妇女，仅必要时方可给药。本品可经乳汁分泌，浓度不及母体血药浓度的 1%，哺乳期妇女使用时应暂停哺乳。

【用药实践】

超说明书用药：FDA 推荐吸入氨曲南治疗囊性肺纤维化合并铜绿假单胞菌感染，但不推荐用于其他下呼吸道感染（A级）。

（王颖琳　陆丛笑）

第七节 氧头孢烯类

一、药物治疗概论

拉氧头孢为半合成氧头孢烯类抗菌药物,1981年首先于德国上市使用。其抗菌性能与第三代头孢菌素相近,对拟杆菌属等厌氧菌亦具有良好抗菌活性。其作用机制同其他β-内酰胺类抗菌药物相似,主要通过与一种或多种青霉素结合蛋白(PBPs)相结合,阻碍细菌细胞壁生物合成,而导致细胞死亡从而起抗菌作用。与第一、二代头孢菌素相比,其抗菌谱进一步扩大,对β-内酰胺酶高度稳定,故对耐青霉素酶的菌株或耐第一、二代头孢菌素的一些革兰阴性菌有抗菌作用。拉氧头孢类抗菌药物为氧头孢烯类药物的7-氨基头孢烷酸上的硫原子被氧原子替代,其抗菌活性增强。拉氧头孢含有1-苯唑-β-内酰胺抗菌药物结构,在β-内酰胺类化合物中其结构较独特。拉氧头孢也具有一半四甲基戊乙硫基,并在体外抗菌活性中达到最大限度,同时7-α-甲氧基增强了药物的β-内酰胺酶稳定性。对羟基丙二酰基增强了β-内酰胺酶的稳定性和抗菌作用,影响了药物的药效动力学,使其具有较长的半衰期而蛋白结合率不高。拉氧头孢具有不对称碳原子,其R型异构体抗许多常见微生物分离株的活性是其S型异构体的2倍。拉氧头孢对大肠埃希菌、克雷伯菌属、变形杆菌属、肠杆菌属、沙门菌属、志贺菌属、柠檬酸菌属、黏质沙雷菌等肠杆菌科细菌均具有良好抗菌活性;对流感嗜血杆菌、淋病奈瑟球菌和脑膜炎奈瑟球菌的 MIC_{90} 分别为 0.1mg/L、0.1mg/L 和 <0.01mg/L;拉氧头孢对铜绿假单胞菌活性较弱。拉氧头孢对需氧革兰阳性球菌抗菌活性不如头孢噻肟,对肺炎链球菌、化脓性链球菌和葡萄球菌属的 MIC 分别为 1mg/L、1mg/L 和 8~16mg/L,对肠球菌属则无抗

菌活性。本品对脆弱拟杆菌抗菌活性较头孢西丁强 2~8 倍,对不产 β- 内酰胺酶和产 β- 内酰胺酶菌株的 MIC 分别为 ≤1mg/L 和 4~8mg/L;对多形拟杆菌抗菌活性差,MIC_{90} 达 64mg/L;对其他拟杆菌属和放线菌属的作用与头孢噻肟、头孢西丁相仿;对梭状芽孢杆菌属、革兰阳性厌氧球菌、丙酸杆菌和梭杆菌属的 MIC_{90} 均为 0.5mg/L。拉氧头孢对铜绿假单胞菌活性较弱,对肠球菌无活性。

二、药物使用精解

拉氧头孢 Latamoxef Sodium

【其他名称】

噻吗灵。

【药物特征】

本品为新型半合成 β- 内酰胺类的广谱抗菌药物。作用机制是与细胞内膜上的靶位蛋白结合,使细菌不能维持正常形态和正常分裂繁殖,最后溶菌死亡,由于本品对 β- 内酰胺酶极为稳定,对革兰阴性菌和厌氧菌具有强大的抗菌力,对革兰阳性菌作用略弱,对铜绿假单胞菌亦有一定的抗菌作用。给药后药物可分布到胆汁、腹水、脑脊液、痰液、脐带血、羊水、子宫及附件等各种体液及各脏器组织中,乳汁几乎不出现。本品在体内不被代谢,主要经肾排泄。

【适应证】

用于敏感菌引起的各种感染症,如败血症、脑膜炎、呼吸系统感染(如肺炎、支气管炎、支气管扩张症、肺化脓症、脓胸等),消化系统感染(如胆道炎、胆囊炎等),腹腔内感染(如肝脓肿、腹膜炎等),泌尿系统及生殖系统感染(如肾盂肾炎、膀胱炎、尿道炎、淋病、副睾炎、子宫内感染、子宫附件炎、盆腔炎等),皮肤及软组织、骨、关节感染。

【剂型与特征】

注射剂。溶解后,尽快使用,需保存时,冰箱内保存于 72 小时以内,室温保存 24 小时内使用。血浆半衰期为 119 分钟。

【用法用量】

静脉滴注、静脉注射或肌内注射,成人 1 天 1~2g,分 2 次;小儿 1 天 40~80mg/kg,分 2~4 次,并依年龄、体重、症状适当增减,难治性或严重感染时,成人增加至 1 天 4g,小儿 1 天 150mg/kg,分 2~4 次给药。静脉注射时,本品 0.5g,以 4ml 以上的灭菌注射用水、5% 葡萄糖注射液或 0.9% 氯化钠注射液充分摇匀,使之完全溶解;肌内注射时,以 0.5% 利多卡因注射液 2~3ml 充分摇匀,使完全溶解。溶解后,尽快使用,需保存时,冰箱内保存于 72 小时以内,室温保存于 24 小时以内使用。

【不良反应】

不良反应轻微,很少发生过敏性休克,主要有发疹、荨麻疹、瘙痒、恶心、呕吐、腹泻、腹痛等,偶有转氨酶(AST、ALT)升高,停药后均可自行消失。

【禁忌证】

对本品及头孢菌素类有过敏者禁用。

【药物相互作用】

(1)本品与抗凝血药物如肝素等以及影响血小板聚集药物如阿司匹林、二氧尼柳(diflunisal)等合用可增加出血倾向。

(2)本品不宜与强效利尿剂同时应用,以免增加肾毒性。

【注意事项】

(1)对青霉素过敏者、肾功能不全者慎用。

(2)静脉内大量注射时,应选择合适部位缓慢注射,以减轻对管壁的刺激及减少静脉炎的发生。

【FDA 妊娠 / 哺乳分级】

孕妇、哺乳期妇女慎用。

【用药实践】

《中国成人社区获得性肺炎诊断和治疗指南（2016年版）》中新增该药被推荐作为需入院治疗、但不必收住 ICU 的患者以及需入住 ICU 的无基础疾病青壮年的初始经验性抗感染药物选择品种之一。

（王颖琳　陆丛笑）

第八节　氨基糖苷类

一、药物治疗概论

氨基糖苷类（aminoglycosides）抗菌药物因其化学结构中含有氨基醇环和氨基糖分子，并由配糖键连接成苷而得名。包括两大类：一类为天然来源，如链霉素（streptomycin）等；另一类为半合成品，如阿米卡星（amikacin）等。

氨基糖苷类主要作用于细菌体内的核糖体，主要是抑制细菌蛋白质的合成，作用点在细胞 30S 核糖体亚单位的 16S rRNA 解码区的 A 部位。氨基糖苷类对各种需氧 G- 杆菌具有强大抗菌活性，包括大肠埃希菌、肺炎克雷伯菌、肠杆菌属、变形杆菌属、沙雷菌属、志贺菌属、沙门菌属等；对 G- 球菌作用较差。链霉素、卡那霉素还对结核分枝杆菌有效。对铜绿假单胞菌、肺炎克雷伯菌、大肠埃希菌等常见革兰阴性杆菌的抗菌后效应（PAE）较长，主要用于敏感需氧革兰阴性杆菌所致的全身感染，如脑膜炎、呼吸道、泌尿道、皮肤软组织、胃肠道、烧伤、创伤及骨关节感染等。

氨基糖苷类是一类静止期杀菌药，对静止期细菌的杀灭作用较强。杀菌特点是：①杀菌速率和杀菌持续时间与浓度呈正相关；②仅对需氧菌有效，且抗菌活性显著强于其他类药物，对厌氧菌无效；③ PAE 长，且持续时间与浓度呈正相关；④具有初次接触效应(first exposure effect,FEE),即细菌首次接触氨基糖苷类时,能被迅速杀死;⑤在碱性环境中抗菌活性增强。

氨基糖苷类的主要不良反应是耳毒性和肾毒性,前者包括前庭功能损害或听力减退,后者包括肾脏损害、肾功能减退等。尤其在儿童和老人中更易引起。毒性产生与服药剂量和疗程有关。

二、药物使用精解

阿米卡星 Amikacin

【其他名称】

米英杰,艾清。

【药物特征】

阿米卡星对多数肠杆菌科细菌抗菌活性较好,对铜绿假单胞菌、不动杆菌属、葡萄球菌属中甲氧西林敏感株亦有抗菌活性,但对链球菌属及肠球菌属抗菌活性较差,对厌氧菌无效。本品口服很少吸收,肌内注射后迅速吸收,主要分布于细胞外液,脑脊液中浓度低。

【适应证】

本品适用于铜绿假单胞菌及部分其他假单胞菌、大肠埃希菌、变形杆菌属、克雷伯菌属、肠杆菌属、沙雷菌属、不动杆菌属等敏感革兰阴性杆菌与葡萄球菌属(甲氧西林敏感株)所致严重感染,如菌血症或败血症、细菌性心内膜炎、下呼吸道感染、骨关节感染、胆道感染、腹腔感染、复杂性尿路感染、皮肤软组织感染等。由于本品对多数氨基糖苷类钝化酶稳定,故尤其适用于治疗革兰阴性杆菌对卡那霉素、庆大霉素或妥布霉素耐药菌株所致的严重感染。

【剂型与特征】

1.注射剂 本药肌内注射后吸收迅速。半衰期为2~2.5小时。

2.滴眼剂 滴于眼睑内使用。

3.洗剂 本品为外用药品,禁止内服。不应往耳内喷涂。

【用法用量】

1.注射剂 ①成人:肌内注射或静脉滴注。单纯性尿路感染对常用抗菌药耐药者每 12 小时 0.2g;用于其他全身感染每 12 小时 7.5mg/kg,或每 24 小时 15mg/kg。成人一日不超过1.5g,疗程不超过 10 天。②小儿:肌内注射或静脉滴注。首剂按体重 10mg/kg,然后以每 12 小时 7.5mg/kg 或每 24 小时 15mg/kg。③肾功能不全者:需根据肌酐清除率调整用量,肌酐清除率 50~90ml/min 者,每 12 小时给予正常剂量(7.5mg/kg)的60%~90%;肌酐清除率 10~50ml/min 者,每 24~48 小时给予正常剂量(7.5mg/kg)的 20%~30%。

2.滴眼剂 眼睑内,一次 1~2 滴,一天 3~5 次。

3.洗剂 涂于患处,一日 2~3 次。

【不良反应】

听力减退、耳鸣或耳部饱满感;肾毒性,患者可出现血尿,排尿次数减少或尿量减少、血尿素氮、血肌酐值增高等。大多系可逆性,停药后即见减轻,但亦有个别肾功能不全报道。

【禁忌证】

对阿米卡星或其他氨基糖苷类过敏的患者禁用。

【药物相互作用】

(1)与神经肌肉阻断药合用可加重神经肌肉阻断作用,导致肌肉无力、呼吸抑制等症状。

(2)不宜与两性霉素 B、头孢噻吩、磺胺嘧啶和四环素等注射剂配伍,不在同一瓶中滴注。

(3)具有肾毒性及耳毒性的药物不宜与本品合用,以免加重肾毒性和耳毒性。

【注意事项】

(1)注意交叉过敏,对一种氨基糖苷类过敏的患者可能对其他氨基糖苷也过敏。

（2）用药时应给予患者足够的水分，以减少肾小管损害。

（3）用药过程中应注意监测尿常规和肾功能，以防止出现严重肾毒性反应；注意进行听力检查或电测听检查，尤其注意高频听力损害，尤其老年患者。

（4）疗程中有条件时应监测血药浓度，尤其新生儿、老年人和肾功能不全者。

【FDA 妊娠/哺乳分级】

D 级/L2 级。本品属孕妇用药的 D 类，即对人类有一定危害，但用药后可能利大于弊。本品可穿过胎盘到达胎儿组织，可能引起胎儿听力损害。妊娠妇女使用本品前必须充分权衡利弊。哺乳期妇女用药时宜暂停哺乳。

【用药实践】

（1）目前多个临床研究及荟萃分析结果表明，氨基糖苷类药物日剂量单次给药较相同剂量多次给药具有更好的临床疗效和细菌清除率，毒性降低或无差异。国家药典委员会制定的临床用药须知中建议：每日 1 次的给药方案可安全地用于肾功能正常的成人、儿童、中性粒细胞减低等患者，其疗效至少与日剂量相同而多次给药相仿，并可能减低药物毒性反应。

（2）国家药品不良反应通报阿米卡星可引起严重的不良反应，提醒临床医师严格掌握适应证，避免不合理使用。

（3）超说明书用药

1）非结核分枝杆菌感染：美国疾病预防控制中心关于 HIV 患者机会性感染预防和治疗指南推荐，阿米卡星（10~15mg/kg，qd，静脉滴注）联合其他抗菌药物，治疗 HIV 患者播散性鸟分枝杆菌复合群感染（C 级）。

2）细菌性脑膜炎：IDSA 细菌性脑膜炎管理指南推荐可选用阿米卡星 15mg/kg，q8h，静脉滴注治疗敏感菌引起的细菌性脑膜炎（A 级）。

3）预防用药：一项回顾性队列研究结果显示，较环丙沙星单用,阿米卡星联合环丙沙星可显著降低经直肠超声前列腺活检所致败血症的发生率(C级)。

依替米星 Etimicin

【其他名称】

爱益,创成。

【药物特征】

本品系半合成水溶性抗菌药物,属氨基糖苷类。体外抗菌作用研究表明对多种病原菌有较好抗菌作用,其中对大肠埃希杆菌、肺炎克雷伯菌、肠杆菌属、沙雷菌属、奇异变形杆菌、沙门菌属、流感嗜血杆菌等有较高的抗菌活性,对部分假单胞杆菌、不动杆菌属等具有一定抗菌活性。本品的作用机制是抑制敏感菌正常的蛋白质合成。给药后24小时内约80%左右以原形药物在尿中排泄量。

【适应证】

本品适用于对其敏感的大肠埃希杆菌、肺炎克雷伯菌、沙雷氏杆菌属、枸橼酸杆菌、肠杆菌属、不动杆菌属、变形杆菌属、流感嗜血杆菌、铜绿假单胞菌和葡萄球菌等引起的以下各种感染:呼吸道感染如急性支气管炎、慢性支气管炎急性发作、社区获得性肺部感染等。

【剂型与特征】

注射剂。血消除半衰期($t_{1/2\beta}$)约为1.5小时。

【用法用量】

静脉滴注。成人推荐剂量:对于肾功能正常的泌尿系感染或全身性感染的患者,每日用量0.2~0.3g,每日2次或1次静脉滴注,每次滴注1小时以上。1个疗程为5~10日。

【不良反应】

主要不良反应为耳毒性、肾毒性。

【禁忌证】

对本品及其他氨基糖苷类抗菌药物过敏者禁用。

【药物相互作用】

与多黏菌素、其他氨基糖苷类抗菌药物、利尿酸及呋塞米等（具有潜在耳、肾毒性药物）联合使用，可增加肾毒性和耳毒性。

【注意事项】

（1）肾功能不全患者不宜使用本品。

（2）用药过程中应密切观察肾功能和第八对颅神经功能的变化，并尽可能进行血药浓度检测，尤其是已明确或怀疑有肾功能减退或衰竭患者、大面积烧伤患者、新生儿、早产儿、婴幼儿和老年患者、休克、心力衰竭、腹水、严重脱水患者及肾功能在短期内有较大波动者。

（3）本品属氨基糖苷类抗菌药物，可能发生神经肌肉阻滞现象。因此对接受麻醉剂、琥珀胆碱、筒箭毒碱或大量输入枸橼酸抗凝剂的血液患者应特别注意，一旦出现神经肌肉阻滞现象应停用，并静脉内给予钙盐进行治疗。

【FDA 妊娠 / 哺乳分级】

氨基糖苷类可进入胎盘和乳汁，妊娠期或哺乳期患者应避免使用。

【用药实践】

对大肠埃希菌和铜绿假单胞菌均有抗菌后效应（PAE），PAE 的时间为 2~3 小时。

（于红霞　祝伟伟）

第九节　大环内酯类

一、药物治疗概论

大环内酯类抗菌药物是一类分子中共同具有大环内酯结构（十四至十六元环）的抗菌药物。通过与细菌 50S 亚基结合，抑制细菌蛋白质的合成而发挥抑菌作用。此类药物首先应用于临床的品种主要为十四元环的红霉素与十六元环的交沙霉素、乙酰麦迪霉素、螺旋霉素、乙酰螺旋霉素等。由于红霉素存在对酸不稳定、胃肠道不良反应明显、抗菌谱窄及有交叉耐药等缺点，因此对其结构改造，开发出一系列新的大环内酯类抗菌药物，如罗红霉素、甲红霉素（克拉霉素）、地红霉素、氟红霉素等。此外，已用于临床的还有十五元环的氮红霉素（阿奇霉素）。这些新的大环内酯类抗菌药物增加了对酸的稳定性，提高了生物利用度，延长了体内代谢的半衰期，增宽了抗菌谱，且保持了良好的抗菌活性。

大环内酯类抗菌药物的抗菌谱主要为革兰阳性菌、厌氧菌、部分革兰阴性菌及非典型病原体，包括葡萄球菌、粪链球菌、脑膜炎球菌、炭疽杆菌、淋球菌、白喉杆菌、百日咳杆菌、产气梭状芽孢杆菌、布氏杆菌、弯曲杆菌、军团菌、钩端螺旋体、肺炎支原体、立克次体和衣原体等。此类药物体内分布广泛，在肺、痰、皮下组织、胆汁、前列腺等组织内的浓度明显超过血药浓度，但不易透过血脑屏障。由于此类药物对革兰阳性球菌的渗透作用比对革兰阴性杆菌强 100 倍，且能进入细胞内发挥抗菌作用，因此临床上主要用于抗革兰阳性球菌与非典型病原体感染的治疗。

阿奇霉素、克拉霉素、罗红霉素等对流感嗜血杆菌、肺炎支原体或肺炎衣原体等的抗微生物活性增强，口服生物利用度提高，给药剂量减小，不良反应亦较少，临床适应证有所扩大。本节主要介绍几种呼吸系统常用的大环内酯类抗菌药物。

二、药物使用精解

红霉素 Erythromycin

【其他名称】

美红、美罗。

【药物特征】

红霉素属大环内酯类抗菌药物。通过与敏感细菌核糖体50S亚基结合，从而抑制细菌蛋白质合成。对葡萄球菌属(耐甲氧西林菌株除外)、各组链球菌和革兰阳性杆菌均具抗菌活性。化脓性链球菌、A组溶血性链球菌、葡萄球菌、肺炎链球菌、脑膜炎双球菌、淋病双球菌、百日咳杆菌等也对本品敏感。本品对除脆弱拟杆菌和梭杆菌属以外的各种厌氧菌亦具抗菌作用。对肺炎支原体、衣原体、军团菌属、梅毒螺旋体、钩端螺旋体、胎儿弯曲菌也有抑制作用。红霉素吸收后，主要与血浆蛋白结合，并很快广泛分布于体液中。主要经胆汁排泄，部分在肠道中被吸收。通常情况下，约5%红霉素以活性形式从尿中排泄。

【适应证】

(1)本品作为青霉素过敏患者治疗下列感染的替代用药：溶血性链球菌、肺炎链球菌等所致的急性扁桃体炎、急性咽炎、鼻窦炎；溶血性链球菌所致的猩红热、蜂窝组织炎；白喉及白喉带菌者；气性坏疽、炭疽、破伤风；放线菌病；梅毒；李斯特菌病等。

(2)军团菌病。

(3)肺炎支原体肺炎。

(4)肺炎衣原体肺炎。

(5)其他衣原体属、支原体属所致泌尿生殖系感染。

(6)沙眼衣原体结膜炎。

(7)淋球菌感染。

(8)厌氧菌所致口腔感染。

(9)空肠弯曲菌肠炎。

(10)百日咳。

【剂型与特征】

1.片剂 口服本品200~300mg,2~3小时达血药峰浓度。

口服生物利用度为 30%~65%。

2. 眼膏剂　涂于眼睑,最后一次宜睡前使用。

3. 注射剂　灭菌注射用水加入粉针瓶中用力振摇至溶解,加入电解质溶液中稀释后使用。

【用法用量】

1. 肠溶胶囊(片)　口服,建议饭前 1 小时使用。成人一日 1~2g,分 3~4 次服用。军团菌病患者,一日 2~4g,分 4 次服用。小儿按体重一日 30~50mg/kg,分 3~4 次服用。

2. 注射剂　静脉滴注:成人一次 0.5~1.0g,每日 2~3 次。治疗军团菌病剂量可增加至一日 3~4g,分 4 次。成人一日不超过 4g。小儿每日按体重 20~30mg/kg,分 2~3 次。

【不良反应】

常见副作用为胃肠道反应(如呕吐、腹痛、腹泻、纳差等)、过敏反应(如风疹、轻度皮疹),有报道口服红霉素可导致肝脏功能损害、黄疸。

【禁忌证】

对本品及其他大环内酯类药物过敏者禁用。

【药物相互作用】

(1)本品可抑制卡马西平的代谢,导致后者的血药浓度增高而发生毒性反应。

(2)本品对氯霉素和林可霉素类有拮抗作用,不推荐同用。

(3)本品可导致华法林的凝血酶原时间延长,增加出血危险。

(4)不宜与青霉素同用。

(5)本品与黄嘌呤类(除二羟丙茶碱外)同用可使氨茶碱的肝清除减少,导致血清氨茶碱浓度升高和毒性反应增加。

(6)与溴隐亭使用会增加后者的血药浓度,导致抗震颤麻痹的活性增强和过量多巴胺类药症状的出现。

(7)与地高辛使用会增加后者的血药浓度,甚至达到中毒水平。

（8）与环孢素合用能增加血中环孢素及肌酐的水平。

（9）服用特非那丁的患者不宜服用本品。

【注意事项】

肝、肾功能不全者慎用。

【FDA妊娠/哺乳分级】

B级/L3级。本品可通过胎盘而进入胎儿循环，浓度不高，文献中也无对胎儿影响方面的报道，但孕妇应用时仍宜权衡利弊。本品有相当量进入母乳中，哺乳期妇女应用时应暂停哺乳。

【用药实践】

超说明书用法：

1. 弥漫性泛细支气管炎（diffuse panbronchiolitis, DPB） 日本厚生省确定的DPB治疗方案的首选药物为红霉素，400~600mg/次，口服，qd。处于疾病初期的病例经过6个月治疗恢复正常的可以停药；对于疾病进展期的病例经过2年治疗病情稳定者可以停药，但对于伴有严重呼吸功能障碍的病例，需要更长时间给药（A级）。Schultz 18项关于大环内酯类治疗DPB研究的分析结果表明，红霉素小剂量长程（>2个月）治疗可使患者的临床症状和肺功能得到改善。Kudoh等对498例DPB患者进行存活率调查，发现长期应用小剂量红霉素治疗的DPB患者存活率较给予常规抗菌药物及抗假单胞菌抗菌药物者明显提高（B级）。

2. 支气管扩张 长期应用红霉素可以减少支气管扩张患者的急性发作次数，改善肺功能。（B级）。

3. 慢性阻塞性肺疾病（慢阻肺） 大环内酯类抗菌药物可降低慢阻肺患者急性加重频率，但文献报道的红霉素日应用剂量不等，使用时间从6周到24个月不等，故最佳剂量和疗程目前并不确定。

阿奇霉素 Azithromycin

【其他名称】

希舒美,其仙,赛乐欣,君洁,丽珠奇乐。

【药物特征】

阿奇霉素为 15 元环大环内酯类药物,属于时间依赖性且有较长抗菌药物后效应的抗菌药物。阿奇霉素是社区获得性呼吸道感染的常用药物,也可以用于某些性传播疾病。作用机制是通过和 50S 核糖体的亚单位结合及阻碍细菌转肽过程,从而抑制细菌蛋白质的合成。体外试验证明阿奇霉素对多种常见致病菌有效,包括革兰阳性需氧菌、革兰阴性需氧菌、厌氧菌、性传播疾病微生物、其他微生物、与 HIV 感染相关的条件致病菌。

阿奇霉素吸收后广泛分布于全身,生物利用度约 37%,组织浓度远高于血浆浓度(高出最大血浆浓度的 50 倍),血浆终末消除半衰期与 2~4 天时的组织消除半衰期密切相关。约 12% 的静脉给药剂量在 3 天内以原形从尿中排出,且大部分在最初 24 小时内排出。阿奇霉素口服后主要以原形经胆道排出。

【适应证】

本品适用于敏感细菌所引起的下列感染:支气管炎、肺炎等下呼吸道感染;皮肤和软组织感染;急性中耳炎;鼻窦炎、咽炎、扁桃体炎等上呼吸道感染。性传播疾病中由沙眼衣原体所致的单纯性生殖器感染。非多重耐药淋球菌所致的单纯性生殖器感染及由杜克嗜血杆菌引起的软下疳。

【剂型与特征】

1. 片剂 普通片剂本药口服后生物利用度为 37%。单剂口服 500mg 后,2.5~2.6 小时达血药峰浓度。分散片是服用前用水分散后服用或直接口服。

2. 胶囊剂 胶囊剂的特征和普通片剂相似。

3. 干混悬、颗粒剂 溶于水中,服用前搅拌均匀。

4. 注射剂 血浆消除半衰期为 35~48 小时。

【用法用量】

1. 口服制剂 阿奇霉素应每日口服给药 1 次,其疗程及使用方法如下:对沙眼衣原体、杜克嗜血杆菌或敏感淋球菌所致的性传播疾病,仅需单次口服本品 1.0g。对其他感染的治疗,0.5g/ 次,qd,总剂量 1.5g。或总剂量相同,首日服用 0.5g,第 2~5 天 0.25g/ 次,qd。

2. 静脉滴注 治疗特定病原体引起的社区获得性肺炎时,推荐剂量为 0.5g/ 次,qd,至少 2 天。静脉给药后需继以阿奇霉素口服序贯治疗,0.5g/ 次,qd,静脉及口服疗程为 7~10 天。治疗特定病原体引起的盆腔炎性疾病时,推荐剂量为 0.5g/ 次,qd,1~2 天后继以阿奇霉素口服序贯治疗,0.25g/ 次,qd,静脉和口服总疗程为 7 天。

【不良反应】

本品的耐受性良好,不良反应发生率较低,因不良反应而中断治疗者约 0.3%。不良反应中消化道反应占大多数,主要症状包括腹泻(稀便)、上腹部不适(疼痛或痉挛)、恶心、呕吐,偶见腹胀。一般为轻、中度。偶见肝转氨酶可逆性升高,发生率与其他大环内酯类抗菌药物及青霉素类相似。

【禁忌证】

对阿奇霉素或其他任何一种大环内酯类药物过敏者禁用。

【药物相互作用】

(1)不宜与含铝或镁的抗酸药同时服用,必须合用时,本品应在服用上述药物前 1 小时或服后 2 小时给予。

(2)与茶碱合用时可提高后者在血浆中的浓度,应注意检测血浆茶碱水平。

(3)与华法林合用时应注意检查凝血酶原时间。

(4)与下列药物同时使用时密切观察。①地高辛:曾有报告指出,某些大环内酯类抗菌药物可降低地高辛的肠内代谢,因此在两种药物同用时,应注意地高辛血药浓度有升高的可能性;②麦角胺或二氢麦角胺:急性麦角毒性,症状是严重的末梢血管痉挛和感觉迟钝(触物感痛);③三唑仑:通过减少三唑仑的降解,而使三唑仑的药理作用增强;④细胞色素 P450 系统代谢药:提高血清中卡马西平、特非那定、环孢素、环己巴比妥、苯妥英的水平;⑤与利福布汀合用会增加后者的毒性。

【注意事项】

(1)进食可影响阿奇霉素的吸收,故需在饭前 1 小时或饭后 2 小时口服。

(2)轻度肾功能不全者(肌酐清除率>40ml/min)不需作剂量调整,但阿奇霉素在较严重肾功能不全者中的使用尚无资料,给这些患者使用阿奇霉素时应慎重。

(3)由于肝胆系统是阿奇霉素排泄的主要途径,肝功能不全者慎用,严重肝病患者不应使用。用药期间定期随访肝功能。

(4)用药期间如发生过敏反应(包括血管神经性水肿、皮肤反应、Stevens-Johnson 综合征及毒性表皮坏死等),应立即停药,并采取适当措施。

(5)治疗期间,若患者出现腹泻症状,应考虑伪膜性肠炎发生。如果诊断确立,应采取相应治疗措施,包括维持水、电解质平衡、补充蛋白质等。

【FDA 妊娠/哺乳分级】

B 级/L2 级。在动物实验中未发现阿奇霉素对胚胎有损害作用。然而目前妊娠妇女中还没有样本数足够的对照性研究。由于动物生育研究并不能够完全预知人体的反应,因此妊娠时应用阿奇霉素需有确切的指征。哺乳期妇女:目前尚不知阿奇霉素是否经乳汁分泌。因许多药物经乳汁分泌,哺乳期妇女应用阿奇霉素时应予注意。

【用药实践】

超说明书用药：

1. 超适应证　斑疹伤寒：近年观察，大环内酯类抗菌药物对斑疹伤寒有效，疗程 5~7 天。Phimda 等的研究结果显示，阿奇霉素（首剂 1g，之后 500mg/ 次，qd，共 3 天）与多西环素（首剂 200mg，之后 100mg/ 次，q12h，共 7 天）治疗斑疹伤寒疗效相当（B 级）。

2. 超用法

（1）囊性肺纤维化（cystic fibrosis，CF）：研究结果显示，长期应用阿奇霉素可能改善 CF 患者的肺功能，减少急性发作。欧洲囊性肺纤维化相关指南中将阿奇霉素作为治疗的推荐药物之一（A 级）。Florescu 等对阿奇霉素治疗 CF 的疗效进行了荟萃分析，纳入 4 项随机对照研究，共 368 例患者。与安慰剂相比，阿奇霉素（250~500mg/d，13~52 周）治疗组 FEV_1 增加了 3.53%（P=0.05），FVC 增加了 4.24%（P=0.0002）；对有铜绿假单胞菌定植的患者肺功能的改善更显著，阿奇霉素治疗组 FEV_1 增加了 4.66%（P=0.009），FVC 增加了 4.64%（P=0.0003）（B 级）。

（2）支气管扩张症：使用小剂量阿奇霉素治疗反复发作的支气管扩张症有一定效果（B 级）。

（3）慢阻肺：长期应用阿奇霉素可减少慢阻肺急性发作的次数及住院次数（B 级）。

（4）闭塞性细支气管炎：阿奇霉素可改善闭塞性细支气管炎患者的肺功能。Vos 等回顾性研究了 107 例肺移植术后继发闭塞性细支气管炎的患者，应用阿奇霉素治疗（3.1±1.9）年，结果显示，与未应用阿奇霉素的患者相比，阿奇霉素治疗 3~6 个月后 40% 的患者 FEV_1 增加＞10%（C 级）。

Vos 等进行了双盲随机对照研究，应用阿奇霉素（250mg/d 连续 5 天，之后 250mg/ 次，每周 3 次，共 2 年）与安慰剂比较预防肺移植术后闭塞性细支气管炎的发生率,结果显示,与安慰剂组相比,阿奇霉素组闭塞性细支气管炎的发生率降低(分别为44.2%和12.5%),阿奇霉素组52.2%的患者FEV_1得到改善(B级)。

(5)弥漫性泛细支气管炎:阿奇霉素可用于弥散性泛细支气管炎的治疗(C级)。

克拉霉素 Clarithromycin

【其他名称】

诺邦,卡斯迈欣,克拉仙,君然,阿维克。

【药物特征】

克拉霉素为大环内酯类抗菌药物,对革兰阳性菌如金黄色葡萄球菌、链球菌、肺炎球菌等有抑制作用,对部分革兰阴性菌如流感嗜血杆菌、百日咳杆菌、淋病奈瑟菌、嗜肺军团菌和部分厌氧菌如脆弱拟杆菌、消化链球菌、痤疮丙酸杆菌等也有抑制作用,此外对支原体也有抑制作用。作用机制是通过阻碍细胞核蛋白50S亚基的联结,抑制蛋白合成而产生抑菌作用。口服后经胃肠道迅速吸收,生物利用度(F)为55%。食物可稍延缓吸收,但不影响生物利用度。

【适应证】

克拉霉素适用于对其敏感的致病菌引起的感染,包括下呼吸道感染(如支气管炎、肺炎),上呼吸道感染(如咽炎、窦炎),皮肤及软组织感染(如毛囊炎、蜂窝组织炎、丹毒),由鸟分枝杆菌或细胞内分枝杆菌引起的局部或弥散性感染,由海龟分枝杆菌、意外分枝杆菌或堪萨斯分枝杆菌引起的局部感染。克拉霉素适用于CD4淋巴细胞数$\leqslant 100/mm^3$的HIV感染的患者预防由弥散性鸟分枝杆菌引起的混合感染。存在胃酸抑制剂时,克拉霉素也适用于根除幽门螺杆菌,从而减少十二指肠溃疡的复发。牙源性感染的治疗。

【剂型与特征】

1. 缓释片 不要压碎或咀嚼服用。

2. 口服剂 本药口服吸收迅速,单剂口服 400mg,2.7 小时达血药峰浓度,口服生物利用度为 55%,食物不影响其吸收。

【用法用量】

口服,成人常用的推荐剂量为 250mg/ 次,q12h,严重感染时剂量增加至 500mg/ 次,q12h。疗程为 5~14 天,获得性肺炎和鼻窦炎疗程为 6~14 天。

6 个月以上的儿童按体重一次 7.5mg/kg,q12h。

缓释片:口服,成人常用推荐剂量为每次一片(0.5g),每日一次。餐中服用。不要压碎或咀嚼克拉霉素缓释片。

【不良反应】

主要有口腔异味、胃肠道反应(腹痛、腹泻、恶心、呕吐等)、头痛、血清氨基转移酶短暂升高。可能发生过敏反应,轻者为药疹、荨麻疹,重者为过敏及 Stevens-Johnson 综合征。偶见肝毒性、难辨梭菌引起的伪膜性肠炎。

【禁忌证】

对大环内酯类抗菌药物过敏者禁用。

【药物相互作用】

(1)本品可轻度升高卡马西平的血药浓度。

(2)与其他大环内酯类抗菌药物相似,本品会升高需要经过细胞色素 P450 系统代谢的药物的血清浓度(如阿司咪唑、华法林、麦角生物碱、三唑仑、咪达唑仑、环孢素、奥美拉唑、雷尼替丁、苯妥因、溴隐亭、阿芬他尼、海索比妥、丙吡胺、洛伐他汀、他克莫司等)。

(3)大环内酯类抗菌药物能改变特非那定的代谢而升高其血浓度,导致心律失常如室性心动过速、室颤和充血性心力衰竭。

(4)与地高辛合用会引起地高辛血浓度升高。

(5)与利托那韦合用,本品代谢会明显被抑制,故本品每天剂量＞1g时,不应与利托那韦合用。

(6)与氟康唑合用会增加本品血浓度。

【注意事项】

(1)肝功能不全、中度至严重肾功能不全者慎用。

(2)严重肾功能不全(肌酐清除率＜30ml/min)者,须作剂量调整。常用量为一次2片,一日1次;重症感染者首剂4片,以后一次2片,一日2次。

(3)本品与红霉素及其他大环内酯类药物之间有交叉过敏和交叉耐药性。

(4)本品可空腹口服,也可与食物或牛奶同服,与食物同服不影响其吸收。

(5)血液或腹膜透析不能降低本品的血药浓度。

【FDA妊娠/哺乳分级】

C级/L1级。孕妇和哺乳期妇女服用克拉霉素的安全性尚未十分明确,孕妇使用克拉霉素应慎重,尤其是在妊娠头3个月。克拉霉素可由乳汁排出。

【用药实践】

超说明书用药:

1.慢性鼻-鼻窦炎 临床研究结果表明,长期小剂量使用克拉霉素可有效改善慢性鼻-鼻窦炎的临床症状。Hashiba和Baba报道,使用克拉霉素治疗慢性鼻窦炎,2周症状改善率5%,4周累积改善率为48%,12周累积改善率为71.1%(C级)。

2.慢阻肺 长期小剂量克拉霉素应用可改善稳定期慢阻肺患者的肺功能、临床症状及活动耐力(C级)。

3.弥漫性泛细支气管炎 日本厚生省确定的DPB治疗方针中指出,作为红霉素的替代药物,可以选用同类14元环的克拉霉素200mg/d或400mg/d,口服,疗程与红霉素类似。疾病初期的病例经过6个月治疗恢复正常的可以停药;疾病进展期的病例经过 2 年的治疗病情稳定者可以停药,但对于伴有严重呼吸功能障碍的病例,需要长期给药(A 级)。

罗红霉素 Roxithromycin

【其他名称】

严迪,恒特,丽珠星,爱罗欣,力弗。

【药物特征】

本品是新一代大环内酯类抗菌药物,主要作用于革兰阳性菌、厌氧菌、衣原体和支原体等。其体外抗菌作用与红霉素相类似,体内抗菌作用比红霉素强 1~4 倍。口服吸收较好,峰浓度较高。其分布较广,肺、扁桃体等组织内浓度较高,消除较慢。本品主要以原形药物从粪便中排出。本品空腹服药吸收率高。

【适应证】

本品适用于化脓性链球菌引起的咽炎及扁桃体炎,敏感菌所致的鼻窦炎、中耳炎、急性支气管炎、慢性支气管炎急性发作,肺炎支原体或肺炎衣原体所致的肺炎;沙眼衣原体引起的尿道炎和宫颈炎;敏感细菌引起的皮肤软组织感染。

【剂型与特征】

片剂。普通片剂不受胃酸影响,经胃肠道吸收好。口服单剂量150mg,约 2 小时后达血药峰浓度。分散片用水吞服。

【用法用量】

空腹口服,一般疗程为 5~12 日。成人一次 150mg,一日 2 次;也可一次 300mg,一日 1 次。儿童一次按体重 2.5~5mg/kg,一日 2 次。缓释片:成人口服。一次 0.3g,一日 1 次,疗程7~10 天。

【不良反应】

主要不良反应为腹痛、腹泻、恶心、呕吐等胃肠道反应,但发生率明显低于红霉素。偶见皮疹、皮肤瘙痒、头昏、头痛、肝功能异常(ALT 及 AST 升高)、外周血细胞下降等。

【禁忌证】

对本品、红霉素或其他大环内酯类药物过敏者禁用。

【药物相互作用】

（1）不可与麦角胺、二氢麦角胺、溴隐亭、特非那定及西沙必利配伍。

（2）对氨茶碱的代谢影响小，对卡马西平、华法林、雷尼替丁及其他制酸药基本无影响。

【注意事项】

（1）肝功能不全者慎用。严重肝硬化者的半衰期延长至正常水平 2 倍以上，如确实需要使用，则一次给药 150mg，一日 1 次。

（2）轻度肾功能不全者不需作剂量调整，严重肾功能不全者给药时间延长一倍（一次给药 150mg，每日 1 次）。

（3）本品与红霉素存在交叉耐药性。

（4）食物对本品的吸收有影响，进食后服药会减少吸收，与牛奶同服可增加吸收。

（5）服用本品后可影响驾驶及机械操作能力。

【FDA 妊娠 / 哺乳分级】

B 级。孕妇及哺乳期妇女慎用。低于 0.05% 的给药量排入母乳，虽然有报道对婴儿的影响不大，但仍需考虑是否中止授乳。

【用药实践】

超说明书用药：

1. 支气管扩张　长期小剂量服用罗红霉素可以改善支气管扩张症稳定期患者的临床症状（C 级）。

2. 慢阻肺　长期应用小剂量罗红霉素可改善稳定期慢阻肺患者的肺功能、临床症状、活动耐力及生命质量（C 级）。

3. 慢性鼻 - 鼻窦炎　临床研究结果表明，长期小剂量使用罗红霉素可有效改善慢性鼻 - 鼻窦炎患者的临床症状。欧洲鼻 - 鼻窦炎鼻息肉诊疗意见书（EPOS 2012）将罗红霉素作为治疗没有鼻息肉的慢性鼻 - 鼻窦炎的Ⅰb类证据药物推荐,建议使用时间应超过 12 周(A 级)。Wallwork 等的研究结果显示,罗红霉素 150mg/d 共 12 周,慢性鼻 - 鼻窦炎的治愈好转率为 67%,安慰剂组为 22%;对 IgE 正常患者的治愈好转率更高,可达93%(B 级)。

4. 风湿性关节炎(RA):罗红霉素可以改善 RA 患者的症状和体征(B 级)。

参 考 文 献

[1] 李英姬,胡红,工藤翔二. 弥漫性泛细支气管炎和大环内酯类药物疗法 [J]. 中华结核和呼吸杂志,2002,25(7):421-423.

[2] Schultz MJ. Macrolide activities beyond their antimicrobial effects: macrolides in diffuse panbronchiolitis and cystic fibrosis[J]. J Antimicrob Chemother, 2004, 54(1): 21-28.

[3] Kudoh S, Azuma A, Yamamoto M, et al. Improvement of siurvival in patients with diffiuse panbronchiolitis[J]. Am J Respir Crit Care Med, 1998, 157(6 Pt 1): 1829-1832.

[4] Phimda K, Hoontrakul S, Suttinont C, et al. Doxyeycline versus azithromycin for treatment of leptospirosis and scrub typhus[J]. Antimicrobial Agents & Chemotherapy, 2007, 51(9): 3259-3263.

[5] Smyth AR, Bell SC, Bojcin S, et al. European cystic fibrosis society standards of care: best practice guidelines[J]. J Cyst Fibros, 2014, 13 Suppl 1(S1): S23-S42.

[6] Florescu DF, Murphy PJ, Kalil AC. Effects of prolonged use of azithromycin in patients with cystic fibrosis: a meta-analysis[J]. Plm Pharmacol Ther, 2009, 22(6): 467-472.

[7] Vos R, Vanaudenaerde BM, Ottevaere A, et al. Long-term azithromycin therapy for bmnchiolitis obllterans syndrome: divide and conquer? [J]. J Heart Lung Transplant, 2010, 29(12): 1358-1368.

[8] Vos R, Vanaudenaerde BM, Verleden SE, et al. A randomized controlled trial of azithromycin to prevent chronic rejection after lung transplantation[J].

Er Respir J, 2011, 37(1): 164-172.

[9] Hashiba M, Baba S. Efficacy of long-term administration of clarithromycin in the treatment of intractable chronic sinusitis[J]. Acta Otolaryngol Sppl, 1996, 525: 73-78.

[10] Fokkens WJ, Lund VJ, Mullol J, et al. European position paper on rhinosinusitis and nasal polyps 2012[J]. Rhinol Sppl, 2012, 23: l-298.

[11] Wallwork B, Coman W, Mackay-Sim A, et al. A do 单位 ble-blind, randomized, placebo-controlled trim of macrolide in the treatment of chronic rhinosinusitis[J]. Laryngoscope, 2006, 116(2): 189-193.

（赵少良 祝伟伟）

第十节 林可酰胺类

一、药物治疗概论

林可酰胺类抗菌药物包括林可霉素及克林霉素。克林霉素为林可霉素的衍生物，体外抗菌活性优于林可霉素，临床使用克林霉素明显多于林可霉素。该类药物作用于敏感菌核糖体的50S亚基，阻止肽链的延长，从而抑制细菌细胞的蛋白质合成，一般系抑菌剂，但在高浓度下，对高度敏感细菌也具有杀菌作用。对革兰阳性菌及厌氧菌具良好抗菌活性，目前肺炎链球菌等细菌对其耐药性高。在应用中常见的不良反应包括过敏反应，注射局部刺激症状和肝功能异常，最严重的是伪膜性肠炎（PMC）。本节主要介绍克林霉素。

二、药物使用精解

克林霉素 Clindamycin

【其他名称】

安仕德，博乐，容大，力派，曼奇。

【药物特征】

克林霉素属于时间依赖性抗菌药物,对需氧革兰阳性球菌与厌氧菌有较高的抗菌活性。作用于敏感菌核糖体的 50S 亚基,阻止肽链的延长,从而抑制细菌细胞的蛋白质合成,一般系抑菌剂,但在高浓度时,对某些细菌也具有杀菌作用。

口服后不被胃酸破坏,在胃肠道内迅速吸收,空腹口服的生物利用度为 90%,进食不影响其吸收。注射给药可立即获得高血浓度,然后广泛分布到组织和体液中。除脑脊液外,本品广泛分布于体液及组织中,在骨组织中亦可达较高浓度,在胆汁及尿液中可达高浓度,也能透过胎盘,进入胎儿循环。本品在肝脏代谢,部分代谢物具抗菌活性。

【适应证】

革兰阳性菌引起的下列各种感染性疾病:扁桃体炎、化脓性中耳炎、鼻窦炎等;急性支气管炎、慢性支气管炎急性发作、肺脓肿和支气管扩张合并感染等;皮肤和软组织感染,如疖、痈、脓肿、蜂窝组织炎、创伤、烧伤和手术后感染等;泌尿系统感染,如急性尿道炎、急性肾盂肾炎、前列腺炎等;其他如骨髓炎、败血症、腹膜炎和口腔感染等。

厌氧菌引起的各种感染性疾病:脓胸、肺脓肿、厌氧菌性肺炎;皮肤和软组织感染,败血症;腹内感染,如腹膜炎、腹腔内脓肿;女性盆腔及生殖器感染,如子宫内膜炎、非淋球菌性输卵管及卵巢脓肿、盆腔蜂窝组织炎及妇科手术后感染等。

【剂型与特征】

1. 片剂、胶囊剂　口服在胃肠道内迅速吸收,空腹口服的生物利用度为 90%,进食不影响其吸收。

2. 注射剂　可肌内注射,也可静脉注射给药,给药剂量相同。

3. 凝胶剂　局部外用。

【用法用量】

1. 片剂、胶囊剂　成人，一次 0.15~0.3g，一日 4 次口服，重症感染可增至一次 0.45g，一日 4 次口服。4 周或 4 周以上小儿，一日按体重 8~16mg/kg，分 3~4 次口服。

2. 注射剂　成人深部肌内注射或静脉滴注给药，中度感染：每日 0.6~1.2g，分 2~3 次给药；严重感染：每日 1.2~2.7g，分 2~3 次给药；或遵医嘱。儿童肌内注射或静脉滴注给药，中度感染：按体重每日 15~25mg/kg，分 3~4 次给药；重度感染：按体重每日 25~40mg/kg，分 3~4 次给药；或遵医嘱。

【不良反应】

常见胃肠道反应（如恶心、呕吐、腹痛及腹泻）；过敏反应（药物性皮疹）；偶可引起中性粒细胞减少或嗜酸性粒细胞增多；少数患者可发生一过性碱性磷酸酶、血清氨基转移酶轻度升高及黄疸；肌内注射后，在注射部位偶可出现轻微疼痛。长期静脉滴注可出现静脉炎；少数患者可产生假膜性结肠炎。

【禁忌证】

本品与林可霉素类、克林霉素有交叉耐药性，对克林霉素或林可霉素过敏者禁用。

【药物相互作用】

（1）本品可增加神经肌肉阻滞剂的作用，两者应尽量避免合用。

（2）氯霉素、红霉素在靶位上均可置换克林霉素磷酸酯或抑制后者与细菌核糖体 50S 亚基的结合，故克林霉素磷酸酯不宜与氯霉素或红霉素合用。

（3）克林霉素磷酸酯与新生霉素、卡那霉素在同瓶静脉滴注时有配伍禁忌。

【注意事项】

（1）本品和青霉素、头孢菌素类抗菌药物无交叉过敏反应，可用于对青霉素过敏者。

（2）本品禁与氨苄西林、苯妥英钠、巴比妥类、氨茶碱、葡萄糖酸钙及硫酸镁配伍。

（3）肝、肾功能不全者慎用。

（4）如出现伪膜性肠炎，可选用万古霉素 0.125~0.5g 口服，一日 4 次进行治疗。

【FDA 妊娠 / 哺乳分级】

B 级 /L2 级。妊娠妇女用药的疗效和安全性尚未确立，且本品可透过胎盘，妊娠妇女慎用；本品可分泌至母乳中，哺乳期妇女慎用，必须使用本品时，暂停哺乳。

【用药实践】

超说明书用药：

1. 疟疾　1975 年克林霉素首次被报道成功治疗疟疾，之后有多篇相关报道。印度尼西亚制定的 2009 年治疗疟疾的指南中推荐奎宁联合克林霉素治疗重度疟疾（B 级）。Lell 和 Kremgner 复习了克林霉素治疗疟疾的文献，显示克林霉素单药给药 5 天治疗疟疾的平均有效率为 98%。与奎宁联合治疗的荟萃分析结果显示，与单用奎宁相比，克林霉素联合奎宁可显著降低治疗失败的风险（RR 为 0.14，95%CI 为 0.07~0.29）（B 级）。

2. 肺孢子菌肺炎（PCP）　磺胺甲噁唑 / 甲氧苄啶（TMP-SMX）是治疗 PCP 的首选药物，但部分患者因 TMP-SMX 的副作用出现不耐受或过敏时，可以选择克林霉素联合伯氨喹啉治疗。在中国肺真菌病诊断和治疗专家共识中，克林霉素联合伯氨喹啉作为治疗 PCP 的备选方案，推荐剂量为 300~450mg/次，q6h（C 级）。Toma 等进行了多中心的双盲随机对照研究，结果显示，治疗艾滋病相关的 PCP，克林霉素联合伯氨喹啉与 TMP-SMX 的疗效相当（分别为 75% 与 79%），但不良反应更小（B 级）。

参 考 文 献

[1] Setiawan B, Ministry of Health Republic of Indonesia Current malaria management: guideline 2009[J], Acta Medica Indones, 2010, 42(4): 258-261.

[2] Lell B, Kremgner PG. Clindamycin as an antimalarial drug: review of clinical trials[J]. Antimicrobial Agents & Chemotherapy, 2002, 46(8): 2315-2320.

[3] Obony CO, Jma EA. Clindamycin plus quinine for treating uncomplicated falciparum malaria: a systematic review and meta-analysis[J]. Malaria Journal, 2012, 11: 1-11.

[4] 中华医学会呼吸病学分会感染学组, 中华结核和呼吸杂志编辑委员会. 肺真菌病诊断和治疗专家共识[J]. 中华结核和呼吸杂志, 2007, 30(11): 821-834.

[5] Toma E, Thorne A, Singer J, et al. Clindamycin with primaquine vs. Trimethopfim-sulfamethoxazole therapy for mild and moderately severe Pneumocystis cariniipneumonia in patients with AIDS: a multicenter, double-blind, randomized trial(CTN 004). CTN-PCP Study Group[J]. Clin Infect Dis, 1998, 27(3): 524-530.

（赵少良　丁月霞）

第十一节　喹 诺 酮 类

一、药物治疗概论

喹诺酮类, 又称吡酮酸类或吡啶酮酸类, 是人工合成的抗菌药, 以细菌的脱氧核糖核酸(DNA)为靶点, 阻碍 DNA 回旋酶合成, 造成细菌 DNA 的不可逆损害, 达到抗菌效果。喹诺酮类药物第一代萘啶酸抗菌谱窄, 仅对部分菌株有抗菌作用, 对葡萄球菌属、铜绿假单胞菌等均无抗菌作用。第二代吡哌酸抗菌活性强,对铜绿假单胞菌抗菌活性强,不良反应较萘啶酸少,用于尿路与肠道感染。第三代喹诺酮类药物对铜绿假单胞菌有较好的抗菌作用,对革兰阳性球菌也有一定抗菌作用,广泛用于泌尿生殖系统、胃肠道疾病,以及呼吸道、皮肤组织的革兰阴性细菌感染的治疗。

喹诺酮类的作用机制为 DNA 促旋酶和拓扑异构酶Ⅳ通过断裂细菌染色体中的 DNA 双链而发挥其重要的生理功能,即两者(均为细胞存活所必需)具有片段化基因组的功能。喹诺酮类药物正是利用这一特性及潜在的致死性,通过增大酶-DNA 断裂复合物的浓度,特异性地杀死细菌。这种可将 DNA 促旋酶和拓扑异构酶Ⅳ转变为细胞毒素的药物被称为“拓扑异构酶毒剂”。相反,“催化抑制剂”可抑制这些酶的总体催化功能,而不增大 DNA 链的断裂程度。同时,喹诺酮以非共价方式结合于断裂-再连接活性部位的酶-DNA 界面,与蛋白质相互作用并插入 DNA,阻断了 DNA 的再连接,并因此增大断裂复合物的稳态浓度。

喹诺酮类抗菌药物具有以下特点:①抗菌谱广,对需氧革兰阳性菌和革兰阴性菌均有很好的抗菌活性,同时对厌氧菌、支原体、衣原体、军团菌等有较好的抗菌活性;②体内分布广,组织浓度高,特别是在肾脏、肝脏、肺及皮肤中的分布能有效地达到抑菌或杀菌浓度;③半衰期长,可减少给药次数;④多数品种有口服和注射剂型,重症或不能口服用药患者可先静脉给药,病情好转后可改为口服序贯治疗;⑤不良反应轻,可耐受。常见有胃肠道反应、中枢神经系统反应、光敏反应、肝肾毒性、关节病变,故临床常为儿童禁用药。本节主要介绍呼吸系统常用的几种喹诺酮类药物。

二、药物使用精解

环丙沙星 Ciprofloxacin

【其他名称】

西普乐，悉复欢。

【药物特征】

本品具有广谱抗菌活性，对需氧革兰阴性杆菌有良好的抗菌活性，对铜绿假单胞菌等假单孢菌属的作用较好，对甲氧西林敏感的葡萄球菌具有抗菌作用，对肺炎链球菌、溶血性链球菌和粪肠球菌有中等抗菌活性，对支原体、衣原体、分枝杆菌的抗菌活性较好。对厌氧菌的活性较差。口服吸收迅速，广泛分布于体内各组织中且浓度高于血药浓度。少量的环丙沙星可以被血透和腹透清除。

【适应证】

适用于敏感细菌引起的泌尿道感染、下呼吸道感染、医院获得性肺炎、皮肤和软组织感染、骨和关节感染、复杂性腹腔内感染、急性鼻窦炎、慢性细菌性前列腺炎、粒细胞缺乏伴发热患者的经验性治疗。

【剂型与特征】

1. 片剂：口服吸收迅速，广泛分布于体内各组织中且浓度高于血药浓度。

2. 注射剂：易渗入许多组织，其组织浓度高于血清浓度。

【用法用量】

1. 静脉滴注　成人推荐剂量为200mg/次或400mg/次，q8h或q12h，复杂性腹腔内感染常同时与甲硝唑联合使用。重度粒细胞缺乏症伴发热患者的经验性治疗方案为环丙沙星联合哌拉西林静脉滴注。滴注时间应＞60分钟。

2. 口服　一日1~1.5g，分2~3次，疗程7~14天。

肾功能不全者需根据肌酐清除率调整剂量。

【不良反应】

最常见的不良反应为恶心、腹泻、肝功能不全、呕吐和皮疹。

【禁忌证】

（1）禁用于对环丙沙星、任何喹诺酮类抗菌药或处方中成分过敏者。

（2）禁用于儿童、青少年（年龄＜18岁）。

（3）禁用于孕妇及哺乳期妇女。

（4）禁止与替扎尼定联合使用。

【药物相互作用】

（1）与替扎尼定联用可诱发替扎尼定的低血压和镇静效应。

（2）与茶碱联用可导致血清茶碱浓度升高及清除半衰期延长。

（3）丙磺舒可导致环丙沙星血清水平升高。

（4）与甲氨蝶呤联用可导致甲氨蝶呤血浆水平升高。

（5）与奥美拉唑合用时，可导致环丙沙星的 C_{max} 和 AUC 轻度减小。

（6）与环孢霉素 A 联用时，环丙沙星可导致血清肌酐水平一过性升高。

（7）与利多卡因联用可导致利多卡因静脉清除率减少22%。

【注意事项】

（1）同时服用乳制品或单独服用加矿物质的饮料（如牛奶、酸奶、加钙的橙汁）时会降低环丙沙星的吸收，应避免同服。但日常饮食中的钙不会明显影响其吸收。

（2）各年龄段患者中，所有氟喹诺酮类药物（包括本品）可增加肌腱炎和肌腱断裂的风险。该不良反应最常累及跟腱，跟腱断裂需手术修补。60 岁以上老年患者、服用皮质激素药物的患者以及肾移植、心脏移植或肺移植患者发生氟喹诺酮类药物相关肌腱炎和肌腱断裂的风险进一步增加。肌腱断裂可见于治疗期间或治疗结束后。一旦患者出现肌腱疼痛、肿胀、炎症或断裂，应停止使用本品。若患者出现肌腱炎或肌腱断裂的首发征象，建议立即休息，并咨询医师替换为非喹诺酮类抗菌药。

【FDA 妊娠 / 哺乳分级】

C 级 /L3 级。动物繁殖性研究证明该药品对胎儿有毒副作用，但尚未对孕妇进行充分严格的对照研究，孕妇使用该药品的治疗获益可能胜于其潜在危害。

目前还没有针对该药的哺乳期妇女用药的对照研究数据，喂哺婴儿出现不良反应的危害性可能存在；部分研究结果显示有轻微的非致命性副作用。本类药物只有在权衡对婴儿的利大于弊后才可使用。

【用药实践】

超说明书用药：

1．慢性化脓性中耳炎　欧洲已经批准该适应证。成人用药剂量为 400mg/ 次，q8h 或 q12h，推荐疗程为 7~14 天（A 级）。

2．外耳道炎　国外一项环丙沙星联合听觉病灶局部切除术治疗 23 例坏死性外耳道炎患者的研究结果表明，环丙沙星对坏死性外耳道炎有一定疗效（C 级）。

3．细菌性脑膜炎　美国感染病协会细菌性脑膜炎治疗指南推荐超剂量环丙沙星用于铜绿假单胞菌所致细菌性脑膜炎的成人患者，800~1200mg/d，q8h 或 q12h，同时应考虑联合氨基糖苷类药物（B 级）。

左氧氟沙星 Levofloxacin

【其他名称】

可乐必妥。

【药物特征】

左氧氟沙星是迄今处方量最大的喹诺酮药物,其相对安全性已得到证明,在较大剂量(500~750mg/d)时对肺炎链球菌活性好,也称为"呼吸喹诺酮"。该药口服吸收完全,肺组织中浓度可达血药浓度的2~5倍。本品不被血液透析和腹膜透析清除。

【适应证】

用于治疗成年人(≥18岁)由敏感菌株所引起的下列轻、中、重度感染:医院获得性肺炎、社区获得性肺炎、急性细菌性鼻窦炎、慢性支气管炎的急性细菌性发作、皮肤及皮肤结构感染、尿路感染、急性肾盂肾炎等。

【剂型与特征】

片剂、注射剂:等量本药口服或静脉滴注血浆浓度谱变化相似,静脉给药和口服给药可相互转化。

【用法用量】

肾功能正常者的剂量:静脉滴注、口服500mg,一天一次。

【不良反应】

主要为肌腱炎和肌腱断裂、消化系统(腹泻、恶心等)。

【禁忌证】

对喹诺酮类过敏者、妊娠及哺乳期妇女、18岁以下患者禁用。

【药物相互作用】

(1)与螯合剂(抗酸剂、硫糖铝、金属阳离子、多种维生素制剂)合用导致药物浓度显著低于预期。

(2)与华法林合用可延长凝血酶原时间,导致出血时间延长。

(3)与抗糖尿病药物合用可能出现血糖紊乱,如高血糖和低血糖。

(4)与非甾体类抗炎药物合用可增加发生CNS刺激和抽搐

发作的危险。

（5）与茶碱合用，导致茶碱的清除半衰期延长、血药浓度升高。

【注意事项】

（1）所有年龄组患者，使用包括左氧氟沙星在内的氟喹诺酮类抗菌药物进行治疗的患者可能发生肌腱炎和肌腱断裂的危险性增加。

（2）包括左氧氟沙星在内的氟喹诺酮类抗菌药物会引起神经肌肉阻断，可能使重症肌无力患者的肌无力恶化。

（3）口服应避免与乳制品同时服用。

【FDA 妊娠 / 哺乳分级】

C 级 /L3 级。动物实验并未证实喹诺酮类药物有致畸作用，但对孕妇用药进行的研究尚无明确结论。鉴于本药可引起未成年动物关节病变，故孕妇禁用。

根据其他喹诺酮和左氧氟沙星有限的数据，推测左氧氟沙星可能分泌至母乳中，故哺乳期禁用。

【用药实践】

1. 超说明书用药

（1）超适应证：① MDR-TBWHO 公布的耐药结核病规划管理指南推荐，MDR-TB 患者联合使用氟喹诺酮类药物，如左氧氟沙星、莫西沙星和氧氟沙星（A 级）。②幽门螺杆菌（helicobacter pylori，HP）感染：欧洲 Maastricht-Ⅲ共识推荐补救治疗方案为含铋剂的四联疗法 [质子泵抑制剂、铋剂加2 种抗菌药物（阿莫西林、克拉霉素和甲硝唑中任选 2 种）]，Maastricht-Ⅳ推荐含左氧氟沙星的三联疗法（B 级）。③意大利 Nista 等的平行对照试验（300 例）结果显示，含左氧氟沙星的三联疗法的 HP 根除率显著高于质子泵抑制剂标准三联疗法，如作为一线方案较标准疗法更加有效（B 级）。

（2）超用法：① MDR-TB：WHO 公布的耐药结核病规划管

理指南(2011年)推荐 MDR-TB 患者使用新一代氟喹诺酮类药物,如左氧氟沙星(750mg/d 或更高剂量)(A 级)。②重症社区获得性肺炎:欧洲成人下呼吸道感染治疗指南指出,对于存在铜绿假单胞菌感染风险的重症社区获得性肺炎患者,推荐治疗方案为抗假单胞菌的头孢类药物、含 β- 内酰胺酶抑制剂的青霉素族药物和碳青霉烯类药物其中之一,联合环丙沙星治疗。而环丙沙星的替代药物可选用高剂量左氧氟沙星,750mg/d 或 500mg/ 次,bid(A 级)。

2. 药物警示　具体包括:①欧盟评估氟喹诺酮类 Q-T 间期延长风险;②加拿大警告氟喹诺酮类抗菌药物与重症肌无力恶化风险;③ FDA 要求氟喹诺酮类药品增加黑框警告:生产企业在所有氟喹诺酮类产品说明书中加入"黑框警告",警示肌腱炎和肌腱断裂风险;④加拿大报道与左氧氟沙星相关的血糖异常与肝损害。

自 1997 年 1 月 1 日至 2006 年 6 月 30 日,加拿大卫生部共收到国内 22 例与左氧氟沙星相关的血糖异常报告。病例报告中出现血糖异常的患者大部分患有糖尿病(15/22,68%),中位年龄为 71 岁(26~92 岁)。

左氧氟沙星导致肝损害的机制尚不清楚。药物导致的毒副作用是肝损伤的一个主要诱因,早期发现能够防止严重肝损害的发生。

莫西沙星 Moxifloxacin

【其他名称】

拜复乐。

【药物特征】

莫西沙星因在第三代基础上又增加了对某些厌氧菌的抗菌活性,也被称为"四代喹诺酮"。因其对肺炎链球菌有较好的抗菌活性,故又称为"呼吸喹诺酮"。本品口服吸收良好,生物利用度为 90%，在肺泡巨噬细胞、肺泡上皮衬液、支气管黏膜中的药物浓度为血药浓度的 1.7~21.2 倍。

【适应证】

成人（≥18 岁）上呼吸道和下呼吸道感染，如急性窦炎、慢性支气管炎急性发作、社区获得性肺炎以及皮肤和软组织感染。复杂腹腔感染包括混合细菌感染，如脓肿。

【剂型与特征】

片剂、注射剂：口服吸收良好，生物利用度为 90%，在肺泡巨噬细胞、肺泡上皮衬液、支气管黏膜中的药物浓度为血药浓度的 1.7~21.2 倍。

【用法用量】

静脉注射或口服，0.4g，每日 1 次。

【不良反应】

主要为心血管系统反应（如 Q-T 间期延长、心悸等）、γ- 谷氨酰转移酶升高、过敏反应（皮疹等）、消化道反应（腹泻、恶心等）。

【禁忌证】

妊娠期和哺乳期妇女，18 岁以下患者，以及转氨酶升高大于 5 倍正常值上限的肝功能异常者（Child Pugh C 级）禁用。

【药物相互作用】

（1）与抗酸药、矿物质和多种维生素同时服用会减少药物的吸收，导致血浆中的药物浓度降低。

（2）与华法林同时服用未发现对药代动力学、凝血酶原时间和其他凝血参数有影响。

（3）与伊曲康唑同时服用时伊曲康唑的暴露（AUC）仅少量改变。伊曲康唑对莫西沙星的药代动力学无显著性影响。当服用伊曲康唑时同时给予莫西沙星不需要调整剂量，反之亦然。

（4）食物（包括乳制品）的摄入不影响莫西沙星的吸收。

【注意事项】

（1）由于缺少莫西沙星用于下列患者人群的临床经验，因此，在以下这些人群中应避免使用该药物：已知有 Q-T 间期延长的患者；无法纠正的低钾血症患者；接受 IA 类（如奎尼丁、普鲁卡因胺）和Ⅲ类（如胺碘酮、索他洛尔）抗心律失常药物治疗的患者。

（2）因不能排除拜复乐在下列情况对 Q-T 间期的累加效应，在下列情况下应慎用莫西沙星：患者接受了可延长 Q-T 间期药物的伴随治疗，如西沙必利、红霉素、抗精神病和三环类抗抑郁药；患者当前具有可致心律失常的条件，如有临床意义的心动过缓、急性心肌缺血；患者患有肝硬化，在这些患者不能排除既往的 Q-T 间期延长；可能对引发 Q-T 间期校正值（Q-Tc）延长的药物更加敏感的女性患者和老年患者。

（3）抗酸药、抗逆转录病毒药（如去羟肌苷）、含镁制剂、硫糖铝，以及含铁或锌的矿物质，至少需要在口服莫西沙星 4 小时前或 2 小时后服用。

（4）莫西沙星的服用时间不受进食的影响。

【FDA 妊娠 / 哺乳分级】

C 级 /L3 级。动物繁殖性研究证明该药品对胎儿有毒副作用，但尚未对孕妇进行充分严格的对照研究，并且孕妇使用该药品的治疗获益可能胜于其潜在危害。

目前还没有针对该药的哺乳期妇女用药的对照研究数据，喂哺婴儿出现不良反应的危害性可能存在。本类药物只有在权衡对婴儿的利大于弊后才可使用。

【用药实践】

1. 超说明书用药

（1）超适应证：①盆腔炎：欧盟、美国说明书均批准莫西沙星联合其他敏感抗菌药治疗轻度至中度盆腔炎（包括输卵管炎和子宫内膜炎）、输卵管、卵巢或盆腔脓肿。推荐剂量为成人 400mg,qd,推荐疗程为 14 天（A 级）。②前列腺炎：我国 2014 年泌尿外科疾病诊断治疗指南推荐可用喹诺酮类（如莫西沙星）治疗前列腺炎（B 级）。③ HP 感染：对以莫西沙星为基础的三联疗法与标准三联或四联疗法治疗 HP 感染的数据（1263 例）进行荟萃分析，表明前者更有效，具有更好的耐受性（B 级）。④ MDR-TB：WHO 公布的耐药结核病规划管理指南（2011 年）指出，对于 MDR-TB 患者，推荐使用氟喹诺酮类药物，如左氧氟沙星、莫西沙星及氧氟沙星（A 级）。

（2）超用法：结核性脑膜炎。Ruslami 等评估了强化期采用高剂量利福平 [600mg/（kg·次）] 和高剂量莫西沙星 [800mg/（kg·次）] 治疗结核性脑膜炎的价值。该研究将 60 例患者随机分配到接受标准剂量和高剂量利福平组，所有患者均同时应用异烟肼、吡嗪酰胺、乙胺丁醇抗结核治疗，根据莫西沙星应用情况将上述 2 组各分为 3 个亚组（未应用莫西沙星组、标准剂量组、高剂量组）。经过 14 天强化治疗后继续标准抗结核治疗（常规剂量、四联疗法）。结果显示，高剂量利福平改善了患者存活率，而高剂量莫西沙星虽然对存活率无影响，但血浆和脑脊液药物浓度成比例增加，提高了疗效，同时并未观察到高剂量利福平和高剂量莫西沙星增加药物相关的不良反应（C 级）。

2. 药物警示　具体包括：①加拿大警告氟喹诺酮类抗菌药物与重症肌无力恶化风险；②欧盟评估氟喹诺酮类 Q-T 间期延长风险；③美国发布 2008 年 2~3 季度药品潜在安全性问题报告；④美国 FDA 要求氟喹诺酮类药品增加黑框警告：生产企业在所有氟喹诺酮类产品说明书中加入"黑框警告"，警示肌腱炎和肌腱断裂风险。⑤拜耳公司警告莫西沙星导致严重肝损害和皮肤反应，并发布有关莫西沙星安全性的最新评价意见和建议：莫西沙星与急性重型肝炎风险相关，可能导致患者肝功能衰竭而危及生命；也可能引发大疱性皮肤反应，如史蒂文斯 -

约翰逊综合征（SJS）或中毒性表皮坏死松解症，从而危及生命。如果出现上述不良反应的早期症状和体征，应当建议患者停止治疗。

参 考 文 献

[1] 汪复，张婴元.实用抗感染治疗学 [M].北京：人民卫生出版社，2004.
[2] 戴丽.喹诺酮类药物临床应用及不良反应 [J]，中华医院感染学杂志，2012，22（1）：163-164.

（王颖琳　陆丛笑）

第十二节　糖　肽　类

一、药物治疗概论

糖肽类抗菌药物是一组从放线菌中提取出来的以高度修饰的线状七肽为核心，侧链连接糖基的抗菌药物，在临床常用于由革兰阳性菌尤其是葡萄球菌、肠球菌和肺炎链球菌所致严重感染性疾病的治疗，代表着治疗严重感染性疾病的最后防线。糖肽类抗菌药物作用机制：以 D- 丙氨酰 -D- 丙氨酸为末端的细菌细胞壁小肽为特异性作用靶点，通过抑制细菌细胞壁生物合成中的两步酶促反应或其中之一，即转糖基作用和转肽作用，阻遏细胞壁的合成，最终导致细菌细胞死亡。糖肽类抗菌药物七肽骨架的立体结构形成了一个羧基化的"受体袋"，主要由疏水性结构组成，与作用靶点的 D- 丙氨酰 -D- 丙氨酸末端相匹配。在某些情况下，糖肽类抗菌药物的活性与抗菌药物和靶分子肽聚糖前体的亲和力直接相关，但也与糖肽类抗菌药物 -肽聚糖二聚体的稳定性有关。有些糖肽类抗菌药物如万古霉素还可改变细菌细胞膜的渗透性，并选择性地抑制细菌 RNA 的合成。

目前临床上应用的包括万古霉素、去甲万古霉素和替考拉宁等，可有效治疗临床多重耐药革兰阳性菌引起的感染。除此之外，新型的糖肽类抗菌药物有：达巴万星（Dalbavancin），由Vicuron 公司推出的一种新型半合成糖肽抗菌药物，为替考拉宁类似物 A40926 的衍生物；奥利万星（Oritavancin），美国礼来公司开发的一种新型糖肽类抗菌药物，为万古霉素结构修饰而得，与万古霉素结构相似，但抗菌活性比万古霉素大很多；雷莫拉宁（Ramoplanin），于 1984 年由意大利 Bruno 等人在游动放线菌中首次分离得到，适用于治疗胃肠道感染性疾病而且对机体相对安全。

所有的糖肽类抗菌药物均对革兰阳性菌有活性，包括甲氧西林耐药葡萄球菌属、JK 棒状杆菌、肠球菌属、李斯特菌属、链球菌属、梭状芽孢杆菌等。去甲万古霉素、替考拉宁的化学结构、作用机制及抗菌谱与万古霉素相仿。本类药物为时间依赖性杀菌剂，但其 PK/PD 评价参数为 AUC/MIC。目前国内肠球菌属对万古霉素等糖肽类的耐药率<5%，尚无对万古霉素耐药葡萄球菌的报道。

二、药物使用精解

万古霉素 Vancomycin

【其他名称】

稳可信，来可信。

【药物特征】

万古霉素通过干扰细菌细胞壁肽聚糖的交联而使细菌发生溶解，对多种革兰阳性菌均有抗菌活性，包括葡萄球菌、链球菌、肠球菌、厌氧球菌及部分棒状杆菌、梭状芽孢杆菌、李斯特菌等。口服不吸收，肌内注射刺激性大，仅用于静脉滴注，给药后 90% 以原形从肾脏排出，少量经胆汁、乳汁排泄。

【适应证】

本品适用于耐甲氧西林金黄色葡萄球菌及其他细菌所致的感染：败血症、感染性心内膜炎、骨髓炎、关节炎、灼伤、手术创伤等浅表性继发感染、肺炎、肺脓肿、脓胸、腹膜炎、脑膜炎。

【剂型与特征】

注射剂：口服不吸收，肌内注射刺激性大，仅用于静脉滴注。

【用法用量】

静脉滴注 0.5g/ 次，一天 4 次或 1g/ 次，一天 2 次；肾功能不全者需根据肌酐清除率调整剂量。

【不良反应】

主要为耳毒性、肾毒性、消化系统反应（如腹泻、恶心等）、过敏反应（如皮疹等）。

【禁忌证】

对本品有过敏者禁用。对糖肽类抗菌药物、氨基糖苷类抗菌药物有既往过敏史的患者原则上不予给药，若有特殊需要需慎重。

【药物相互作用】

（1）与全身麻醉药、硫喷妥钠等同时使用时可出现红斑、组胺样潮红、过敏反应等副作用。

（2）与具有耳、肾毒性药物（氨基糖苷类药物、含铂抗肿瘤药等）合用可引起肾功能、听觉损害及加重。

（3）与有肾毒性药物（两性霉素 B、环孢素等）合用可加重肾功能不全。

【注意事项】

（1）快速推注或短时内静脉滴注本药可使组胺释放，出现红人综合征（面部、颈躯干红斑性充血、瘙痒等）、低血压等副作用，因此每次静脉滴注应在 60 分钟以上。

（2）肾功能不全及老年患者应调节用药量和用药间隔，监测血中药物浓度。

（3）目前已明确本品与下列注射剂混合使用可引起药物变化，所以不能混注。与氨茶碱、5- 氟尿嘧啶混合后可引起外观改变，时间延长药物效价可显著降低。

（4）注意药液的浓度和静脉滴注的速度，再次静脉滴注时应更换部位。

（5）药液渗漏于血管外可引起坏死，在给药时应慎重，不要渗漏于血管外。

（6）为防止使用本药后产生耐药菌，原则上应明确细菌的敏感性，治疗时应在必要的最小期间内用药。

（7）国外有快速静脉滴注本药引起心跳停止的报道。

【FDA 妊娠 / 哺乳分级】

C 级 /L1 级。孕妇和怀疑妊娠的妇女，妊娠给药相关的安全性尚未明确。哺乳母亲应避免给药，若必须给药则应停止哺乳（本药可排于母乳中）。

【用药实践】

1. 超说明书用药

（1）超适应证：预防颅内感染。Tacconelli 等比较了万古霉素和头孢唑啉在脑脊液分流手术围手术期预防性使用的疗效及安全性，每组纳入 88 例患者。结果发现，万古霉素组患者术后分流管感染的发生率显著低于对照组（分别为 4% 和 14%，P=0.03），且术后感染病死率也明显降低（P=0.02）。因此，在 MRSA 高流行地区可考虑预防性使用万古霉素降低脑脊液分流术后的感染及病死率（B 级）。

（2）超剂量：IDSA 关于万古霉素治疗指南中提出，为了提高金黄色葡萄球菌所致菌血症、心内膜炎、骨髓炎、脑膜炎和医院获得性肺炎等复杂性感染的临床治疗有效率，推荐万古霉素的血药谷浓度需达 15~20mg/L。为了迅速达到以上目标血药浓度，重症患者可考虑应用 25~30mg/kg 的负荷剂量

（A级）。

（3）超用药途径：①脑室内给药：IDSA细菌性脑膜炎治疗指南中提到，中枢神经系统MRSA感染，在全身治疗效果不佳时，可给予5~20mg万古霉素，qd，脑室内给药（A级）。②手术切口内局部用药：Theologis等进行的一项回顾性队列研究共纳入215例胸腰椎矫形手术患者，一组患者仅在围手术期预防性全身使用抗菌药物，另一组患者除全身使用抗菌药物外，手术切El内局部加用2g万古霉素。结果显示，术后90天内，局部加用万古霉素组患者手术部位感染的发生率为2.6%（4/151），显著低于对照组的10.9%（7/64，P=0.01），且未发生万古霉素相关不良反应（B级）。

2．治疗药物监测　在用药期间建议进行治疗药物监测（TDM），并根据TDM结果结合患者病情参考相关指南和专家共识调整个体化用药剂量。

替考拉宁 Targocid

【其他名称】

他格适。

【药物特征】

替考拉宁为糖肽类抗菌药物，分子结构的特异性使其脂溶性较万古霉素高，更容易渗透入组织和细胞，半衰期延长。口服不吸收，肌内注射吸收较好，与静脉滴注几乎无差别，超过80%以原形从肾脏排出。肾毒性较万古霉素低。

【适应证】

本品可用于治疗各种严重的革兰阳性菌感染，包括不能用青霉素类和头孢菌素类及其他抗菌药物者。本品可用于不能用青霉素类及头孢菌素类抗菌药物治疗或用上述抗菌药物治疗失败的严重葡萄球菌感染，或对其他抗菌药物耐药的葡萄球菌感染。

替考拉宁对下列感染有效：皮肤和软组织感染、泌尿道感染、呼吸道感染、骨和关节感染、败血症、心内膜炎及持续不卧床腹膜透析相关性腹膜炎。在骨科手术具有革兰阳性菌感染的高危因素时,本品也可作预防用。

【剂型与特征】

注射剂:口服不吸收,肌内注射吸收较好,与静脉滴注几乎无差别,超过80%以原形从肾脏排出。

【用法用量】

静脉注射或肌内注射:首剂 400mg(第 1 日),次日开始每天 200mg。肾功能不全者前 3 日剂量不变,以后根据血药浓度调整剂量。

【不良反应】

局部反应(如红斑、局部疼痛、血栓性静脉炎),变态反应(如皮疹、瘙痒、发热、过敏性休克、荨麻疹),胃肠道反应(如恶心、呕吐、腹泻),肝功能异常(血清转氨酶和碱性磷酸酶增高),肾功能不全(如血清肌酐升高)。

【禁忌证】

对替考拉宁有过敏者不可使用本品。

【药物相互作用】

正在服用肾毒性或耳毒性药物(如氨基糖苷类、两性霉素B、环孢菌素、呋塞米)治疗的患者,应小心使用替考拉宁。

【注意事项】

(1)本品与万古霉素可能有交叉过敏反应,故对万古霉素过敏者慎用。但用万古霉素曾发生"红人综合征"者非本品禁忌证。

(2)以前曾报告过用替考拉宁引起血小板减少,特别是那些投药高于常规用药量者建议治疗期间进行两次血液检查,并进行肝功能和肾功能的检测。

(3)曾有替考拉宁关于听力、血液学、肝和肾毒性方面的报告。应当对听力、血液学、肝和肾功能进行检测,特别是肾功能不全,接受长期治疗的,以及用本品期间同时和相继使用可能有耳毒性和肾毒性的其他药物,如氨基糖苷类、多黏菌素、两性霉素 B、环孢菌素、顺铂、呋塞米和依他尼酸。然而,上述药物与本品联合应用时,并未证实有协同毒性。

(4)肾功能不全者应调整剂量。

(5)长期使用替考拉宁,尤其是在与其他抗菌药物联合使用时,可能会导致发生二重感染,应进行适当的调整。

【FDA 妊娠 / 哺乳分级】

无。虽然动物生殖实验并未显示本品有致畸作用。除非医生认为虽有危险仍非用不可,本品不应用于已确证妊娠或可能妊娠的妇女。目前尚无资料证实本品由乳汁排出或进入胎盘。

【用药实践】

超说明书用药:

1. 超适应证 难辨梭菌感染所致伪膜性结肠炎:中国台湾和欧洲说明书均推荐替考拉宁用于治疗难辨梭菌感染所致假膜性结肠炎(A 级)。

2. 超用量 具体包括:①国外说明书推荐的替考拉宁给药方案为治疗首日给药 2 次,次日起每日给药 1 次,根据感染类型,1 次剂量可为 400~800mg 或 6~12mg/kg(A 级)。②Matthews 等对接受静脉注射替考拉宁治疗的 549 例成年门诊患者进行回顾性调查,探讨替考拉宁剂量由 400mg/d 提高到 600mg/d 后是否会影响药物浓度及潜在的不良反应。研究结果表明,接受 600mg/d 替考拉宁治疗的患者,其体内替考拉宁浓度明显高于接受 400mg/d 的患者(中位数分别是 25.6mg/L 和 19.0mg/L),前者血清浓度在治疗窗内的百分率高于后者(分别为 68% 和 37%),而可产生毒性的血清水平的比例并没有显著差异(分别是 6% 和 8%)(C 级)。③Ahn 等对中性粒细胞减少性发热患者使用不同剂量替考拉宁进行了 PK/PD 研究,提示中性粒细胞减少性发热患者若应用替考拉宁治疗需选择较高的起始给药剂量（C 级）。

（王颖琳　陆丛笑）

第十三节　噁唑烷酮类

一、药物治疗概论

噁唑烷酮类（Oxazolidinones）为新一类的抗菌药,代表药物为利奈唑胺,通过抑制细菌蛋白质合成发挥抗菌作用。利奈唑胺对金黄色葡萄球菌（包括 MRSA）、凝固酶阴性葡萄球菌（包括 MRCNS）、肠球菌属（包括 VRE）、肺炎链球菌（包括青霉素耐药株）、A 组溶血性链球菌、B 组链球菌、草绿色链球菌均具有良好抗菌作用。对卡他莫拉菌、流感嗜血杆菌、淋病奈瑟菌、难辨梭菌均具有抗菌作用。对支原体属、衣原体属、结核分枝杆菌、鸟分枝杆菌、巴斯德菌属和脑膜炎败血黄杆菌亦有一定抑制作用。肠杆菌科细菌、假单胞菌属和不动杆菌属等非发酵菌对该药耐药。

本品为抑菌剂,与细菌核糖体 50S 亚单位结合抑制 mRNA 与核糖体连接,抑制氨基酰 -tRNA（即甲酰蛋氨酰 -tRNA）与核糖体 70S 亚基结合形成 70S 起始复合物,从而抑制细菌蛋白质的合成。新近正在研制开发中的另一类抗菌药甘氨酰环素类属四环素类衍生物,该类药物对于耐四环素类的细菌仍具抗菌作用（包括因产生一种编码四环素外排系统的蛋白和产生一种保护细菌核糖体不受攻击的蛋白而对四环素类耐药菌）。其作用机制为药物作用于核糖体的 30S 亚单位,使氨基酰 -tRNA 能与细菌核糖体结合,因而抑制细菌合成蛋白质。

二、药物使用精解

利奈唑胺 Linezolid

【其他名称】

斯沃。

【药物特征】

利奈唑胺为时间依赖性抗菌药物,口服吸收良好,生物利用度 100%,进食可使达峰时间推迟 2 小时,C_{max} 降低 17%,但对 AUC 和生物利用度无影响。该药在组织、体液的穿透性好,在肺、皮肤、肌肉和脂肪组织以及脑脊液中均有较高的药物浓度,广泛分布于血液灌注良好的组织,血浆蛋白结合率为 31%,给药后 65% 经非肾途径清除,30% 以原形随尿液排出,对肾脏的毒性低。

【适应证】

临床主要应用于甲氧西林耐药葡萄球菌属、肠球菌属等多重耐药革兰阳性菌感染。具体为:①万古霉素耐药肠球菌感染,包括血流感染;②医院获得性肺炎,由 MRSA 或青霉素不敏感的肺炎链球菌引起的医院获得性肺炎;③皮肤及软组织感染,包括未并发骨髓炎的糖尿病足部感染,由 MRSA、A 组溶血性链球菌或 B 组链球菌所致者;④社区获得性肺炎,由青霉素不敏感的肺炎链球菌所致,包括伴发血流感染。

【剂型与特征】

1.片剂:口服吸收良好,生物利用度 100%。

2.注射剂:广泛分布于血液灌注良好的组织。

【用法用量】

成人利奈唑胺的常用剂量见表 5-13-1。

表5-13-1 成人利奈唑胺的常用剂量

感染类型	剂量和给药途径	
	儿童患者 （11岁及以下）	成人和青少年 （12岁及以上）
复杂性皮肤和皮肤软组织感染	每8小时，10mg/kg静脉注射或口服	每12小时，600mg静脉注射或口服
社区获得性肺炎，包括伴发的菌血症		
院内获得性肺炎		
万古霉素耐药的屎肠球菌感染，包括伴发的菌血症		
非复杂性皮肤和皮肤软组织感染	<5岁，每8小时，10mg/kg口服 5~11岁，每12小时，10mg/kg口服	成人，每12小时口服400mg 青少年，每12小时口服600mg

【不良反应】

主要为消化道症状、失眠、头晕、药物热、皮疹等。

【禁忌证】

（1）本品禁用于已知对利奈唑胺或本品其他成分过敏的患者。

（2）单胺氧化酶抑制剂：正在使用任何能抑制单胺氧化酶A或B的药物（如苯乙肼、异卡波肼）的患者，或两周内曾经使用过这类药物的患者不应使用利奈唑胺。

（3）本品不应用于高血压未控制的患者、嗜铬细胞瘤、甲状腺功能亢进、类癌综合征的患者。

【药物相互作用】

（1）与以下任何药物合用引起血压升高的潜在相互作用：直接或间接拟交感神经药物（如伪麻黄碱），血管加压药物（如肾上腺素、去甲肾上腺素），多巴胺类药物（如多巴胺、多巴酚丁胺）。

（2）与 5-羟色胺类药物合用 [5-羟色胺再摄取抑制剂、三环类抗抑郁药、5-羟色胺 5-HT$_1$ 受体激动剂（曲坦类药物）、哌替啶或丁螺环酮] 可能出现 5-羟色胺综合征的体征或症状。

【注意事项】

（1）利奈唑胺未被批准且不应用于治疗导管相关血流感染或插管部位感染的患者。

（2）利奈唑胺对革兰阴性病原体没有临床疗效，不适用于治疗革兰阴性菌感染。

（3）在应用利奈唑胺的患者中有出现骨髓抑制的报道，包括贫血、白细胞减少、全血细胞减少和血小板减少，应用本品应每周进行血小板和全血细胞计数的检查，尤其用药超过两周。

（4）在利奈唑胺上市后的应用中，使用利奈唑胺（可逆的，非选择性的单胺氧化酶抑制剂）同时接受胰岛素治疗或口服降糖药物的糖尿病患者有症状性低血糖的报道。

（5）应用利奈唑胺可能导致乳酸性酸中毒。

（6）应用本品的疗程不宜超过 28 天，疗程超过 28 天者发生周围神经和视神经病变及其他不良反应的可能性增加。

（7）口服利奈唑胺混悬剂含有苯丙氨酸，苯丙酮尿症患者应注意。

（8）肾功能不全者无需调整剂量，轻、中度肝功能不全者无需调整剂量，由于腹膜透析患者尚无排泄资料，血液透析 3 小时可排出约 30% 的药量，因此血液透析患者在完成透析后应适当补充剂量。

（9）由于利奈唑胺具有单胺氧化酶抑制剂作用，使用期间应避免食用含有大量酪氨酸的腌渍、泡制、烟熏、发酵食品。

【FDA 妊娠 / 哺乳分级】

C 级 /L3 级。用药前应充分权衡利弊后决定是否用药。

【用药实践】

（1）静脉滴注与口服给药后的血药浓度相近，故可经静脉滴注 - 口服方法进行序贯治疗。

（2）为减少细菌耐药的发生，保持利奈唑胺及其他抗菌药物的疗效，利奈唑胺仅用于治疗或预防确诊或高度怀疑敏感菌所致的感染。

（3）由于利奈唑胺对肾脏毒性低，通过肝、肾两通道排泄，故可用于肝、肾功能不全等特殊人群。

（4）超说明书用药：具体表现在：① MRSA 骨髓炎：2011 年 IDSA 发布的 MRSA 感染治疗指南推荐利奈唑胺为 MRSA 感染所致骨髓炎的治疗用药（B 级）。② MRSA 所致中枢神经系统感染：2011 年 IDSA 发布的 MRSA 感染治疗指南推荐利奈唑胺为中枢神经系统 MRSA 感染治疗用药，包括脑膜炎、脑脓肿、硬膜下积脓、硬脊膜外脓肿和脓毒血栓栓塞性静脉窦炎（B 级）。③持续性 MRSA 菌血症：2011 年 IDSA 发布的 MRSA 感染治疗指南推荐，当致病菌对万古霉素和达托霉素的敏感性降低，可考虑利奈唑胺单药或与其他药物联合作为成人万古霉素治疗失败及持续性 MRSA 菌血症的治疗用药（C 级）。④治疗耐药结核分枝杆菌感染：多项回顾性临床研究均观察到利奈唑胺联合其他抗结核药物治疗耐药结核杆菌感染，可获得理想的临床治愈率和结核菌转阴率（C 级）。

（5）警示：FDA 警告服用某些抗精神病药物患者使用利奈唑胺或亚甲蓝导致严重的中枢神经系统不良反应的风险。

（王颖琳　陆丛笑）

第十四节　四　环　素　类

一、药物治疗概论

四环素类抗菌药是由放线菌产生的一类广谱抗菌药物，包括四环素、金霉素、土霉素及半合成四环素类多西环素、美他环素和米诺环素。主要通过抑制细菌蛋白质合成起到抑菌作用，高浓度时也具有杀菌作用，属于时间依赖性抗菌药物，但PAE较长。四环素类具有广谱抗菌活性，对葡萄球菌属、链球菌属、肠杆菌科（大肠埃希菌、克雷伯菌属）、不动杆菌属、嗜麦芽窄食单胞菌等具有抗菌活性，且对布鲁菌属具有良好抗菌活性。

四环素类抗菌药物（tetracyclines）由链霉菌属发酵分离获得，包括四环素（tetracycline）、金霉素（chlortetracycline）、土霉素（oxytetracycline）、地美环素（demethylchlortetracycline，demeclocycline，去甲金霉素），及半合成四环素多西环素（doxycycline，强力霉素）、美他环素（methacycline，甲烯土霉素）和米诺环素（minocycline）。继青霉素及磺胺类后，四环素类曾广泛应用于临床，由于常见病原菌对该类药物耐药性普遍升高及其毒性反应，目前此类药物仅有少数临床适应证。近期开发了新的四环素类即甘氨酰环素类（glycylcyclines），其中由米诺环素衍生的替加环素（tigecycline）对革兰阳性菌的抗菌作用明显增强，对四环素耐药菌仍具高度抗菌活性，包括甲氧西林耐药葡萄球菌、青霉素耐药肺炎链球菌、万古霉素耐药肠球菌及对糖肽类中度敏感的金黄色葡萄球菌（GISA）均具良好抗菌作用，目前该药尚在进行临床试验中。

二、药物使用精解

多西环素 Doxycycline

【其他名称】
强力霉素，脱氧土霉素，长效土霉素。
【药物特征】
多西环素属第二代四环素类抗菌药，较第一代四环素类耐药率低,亲脂性强,有利于吸收,主要用于敏感菌所致的感染,也可用于预防恶性疟疾和钩端螺旋体感染。

【适应证】

多西环素用于衣原体感染引起的性病性淋巴肉芽肿、非特异性尿道炎、输卵管炎、沙眼及鹦鹉热,立克次体病,支原体属感染,回归热,布鲁菌病,霍乱,兔热病,鼠疫,软下疳,梅毒,雅司,破伤风,气性坏疽,淋病,钩端螺旋体病以及放线菌属、李斯特菌属感染;中、重度痤疮的辅助治疗。

【剂型与特征】

1.片剂:口服吸收良好,餐后服用可减轻消化道反应。

2.注射剂。

【用法用量】

1.成人 具体为①注射剂:常用量为首日剂量200mg,qd或 bid,静脉滴注;以后根据感染的程度给药 100~200mg/次,qd 或 bid 静脉滴注。梅毒一期、二期治疗建议给药300mg/d,持续给药 10 天。②口服:推荐剂量为第 1 天 100mg,q12h,继以100~200mg, qd 或 50~100mg,q12h。

2.8 岁以上儿童 45kg 及以下儿童:第一天给药 4mg/kg,一次或两次静脉滴注;以后根据感染的程度每日给药 2~4mg/kg。体重超过 45kg 的儿童按成人剂量给药。

【不良反应】

多见为胃肠道反应(如厌食、恶心、呕吐、腹泻、舌炎、吞咽困难)、皮肤反应(如斑疹、斑丘疹、红斑)。

【禁忌证】

对任何一种四环素类药物有过敏史的患者禁用。

【药物相互作用】

(1)本品与肝药酶诱导剂苯巴比妥、苯妥英钠等同时用药,可使其半衰期缩短,并使血药浓度降低而影响疗效,因此应调整多西环素的剂量。

（2）可干扰青霉素的杀菌作用，应避免与青霉素合用。

（3）本品可抑制血浆凝血酶原的活性，所以接受抗凝治疗的患者需调整抗凝药的剂量。

（4）使用本品时不能联合用铝、钙、镁、铁等金属离子药物。

【注意事项】

（1）在牙齿生长发育期（怀孕后期、婴儿期以及 8 岁前儿童）患者不适宜使用四环素类药物。

（2）表现为强度晒斑的光敏性反应已在服用四环素类药物的人群中发现。当皮肤有出现红斑的症状时应马上停止治疗。

（3）肾功能不全者不在体内蓄积，是四环素类药物对肾功能不全最小的。

（4）当怀疑性病与梅毒共存时，用药前应进行暗视野检查，并每月进行血清检查，至少持续四个月。

（5）由于四环素类能降低血浆凝血酶的活性，进行抗凝治疗的患者应降低抗凝剂的用量。

（6）在长期使用过程中，应定期进行各器官功能的检查，如造血功能、肾功能和肝功能检查。

（7）A 型 β- 溶血性链球菌引起的感染应至少治疗 10 天。

【FDA 妊娠 / 哺乳分级】

D 级 /L3 级。本品可透过胎盘屏障进入胎儿体内，沉积在牙齿和骨的钙质区内，引起胎儿牙齿变色、牙釉质再生不良及抑制胎儿骨骼生长，该类药物在动物实验中有致畸胎作用，因此孕妇不宜应用。本品可自乳汁分泌，乳汁中浓度较高，哺乳期妇女应用时应暂停哺乳。

【用药实践】

超说明书用药：

1. 鲍曼不动杆菌感染　中国鲍曼不动杆菌感染诊治与防控专家共识推荐，多西环素可与其他抗菌药如头孢哌酮 / 舒巴坦等联合治疗鲍曼不动杆菌感染（C 级）。

2. 嗜麦芽窄食单胞菌感染　中国嗜麦芽窄食单胞菌感染诊治与防控专家共识提出,多西环素体外对嗜麦芽窄食单胞菌具有抗菌活性,但临床经验十分有限。给药方案为多西环素100mg/次,q12h,静脉滴注或口服(C级)。

3. 肝、肾功能不全者　可用于轻度肝、肾功能不全者,对于重度不足应慎用。

米诺环素 inoeyeline

【其他名称】

二甲胺四环素,美满霉素。

【药物特征】

米诺环素是四环素类抗菌药物,抗菌谱同四环素。抗菌活性具有高效和长效性,抗菌活性最强。脂溶性高,组织浓度大多超过血浆浓度,可透过肺、肾、肝、甲状腺等组织,可透过血脑屏障,在脑脊液和脑组织、唾液、泪液中的浓度较其他四环素类高。在尿与胆汁中的浓度较高。

【适应证】

泌尿系统及生殖系统感染;化脓性感染;呼吸道感染;中耳炎、副鼻窦炎、颌下腺炎;消化道感染;腹膜炎;菌血症等。

【剂型与特征】

片剂、胶囊剂吸收迅速,吸水率高。食物对吸收无影响。

【用法用量】

成人首次剂量为 0.2g,以后 0.1g/次,q12h 或 0.1g/次,q24h,口服。寻常性痤疮 50mg/次,q12h,口服。

【不良反应】

具有前庭毒性,可出现头晕、平衡失调、耳鸣等症状。另有致肝炎和关节炎的报道。

【禁忌证】

对任何四环素类药物或本品中的任一成分过敏者禁用。

【药物相互作用】

（1）避免与青霉素类合用。

（2）与抗凝血药合用时，应降低抗凝血药的剂量。

（3）与口服避孕药合用，能降低口服避孕药的效果。

（4）与强利尿药（如呋塞米等）合用可加重肾损害。

（5）与其他肝毒性药物（如抗肿瘤化疗药物）合用可加重肝损害。

【注意事项】

（1）肝、肾功能不全，食道通过障碍，老年人，口服吸收不良或不能进食，全身状态恶化者（易引发维生素 K 缺乏症）慎用。

（2）由于具有前庭毒性，本品已不作为脑膜炎奈瑟菌带菌者和脑膜炎奈瑟菌感染的治疗药物。

【FDA 妊娠 / 哺乳分级】

D 级 /L3/L4 级。本品可透过血 - 胎盘屏障进入胎儿体内，沉积在牙齿和骨的钙质区中，引起胎儿牙釉质发育不良，并抑制胎儿骨骼生长；在动物实验中有致畸胎作用。故孕妇和准备怀孕的妇女禁用。

本品在乳汁中浓度较高，虽然可与乳汁中的钙形成不溶性络合物，吸收甚少，但由于本品可引起牙齿永久性变色，牙釉质发育不良，并抑制婴幼儿骨骼的发育生长，故哺乳期妇女用药期间应暂停哺乳。

【用药实践】

超说明书用药：

1. 不动杆菌属细菌感染　美国 FDA 已批准米诺环素针剂用于敏感不动杆菌属细菌感染的治疗（A 级）。

2. 脑膜炎球菌感染的预防用药　英国说明书批准该适应证，推荐剂量为米诺环素 100mg/ 次，q12h，连续口服 5 天（A 级）。

3. 嗜麦芽窄食单胞菌感染　中国嗜麦芽窄食单胞菌感染

诊治与防控专家共识提出,米诺环素可用于治疗嗜麦芽窄食单胞菌感染,但临床经验有限。给药方案为米诺环素 100mg/ 次,q12h,口服(C 级)。

(王颖琳 陆丛笑)

第十五节 甘氨酰环类

一、药物治疗概论

甘氨酰环素类抗菌药物代表药物为替加环素,通过抑制细菌蛋白质合成发挥抗菌作用。替加环素对葡萄球菌属(甲氧西林敏感及耐药株)、糖肽类中介金黄色葡萄球菌、粪肠球菌、屎肠球菌和链球菌属具高度抗菌活性。棒状杆菌、乳酸杆菌、明串珠菌属、单核细胞增生李斯特菌等其他革兰阳性菌也对替加环素敏感。对大肠埃希菌、肺炎克雷伯菌等肠杆菌科细菌具有良好的抗菌作用,对鲍曼不动杆菌、嗜麦芽窄食单胞菌体外具抗菌活性,但铜绿假单胞菌和变形杆菌属对其耐药。对碳青霉烯类耐药肠杆菌科细菌和不动杆菌具有良好抗菌活性。对于拟杆菌属、产气荚膜梭菌以及微小消化链球菌等厌氧菌有较好作用。对支原体属、快速生长分枝杆菌亦具良好抗菌活性。

二、药物使用精解

替加环素 Tigecyclinc

【其他名称】

泰阁。

【药物特征】

替加环素也是四环素衍生物的一种,但因其化学结构在 D 环的第 9 位置上连接了一个甘氨酰氨基,一般将其单独归类到甘氨酰环类抗菌药物中。

【适应证】

适用于 18 岁以上患者由以下敏感菌所致各类感染的治疗：

（1）肠杆菌科细菌、粪肠球菌（仅限于万古霉素敏感菌株）、金黄色葡萄球菌（包括 MRSA）、咽峡炎链球菌、拟杆菌属、产气荚膜梭菌和微小消化链球菌等所致复杂性腹腔感染。

（2）大肠埃希菌、粪肠球菌（仅限于万古霉素敏感菌株）、金黄色葡萄球菌（包括 MRSA）、B 组链球菌、咽峡炎链球菌、A 组溶血性链球菌以及脆弱拟杆菌所致复杂性皮肤和软组织感染。

（3）青霉素敏感肺炎链球菌（包括合并菌血症者）、流感嗜血杆菌（β- 内酰胺酶阴性株）以及嗜肺军团菌所致社区获得性肺炎。

【剂型与特征】

注射剂：粉针剂。

【用法用量】

本品应静脉滴注，推荐的给药方案为首剂 100mg，然后 50mg/ 次，q12h。治疗复杂性皮肤和皮肤软组织感染或复杂性腹腔内感染的推荐疗程为 5~14 天；治疗社区获得性细菌性肺炎的推荐疗程为 7~14 天。实际治疗疗程应根据感染的严重程度及部位、患者的临床和细菌学进展情况而定。

轻、中度肝功能不全（Child Pugh 分级 A 和 B 级）患者无需调整剂量；重度肝功能不全患者（Child Pugh 分级 C 级）的剂量应调整为首剂 100mg，然后维持剂量 25mg/ 次，q12h，但应谨慎用药并监测治疗反应。肾功能不全或接受血液透析的患者无需调整剂量。

【不良反应】

多见于消化道反应（腹泻、腹痛、呕吐等）；光敏反应。

【禁忌证】

禁用于已知对本品任何成分过敏的患者。

【药物相互作用】

（1）与地高辛合用时两者均需调整剂量。

（2）与华法林合合用药应该监测凝血酶原时间或其他合适的抗凝试验。

（3）与口服避孕药同时使用可导致口服避孕药作用降低。

【注意事项】

（1）本品的使用可导致不敏感微生物的过度生长，包括真菌。治疗期间应该密切监测患者病情变化。如果出现二重感染，则应该采取适当措施。

（2）在接受替加环素治疗的患者中，可观察到总胆红素浓度、凝血酶原时间及转氨酶类升高的情况。有发生严重的肝功能不全和肝功能衰竭的个案报道，其中的一些患者同时服用了多种药物。应监测接受替加环素治疗的肝功能检查异常的患者，防止肝功能继续恶化并评价替加环素治疗的风险和利益。这些不良事件可能在停药后发生。

【FDA 妊娠 / 哺乳分级】

D 级 /L3 级。妊娠妇女服用替加环素可能引起胎儿毒性。替加环素对大鼠或家兔无致畸作用。临床前安全性研究发现，^{14}C 标记的替加环素能通过胎盘进入胎儿组织，包括胎儿骨骼结构。替加环素暴露量分别处于 5 倍和 1 倍于人每日剂量时，与胎鼠或胎兔体重的轻度减轻以及未成年动物骨骼异常（骨化延迟）相关。家兔暴露于等同于人类剂量的母体毒性剂量时，死胎的发生率增加。尚未有在妊娠妇女中进行关于替加环素足够的、对照良好的研究。因此只有在对胎儿的潜在利益超过潜在风险，才可考虑在妊娠期间使用。

替加环素易于经泌乳大鼠的乳汁分泌。替加环素口服生物利用度有限，与此一致的是，哺乳小狗经母乳喂养获得的替加环素全身暴露量微乎其微。尚不清楚本品是否经人乳分泌，应用于乳母时应谨慎。

【用药实践】

1. 超说明书用药

（1）超适应证：① HAP。已有多项临床研究将替加环素应用于 HAP（包括 VAP）治疗并获得了较好的临床疗效，尤其大剂量应用时其疗效可以优于亚胺培南或相仿（B 级）。2008 年亚太 HAP 专家共识将其推荐作为 HAP 中 MDR 不动杆菌和产超广谱 β- 内酰胺酶（ESBL）肠杆菌科细菌的一线用药，MRSA 感染的二线用药（C 级）。②继发性菌血症。来自 8 项多中心Ⅲ期临床研究的资料。共 170 例继发性菌血症患者入选研究（继发于复杂性皮肤及皮肤软组织感染、复杂性腹腔内感染和社区获得性细菌性肺炎），研究结果显示，总体临床治愈率替加环素组为 81.3%，对照组（包括万古霉素 / 氨曲南 / 亚胺培南 / 西司他丁、左氧氟沙星、万古霉素或利奈唑胺）为 78.5%（$P=0.702$），安全性参数两组无差异（B 级）。③糖尿病足感染伴骨髓炎。La 单位 f 等进行的一项Ⅲ期随机双盲临床研究，纳入 30 个国家地区 119 个中心 1073 例糖尿病足伴或不伴骨髓炎患者，观察替加环素的疗效和安全性。其中不伴有骨髓炎患者替加环素的治愈率为 77.5%，对照组（厄他培南 ± 万古霉素）为 82.5%；对糖尿病足伴骨髓炎患者替加环素组治愈率较低，为 31.6%，对照组为 54.2%（B 级）。

（2）超用量：Ramirez 等进行的一项国际多中心、双盲、随机对照Ⅱ期临床试验，共筛选 75 个研究中心的 114 例 HAP 或 VAP 患者，随机接受中剂量替加环素 75mg/ 次和高剂量替加环素 100mg/ 次，q12h，对照药为亚胺培南 / 西司他丁 1g/ 次，q8h，疗程 7~14 天。研究结果显示，替加环素高剂量组（100mg）的有效率为 85.0%（17/20），中剂量组（75mg）的有效率为 69.6%（16/23），亚胺培南 / 西司他丁组为 75.0%（18/24）；替加环素高剂量的疗效明显高于另外两组，未观察到不良反应随剂量增加而上升（B 级）。

（3）其他：替加环素的疗程在治疗糖尿病足时可延长至

28天,伴有骨髓炎时可以延长至42天(B级)。

2. 药物警示　FDA 警告替加环素可能导致死亡。死亡风险的升高在使用替加环素治疗医院获得性肺炎的患者中,特别是因呼吸机而引起的肺炎患者中最为显著。FDA 提醒医护人员注意以下事项:①死亡风险在使用替加环素超适应证治疗呼吸机性肺炎的患者中最高;②患者患有严重感染时应考虑选用其他药物来代替替加环素。

(王颖琳　陆丛笑)

第十六节　磺　胺　类

一、药物治疗概论

磺胺类抗菌药物属广谱抗菌药,对革兰阳性菌和革兰阴性菌均具抗菌作用,但目前细菌对该类药物的耐药现象普遍存在。磺胺类药体外对下列病原微生物也具有活性:星形诺卡菌、恶性疟原虫和鼠弓形虫。根据药代动力学特点和临床用途,本类药物可分为:①口服易吸收可全身应用者,如磺胺甲噁唑、磺胺嘧啶、磺胺多辛、复方磺胺甲噁唑(磺胺甲噁唑与甲氧苄啶,SMZ/TMP)、复方磺胺嘧啶(磺胺嘧啶与甲氧苄啶,SD/TMP)等;②口服不易吸收者,如柳氮磺吡啶(SASP);③局部应用者,如磺胺嘧啶银、醋酸磺胺米隆、磺胺醋酰钠等。本节主要介绍呼吸系统常用药物。

二、药物使用精解

复方磺胺甲噁唑 Compound Sulfamethoxazole

【其他名称】

复方新诺明。

【药物特征】

本品为中效磺胺类药,抗菌作用较强,但目前细菌耐药现象普遍存在,在葡萄球菌、淋球菌、脑膜炎球菌、肠杆菌科细菌中耐药菌株增多。吸收与排泄均较慢,广泛分布于全身组织及胸膜液、腹膜液、房水、唾液、汗液、尿液、胆汁等各种细胞外液。可透过血脑屏障。主要在肝中代谢为无抗菌活性的乙酰化物,但具有磺胺类药物的毒性作用。

【适应证】

本品的主要适应证为敏感菌株所致的下列感染:大肠埃希杆菌、克雷伯菌属、肠杆菌属、奇异变形杆菌、普通变形杆菌和莫根菌属敏感菌株所致的尿路感染;肺炎链球菌或流感嗜血杆菌所致 2 岁以上小儿急性中耳炎;肺炎链球菌或流感嗜血杆菌所致的成人慢性支气管炎急性发作;由福氏或宋氏志贺菌敏感菌株所致的肠道感染、志贺菌感染;卡氏肺孢子虫肺炎,由产肠毒素大肠埃希杆菌(ETEC)所致旅游者腹泻。

【剂型与特征】

1. 片剂　口服后自胃肠道吸收完全,可吸收给药量的 90% 以上,血药浓度 1~4 小时达到峰值(C_{max})。

2. 注射剂　注射后本品中的 SMZ 和 TMP 均可吸收并广泛分布于痰液、中耳液、阴道分泌物等全身组织和体液中。并可穿透血 - 脑脊液屏障,达到治疗浓度。也可穿过血胎盘屏障,进入胎儿血循环并可分泌至乳汁中。

【用法用量】

1. 成人常用量　治疗细菌性感染,一次 2 片,一日 2 次,每 12 小时服用 1 次。治疗卡氏肺孢子虫肺炎,按体重一次口服 TMP 3.75~5mg/kg 及 SMZ 18.75~25mg/kg,每 6 小时服用 1 次。成人预防用药:给予 2 片,一日 2 次,继以相同剂量一日 1 次,或一周 3 次。

2. 小儿常用量　2 个月以下婴儿禁用。治疗细菌感染,

2 个月以上体重<40kg 的婴幼儿,按体重一次口服 SMZ 20~
30mg/kg 及 TMP 4~6mg/kg,每 12 小时 1 次;体重≥40kg 的小儿
剂量同成人常用量。治疗寄生虫感染如卡氏肺孢子虫肺炎,按
体重一次口服 SMZ 18.75~25mg/kg 及 TMP 3.75~5mg/kg,每 6 小
时 1 次。慢性支气管炎急性发作的疗程至少 10~14 天;尿路感
染的疗程 7~10 天;细菌性痢疾的疗程为 5~7 天;儿童急性中耳
炎的疗程为 10 天;卡氏肺孢子虫肺炎的疗程为 14~21 天。

【不良反应】

主要为变态反应(药疹、红斑等),胃肠道反应(腹泻、恶心、
呕吐等),肝脏损害(黄疸、肝功能减退等),肾脏损害(血尿、少
尿等),血液系统(中性粒细胞减少或缺乏症、血小板减少症及
再生障碍性贫血,可表现为咽痛、发热、苍白和出血倾向;溶血
性贫血及血红蛋白尿,主要缺乏葡萄糖 -6- 磷酸脱氢酶者应用
磺胺类后易于发生,在新生儿和小儿中较成人为多见)。

【禁忌证】

(1)对 SMZ 和 TMP 过敏者禁用。

(2)巨幼红细胞性贫血患者禁用本品。

(3)孕妇及哺乳期妇女禁用本品。

(4)小于 2 个月的婴儿禁用本品。

(5)重度肝肾功能不全者禁用本品。

【药物相互作用】

(1)与尿液碱化药合用可增加本品在碱性尿中的溶解度,
使排泄增多。

(2)不能与对氨基苯甲酸合用,二者相互拮抗。

(3)下列药物与本品同用时需调整其剂量:口服抗凝药、口
服降血糖药、甲氨蝶呤、苯妥英钠和硫喷妥钠。

(4)与骨髓抑制药合用可能增强此类药物对造血系统的不
良反应。

(5)与避孕药(雌激素类)长时间合用可导致避孕的可靠性

减少,并增加经期外出血的机会。

(6)与溶栓药物合用时,可能增大其潜在的毒性作用。

(7)与肝毒性药物合用时,可能引起肝毒性发生率的增高。

(8)不宜与乌洛托品合用,因乌洛托品在酸性尿中可分解产生甲醛,后者可与本品形成不溶性沉淀物。使发生结晶尿的危险性增加。

(9)本品与保泰松同用时可增强保泰松的作用。

(10)本品中的 TMP 可抑制华法林的代谢而增强其抗凝作用。

(11)本品中的 TMP 与环孢素合用可增加肾毒性。

(12)利福平与本品合用时,可明显使本品中的 TMP 清除增加和血清半衰期缩短。

(13)不宜与抗肿瘤药、2,4- 二氨基嘧啶类药物合用,也不宜在应用其他叶酸拮抗药治疗的疗程之间应用本品。

(14)避免与青霉素类药物合用,因为本品有可能干扰此类药物的杀菌作用。

【注意事项】

(1)因不易清除细菌,下列疾病不宜选用本品作治疗或预防用药:中耳炎的预防或长程治疗;A 组溶血性链球菌扁桃体和咽炎。

(2)交叉过敏反应:对一种磺胺类呈现过敏的患者对其他磺胺类也可能过敏。

(3)可发生黄疸、肝功能减退,严重者可发生急性肝坏死,故有肝功能不全患者宜避免应用。

(4)可发生结晶尿、血尿和管型尿,故服用本品期间应多饮水,保持高尿流量,如应用本品疗程长、剂量大时,除多饮水外,宜同服碳酸氢钠,以防止此不良反应。失水、休克和老年患者应用本品易致肾损害,应慎用或避免应用本品。肾功能减退患者不宜应用本品。

（5）对呋塞米、砜类、噻嗪类利尿药、磺脲类、碳酸酐酶抑制药呈现过敏的患者对磺胺类亦可过敏。

（6）下列情况应慎用：缺乏葡萄糖-6-磷酸脱氢酶、血卟啉症、叶酸缺乏性血液系统疾病、失水、艾滋病、休克和老年患者。

（7）用药期间须注意检查：①全血象检查，对疗程长、服用剂量大、老年、营养不良及服用抗癫痫药的患者尤为重要；②定期尿液检查（每2~3天查尿常规一次）以发现长疗程或高剂量治疗时可能发生的结晶尿；③肝、肾功能检查。

（8）由于本品能抑制大肠埃希菌的生长，妨碍B族维生素在肠内的合成，故使用本品超过一周以上者，应同时给予B族维生素以预防其缺乏。

（9）如因服用本品引起叶酸缺乏时，可同时服用叶酸制剂，后者并不干扰TMP的抗菌活性，因细菌并不能利用已合成的叶酸。如有骨髓抑制征象发生，应即停用本品，并给予叶酸3~6mg肌内注射，一日1次，使用2天或根据需要用药至造血功能恢复正常，对长期、过量使用本品者可给予高剂量叶酸并延长疗程。

【FDA妊娠/哺乳分级】

C/D级/L3级。妊娠期、哺乳期妇女应避免用本类药物。

【用药实践】

无。

（于红霞 丁月霞）

第十七节 磷 霉 素

一、药物治疗概论

磷霉素是由Sreptomyces fradiae等多种链霉菌培养液中分

离出的一种抗菌药物,抗菌作用呈时间依赖性,单次剂量可在泌尿系统中持续保持较高的药物浓度。由于其抗菌机制的独特及临床使用率低,对多种革兰阳性菌和革兰阴性菌包括部分耐药菌如耐甲氧西林葡萄球菌(MRSA)、产 ESBLs 的革兰阴性菌、万古霉素耐药肠球菌(VRE)等均保持着较高的敏感性。

磷霉素为一种游离酸,易于成盐。常用制剂有钙盐、二钠盐及磷霉素氨丁三醇 3 种。磷霉素钙和磷霉素氨丁三醇用于口服,相对于磷霉素钙,磷霉素氨丁三醇显示出较佳的水溶性,口服生物利用度可达 34%~41%;磷霉素钠用于静脉注射。

细胞壁是革兰阳性菌和革兰阴性菌必需的结构成分,而肽聚糖是细胞壁的主要成分,在其合成初期,需磷酸烯醇丙酮酸参与合成二磷酸尿嘧啶 -N- 乙酰葡糖胺丙酮酸盐,而磷霉素作为磷酸烯醇丙酮酸同功异质体,可与丙酮酸 - 二磷酸尿嘧啶 - 乙酰葡糖胺转移酶不可逆结合,导致细菌细胞壁的合成受阻而发挥杀菌作用。

磷霉素为广谱杀菌药,对革兰阴性菌的活性比四环素、氯霉素强,但对产酶金黄色葡萄球菌的活性不及四环素、氯霉素;对葡萄球菌、大肠埃希菌、肺炎球菌、沙雷菌属、志贺菌属、耶尔森菌、大多数的铜绿假单胞菌、肺炎克雷伯菌、弧菌属等均有较强抗菌活性;对变形杆菌属、产气杆菌、肝炎杆菌和部分厌氧菌也有一定抗菌作用,但均较青霉素类和头孢菌素类弱。本药还对 MRSA 有抗菌作用;脆弱类杆菌属和厌氧革兰阳性球菌对本药耐药;细菌对本药和其他抗菌药物间不产生交叉耐药性。磷霉素对金黄色葡萄球菌、粪肠球菌、A 型链球菌、B 型链球菌、肺炎克雷伯菌、大肠埃希菌、变形杆菌、铜绿假单胞菌的最低抑菌浓度分别为 8~64μg/ml,64μg/ml,≥64μg/ml,≥64μg/ml,≤64μg/ml,32~128μg/ml,128μg/ml,128μg/ml。

磷霉素的细菌耐药机制包括:①染色体突变:磷霉素的作用靶点是在细菌的细胞质,而其可通过两种主动的转运途径进入细胞内。一种是兼性的一磷酸己糖转运系统,该系统依赖于一种细胞外的一磷酸己糖的诱导剂 G-6-P;另外一种转运途径是磷酸甘油转运系统,其依赖于糖酵解的中间产物甘油 -3 磷酸。②质粒介导耐药:临床上分离的对磷酸酶耐药的菌株主要是通过染色体突变,也有少数耐药菌株是通过质粒介导耐药。

磷霉素的临床应用包括:①单纯性尿路感染:单纯性尿路感染最常见的致病菌是大肠埃希菌;一般应用在尿液或靶器官中浓度高且致病菌敏感的抗菌药物进行治疗。②软组织及糖尿病足感染:磷霉素无论对炎症或非炎症软组织都具有良好的渗透性,其在健康志愿者软组织中的浓度与血浆浓度相近;单剂量静脉注射磷霉素 8g,血浆和肌肉细胞间质药物浓度超过了大多数临床重要致病菌的 MIC 值,因此磷霉素可作为其他广谱抗菌药物的替代选择用于治疗重症监护室患者的软组织感染。

二、药物使用精解

磷霉素 Fosfomycin

【其他名称】

无。

【药物特征】

磷霉素为一种游离酸,易于成盐。常用制剂有钙剂、二钠盐以及磷霉素氨丁三醇 3 种。磷霉素钙和磷霉素氨丁三醇用于口服,磷霉素氨丁三醇有较好的水溶性,口服利用度高。磷霉素钠用于静脉注射。磷霉素钙口服生物利用度低。此 3 种制剂给药后分布广泛,组织浓度以肾为最高,其次为心、肺、肝等,亦可进入胸、腹腔、支气管分泌物、眼房水、膀胱壁、前列腺。

【适应证】

本品用于敏感菌所致的呼吸道感染、尿路感染、皮肤软组织感染等。也可与其他抗菌药物联合应用治疗由敏感菌所致重症感染如败血症、腹膜炎、骨髓炎等。

【剂型与特征】

1. 口服

（1）磷霉素氨丁三醇，主要用于治疗大肠埃希菌等肠杆菌科细菌和肠球菌所致急性单纯性膀胱炎，亦可用于预防尿路感染。

（2）磷霉素钙：主要用于肠道感染。

2. 注射剂　可用于治疗金黄色葡萄球菌、凝固酶阴性葡萄球菌（包括 MRCNS 株）和链球菌属、流感嗜血杆菌、肠杆菌科细菌和铜绿假单胞菌所致呼吸道感染、尿路感染、皮肤及软组织感染等。治疗严重感染时需加大治疗剂量并常需与其他抗菌药物联合应用，如治疗 MRSA 重症感染时与糖肽类抗菌药物联合。

【用法用量】

口服给药，成人非复杂性泌尿道感染 3g/ 次单剂，有症状的复杂性泌尿道感染 3g/ 次，qd，3 天。静脉或肌内注射给药，每天 2~4g，分 3~4 次给药。重症感染时，静脉给药可达每天 16g。

【不良反应】

主要为轻度胃肠道反应，如恶心、纳差、中上腹不适、稀便或轻度腹泻，一般不影响继续用药；偶可发生皮疹、嗜酸性粒细胞增多、白细胞降低、血清氨基转移酶一过性升高、头晕、头痛等反应；注射部位静脉炎。

【禁忌证】

对本品过敏患者禁用。

【药物相互作用】

（1）与 β- 内酰胺类抗菌药物合用对金黄色葡萄球菌（包括甲氧西林耐药的金黄色葡萄球菌）、铜绿假单胞菌具有协同作用。

（2）与氨基糖苷类抗菌药物合用时具有协同作用。

【注意事项】

（1）静脉滴注速度宜缓慢,每次静脉滴注时间应在 1~2 小时以上。

（2）肝、肾功能不全者慎用。

（3）用于严重感染时除需应用较大剂量外,尚需与其他抗菌药物如 β- 内酰胺类或氨基糖苷类联合应用。用于金黄色葡萄球菌感染时,也宜与其他抗菌药物联合应用。

（4）应用较大剂量时应监测肝功能。

【FDA 妊娠 / 哺乳分级】

B 级。尚未进行孕妇研究,但在动物繁殖性研究中,未见到对胎儿的影响,并且孕妇使用该药品的治疗获益可能性胜于其潜在危害。或者,该药品尚未进行动物试验,也没有对孕妇进行充分严格的对照研究。

【用药实践】

超说明书用药:磷霉素 / 妥布霉素联合雾化吸入治疗革兰阴性菌所致慢性下呼吸道感染（B 级）。

（于红霞　丁月霞）

第十八节　抗真菌药物

一、药物治疗概论

真菌感染包括浅部真菌病及深部真菌病。近年来后者发病率呈持续上升趋势,此与机体免疫功能受损机会增多有关,如免疫抑制剂、肾上腺皮质激素、抗肿瘤化疗等的应用以及广谱抗菌药物广泛使用均与其发病有关。由于深部真菌病患者病情严重,常危及生命,因此有效控制真菌感染具重要的临床意义。

目前高效、安全、价廉的抗真菌药仍缺乏。两性霉素 B 仍为最有效的药物,然其毒性亦大;氟胞嘧啶毒性虽较其低,但抗菌谱较窄,且单独应用时真菌易对其产生耐药性,故常与两性霉素 B 或吡咯类联合治疗深部真菌病。吡咯类抗真菌药近年来进展较为迅速,除口服制剂外,尚有注射用药,如氟康唑、伊曲康唑、伏立康唑等均具广谱抗真菌作用,安全性较酮康唑等提高,但其抗菌活性仍较两性霉素 B 明显为低,因此继续开发高效、低毒的抗真菌药仍是今后的努力方向。近年来研制的两性霉素 B 含脂复合制剂既保留了高度抗菌活性,又降低了毒性,是一类有临床发展前途的抗真菌药物。新一类抗真菌药卡泊芬净,具有广谱抗真菌活性,对耐氟康唑及两性霉素 B 的念珠菌、曲霉、组织胞浆菌属、芽生菌属、球孢子菌属等均具有较好的活性,但对隐球菌作用差。

目前常用的抗真菌药物根据不同的作用机制可分为:①对真菌细胞壁的损害作用:大多数真菌细胞壁成分包括几丁质、β- 葡聚糖或 α- 葡聚糖和各种糖蛋白。细胞壁代谢与真菌的生长和分裂密切相关,其作用是控制细胞内膨胀压力以保持菌体的完整性,尤其是几丁质和绳样葡聚糖纤维在维持细胞形态和张力上起重要作用。②对真菌细胞膜的损害作用:真菌细胞膜主要由磷脂、鞘脂、固醇和蛋白质组成。细胞膜是一种渗透屏障,并可以作为小分子传导通路。③抑制蛋白质和氨基酸合成。④对真菌核酸合成和功能的影响。⑤其他作用机制:环吡酮胺是一种吡啶酮类抗真菌剂,其抗菌机制是干扰真菌对大分子物质的摄取及储存。高浓度时可致胞膜通透性增强,细胞内容物外溢,继发细胞内呼吸受抑,细胞自溶死亡。

二、药物使用精解

氟胞嘧啶 Flucytosine

【其他名称】
无。

【药物特征】

氟胞嘧啶在真菌细胞内代谢为氟尿嘧啶,替代尿嘧啶进入真菌的 RNA,从而抑制 DNA 和 RNA 的合成,导致真菌死亡。对新型隐球菌、念珠菌属具有良好抗菌作用,但非白念珠菌对该药的敏感性较白念珠菌差。本品自胃肠道吸收迅速而完全,口服 2g 后 2~4 小时血药浓度达峰值,为 30~40mg/L。半衰期($t_{1/2}$)为 2.5~6 小时。在血液中与血浆蛋白的结合率约 50%,广泛分布于全身主要脏器中,易通过血脑屏障,脑脊液药物浓度为血药浓度的 65%~90%。

【适应证】

适用于念珠菌属及隐球菌属所致的感染。

【剂型与特征】

片剂。本品自胃肠道吸收迅速而完全。半衰期为 2.5~6 小时。血浆蛋白结合率约 50%,广泛分布于全身主要脏器中。

【用法用量】

口服。一次 1.0~1.5g(2~3 片),一日 4 次。或遵医嘱。

【不良反应】

可有恶心呕吐、厌食、腹泻、皮疹、发热、贫血、氨基转移酶升高、血细胞及血小板减少等不良反应。可见血细胞及血小板减少,偶见肝坏死、全血细胞减少、骨髓抑制和再生障碍性贫血。

【禁忌证】

肾功能不全、严重肝病及对本品过敏者禁用。

【药物相互作用】

(1)与两性霉素 B 合用,有明显的协同作用。后者亦增加本品毒性。

(2)同用骨髓抑制药可加重毒性反应,尤其是造血系统的不良反应。

【注意事项】

（1）用药期间应定期检查血象。

（2）血液病患者及肝功能减退者慎用。

【FDA 妊娠 / 哺乳分级】

C 级 /L4 级。孕妇慎用。

【用药实践】

（1）本药单独应用时易引起真菌耐药，通常与两性霉素 B 联合应用。

（2）超说明书用药：①着色真菌、光滑球拟酵母菌和汉逊酵母菌感染：欧洲说明书批准氟胞嘧啶与其他抗真菌药联用用于治疗上述感染（A 级）。②念珠菌眼内炎：2009 年 IDSA 念珠菌病临床实践指南推荐氟胞嘧啶 [25mg/（kg · 次），q6h] 联合两性霉素 B[0.7~1.0mg/（kg · d）] 作为治疗严重感染或感染灶威胁到黄斑的念珠菌眼内炎的首选方案，疗程 4~6 周或更长，直至多次复查证实痊愈（A 级）。

两性霉素 B 脱氧胆酸盐 Amphotericin B

【其他名称】

注射用两性霉素 B。

【药物特征】

本品为多烯类抗真菌药物。对本品敏感的真菌有新型隐球菌、皮炎芽生菌、组织胞浆菌、球孢子菌属、孢子丝菌属、念珠菌属等，部分曲菌属对本品耐药；皮肤和毛发癣菌则大多耐药；本品对细菌、立克次体、病毒等无抗菌活性。常用治疗量所达到的药物浓度对真菌仅具抑菌作用。作用机制为本品通过与敏感真菌细胞膜上的固醇相结合，损伤细胞膜的通透性，导致细胞内重要物质如钾离子、核苷酸和氨基酸等外溢，破坏细胞的正常代谢从而抑制其生长。

【适应证】

适用于敏感真菌所致的深部真菌感染且病情呈进行性发展者，如败血症、心内膜炎、脑膜炎（隐球菌及其他真菌）、腹腔感染（包括与透析相关者）、肺部感染、尿路感染和眼内炎等。

【剂型与特征】

粉针剂，25mg/支。以灭菌注射用水 10ml 配制本品 50mg，或 5ml 配制 25mg，然后用 5% 葡萄糖注射液稀释（不可用氯化钠注射液）。

【用法用量】

1. 静脉用药　开始静脉滴注时先试以 1~5mg 或按体重一次 0.02~0.1mg/kg 给药，以后根据患者耐受情况每日或隔日增加 5mg，当增至一次 0.6~0.7mg/kg 时即可暂停增加剂量，此为一般治疗量。成人最高一日剂量不超过 1mg/kg，每日或隔 1~2 日给药 1 次，累积总量 1.5~3.0g，疗程 1~3 个月，也可长至 6 个月，视病情及疾病种类而定。对敏感真菌感染宜采用较小剂量，即成人一次 20~30mg，疗程宜长。

2. 鞘内给药　首次 0.05~0.1mg，以后渐增至每次 0.5mg，最大量一次不超过 1mg，每周给药 2~3 次，总量 15mg 左右。鞘内给药时宜与小剂量地塞米松或琥珀酸氢化可的松同时给予，并需用脑脊液反复稀释药液，边稀释边缓慢注入以减少不良反应。

3. 局部用药　气溶吸入时成人每次 5~10mg，用灭菌注射用水溶解成 0.2%~0.3% 溶液应用；超声雾化吸入时本品浓度为 0.01%~0.02%，每日吸入 2~3 次，每次吸入 5~10ml；持续膀胱冲洗时每日以两性霉素 B 5mg 加入 1000ml 灭菌注射用水中，按每小时注入 40ml 速度进行冲洗，共用 5~10 天。

4. 用药配制　静脉滴注或鞘内给药时，均先以灭菌注射用水 10ml 配制本品 50mg，或 5ml 配制 25mg，然后用 5% 葡萄糖注射液稀释（不可用氯化钠注射液，因可产生沉淀），滴注液的药物浓度不超过 10mg/100ml，避光缓慢静脉滴注，每次滴注时间需 6 小时以上，稀释用葡萄糖注射液的 pH 应在 4.2 以上。

【不良反应】

（1）静脉滴注过程中或静脉滴注后发生寒战、高热、严重头痛、食欲缺乏、恶心、呕吐，有时可出现血压下降、眩晕等。

（2）几乎所有患者在疗程中均可出现不同程度的肾功能不全，尿中可出现红细胞、白细胞、蛋白和管型、血尿素氮和肌酐增高，肌酐清除率降低，也可引起肾小管性酸中毒。

（3）低钾血症：由于尿中排出大量钾离子所致。

（4）血液系统毒性反应有正常红细胞性贫血，偶可有白细胞或血小板减少。

（5）肝毒性：较少见，可致肝细胞坏死，急性肝功能衰竭亦有发生。

（6）心血管系统反应：如静脉滴注过快时可引起心室颤动或心脏骤停。此外本品所致的电解质紊乱亦可导致心律失常的发生。本品静脉滴注时易发生血栓性静脉炎。

（7）神经系统毒性反应：鞘内注射本品可引起严重头痛、发热、呕吐、颈项强直、下肢疼痛及尿潴留等，严重者可发生下肢截瘫等。

（8）过敏性休克、皮疹等变态反应偶有发生。

【禁忌证】

对本品过敏及严重肝病的患者禁用。

【药物相互作用】

（1）肾上腺皮质激素：此类药物在控制两性霉素 B 的药物不良反应时可合用，但一般不推荐两者同时应用，因可加重两性霉素 B 诱发的低钾血症。如需同用时则肾上腺皮质激素宜用最小剂量和最短疗程，并需监测患者的血钾浓度和心脏功能。

（2）洋地黄毒苷：本品所致的低钾血症可增强潜在的洋地

黄毒性。两者同用时应严密监测血钾浓度和心脏功能。

（3）氟胞嘧啶与两性霉素 B 具有协同作用，但本品可增加细胞对前者的摄取并损害其经肾排泄，从而增强氟胞嘧啶的毒性反应。

（4）本品与吡咯类抗真菌药如酮康唑、氟康唑、伊曲康唑等在体外具有拮抗作用。

（5）氨基糖苷类、抗肿瘤药物、卷曲霉素、多黏菌素类、万古霉素等肾毒性药物与本品同用时可增强其肾毒性。

（6）骨髓抑制剂、放射治疗等可加重患者贫血，与两性霉素 B 合用时宜减少其剂量。

（7）本品诱发的低钾血症可加强神经肌肉阻断药的作用，两者同用时需监测血钾浓度。

【注意事项】

（1）本品毒性大，不良反应多见，但它又是治疗危重深部真菌感染的唯一有效药物，选用本品时必须权衡利弊后作出决定。

（2）轻、中度肾功能损害患者如病情需要仍可选用，重度肾功能不全者则需延长给药间期或减量应用，使用最小有效剂量；当治疗累计剂量＞4g 时可引起不可逆性肾功能不全。本品可有肝毒性，肝病患者避免使用；治疗期间定期随访血、尿常规，肝肾功能，血钾及心电图等，如血尿素氮或血肌酐明显升高，则需减量或暂停治疗，直至肾功能恢复。

（3）下列情况应慎用：

1）肾功能不全，本品主要在体内灭活，故重度肾功能不全时半衰期仅轻度延长，因此肾功能轻、中度损害的患者如病情需要仍可选用本品，重度肾功能不全者则需延长给药间期或减量应用，应用其最小有效量：当治疗累积剂量＞4g 时可引起不可逆性肾功能不全。

2）肝功能不全，本品可致肝毒性，肝病患者避免应用本品。

3）治疗期间定期严密随访血、尿常规，肝肾功能，血钾，心电图等，如血尿素氮或血肌酐明显升高时，则需减量或暂停治疗，直至肾功能恢复。

4）为减少本品的不良反应，给药前可给解热镇痛药和抗组胺药，如吲哚美辛和异丙嗪等，同时给予琥珀酸氢化可的松25~50mg或地塞米松2~5mg一同静脉滴注。

5）本品治疗如中断7天以上者，需重新自小剂量（0.25mg/kg）开始逐渐增加至所需量。

6）本品宜缓慢避光滴注，每剂滴注时间至少6小时。

7）药液静脉滴注时应避免外漏，因本品可致局部刺激。

8）仅5mg规格用于鞘内注射。

（4）药物过量可能引起呼吸循环衰竭，应立即中止给药，并进行临床及实验室监测，予以支持、对症处理。

【FDA妊娠/哺乳分级】

B级/L3级。本品用于治疗患有全身性真菌感染的孕妇，对胎儿无明显影响。但孕妇用药尚缺乏有良好对照的研究。孕妇如确有应用指征时方可慎用。哺乳期妇女应避免应用本品或于用药时暂时停止哺乳。

【用药实践】

（1）应用尿液碱化药可增强本品的排泄，并防止或减少肾小管酸中毒发生的可能。

（2）目前无确凿证据表明治疗肺曲霉病两性霉素B脂质体优于两性霉素B脱氧胆酸盐。

（3）超说明书用药

1）超适应证。①经验性治疗非中性粒细胞缺乏伴发热患者的可疑真菌感染：IDSA指南中推荐两性霉素B脱氧胆酸盐为经验性治疗非中性粒细胞减少患者继发可疑真菌感染的二线治疗药物（C级）。加拿大侵袭性念珠菌病诊治指南中对于无肾功能不全危险因素的患者，如发热伴中性粒细胞缺乏的癌症患者同种造血干细胞移植（HSCT）接受者有持续中性粒细胞缺乏发热综合征或复发者，两性霉素 B 脱氧胆酸盐可作为经验性治疗的一线药物（B 级）。②念珠菌化脓性血栓性静脉炎：加拿大指南推荐注射用两性霉素 B 脱氧胆酸盐为二线治疗药物之一（C 级）。③口咽和食管性念珠菌病：IDSA 指南推荐两性霉素 B 脱氧胆酸钠可作为治疗食道念珠菌病的首选药物之一 [0.3~0.7mg/（kg·d）] 及备选药物之一 [0.3mg/（kg·d）]（C 级）。

2）超用法。①鞘内给药：DISA 指南指出，在唑类抗菌药物治疗脑膜感染无效时可采用鞘内注射两性霉素 B（C 级）。②持续腹腔内给药：《热病——桑福德抗微生物治疗指南》推荐两性霉素 B 脱氧胆酸钠可作为治疗长期非卧床、无尿、腹膜透析患者念珠菌腹膜炎的备选药物之一，持续腹腔内给药剂量为 1.5mg/L 腹膜液，4~6 周（C 级）。

3）超剂量。《热病——桑福德抗微生物治疗指南》推荐两性霉素 B 为治疗镰刀菌病的首选药物之一，剂量可高至 1.0~1.5mg/（kg·d）（C 级）。

两性霉素 B 脂质体 Amphotericin B

【其他名称】

安浮特克。

【药物特征】

药物经脂质体包裹或掺入脂质复合体后，其性质与普通药物相比可能会发生显著改变，同时，同一药物与不同脂质体或脂质复合物的制成品在其脂质化学成分和物理性质上也可能有区别，这些区别可能影响药物的功效。本品的有效成分两性霉素 B 为多烯类抗菌药物，它通过结合到真菌细胞膜上的固醇（主要为麦角固醇），造成膜通透性改变，胞内物质流出而使真菌细胞死亡。两性霉素 B 也能结合哺乳动物细胞膜中的固醇(主要为胆固醇),这可能是其对动物和人类有毒性的原因。两性霉素 B 含脂制剂可使与输注相关的不良反应和肾毒性明显减少,在肝、脾、肺等组织中浓度增加,肾组织浓度降低。

【适应证】

适用于肾功能不全者侵袭性曲霉病、不能耐受有效剂量的两性霉素 B 去氧胆酸盐,以及两性霉素 B 去氧胆酸盐治疗无效的侵袭性真菌病患者。两性霉素 B 脂质体还可用于中性粒细胞缺乏伴发热疑为真菌感染患者的经验治疗。

【剂型与特征】

本品必须用无菌注射用水溶解,将溶解的本品用 5% 葡萄糖注射液稀释,稀释只能用 5% 葡萄糖注射液。

【用法用量】

对于成年人和儿童,根据要求可按每日 3.0~4.0mg/kg 的剂量使用。若无改善或真菌感染恶化,剂量可增至每日 6mg/kg。

将溶解的本品用 5% 葡萄糖注射液稀释,以每小时 1mg/kg 的速度静脉注射。在每一个疗程的第一次用药前建议作试验注射,以少量药(10ml 稀释液含有 1.6~8.3mg)用 15~30 分钟注射。再仔细观察 30 分钟。

如果患者可以忍受且无与输注有关的反应,则输注时间可缩短至不少于 2 小时,如果患者出现急性反应或不能耐受输容积,则输注时间要延长。

本品必须用无菌注射用水溶解,用无菌注射器和 20 号针头,按下述体积迅速加入瓶中,使每毫升溶液含 5mg 两性霉素 B,用手轻轻摇动和转动使所有固体溶解。注意液体可能呈乳色或透明。50mg/ 瓶:加 10ml 无菌注射用水;100mg/ 瓶:加 20ml 无菌注射用水。

【不良反应】

与两性霉素 B 类似,但发生率较低。

【禁忌证】

对本品过敏及严重肝病的患者禁用。

【药物相互作用】

尚未对本品进行正式的药物相互作用试验。目前已知下列药物与普通两性霉素 B 同时使用时发生药物相互作用,这些药物可能亦与本品发生相互作用。

(1)抗肿瘤药物与普通两性霉素 B 同时使用可能导致增加肾毒性、支气管痉挛和低血压的可能性。因而,当抗肿瘤药与本品同时给药时需慎重。

(2)皮质类固醇和促肾上腺皮质激素(ACTH)与普通两性霉素 B 同时使用可能降低血钾并导致心脏功能异常。若它们与本品同时使用,应该监测血清电解质和心脏功能。

(3)在比较本品和普通两性霉素 B 对血清肌酐值的发热和中性白细胞减少的患者进行经验治疗的随机双盲试验中,对使用环孢菌素或免疫抑制剂的患者进行分组,在各种组合中均出现血清肌酐的升高,但是使用普通两性霉素 B 时血清肌酐升高更多。

(4)洋地黄毒苷与普通两性霉素 B 同时使用可能引起低血钾和增加洋地黄毒性,若洋地黄毒苷与本品同时使用,应密切监测血清钾水平。

(5)氟尿嘧啶与含两性霉素 B 的药物同时使用可能增加氟尿嘧啶的毒性,可能是通过增加细胞摄取与降低肾排泄而引起,当氟尿嘧啶与本品同时使用时需非常慎重。

(6)咪唑类药物(如酮康唑、咪康唑、氟康唑等)能抑制麦角甾醇合成,在动物体内和体外试验中与普通两性霉素 B 有拮抗作用。这一现象的临床意义尚未确定。

(7)氨基糖苷类和五氮唑药物与普通两性霉素 B 同时使用可能增加由药物引起的肾毒性。当氨基葡萄糖苷和五氮唑药物与本品同时使用时需慎重。建议密切监测服用有肾毒性药物的患者的肾功能。

（8）普通两性霉素 B 引起的低血钾可能增加骨骼肌松弛剂（箭毒碱）的箭毒样效果。如果骨骼肌松弛剂与本品同用,需密切监测血清钾水平。

【注意事项】

（1）本品应静脉给药。与输注过程有关的急性反应包括发热、发冷、低血压、恶心或心动过速。这些反应通常在开始输药后 1~3 小时出现,这些反应在前几次给药时较为严重和频繁,以后会逐步消失。与输注有关的急性反应可以事先通过使用抗组胺和皮质类固醇预防,并通过降低输注速度和迅速使用抗组胺和皮质类固醇来处理。应避免快速输注。

（2）根据患者反应情况,对患者进行监测,特别是对肝功能、肾功能、血清电解质、全血细胞计数及凝血酶原反应时间等进行监测。

（3）本品不可通过血液透析清除,有报道普通两性霉素 B 过量导致心跳停搏或呼吸停止。

【FDA 妊娠 / 哺乳分级】

B 级 /L3 级。本品用于治疗患有全身性真菌感染的孕妇,对胎儿无明显影响。但孕妇用药尚缺乏有良好对照的研究。孕妇如确有应用指征时方可慎用。哺乳期妇女应避免应用本品或于用药时暂时停止哺乳。

【用药实践】

（1）应用尿液碱化药可增强本品的排泄,并防止或减少肾小管酸中毒发生的可能。

（2）目前无确凿证据表明治疗肺曲霉病两性霉素 B 脂质体优于两性霉素 B 脱氧胆酸盐。

（3）超说明书用药

1）超适应证。①经验性治疗中性粒细胞缺乏患者可疑真菌感染:美国 FDA 说明书中批准两性霉素 B 脂质体用于经验性治疗中性粒细胞缺乏伴发热的可疑真菌感染（A级）。欧洲临床微生物和感染病学会（ESCMID）推荐两性霉素B脂质体可用于成人HSCT后或严重持续性中性粒细胞缺乏者继发的可疑念珠菌感染；IDSA指南推荐两性霉素B脂质体作为中性粒细胞缺乏患者继发可疑真菌感染的一线经验性治疗药物（A级）；加拿大侵袭性念珠菌病诊治指南推荐两性霉素B脂质体为粒细胞缺乏患者念珠菌血症或侵袭性念珠菌病经验性治疗的一线药物（A级）。②经验性治疗非中性粒细胞缺乏患者可疑真菌感染：IDSA指南推荐两性霉素B脂质体为经验性治疗非中性粒细胞缺乏患者继发可疑真菌感染的二线治疗药物（C级）。③预防免疫缺陷患者继发侵袭性真菌病：ESCMID推荐用于异基因HSCT患者预防念珠菌感染（B级）；加拿大指南推荐作为预防胰腺移植后念珠菌血症和侵袭性念珠菌病的二线药物；在光滑念珠菌或克柔念珠菌流行的医疗单位，小肠移植后患者可选择两性霉素B脂质体作为二线预防用药（C级）。④脉络膜视网膜炎和眼内炎：ESCMID推荐脉络膜视网膜炎和眼内炎患者当致病念珠菌药敏情况不明时，可选择两性霉素B脂质体单药或与氟康唑联合治疗（B级）。IDSA指南推荐两性霉素B脂质体为治疗念珠菌性眼内炎的二线药物（C级）。⑤念珠菌化脓性血栓性静脉炎：IDSA指南推荐两性霉素B脂质体可作为一线治疗药物之一（B级）。⑥黑热病（内脏利什曼病）：美国FDA说明书批准两性霉素B脂质体用于内脏利什曼病患者（A级）。

　　2）超用法。①治疗血液病或恶性肿瘤患者继发毛霉感染：对血液病或恶性肿瘤患者继发毛霉感染，2013年欧洲白血病感染会议制定的指南中推荐恶性血液病继发毛霉感染两性霉素B脂质体治疗剂量可达5~10mg/（kg·d）；ESCMID及欧洲医学真菌联合会（ECMM）联合指南强调，免疫缺陷患者继发毛霉感染时，两性霉素B脂质体的治疗剂量应≥5mg/（kg·d），而对于中枢神经系统毛霉感染，两性霉素B脂质体的使用剂量则应达到

10mg/（kg·d）（B级）。②治疗镰刀菌病:《热病——桑福德抗微生物治疗指南》推荐两性霉素 B 脂质体为治疗镰刀菌病首选药物之一,剂量为 5~10mg/（kg·d）（C级）。

氟康唑 Fluconazole

【其他名称】

大扶康。

【药物特征】

氟康唑是一种新型的三唑类抗真菌药之一,它是真菌甾醇合成的强效、特异性抑制剂。口服和静脉注射氟康唑对各种真菌感染动物模型有效。已证实氟康唑对条件致病真菌引起的感染有效,如念珠菌属感染,包括免疫缺陷动物的系统性念珠菌病;新型隐球菌感染,包括颅内感染;小孢子菌属和毛癣菌属感染。氟康唑还对地方性真菌病动物模型有效,包括皮炎芽生菌感染;粗球孢子菌感染,包括颅内感染;荚膜组织胞浆菌等在正常动物和免疫功能抑制动物中引起的感染,克柔念珠菌通常对氟康唑不敏感。

氟康唑对真菌的细胞色素 P450 依赖酶具有高度特异性。静脉注射或口服的药代动力学特性相似。口服吸收良好,且血浆浓度（和系统生物利用度）可达同剂量药物静脉给药后浓度的 90% 以上。口服吸收不受进食影响。血浆消除半衰期接近 30 小时。血浆浓度与给药剂量成正比。血浆蛋白结合率低（11%~12%）。研究显示,氟康唑能够很好地渗透到各种体液中。在唾液和痰液中的浓度与血浆浓度相近。在真菌性脑膜炎患者的脑脊液中,氟康唑浓度约为同时间血浆浓度的 80%。在皮肤角质层、表皮真皮层和分泌的汗液中可达到高浓度,甚至超过其血清浓度。可在角质层中蓄积。氟康唑主要排泄途径为肾脏,接近 80% 剂量的药物在尿中以原形排出。清除率与肌酐清除率成正比。未发现血循环中有氟康唑的代谢产物。

【适应证】

本品适用于以下真菌病：

（1）全身性念珠菌病：包括念珠菌血症、播散性念珠菌病及其他形式的侵入性念珠菌感染，如腹膜、心内膜、肺及泌尿道感染。也可用于恶性肿瘤、重症监护患者、接受放疗、化疗或免疫抑制剂治疗或受到其他易致念珠菌感染的因素作用的患者。

（2）隐球菌病：包括隐球菌脑膜炎及其他部位（如肺、皮肤）的隐球菌感染。可用于免疫功能正常患者、艾滋病患者及器官移植或其他原因引起免疫功能抑制的患者。艾滋病患者可服用本品用来维持治疗，以预防隐球菌病的复发。

（3）黏膜念珠菌病：包括口咽部、食道、非侵入性支气管等黏膜念珠菌病、肺部念珠菌感染，念珠菌尿症、皮肤黏膜和慢性萎缩性口腔念珠菌病。可用于免疫功能正常或免疫功能受损患者。

（4）急性或复发性阴道念珠菌病。

（5）对接受化疗或放疗而容易发生真菌感染的白血病患者及其他恶性肿瘤患者，可用本品进行预防治疗。

（6）皮肤真菌病：包括体癣、手癣、足癣、花斑癣、头癣、指趾甲癣等皮肤真菌感染。

（7）皮肤着色真菌病。

【剂型与特征】

1．片剂　口服吸收良好，口服吸收不受进食影响。

2．注射剂　氟康唑静脉注射与口服的药代动力学特性相似。

【用法用量】

1．成人用药

（1）念珠菌血症、播散性念珠菌病及其他侵入性念珠菌感染：常用剂量为第 1 日 400mg，以后每日 200mg。根据临床反应，可将日剂量增至 400mg。疗程亦视临床反应而定。

（2）隐球菌脑膜炎及其他部位隐球菌感染：常用剂量为第
1日400mg，以后每日200~400mg。疗程视服药后临床及真菌
学反应而定，但对隐球菌脑膜炎而言，治疗期一般为脑脊液菌
检转阴后，再持续6~8周。为预防艾滋病患者的隐球菌脑膜炎
复发，在患者完成一个疗程的基本治疗后，可继续给予本品作
维持治疗，日剂量为200mg，持续10~12周。

（3）口咽部念珠菌病：常用剂量为每日1次，每次50mg，连
续7~14天。免疫功能严重受损者，可根据需要延长疗程。对
与牙托有关的萎缩性口腔念珠菌病，常用剂量为每日1次，每
次50mg，连续14天，同时在牙托部位给予局部抗感染治疗。其
他黏膜念珠菌感染，如食道炎、非侵入性支气管感染、肺部感
染、念珠菌尿症、慢性黏膜皮肤念珠菌病等，常用剂量为每日
1次，每次50mg，连续14~30天。

（4）对上述黏膜念珠菌感染中异常难治的病例，剂量可增
至每日1次，每次100mg。

（5）为预防恶性肿瘤患者发生真菌感染，在患者接受化疗
或放疗时，可每日一次口服本品50mg。

2．肾功能不全者用药　本品大部分以原形由尿排出，因
此，只需给药一次的治疗不需调节剂量；若需多次给药时，应给
予常规剂量，此后则按肌酐清除率来调整给药时间间隔或每日
剂量，详见表5-18-1。

表5-18-1　肾功能异常患者用药剂量

肌酐清除率（ml/min）	给药时间间隔/每日剂量
＞50	24小时（常规剂量）
≤50（未透析）	48小时或常规剂量的一半
定期透析患者	每次透析后应用100%的推荐剂量

3．儿科用药　国外最近研究资料报道，通过对70例肿

瘤化疗、骨髓移植、免疫缺陷患儿及 12 例早产儿、低体重新生儿的药代动力学研究表明，本品在 16 岁以下少年儿童体内的血浆半衰期与成人不同，分别是：1 日龄为 73.7 小时；周龄为 53.2 小时；2 周龄为 46.6 小时；3 月龄至 2 岁为 21.7 小时；2~12 岁为 20.9 小时；12~6 岁为 23.5 小时。对不同年龄儿童推荐剂量见表 5-18-2。

表 5-18-2 对不同年龄儿童推荐剂量

>4 周的患儿	黏膜真菌感染	3mg/kg 体重 / 日，每日给药一次
	深部系统真菌感染	6mg/kg 体重 / 日，每日给药一次
	严重威胁生命的感染	12mg/kg 体重 / 日，每日给药一次
2~4 周的患儿	kg 体重剂量同上，每2 天给药一次	
<2 周的患儿	kg 体重剂量同上，每3 天给药一次	

4. 给药方法 氟康唑可口服给药，也可以以不超过 10ml/min 的速度静脉滴注，给药途径应根据患者的临床状态确定。从静脉改为口服给药时，不需要改变每日用药剂量；反过来也是如此。氟康唑注射液由 0.9% 氯化钠溶液配制而成，每 200mg（每瓶 200mg/100ml）中分别含 15mmol 钠离子和氯离子。由于氟康唑注射液为盐水稀释液，对需要限制钠盐或液体摄入量的患者，应考虑液体输注的速率。

5. 配伍禁忌 氟康唑静脉注射液可与下列注射用溶液配伍：20% 葡萄糖溶液、林格注射液、Hartmann 氏溶液、葡萄糖氯化钾溶液、4.2% 碳酸氢钠溶液、混合氨基酸溶液、生理盐水。

【不良反应】

常见为消化道反应（恶心、呕吐、腹泻）

【禁忌证】

（1）对氟康唑及其无活性成分或其他唑类药物过敏的患者

禁用。

（2）根据多剂量药物相互作用研究结果，多剂量接受氟康唑每日 400mg 或更高剂量治疗的患者禁止同时服用特非那定（参见【药物相互作用】）。

（3）接受氟康唑治疗的患者禁止同时服用延长 Q-T 间期和经过 CYP3A4 酶代谢的药物，如西沙比利、阿斯咪唑、匹莫齐特、红霉素、奎尼丁。

【药物相互作用】

1. 抗凝血药　在一项药物相互作用的研究中，氟康唑可使服用华法林的健康男性志愿者的凝血酶原时间延长 12%。上市后的临床报道称，同其他唑类抗真菌药相仿，接受氟康唑治疗并同服华法林治疗的患者随着凝血酶原时间延长可发生出血性不良事件（皮下淤血、鼻出血、胃肠道出血、血尿和黑便）。应严密监测同时接受香豆素类抗凝血药治疗患者的凝血酶原时间。

2. 阿奇霉素　一项开放、随机、三交叉的药代动力学研究在 18 例健康受试者中进行，评价阿奇霉素（口服单剂 1200mg）与氟康唑（口服单剂 800mg）的相互作用。结果显示阿奇霉素与氟康唑未存在明显的药代动力学相互作用。

3. 苯二氮䓬类药物（短效）　口服咪达唑仑后给予氟康唑可引起后者血药浓度明显升高，并出现精神运动性反应。咪达唑仑的这种作用在口服氟康唑患者中较静脉给药氟康唑患者表现得更为明显。如患者需要同时接受氟康唑和苯二氮䓬类药物治疗，应考虑减少苯二氮䓬类药物的剂量，并对患者进行适当的监查。

4. 西沙必利　有报道同时使用氟康唑和西沙必利的患者可出现心脏不良反应，包括尖端扭转型室性心动过速。一项对照研究结果显示：联合应用氟康唑（每日 1 次，每次 200mg）与西沙必利（每日 4 次，每次 20mg）后，西沙必利血浓度显著增加，Q-Tc 间期显著延长。接受氟康唑治疗的患者禁止使用西沙必利（参见【禁忌】）。

5. 环孢素 一项对肾移植患者进行的药代动力学研究发现，氟康唑 200mg，每日一次，可使环孢素的血药浓度缓慢升高。但是，另一项对骨髓移植患者进行的多剂量研究结果显示，氟康唑 100mg，每日一次，不影响环孢素的血药浓度。建议对合用环孢素和氟康唑的患者，应监测环孢素的血浆浓度。

6. 氢氯噻嗪 在一项药物相互作用动力学研究中，使用氟康唑的健康志愿者同时使用多剂量氢氯噻嗪后，可使氟康唑的血浆浓度升高 40%。虽然医生对此应有所注意，但尚无需调整氟康唑给药方案。

7. 口服避孕药 对同时服用口服避孕药和多剂量氟康唑进行了三项药代动力学研究。氟康唑 50mg，每日一次，对激素水平未见有意义的影响；氟康唑 200mg，每日一次，可使乙炔雌二醇和左旋甲基炔诺酮的药时曲线下面积分别增加 40% 和 24%；氟康唑 300mg，每周一次，使乙炔雌二醇和炔诺酮的药时曲线下面积分别增加 24% 和 13%。因此，在按照上述剂量应用多剂量氟康唑时，不会影响同时服用口服避孕药的效果。

8. 苯妥英 氟康唑与苯妥英合用时，可使苯妥英的血药浓度升高并具有临床意义。如需两药同时使用时，应监测苯妥英的血药浓度，并调整苯妥英剂量使其血药浓度维持在治疗水平。

9. 利福布汀 有报道氟康唑与利福布汀合用存在药物相互作用，导致利福布汀血清浓度升高。有报道氟康唑与利福布汀合用可引起葡萄膜炎。应严密监查合用氟康唑和利福布汀的患者。

10. 利福平 氟康唑与利福平合用时，可导致氟康唑的药时曲线下面积减少 25%，并使其半衰期缩短 20%。对合用氟康唑和利福平的患者,应考虑增加氟康唑的剂量。

11. 磺酰脲类　对同时口服磺酰脲类药物(氯磺丙脲、格列本脲、格列吡嗪和甲苯磺丁脲)的健康志愿者,氟康唑可延长这些药物的血清半衰期。糖尿病患者有可能同时使用氟康唑和口服磺酰脲类药物,此时应警惕患者可能发生低血糖。

12. 他克莫司　有报道氟康唑与他克莫司同时使用时,两药间存在药物相互作用,导致他克莫司的血清浓度升高。有报道氟康唑与他克莫司合用时可引起肾毒性。应严密监查合用氟康唑和他克莫司的患者。

13. 特非那定　由于合用特非那定和唑类抗真菌药的患者发生了严重心率失常(继发于 Q-Tc 间期延长),因此进行了药物相互作用的研究。一项研究表明,氟康唑 200mg,每日一次并未引起 Q-Tc 间期的延长。另一项关于氟康唑 400mg 和 800mg,每日一次与特非那定合用的研究结果表明,氟康唑按每日 400mg 或更高剂量使用时,可明显升高特非那定的血浆浓度。禁止 400mg 或更高剂量的氟康唑与特非那定合用。当氟康唑每日剂量低于 400mg 并与特非那定合用时,应严密监测特非那定的血药浓度。

14. 茶碱　一项与安慰剂对照的药物相互作用研究显示,氟康唑 200mg,连用 14 日可导致茶碱平均血浆消除率降低 18%。接受高剂量茶碱治疗或具有其他茶碱中毒危险的患者,在合用氟康唑时应注意观察其茶碱中毒症状;如患者出现中毒症状,应相应调整治疗方案。

15. 齐多夫定　两项药代动力学的研究结果表明,氟康唑与齐多夫定合用时,可使齐多夫定的血药浓度升高,最有可能的原因是齐多夫定转化为其主要代谢产物的能力降低。一项研究测定了艾滋病患者或艾滋病病毒携带者给予氟康唑 200mg,每日一次,给药前和第 15 天齐多夫定的血药浓度。齐多夫定的药时曲线下面积明显增加(20%)。第二项随机、两阶段、两药交叉治疗的研究,检测了艾滋病患者中齐多夫定的血药浓度。两阶段间隔 21 天,患者接受齐多夫定 200mg,每 8 小时一次,同时合用或不合用氟康唑 400mg,每日一次,连服 7 天治疗。合用氟康唑时,齐多夫定的药时曲线下面积明显增加(74%)。因此,对合用氟康唑和齐多夫定者,应监测与齐多夫定有关的不良反应的发生。

16.通过细胞色素 P450 系代谢的药物　使用氟康唑的患者同时使用阿司咪唑或其他通过细胞色素 P450 系统代谢的药物时,可导致这些药物的血清浓度升高。在缺乏明确资料的情况下,氟康唑与上述药物合用时应非常谨慎,并严密监查患者。

17.食物和其他药物　当氟康唑与食物,西咪替丁和抗酸药同时口服,或患者因骨髓移植而接受全身放疗后服用氟康唑时,并未发现有明显氟康唑的吸收障碍。

【注意事项】

(1)肝功能不全者慎用氟康唑。

(2)使用氟康唑后偶有严重肝毒性,包括致死性肝毒性,主要发生在有严重基础疾病或情况者。尚未观察到患者使用氟康唑后出现的肝毒性与其每日用药量、疗程、性别和年龄有关。

(3)停用氟康唑后,其肝毒性通常是可逆的。氟康唑使用过程中肝功能异常的患者,应密切监测患者有无更严重肝损害发生。如患者的临床症状和体征提示出现了与使用氟康唑可能有关的肝损害,应停用氟康唑。氟康唑治疗过程中,偶有患者出现剥脱性皮肤反应,如 Stevens-Johnson 综合征及中毒性表皮坏死溶解等。艾滋病患者更易对多种药物发生严重的皮肤反应。如在浅部真菌感染患者服用氟康唑后出现皮疹,应停药。如侵入性/系统性真菌感染患者出现了皮疹,应对其严密监查,一旦出现大疱性损害或多形性红斑,应立即停用氟康唑。

(4)服用氟康唑(每日剂量<400mg)者同时应用特非那定时应予以密切监测。

（5）与其他唑类抗真菌药相仿,偶有患者服用氟康唑后发生过敏的报道。

某些唑类抗真菌药包括氟康唑,与心电图中 Q-T 间期延长有关。对使用氟康唑的患者进行上市后安全性监测发现,极少数病例报道有 Q-T 间期延长和尖端扭转型室速。这些报道包括伴有多种复杂的危险因素(如器质性心脏病、电解质紊乱及可能导致上述情况的合合用药)的危重病例。

（6）已有潜在引起心律失常病情的患者,应慎用氟康唑。

（7）肾功能不全者应慎用氟康唑。

（8）氟康唑为 CYP2C9 的强效抑制剂和 CYP3A4 的中效抑制剂。使用氟康唑治疗的患者,如同时使用经 CYP2C9 及 CYP3A4 代谢且治疗窗较窄的药物时需密切监测。

【FDA 妊娠 / 哺乳分级】

C/D 级 / L2 级。除非患者患有严重的、甚至威胁生命的真菌感染,并且预期治疗的益处超过对胎儿潜在的危害时,可考虑使用氟康唑,否则妊娠妇女应避免使用本品。氟康唑在乳汁中的浓度与其血浆浓度相似,因此不推荐哺乳期妇女使用本品。

【用药实践】

1. 本品的血浆消除半衰期长,因而治疗阴道念珠菌病时仅需单剂量一次给药;治疗其他真菌感染时,每日亦只需给药一次,而给药时间应持续至临床症状和体征消失或实验室检查提示真菌感染已消失。用药时间不足可能导致感染的复发。艾滋病、隐球菌脑膜炎或复发性口咽部念珠菌病患者通常需要维持治疗以预防复发。

2. 药物警示信息 FDA 警示氟康唑妊娠早期用药导致出生缺陷的风险。妊娠早期长期大剂量服用抗真菌药氟康唑（400~800mg/d）可能与一些罕见、显著的婴儿出生缺陷的发生有关。

3. 超说明书用药

（1）超适应证。念珠菌龟头炎：英国说明书批准氟康唑150mg，单次，口服治疗念珠菌龟头炎（A级）。

（2）超剂量、超疗程

1）隐球菌感染治疗隐球菌脑膜炎：① HIV 感染患者的诱导和巩固治疗：2010 年 IDSA 隐球菌病临床实践指南推荐：氟康唑（800mg/d，口服，至少 8 周）可作为两性霉素 B［0.7~1.0mg/（kg·d），静脉滴注］联合氟胞嘧啶（800mg/d，口服）治疗 2 周后的序贯治疗或氟康唑（800mg/d，口服；1200mg/d 更佳）联合氟胞嘧啶［100mg/（kg·d），口服］治疗 6 周；或者氟康唑（800~2000mg/d，口服）治疗 10~12 周；如果单用氟康唑，建议每天的剂量≥1200mg（B级）。②器官移植受者：2010 年 IDSA 指南推荐氟康唑 400~800mg，6~12mg/（kg·d），口服，8 周，可用于两性霉素 B 诱导治疗 2 周后的巩固治疗（B级）。③非 HIV 感染及非器官移植受者：2010 年 IDSA 隐球菌病临床实践指南推荐：对于初始联合抗真菌诱导治疗 2 周疗效很好且肾功能正常的患者，可序贯为氟康唑 800mg，12mg/（kg·d），口服，治疗 8 周（B级）。

隐球菌感染复发治疗：2010 年 IDSA 隐球菌病临床实践指南推荐：诱导治疗及体外药敏试验以后，补救的巩固治疗可以选择氟康唑（800~1200mg/d，口服）。如果患者依从性不好，分离菌株敏感，可以早些开始氟康唑维持治疗（B级）。

大脑隐球菌感染：2010 年 IDSA 隐球菌病临床实践指南推荐用氟康唑巩固和维持治疗（400~800mg/d，口服，疗程 6~18 个月）（B级）。

2）念珠菌病治疗：①念珠菌血症：2009 年 IDSA 念珠菌病临床实践指南推荐：氟康唑首日 800mg（12mg/kg），以后 400mg/d（6mg/kg）用于治疗非粒细胞缺乏患者的疑似或确诊念珠菌血症（A级）；或用于治疗粒细胞缺乏患者的轻症或近期未使用吡咯类药物的疑似或确诊的念珠菌血症（B 级）。2011 年 ATS 肺部真菌病治疗指南推荐：氟康唑 800mg/d 或 12mg/（kg·d）。治疗临床不稳定的念珠菌血症（B 级）。②心血管系统念珠菌属感染：2009 年 IDSA 念珠菌病临床实践指南提出：对于初始治疗有效、临床稳定的念珠菌心内膜炎、起搏器、植入式心脏除颤装置或心室辅助装置感染患者，序贯治疗给予氟康唑 400~800mg/d 或 6~12mg/（kg·d）。瓣膜置换术后，治疗维持至少 6 周，如果有瓣膜周围脓肿或其他并发症，疗程更长。对于无法进行瓣膜置换的患者建议长期甚至终生使用（B 级）。③中枢神经系统念珠菌感染：2009 年 IDSA 念珠菌病临床实践指南提出：氟康唑 400~800mg/d（6~12mg/kg）初始或序贯治疗，疗程持续到所有的症状和体征、脑脊液异常以及影像学异常恢复（B 级）。④念珠菌眼内炎：2009 年 IDSA 指南推荐氟康唑 400~800mg/d（首剂 12mg/kg，以后 6~12mg/kg）治疗轻症眼内炎，疗程至少为 4~6 周（B 级）。

伏立康唑 Voriconazole

【其他名称】

威凡。

【药物特征】

伏立康唑的作用机制是抑制真菌中由细胞色素 P450 介导的 14α- 甾醇去甲基化，从而抑制麦角甾醇的生物合成。体外试验表明伏立康唑具有广谱抗真菌作用。本品对念珠菌属（包括耐氟康唑的克柔念珠菌、光滑念珠菌和白念珠菌耐药株）具有抗菌作用，对所有检测的曲菌属真菌有杀菌作用。此外，伏立康唑在体外对其他致病性真菌也有杀菌作用，包括对现有抗真菌药敏感性较低的菌属，例如足放线病菌属和镰刀菌属。

动物实验发现，伏立康唑的最低抑菌浓度值与其疗效有关。但是在临床研究中，最低抑菌浓度与临床疗效之间并无相关性，并且药物的血浓度和临床疗效之间似乎也无相关性。这是唑类抗真菌药的特点。

口服本品吸收迅速而完全，给药后 1~2 小时达血药峰浓度。口服后绝对生物利用度约为 96%。当多剂量给药，且与高脂肪餐同时服用时，伏立康唑的 C_{max} 和 AUCτ 分别减少 34% 和 24%。胃液 pH 改变对本品吸收无影响。稳态浓度下伏立康唑的分布容积为 4.6L/kg，提示本品在组织中广泛分布。血浆蛋白结合率约为 58%。体外试验表明伏立康唑通过肝脏的细胞色素 P450 同工酶（如 CYP2C19、CYP2C9、CYP3A4）代谢。伏立康唑主要通过肝脏代谢，仅有少于 2% 的药物以原形经尿排出。多次静脉滴注给药者和多剂量口服给药者中分别约有 80% 和 83% 的放射活性在尿中回收。绝大多数的放射活性（＞94%）在给药（静脉滴注或口服）后 96 小时内经尿排出。伏立康唑的主要代谢产物为 N-氧化物，在血浆中约占 72%。该代谢产物抗菌活性微弱，对伏立康唑的药理作用无显著影响。

【适应证】

侵袭性曲霉病，非粒细胞缺乏患者念珠菌血症及念珠菌属所致播散性皮肤感染、腹部、肾脏、膀胱壁及伤口感染；食管念珠菌病，不能耐受其他药物或经其他药物治疗无效的赛多孢菌属和镰孢霉属所致的严重感染。

【剂型与特征】

1. 片剂　伏立康唑薄膜衣片应至少在饭前 1 小时或者饭后 1 小时后服用。

2. 注射剂　粉针剂不可用于静脉推注。

【用法用量】

首剂 6mg/(kg·d)，q12h；维持 4mg/(kg·d)，q12h。

【不良反应】

主要为皮疹、一过性视力模糊、肝药酶升高、恶心、腹泻。

【禁忌证】

本品禁用于对其活性成分或对赋形剂过敏者。伏立康唑与其他唑类抗真菌药间的交叉过敏情况目前尚无资料。对其他唑类药物过敏者,应慎用伏立康唑。

本品禁止与 CYP3A4 底物,特非那定,阿司咪唑,西沙必利,匹莫齐特或奎尼丁合用,因为本品可使上述药物的血浓度增高,从而导致 Q-Tc 间期延长,并且偶见尖端扭转性室性心动过速。

因为伏立康唑可显著增加西罗莫司的血药浓度,故禁止合用这两种药物。

因利福平、卡马西平和苯巴比妥可以显著降低本品的血浓度,故本品禁止与这些药物合用。

本品禁止与高剂量的利托那韦(每次 400mg,每日 2 次以上)合用。健康受试者同时应用此剂量的利托那韦与伏立康唑,伏立康唑的血药浓度显著降低。

本品禁止与麦角生物碱类药物(麦角胺、二氢麦角胺)合用。麦角生物碱类为 CYP3A4 的底物,两者合用后麦角类药物的血药浓度可能会增高而导致麦角中毒。

伏立康唑禁止与圣约翰草合用。

【药物相互作用】

伏立康唑通过细胞色素 P450 同工酶代谢,包括 CYP2C19、CYP2C9 和 CYP3A4。这些同工酶的抑制剂或诱导剂可以分别增高或降低伏立康唑的血药浓度。

1. 利福平(CYP450 诱导剂) 合用时伏立康唑的 C_{max}(血药峰浓度)和 AUCτ(给药间期的药时曲线下面积)分别降低 93% 和 96%。因此禁止本品与利福平合用。

2. 利托那韦(强效的 CYP450 诱导剂,CYP3A4 抑制剂和底物) 利托那韦使口服伏立康唑的稳态 C_{max} 与 AUCτ 降低。禁止伏立康唑与高剂量利托那韦同时使用。除非利益 / 风险评估证明应该使用伏立康唑。

3. 卡马西平和苯巴比妥（强效 CYP450 诱导剂）　尽管未经研究,卡马西平和苯巴比妥可能会显著降低伏立康唑的血药浓度,因此禁止本品与这两种药物合用。

4. 西咪替丁（非特异性的 CYP450 抑制剂,并可增高胃酸的 pH）　合用时,伏立康唑的 C_{max} 和 AUCτ 分别增高 18% 和 23%。两者合用无需调整本品剂量。

5. 圣约翰草（St John's Wort,CYP450 诱导剂;P-gp 诱导剂）　在健康志愿者的临床研究中,圣约翰草可诱导伏立康唑代谢。使伏立康唑血浆暴露降低 40%~60%。因此,伏立康唑禁止与圣约翰草合用。

6. 使用延长 Q-T 间期药物需慎用伏立康唑　与伏立康唑合用时,通过 CYP3A4 同工酶代谢的药物（如部分抗组胺药、奎尼丁、西沙比利）血药浓度可能会增高,因此禁止这两种药物联合应用。

7. 禁止与特非那定、阿司咪唑、西沙必利、匹莫齐特或奎尼丁、西罗莫司（CYP3A4 底物）合用。

8. 麦角生物碱（CYP3A4 底物）　合用时麦角生物碱血药浓度可能增高,从而发生麦角中毒。因此禁止伏立康唑与麦角生物碱合用。

9. 环孢素（CYP3A4 底物）　伏立康唑可使环孢素的 C_{max} 和 AUCτ 至少分别增高 13% 和 70%。当已经接受环孢素治疗的患者开始应用本品时,建议其环孢素的剂量减半,并严密监测环孢素的血药浓度。环孢素浓度的增高可引起肾毒性。停用本品后仍需严密监测环孢素的浓度,如有需要可增大环孢素的剂量。

10. 他克莫司（CYP3A4 底物）　合用时他克莫司的 C_{max} 和 AUCτ 分别增高 117% 和 221%。当已经接受他克莫司治疗的患者开始使用本品治疗时,建议他克莫司的剂量减至原来剂量的 1/3,并严密监测血药浓度。他克莫司浓度增高可引起肾毒性。停用本品后仍需严密监测他克莫司的浓度,如有需要可增大他克莫司剂量。

11. 美沙酮（CYP3A4 底物） 当接受美沙酮维持剂量的患者合用口服的伏立康唑时，有活性的 R- 美沙酮的 C_{max} 和 AUC 分别增加 31% 和 47%，而 S- 对映异构体的 C_{max} 和 AUC 分别增加 65% 和 103%。合用美沙酮时，伏立康唑的血药浓度与不用美沙酮时健康志愿者的血药水平相仿。当两药合用时建议密切监测美沙酮的不良事件和毒性，包括 Q-T 间期延长。必要时，减少美沙酮剂量。

12. 短效阿片类药物（CYP3A4 的底物） 用药后达到稳态的口服伏立康唑可以使单剂阿芬太尼的 AUC$_\infty$ 增加 6 倍。与伏立康唑合用时，应考虑减少阿芬太尼和其他与其结构类似并经 CYP3A4 代谢的短效阿片类药物（如芬太尼和舒芬太尼）的剂量。

13. 口服抗凝剂 包括①华法林（CYP2C9 底物）：合用时凝血酶原时间最多可延长 93%。因此当两者合用时，建议严密监测凝血酶原时间。②其他口服抗凝剂：如苯丙羟基香豆素和醋硝香豆素（CYP2C9 和 CYP3A4 底物），合用时香豆素血浓度可能增高，延长凝血酶原时间。如果患者同时应用伏立康唑和香豆素制剂，需要密切监测凝血酶原时间，并据此调整抗凝剂的剂量。

14. 磺脲类（CYP2C9 的底物） 伏立康唑可能增高磺脲类药物（如甲苯磺丁脲、格列吡嗪、格列本脲）的血药浓度，从而引起低血糖症。因此两者合用时建议密切监测血糖。

15. 他汀类（CYP3A4 的底物） 体外试验（人肝微粒体）已证明伏立康唑对洛伐他汀的代谢有抑制作用。因此，两者合用可能会使他汀类药物血药浓度增高。从而可能引起横纹肌溶解，建议两者合用时他汀类的剂量应予调整。

16. 苯二氮䓬类（CYP3A4 底物） 伏立康唑在体外（肝微粒体）已显示对咪达唑仑的代谢有抑制作用。因此，伏立康唑可能使苯二氮䓬类药物（咪达唑仑和三唑仑）血药浓度增高，镇静作用时间延长。建议两药合用时调整苯二氮䓬类药物的剂量。

17. 长春花生物碱（CYP3A4 底物）　合用时长春花生物碱（长春新碱和长春花碱）的血药浓度仍有增高可能，从而产生神经毒性。

18. 泼尼松（CYP3A4 底物）　合用时泼尼松的 C_{max} 和 AUCτ 分别增高 11% 和 34%。两者合用时均无需调整剂量。

19. 地高辛（P- 糖蛋白介导转运）　伏立康唑对地高辛的 C_{max} 和 $AUC\tau$ 无显著影响。

20. 麦考酚酸（UDP- 葡萄糖醛酰基转移酶底物）　伏立康唑对麦考酚酸（1g 单剂）的 C_{max} 和 AUCτ 无显著影响。

21. 苯妥英（CYP2C9 底物和 CYP450 的强诱导剂）　应尽量避免同时应用苯妥英和伏立康唑，除非经权衡后利大于弊。与苯妥英合用时，需要适当调整伏立康唑的维持剂量。如为口服给药，伏立康唑的剂量从每日 2 次，每次 200mg，调整为每日 2 次，每次 400mg；如患者体重＜40kg，则剂量从每日 2 次，每次 100mg 增高至每日 2 次，每次 200mg。如为静脉滴注，剂量调整为每日 2 次，每次 5mg/kg。

22. 利福布汀（CYP450 诱导剂）　应尽量避免利福布汀和伏立康唑合用，除非经权衡后利大于弊。利福布汀与伏立康唑同时应用时，建议增加伏立康唑的维持剂量。如为口服给药，剂量从每日 2 次，每次 200mg，调整为每日 2 次，每次 350mg；如患者体重＜40kg，则剂量从每日 2 次，每次 100mg 增高至每日 2 次，每次 200mg。如为静脉滴注，剂量调整为每日 2 次，每次 5mg/kg，并监测全血细胞计数和利福布汀的不良事件（如葡萄膜炎）。

23. 奥美拉唑（CYP2C19 抑制剂，CYP2C19 和 CYP3A4 底物）　合用时伏立康唑的 C_{max} 和 AUCτ 分别增高 15% 和 41%。无需调整伏立康唑的剂量。与伏立康唑合用时奥美拉唑的 C_{max}

和 AUCτ 分别增高 116% 和 280%。因此当正在服用奥美拉唑者开始服用伏立康唑时,建议将奥美拉唑的剂量减半。

24. 其他 CYP2C19 底物的质子泵抑制剂 伏立康唑对于其他作为 CYP2C19 底物的质子泵抑制剂类药物的代谢也有抑制作用。

25. 口服避孕药 与口服避孕药(1mg 炔诺酮和 0.035mg 乙炔基雌二醇,每日 1 次)合用可导致乙炔基雌二醇及炔诺酮的 C_{max} 和 AUCτ 升高,伏立康唑的 C_{max} 和 AUCτ 也相应升高。预期在不服避孕药的一周伏立康唑将回复至标准水平。在与伏立康唑发生相互作用的过程中,由于炔诺酮和乙炔基雌二醇保持相似比例,它们的避孕活性可能不会受影响。尽管在临床相互作用研究中,激素相关的不良事件发生率未见升高,较高的雌激素和孕激素水平可能会引起明显恶心和月经紊乱。1mg 炔诺酮和 0.035mg 乙炔基雌二醇以外剂量的口服避孕药尚无临床研究资料。

26. 抗逆转录病毒药物

(1)茚地那韦(CYP3A4 底物和抑制剂):与茚地那韦合用时,伏立康唑的 C_{max}、C_{min} 和 AUCτ 以及茚地那韦的 C_{max} 和 AUCτ 均未受到显著影响。

(2)其他 HIV 蛋白酶抑制剂(CYP3A4 抑制剂):体外研究提示伏立康唑对 HIV 蛋白酶抑制剂(如沙奎那韦、安泼那韦和奈非那韦)的代谢有抑制作用,同时蛋白酶抑制剂也可抑制伏立康唑的代谢。但仅通过体外研究的结果无法预知两者合用后在人体内的情况。因此同时应用这两种药物时须监测药物的疗效或毒性。

(3)依非韦伦 [一种非核苷类逆转录酶抑制剂(CYP450 诱导剂,CYP3A4 抑制剂和底物)]:禁止本品在标准剂量下与标准剂量的依法韦伦同时应用。伏立康唑与依非韦伦合用时,伏立康唑的维持剂量应当增加到 400mg 每日 2 次,依非韦伦的剂量应当降低 50%，即减少到 300mg 每日 1 次。停用伏立康唑治疗时，依非韦伦应当恢复到其最初的剂量。

（4）非核苷类逆转录酶抑制剂（NNRTI）（CYP3A4 底物，CYP3A4 抑制剂或 CYP450 诱导剂）：体外研究显示地拉韦啶（delavird）可抑制伏立康唑代谢。虽然未经研究，奈韦拉平也可能诱导伏立康唑代谢。体内研究证明伏立康唑抑制依非韦伦的代谢。同时伏立康唑也可能抑制依非韦伦以外的其他 NNRTI 的代谢。两者合用时应严密监测药物的疗效和毒性。当伏立康唑与依非韦伦合用时需要调整剂量。

【注意事项】

（1）在伴有心律失常危险因素的患者中需慎用伏立康唑，例如先天性或获得性 Q-T 间期延长、心肌病，特别是存在心力衰竭者、窦性心动过缓、有症状的心律失常、同时使用已知能延长 Q-T 间期的药物。

（2）在使用伏立康唑治疗前或治疗期间应当监测血电解质，如存在低钾血症、低镁血症和低钙血症等电解质紊乱则应纠正。

（3）在临床研究中，伏立康唑治疗组中严重的肝脏反应并不常见（包括肝炎、胆汁淤积和致死性的暴发性肝衰竭）。肝脏反应的病例主要发生在伴有严重基础疾病（主要为恶性血液病）的患者中。一过性肝脏反应，包括肝炎和黄疸，可以发生在无其他确定危险因素的患者中。停药后肝功能异常即能恢复。患者在伏立康唑治疗初以及在治疗中发生肝功能检查异常时均必须常规监测肝功能，以防发生更严重的肝脏损害。监测应包括肝功能的实验室检查（特别是肝功能检查和胆红素）。如果临床症状体征与肝病发展相一致，应该考虑停药。在儿童和成年人中均需进行肝功能监测。

（4）如果连续治疗超过 28 天，需监测视觉功能，包括视敏度、视力范围以及色觉。

（5）有报道重症患者应用本品时可能发生急性肾衰竭。接受伏立康唑治疗的患者有可能也同时合用具有肾毒性的药物或合并造成肾功能减退的其他疾病。应用本品时需要监测肾功能，其中包括实验室检查，特别是血肌酐值。

（6）具有急性胰腺炎高危因素（如最近接受过化疗、造血干细胞移植）的患者尤其是儿童在接受威凡治疗期间应密切监测胰腺功能。临床可以考虑监测血清淀粉酶或脂肪酶。

（7）在治疗中罕有发生剥落性的皮肤反应者，如 Stevens-Johnson 综合征。如果患者出现皮疹需严密观察，若皮损加重，则必须停药。另外本品可导致光过敏皮肤反应，特别是在长期治疗时。建议告知患者在应用本品治疗时应避免阳光照射。

（8）伏立康唑与光毒性和假性卟啉症有关。建议患者在伏立康唑治疗期间避免强烈或长时间的日光直射，并且适当使用防护服和防晒霜等措施。在存在光毒性和其他危险因素（包括免疫抑制）的患者中，已有伏立康唑长期治疗患者发生皮肤鳞状细胞癌的报道。因此医生应该考虑是否有必要限制伏立康唑的暴露量。如果发生光毒性反应，咨询多科室意见后应该考虑停用伏立康唑，并将患者转诊至皮肤科医生。

（9）伏立康唑适用于年龄≥2 岁的儿童患者。在 2 岁以下儿童中的安全性和有效性尚未建立。儿童和成年人均需监测肝功能。吸收不良和体重特别低的 2~12 岁儿童患者中，口服生物利用度有限。这种情况下，建议静脉应用伏立康唑。

【FDA 妊娠 / 哺乳分级】

D 级 /L3 级。目前伏立康唑在孕妇中的应用尚无足够资料。动物实验显示本品有生殖毒性，但对人体的潜在危险性尚未确定。伏立康唑不宜用于孕妇，除非对母亲的益处显著大于对胎儿的潜在毒性。育龄期妇女应用伏立康唑期间需采取有效的避孕措施。尚无伏立康唑在乳汁中分泌的资料。除非明显的利大于弊，否则哺乳期妇女不宜使用伏立康唑。

【用药实践】

1. 伏立康唑药代动力学个体间差异很大　体内研究表明 CYP2C19 在本品的代谢中有重要作用,这种酶具有基因多态性,例如 15%~20% 的亚洲人属于弱代谢者,而白人和黑人中的弱代谢者仅占 3%~5%。在健康白人和健康日本人中的研究表明:弱代谢者的药物暴露量(AUCτ)平均比纯合子强代谢者的暴露量高 4 倍,杂合子强代谢者的药物暴露量比纯合子强代谢者高 2 倍。

2. 超说明书用药

(1)超适应证:①组织胞浆菌病:2007 年 IDSA 指南推荐其作为治疗组织胞浆菌病的二线备选药物,证据仅来源于有限的治疗成功的病例报告(C 级)。②中枢神经系统芽生菌病:虽然目前证据仅限于病例报告和回顾性研究,但因为伏立康唑对中枢神经系统较好的通透性和对芽生菌较好的体外抗菌活性,2008 年 IDSA 指南推荐其用于中枢神经系统芽生菌病的序贯治疗和两性霉素 B 不能耐受时的替代治疗,用法是 200~400mg/ 次,q12h,疗程至少 12 个月,或至脑脊液恢复正常(B 级)。③球孢子菌病:2008 年 IDSA 推荐其可用于治疗球孢子菌属感染引起的脑炎(B 级)。回顾性研究结果显示,伏立康唑可能对某些难治性球孢子菌病患者有效(C 级)。④隐球菌病:根据 2010 年 IDSA 隐球菌病诊治指南的推荐,伏立康唑(200~400mg/ 次,q12h,疗程 10~12 周)可用于隐球菌病复发患者的挽救性巩固治疗(B 级)。对于无免疫抑制的肺隐球菌病患者,伏立康唑(200mg/ 次,q12h,口服)可作为无法使用氟康唑(无法获得氟康唑或使用氟康唑有禁忌)时的备选药物之一,证据来源为非 RCT 临床试验(C 级)。⑤中性粒细胞缺乏伴发热患者疑似侵袭性念珠菌感染的经验性治疗:2009 年 IDSA 指南推荐伏立康唑可用于中性粒细胞缺乏患者疑似侵袭性念珠菌感染的经验性治疗,具体方案为 6mg/(kg · 次),q12h(第 1 天),继而 3mg/

（kg·次），q12h（B级）。一项入选了837例疑似侵袭性真菌感染的中性粒细胞缺乏持续发热患者的国际多中心、随机对照临床试验结果显示，伏立康唑和两性霉素B脂质体经验性治疗的成功率分别为26.0%和30.6%，但伏立康唑治疗组突破性真菌感染的发生率明显低于两性霉素B脂质体治疗组（1.9%，5.0%，P=0.02）（B级）。⑥过敏性支气管肺曲霉病（ABPA）：2008年IDSA曲霉病诊治指南推荐，对于不能耐受伊曲康唑的过敏性支气管肺曲霉病患者可选用伏立康唑（200mg/次，q12h，口服）治疗（C级）。一项观察性研究结果显示，伏立康唑可能有助于改善ABPA的哮喘控制和降低其严重程度（C级）。⑦暗色丝状菌病：2014年ESCMID和ECMM联合发布暗色丝状菌病诊治指南，推荐伏立康唑（400mg/d）用于治疗暗色真菌所致的多发性皮下结节、足菌肿、角膜炎、肺部感染、脑脓肿（单药或与棘白菌素、氟胞嘧啶联用）、骨和关节感染、播散性感染、复发性过敏性鼻窦炎以及预防单个皮下结节继发播散性感染（均为C级证据）。⑧造血干细胞移植后真菌感染的预防：2009年美国血液和骨髓移植协会（American Society for Blood and Marrow Transplantation，ASBMT）推荐伏立康唑4mg/（kg·次），q12h，静脉滴注或200mg/次，q12h，口服可用于预防造血干细胞移植后念珠菌感染和侵袭性曲霉感染（B级）。

（2）超用药途径：一项随机临床试验结果提示，局部外用1%或者角膜基质层间注射50μg/0.1ml伏立康唑（两组均持续局部给予5%纳他霉素，q4h，直到溃疡愈合）治疗顽固性真菌性角膜炎3个月，95%（19/20）局部用药和80%（16/20）基质层间注射患者治愈。且局部用药的视力改善更佳（B级）。

伊曲康唑 Itraconazole

【其他名称】

斯皮仁诺。

【药物特征】

伊曲康唑属于吡咯类抗真菌药,对念珠菌属、曲霉菌属、隐球菌属等均有效。抗菌作用呈时间依赖性且半衰期和 PAE 较长。伊曲康唑是三唑类衍生物,具有广谱抗真菌活性。体外试验显示伊曲康唑在常规剂量范围(0.025~0.8μg/ml)内可抑制多种人体致病真菌的生长,这些真菌包括:皮肤癣菌(毛癣菌属、小孢子菌属、絮状表皮癣菌)、酵母菌(念珠菌属包括白念珠菌、光滑念珠菌和克柔念珠菌;新生隐球菌;马拉色菌属;毛孢子菌属;地霉属)、曲霉属、组织胞浆菌属、巴西副球孢子菌、申克孢子丝菌、着色霉属、枝孢霉属、皮炎芽生菌、波氏假阿利什菌、马内菲青霉以及其他多种酵母菌和真菌;克柔念珠菌、光滑念珠菌和热带念珠菌通常为敏感性最低的念珠菌株。在体外试验中,个别试验显示其对伊曲康唑产生明显耐药性。不被伊曲康唑抑制的主要真菌有接合菌纲(根霉属、根毛霉属、毛霉菌属和犁头霉属)、镰刀菌属、赛多孢子菌属和帚霉属。体外试验研究结果表明伊曲康唑可以破坏真菌细胞膜中麦角甾醇的合成。麦角甾醇是真菌细胞膜的重要组成部分,干扰它的合成将最终产生抗真菌作用。

口服生物利用度为 55%。血浆蛋白结合率为 99.8%,在富含角蛋白的组织中尤其是皮肤中的浓度比血浆浓度高 4 倍,主要在肝脏中通过 P450 酶系统代谢。产生大量代谢产物,经粪排泄的原形药物为所用剂量的 3%~18%,经肾排泄的原形药物则低于所用剂量的 0.03%,约 35% 以代谢物形式在 1 周内随尿排泄。

【适应证】

(1)伊曲康唑注射液:疑为真菌感染的中性粒细胞减少伴发热患者的经验性治疗;曲霉病、念珠菌病、隐球菌(包括隐球菌性脑膜炎)、组织胞浆菌病等系统性真菌感染疾病。

(2)伊曲康唑口服液:治疗 HIV 阳性或免疫系统损害患者

的口腔和食道念珠菌病；对血液系统肿瘤、骨髓移植患者和预期发生中性粒细胞减少症（即＜500 细胞/µl）的患者，可预防深部真菌感染的发生；伴有发热的中性粒细胞减少症患者疑为系统性真菌病时，可作为伊曲康唑注射液经验治疗的序贯疗法。

（3）伊曲康唑胶囊：①妇科：外阴阴道念珠菌病；②皮肤科/眼科：花斑癣、皮肤真菌病、真菌性角膜炎和口腔念珠菌病；③由皮肤癣菌和酵母菌引起的甲真菌病；④系统性真菌感染：系统性曲霉病及念珠菌病、隐球菌病（包括隐球菌性脑膜炎）、组织胞浆菌病、孢子丝菌病、巴西副球孢子菌病、芽生菌病和其他各种少见的系统性或热带真菌病。

【剂型与特征】

1. 片剂　应餐后立即给药。

2. 注射剂　平均半衰期约为 35 小时。

【用法用量】

1. 静脉制剂　第 1~2 天 200mg/次，q12h，静脉滴注 1 小时，从第 3 天起：200mg/次，qd。

2. 口服制剂

（1）念珠菌性阴道炎：200mg/次，q12h，疗程 1 天或 200mg/次，qd，疗程 3 天。

（2）花斑癣：200mg/次，qd，疗程 7 天。

（3）皮肤真菌病：0.2g/次或 100mg/次，qd，疗程 7 天或 15 天，高度角化区（如足底部癣、手掌部癣）：0.2g/次，bid，疗程 7 天或 100mg，qd，疗程 30 天。

（4）口腔念珠菌病：100mg，qd，疗程 15 天。

（5）真菌性角膜炎：200mg/次，qd，疗程 21 天。

（6）对于一些免疫缺陷患者剂量可加倍。

（7）甲真菌病：冲击治疗 200mg/次，q12h，疗程 1 周。对于指甲感染推荐采用 2 个冲击疗程，每个疗程间隔 3 周；对于趾甲感染，推荐采用 3 个冲击疗程，每个疗程间隔 3 周。或者采用连续治疗 200mg/ 次, qd, 疗程 3 个月。

（8）系统性真菌病：曲霉病 200mg/ 次, qd, 疗程 2~5 个月。念珠菌病 100~200mg/ 次, qd, 疗程 3 周至 7 个月, 对侵袭性或播散性感染可增加剂量至 200mg/ 次, q12h。非隐球菌性脑膜炎 200mg/ 次, qd, 疗程 2 个月至 1 年。隐球菌性脑膜炎 200mg/ 次, q12h, 疗程 2 个月至 1 年, 维持治疗（脑膜感染患者）200mg/ 次, qd。组织胞浆菌病 200mg 次, qd 或 q12h, 疗程 8 个月。淋巴皮肤型及皮肤型孢子丝菌病 100mg/ 次, qd, 疗程 3 个月。副球孢子菌病 100mg/ 次, qd, 疗程 6 个月。着色真菌病 100~200mg/ 次, qd, 疗程 6 个月。芽生菌病 100mg/ 次, qd 或 200mg, q12h, 疗程 6 个月。

【不良反应】

主要为充血性心力衰竭、肝药酶升高、胃肠道反应。

【禁忌证】

（1）禁用于已知对伊曲康唑及本品任一辅料过敏的患者。

（2）禁用于不能注射氯化钠注射液的患者。

（3）羟丙基 -β- 环糊精是通过肾小球滤过清除。因此严重肾功能损伤的患者（肌酐清除率＜30ml/min）禁用本品（详见注意事项和药代动力学部分）。

（4）除危及生命的病例, 禁用于孕妇。

（5）育龄妇女使用本品时, 应采取适当的避孕措施, 直至停药后的下个月经周期。

【药物相互作用】

伊曲康唑及其主要代谢产物羟基伊曲康唑均为 CYP3A4 的抑制剂。因此, 可能出现下列药物相互作用：

（1）本品可能降低通过 CYP3A4 代谢药物的清除率, 这些药物在与本品合用时其血药浓度升高。血药浓度的升高可能加强或延长其治疗作用和不良反应。可能时应监测这些药物的血浆浓度, 并在合用本品时调整这些药物的剂量。在适当时, 建议观察这些药理学作用加强或延长的临床症状和体征。停药后,伊曲康唑血药浓度根据给药剂量和治疗持续时间逐步下降(特别是肝硬化或使用其他 CYP3A4 抑制剂的患者)。当使用代谢受伊曲康唑影响的药物进行治疗时,上述现象尤为明显。

(2)CYP3A4 的诱导剂可能降低伊曲康唑的血药浓度。此类药物和本品合用时,可能影响本品的疗效。因此,不推荐这些药物和本品同时使用。

(3)其他 CYP3A4 抑制剂可能增加伊曲康唑的血药浓度。必须合用本品和此类药物时,应密切观察本品药理学作用加强或延长后的症状和体征。

(4)禁与下列药物合用:①可引起 Q-T 间期延长的 CYP3A4 代谢底物,例如特非那丁、阿司咪唑、咪唑斯汀、苄普地尔、西沙必利、多非利特、左醋美沙朵(左美沙酮)、奎尼丁、匹莫齐特、舍吲哚。上述药物与本品合用时,可能会使这些底物的血浆浓度升高,导致 Q-T 间期延长及尖端扭转型室速的罕见发生。②经 CYP3A4 代谢的 HMG-CoA 还原酶抑制剂,如洛伐他汀或辛伐他汀。③三唑仑和口服咪达唑仑。④麦角生物碱,如双氢麦角胺、麦角新碱、麦角胺、甲麦角新碱。⑤尼索地平。

【注意事项】

(1)静脉用药超过 14 天的安全性尚不明确。

(2)斯皮仁诺(伊曲康唑注射液)含有辅料羟丙基 -β- 环糊精,在一项大鼠的致癌性研究中发现其会导致胰腺癌,此结果在相似的小鼠致癌性研究中都没有得出同样的结论。这些发现的临床关联尚不明确(见药理毒理)。

(3)本品非常罕见严重肝毒性,包括肝衰竭和死亡病例。其中某些病例既没有之前存在的肝病,也无严重的基础疾病;一些病例在治疗的第一周发生。如出现的临床症状和体征符合肝脏疾病,应中断治疗并进行肝功能检测。且不宜继续或再次使用伊曲康唑治疗,除非病情严重或危及生命,预期益处将大于风险时。

(4)本品不能用于心室功能不良的患者,除非益处显然大于风险。对于存在充血性心力衰竭危险因素的患者,医生应慎重考虑其危险因素和采用斯皮仁诺治疗的益处。

这些风险因素包括:①心脏病如局部缺血和心瓣膜病;②严重的肺部疾病如慢性阻塞性肺病;③肾功能衰竭和其他水肿性疾病。应告知这类患者充血性心力衰竭的症状和体征,谨慎用药,并在治疗期间监测充血性心力衰竭的症状和体征。一旦在给药期间出现上述症状和体征,加强监测并考虑包括停止本品治疗在内的其他治疗措施。此外,钙通道阻滞剂具有负性肌力作用,伊曲康唑可抑制钙通道阻滞剂的代谢,当合并使用伊曲康唑和钙通道阻滞剂时发生充血性心力衰竭的风险升高,需加注意。

(5)在使用本品时,非常罕见包括可致命性的急性肝脏衰竭在内的严重肝脏毒性病例。接受本品治疗的患者可酌情考虑进行肝功能监测。应指导患者及时向医生报告包括食欲缺乏、恶心、呕吐、疲劳、腹痛或尿色加深在内的有关肝炎的症状和体征。对于出现这些症状的患者,应立即停药,并进行肝功能检查。对于肝酶升高、患有活动性肝病或受到过其他药物肝毒性损伤的患者不应使用本品,除非益处超过对肝脏损害的风险。对这些病例应进行肝酶监测。

(6)伊曲康唑主要在肝脏代谢。肝硬化患者用药后,伊曲康唑的半衰期会相应延长,应考虑调整剂量。尚未进行肝损害患者使用本品的研究,且该类患者使用伊曲康唑的资料有限,该类患者使用本品时应谨慎。

(7)肾功能不全静脉滴注伊曲康唑的资料有限,该类患者使用本品时应谨慎。

羟丙基-β-环糊精是伊曲康唑注射液的辅料之一,其通过肾小球滤过清除。因此重度肾损害的患者(肌酐清除率<30ml/min)禁用本品。轻中度肾损害的患者应慎用本品,并应密切监测肌肝水平。如怀疑有肾毒性出现,应考虑转为使用伊曲康唑胶囊治疗。

(8)当发生可能由本品导致的神经系统症状时应终止治疗。

(9)接受本品治疗的患者曾报告有短暂性或永久性听力丧失。听力丧失通常在治疗停止后消失,但也会在一些患者中持续。

(10)尚无有关伊曲康唑和其他唑类抗真菌药之间交叉过敏的资料,因此对其他唑类过敏的患者在使用本品时应慎重。

(11)本品只能用随包装提供的 50ml 0.9% 注射用生理盐水稀释。

(12)置于儿童不易拿到处。

【FDA 妊娠 / 哺乳分级】

C 级 /L2 级。对于孕妇,只有在疾病危及生命且潜在利益大于对胎儿的潜在危害时,方可使用本品。使用本品的育龄妇女,应采取适当的避孕措施,直至治疗结束后的下个月经周期。动物研究显示伊曲康唑有生殖毒性。孕妇使用本品的资料有限。据上市后用药经验,有先天畸形的病例报告,包括骨骼、泌尿生殖道、心血管和眼部畸形以及染色体异常和多部位畸形,这些病例与本品的相关性尚未建立。

据在妊娠期 3 个月内使用伊曲康唑(多为短期治疗外阴阴道念珠菌病)的流行病学资料,与未使用任何已知致畸剂的对照组相比,本品未显示会增加致畸性。

仅有很少量的伊曲康唑分泌到母乳中。因此哺乳妇女使用本品时应权衡利弊,除非其潜在的益处大于用药可能产生对哺乳的危害时才可使用伊曲康唑。有疑虑时,患者应停止哺乳。

【用药实践】

1. 药物过量的处理 当发生药物过量时,应采取支持疗法。伊曲康唑不能通过血液透析清除,也没有特效解救药。

2．儿童用药 伊曲康唑对儿科患者的有效性和安全性尚未确定。胶囊和注射液没有针对儿童的药代动力学数据。伊曲康唑对儿童骨增长的长期影响尚不明确。在三项大鼠毒性试验中,伊曲康唑在 $20mg/(kg \cdot d)(2.5 \times MRHD)$ 剂量水平时即可诱导骨缺陷。诱导缺陷包括降低骨板活性,大骨致密层变薄和增加骨脆性。$80mg/(kg \cdot d)(10 \times MRHD)$ 用药一年以上或 $160mg/(kg \cdot d)(20 \times MRHD)$ 用药 6 个月,伊曲康唑在某些大鼠中可诱导小牙髓细胞减少表现。在成年患者中没有报告此类骨毒性。

3．超说明书用药

(1)超适应证:①过敏性支气管肺曲霉病(ABPA):2008 年 IDSA 曲霉病诊治指南和 2011 年 ATS 成人肺部与重症患者真菌病治疗指南推荐,糖皮质激素联合伊曲康唑(200mg/ 次,bid)治疗过敏性支气管肺曲霉病(A 级)。②暗色丝状菌病:2014 年 ESCMID 和 ECMM 联合发布暗色丝状菌病诊治指南,推荐伊曲康唑(400mg/d)用于治疗暗色真菌所致的多发性皮下结节、足菌肿(疗程至少 3 个月,并给予外科治疗)、着色真菌病(疗程数月至数年,并给予外科治疗)、骨和关节感染(并给予外科治疗)、播散性感染、非复发性过敏性鼻窦炎(目的为减少激素应用)、复发性过敏性鼻窦炎以及预防单个皮下结节继发播散性感染(均为 C 级证据)。

(2)超剂量、超疗程:①慢性空洞性肺组织胞浆菌病:2007 年 IDSA 组织胞浆菌病临床实践指南建议使用伊曲康唑 200mg,q8h,疗程 3 天,然后 qd 或 q12h,疗程 1 年。为防止复发,疗程也可为 18~24 个月(B 级)。2011 年 ATS 指南口 1 建议慢性肺组织胞浆菌病的治疗方案为伊曲康唑 200mg,q12h,疗程 12~24 个月(B 级)。②进行性播散性组织胞浆菌病:a. 中、重度患者:2007 年 IDSA 指南推荐给予两性霉素 B 脂质制剂

3.0mg/（kg·d），疗程 1~2 周，然后伊曲康唑 200mg，q8h，疗程
3 天，继之 200mg，q12h 至少 12 个月（A 级）。b. 轻度患者：该指
南推荐伊曲康唑 200mg，q8h，疗程 3 天，然后改为 q12h，疗程
12 个月（A 级）。2011 年 ATS 成人肺部与重症患者真菌病治疗
指南推荐的维持治疗方案为伊曲康唑 200mg，q12h，疗程 12 个
月（A 级）。③肺曲霉病：a. 侵袭性肺曲霉病：2011 年 ATS 指南
推荐，在伏立康唑或两性霉素初始治疗病情稳定后，可口服伊
曲康唑 400~600mg/d，至临床症状及影像学改变消退或稳定（B
级）。b. 慢性坏死性肺曲霉病：2011 年 ATS 指南推荐，轻至中度
患者可给予伊曲康唑 400~600mg/d，至临床症状及影像学改变
消退或稳定（C 级）。④ HIV 感染患者隐球菌脑膜脑炎的长期
维持治疗：2010 年 IDSA 指南提出伊曲康唑可作为备选的维持
治疗药物，具体方案为 400mg/d，疗程≥1 年，但临床证据有限
（C 级）。⑤芽生菌病的长期维持治疗：按照该指南的建议骨芽
生菌病的治疗方案为伊曲康唑 200mg，q12h，疗程 12 个月；对
于危及生命的重症芽生菌病或芽生菌脑膜炎，在临床情况改善
后，可用伊曲康唑 200mg，q12h，维持治疗 6~12 个月，此类患者
若存在免疫缺陷，则疗程不宜短于 12 个月，而艾滋病患者若无
免疫重建，则需终生维持治疗（B 级）。

卡泊芬净 Caspofungin

【其他名称】

科赛斯。

【药物特征】

卡泊芬净是第一个批准上市的棘白菌素类抗真菌药物，对
念珠菌属、曲霉属具有较好的抗真菌活性，并可抑制肺孢子菌
生长，对隐球菌属无效，为浓度依赖性抗真菌药物。蛋白结合
率 97%，分布进入红细胞的量甚微，代谢以肝脏为主，有少量卡
泊芬净以原形从尿排除。

【适应证】

①经验性治疗中性粒细胞减少伴发热患者的可疑真菌感染；②治疗念珠菌血症以及念珠菌感染导致的腹腔脓肿、腹膜炎和胸腔感染；③治疗食道念珠菌病；④治疗对其他药物无效或者不能耐受两性霉素 B、两性霉素 B 脂质体、唑类抗真菌药等患者的侵袭性曲霉病。

【剂型与特征】

注射剂：蛋白结合率 97%，分布进入红细胞的量甚微，代谢以肝脏为主，有少量卡泊芬净以原形从尿排除。

【用法用量】

1. 静脉滴注　成人推荐首日负荷剂量为 70mg/ 次，随后 50mg/ 次，最大推荐剂量为 70mg/d。治疗疗程应该根据感染的严重程度及部位、患者的临床和真菌学进展情况而定。老人、肾功能不全、轻度肝功能不全、血液透析者均无需调整剂量；中度肝功能不全在给予首次 70mg 的负荷剂量之后，剂量调整为 35mg/d。

2. 注射用醋酸卡泊芬净的溶解　不得使用任何含有右旋糖（α-D- 葡聚糖）的稀释液，因为本品在含有右旋糖的稀释液中不稳定。不得将本品与任何其他药物混合或同时输注，因为尚无有关本品与其他静脉输注物、添加物或药物的可配伍性资料。应当用肉眼观察输注液中是否有颗粒物或变色。

【不良反应】

常见为肝药酶升高、静脉炎、皮疹、瘙痒。

【禁忌证】

对本品中任何成分过敏的患者禁用。

【药物相互作用】

（1）体外试验显示，醋酸卡泊芬净对于细胞色素 P450（CYP）系统中的任何一种酶都不抑制。在临床研究中，卡泊芬净不会诱导改变其他药物经 CYP3A4 代谢。卡泊芬净不是 P- 糖蛋白的底物。对细胞色素 P450 而言，卡泊芬净是一种不良的底物。

（2）本品能使成人健康受试者他克莫司（FK-506）的 12 小时血浓度（C_{12hr}）下降 26%。对于同时接受这两种药物治疗的患者，建议对他克莫司的血浓度进行标准的检测，同时适当地调整他克莫司的剂量。

（3）成人群体药代动力学检查的结果提示，当本品与其他药物清除诱导剂（依非韦伦、奈韦拉平、苯妥英、地塞米松或卡马西平）同时使用时，可能使卡泊芬净的浓度产生有临床意义的下降。目前取得的数据显示在卡泊芬净消除中的可诱导药物清除机制更像一种摄取转运过程，而不是代谢。当成人患者同时使用本品与药物清除诱导剂如依非韦伦、奈韦拉平、利福平、地塞米松、苯妥英或卡马西平时，应考虑给予本品每日 70mg 的剂量。

（4）在儿童患者药代学数据的回归分析结果显示，联合使用地塞米松和本品可引起卡泊芬净谷浓度有临床意义的下降。这个结果提示儿童患者在诱导剂作用下的下降和成人类似。在儿童患者中，当本品和药物清除诱导剂，如利福平、依非韦伦、奈韦拉平、苯妥英、地塞米松或卡马西平联合使用时，本品的日剂量可调整到 $70mg/m^2$（日实际剂量不超过 70mg）。

【注意事项】

（1）已在健康的成人受试者和成人患者中评价过本品与环孢霉素合用的情况。一些健康成人受试者在接受两次剂量为 3mg/kg 的环孢霉素且同时使用本品治疗后，丙氨酸转氨酶（ALT）和天冬氨酸转氨酶（AST）出现≤3 倍正常上限（ULN）水平的一过性升高。但停药后又恢复正常。

（2）当本品与环孢霉素同时使用时，本品的曲线下面积（AUC）会增加大约 35%；而血中环孢霉素的水平未改变。同时没有发现严重的肝脏不良事件。在进行同种异基因造血干细胞移植和实体器官移植的患者中，肝酶异常经常发生；然而，没有患者 ALT 的升高被认为与用药有关。这些结果显示当可能的益处超过可能的风险时,可以将本品给予接受环孢霉素治疗的患者使用。

【FDA 妊娠 / 哺乳分级】

C 级 /L3 级。目前尚无有关妊娠妇女使用卡泊芬净的临床资料。在大鼠中,当给母鼠每天 5mg/kg 的中毒剂量时,卡泊芬净导致了胎鼠体重下降,并使头颅和躯干不完全骨化的发生率上升。另外,在此剂量下,大鼠中颈肋的发生率升高。动物试验发现,卡泊芬净能穿过胎盘屏障。除非一定必要,本品不得在妊娠期间使用。尚不清楚本药物是否能由人类乳汁排出。因此接受本品治疗的妇女不应哺乳。

【用药实践】

1. 儿童用药 在儿童患者(3 个月至 17 岁)中,本品需要大约 1 小时的时间经静脉缓慢地输注给药。儿童患者(3 个月至 17 岁)的给药剂量应当根据患者的体表面积。对于所有适应证,第 1 天都应当给予 70mg/m^2 的单次负荷剂量(日实际剂量不超过 70mg),之后给予 50mg/m^2 的日剂量(日实际剂量不超过 70mg)。

如果 50mg/m^2 的日剂量无法获得足够的临床反应,但是患者又能很好地耐受,可以将日剂量增加到 70mg/m^2(日实际剂量不超过 70mg)。尽管 70mg/m^2 的日剂量能否提高药效尚缺乏证据,但是有限的安全性数据显示,日剂量提升至 70mg/m^2 仍能被很好地耐受。

在儿童患者中,当本品和代谢诱导剂(如利福平、依非韦伦、奈韦拉平、苯妥英、地塞米松或卡马西平)联合使用时,本品的日剂量可调整到 70mg/m^2(日实际剂量不超过 70mg)。

2. 药物过量的处理 临床研究中,已使用过的最大剂量为 210mg,这一剂量曾在 6 名成人健康受试者中单次给予过,耐受良好。另外,每日 100mg 连续给予 21 天曾在 15 名成人健康受试者使用过,结果耐受良好。卡泊芬净不能由透析清除。

3. 超说明书用药

(1)超适应证

1)侵袭性真菌病的预防:a. 预防 HSCT 患者继发侵袭性真菌病:意大利 GITMO 指南推荐用于异基因 HCST 患者预防霉菌感染;ESCMID 推荐卡泊芬净用于异基因 HSCT 粒细胞减少期预防侵袭性念珠菌感染;中国侵袭性真菌感染工作组推荐其为 HSCT 患者预防侵袭性真菌感染的初级预防药物(C 级)。b. 预防细胞毒性化疗后粒细胞缺乏患者继发侵袭性真菌感染:IDSA 念珠菌病治疗指南和加拿大 AMMI 念珠菌病指南推荐卡泊芬净用于化疗后粒细胞缺乏患者预防侵袭性念珠菌感染。德国血液学和肿瘤学学会指南、欧洲白血病感染会议(ECIL)推荐卡泊芬净用于恶性血液病化疗后粒细胞缺乏期患者预防侵袭性真菌感染(C 级)。一项随机、非盲单中心临床研究比较了伊曲康唑和卡泊芬净(86 例,106 例)在恶性血液肿瘤患者中预防真菌感染的效果,认为卡泊芬净是预防真菌感染可供选择的药物之一(C 级)。c. 预防 ICU 高危患者继发侵袭性念珠菌病或念珠菌血症:根据 ESCMID 指南的推荐,以下两种情况可用卡泊芬净预防侵袭性念珠菌病或念珠菌血症:近期腹部大手术且并发胃肠道穿孔或吻合瘘;接受机械通气治疗、住院时间≥3 天、接受抗菌药物治疗、留置中心静脉导管且伴有肠外营养、血液透析、外科大手术、胰腺炎、使用糖皮质激素、免疫抑制等附加危险因素中的至少 1 项(B 级)。

2)曲霉性腹膜炎:IDSA 指南推荐卡泊芬净可作为经验性和早期治疗的抗菌药物(C 级)。

3)侵袭性念珠菌心内膜炎:英国抗感染化学治疗学会推荐卡泊芬净为念珠菌心内膜炎的一线药物(B 级);ESCMID 推荐卡泊芬净可用于治疗自体瓣膜念珠菌心内膜炎(C 级)以及不能接受外科手术治疗的人工瓣膜念珠菌心内膜炎(B 级);IDSA 推

荐用于自体瓣膜心内膜炎（C级）；加拿大 AMMI 指南推荐用于心内膜炎非中性粒细胞减少者一级预防和治疗药物（C级）。

4）骨髓炎和关节炎：ESCMID 推荐卡泊芬净治疗念珠菌感染导致的关节炎（C级）、骨髓炎和椎间盘炎（B级）。加拿大 AMMI 指南推荐卡泊芬净可作为治疗念珠菌骨髓炎的备选药物之一。IDSA 指南推荐卡泊芬净作为治疗念珠菌感染导致的化脓性关节炎和骨髓炎的备选药物之一（C级）。

5）肺孢子菌肺炎（pneumocystic carinii pneumonia，PCP）：拉丁美洲及葡萄牙语系国家多国专家肺孢子菌病研讨会上，提出卡泊芬净联合磺胺甲𫫇唑/甲氧苄啶可能是治疗 PCP 比较有效的方案之一（C级）。

6）毛霉病：2013 年 ESCMID 和 ECMM 联合发布的毛霉病诊治指南推荐两性霉素脂质制剂联合卡泊芬净是治疗毛霉病的一线治疗方案之一（C级）。

7）心血管念珠菌病：《热病——桑福德抗微生物治疗指南》推荐卡泊芬净（50~150mg/d）可作为心血管念珠菌病（如心内膜炎、心肌炎、心包炎）的首选药物之一（C级）。

8）念珠菌眼内炎：《热病——桑福德抗微生物治疗指南》推荐常规剂量卡泊芬净为治疗念珠菌眼内炎的备选药物之一（C级）。

9）口咽部念珠菌病：《热病——桑福德抗微生物治疗指南》推荐卡泊芬净可作为治疗口咽念珠菌病的备选药物之一（C级）。

（2）超剂量：Betts 等进行的国际多中心、随机、双盲临床试验（204 例）比较了高剂量（150mg/d）和标准剂量（70mg 首剂后 50mg/d）卡泊芬净治疗成人侵袭性念珠菌病的疗效和安全性，结果显示卡泊芬净高剂量组与标准剂量组药物相关不良反应的发生率和主要疗效指标均无显著性差异（B级）。在一项卡泊芬净治疗侵袭性曲霉病单剂量递增Ⅱ期临床研究中，46 例患者分别接受了 70mg/d（9 例）、100mg/d（8 例）、150mg/d（9 例）和 200mg/d（20 例）4 种剂量治疗，疗程中位数为 24.5 天，结果显示,最高剂量 200mg 时患者仍能很好耐受,未出现剂量依赖性毒性,而其有效率与既往文献报道的伏立康唑和两性霉素 B 脂质体相似(C 级)。

米卡芬净 micafungin

【其他名称】

咪克芬净。

【药物特征】

米卡芬净是第 2 种棘白菌素类抗真菌药物,是一种半合成脂肽类化合物,能竞争性抑制真菌细胞壁的必需成分 1,3-β-D 葡聚糖的合成。米卡芬净对深部真菌感染的主要致病真菌曲霉菌属和念珠菌属有广谱抗真菌活性,也可抑制肺孢子菌属,对隐球菌属无效,为浓度依赖性抗真菌药物。在体外试验中,对耐氟康唑或伊曲康属有强效。米卡芬净对小鼠播散性念珠菌病、口腔和食道念珠菌病、播散性曲霉菌病和肺部曲霉菌病具有有效的保护和治疗作用。蛋白结合率为 99%,脑脊液穿透性低,消除半衰期 15 小时,主要经肝脏代谢。

【适应证】

目前国内已经批准的适应证:由曲霉和念珠菌引起的真菌血症、呼吸道真菌病及胃肠道真菌病。

【剂型与特征】

注射剂。蛋白结合率为 99%,脑脊液穿透性低,消除半衰期 15 小时,主要经肝脏代谢。

【用法用量】

静脉滴注,成人推荐的剂量 50~150mg,qd。对于严重或难治性曲霉病 / 念珠菌感染者,根据患者情况剂量可增加至 300mg/d。轻、中度肝、肾功能不全者无需调整剂量。

【不良反应】

主要为肝、肾功能不全,皮疹,瘙痒,面部肿胀,血管扩张和注射部位反应。

【禁忌证】

禁用于对本产品任何成分过敏者。

【药物相互作用】

尚不明确。

【注意事项】

（1）下列患者应慎用米卡芬净：有药物过敏史的患者；肝功能不全患者（使用本品可能使肝功能不全加重）。患者使用本品可能会出现肝功能异常或黄疸。另外，在动物试验中观察到高剂量治疗组有肝脏损害，应通过肝功能检查等试验严密监测患者的肝功能。

（2）如果确定病原体不是曲霉菌或念珠菌，或者使用本品后无效，必须采取适当措施如换用其他药物。在一项体外研究中，米卡芬净与伊曲康唑合用降低了后者抗新型隐球菌注活性。

（3）溶解本品时切勿用力摇晃输液袋，因本品容易起泡且泡沫不易消失。因本品在光线下可慢慢分解，应避免阳光直射。如果从配制到输液结束需时超过 6 小时，应将输液袋遮光，而不必将输液管遮光。

（4）本品与某些药物一起溶解可产生沉淀，在碱性溶液中不稳定，效价会降低。

与本药混合后会立即产生沉淀的有盐酸万古霉素、硫酸阿贝卡星、硫酸庆大霉素、妥布霉素、硫酸地贝卡星、盐酸米诺环素、环丙沙星、甲磺酸帕珠沙星、西咪替丁、盐酸多巴酚丁胺、盐酸多沙普仑、喷他佐辛、甲磺酸萘莫司他、甲磺酸加贝酯、硫胺素（维生素 B_1）、盐酸吡哆醇（维生素 B_6）、醋酸羟钴胺、四烯甲萘醌（维生素 K_2）、冻干胃蛋白酶处理的正常人免疫球蛋白、盐酸阿霉素。

与本品混合后会立即降低本品效价的有氨苄西林、磺胺甲基异噁唑、甲氧苄氨嘧啶、阿昔洛韦、更昔洛韦、乙酰唑胺。

【FDA 妊娠 / 哺乳分级】

B 级。孕妇等孕妇或可能妊娠的妇女用药的安全性尚未建立,仅在预期治疗的益处超过可能产生的风险时方可用药。哺乳期妇女建议哺乳期妇女避免使用本品。如果确实有必要使用,治疗期间必须停止哺乳。大鼠实验表明本品可分泌至乳汁。

【用药实践】

1. 药物过量的处理　本品与蛋白高度结合,因此无法通过透析膜。尚未见有米卡芬净给药过量的报道,在临床试验中儿科患者重复日给药剂量达 4mg/kg、成年患者达 8mg/kg,未报告有剂量相关的毒性。成年患者的最大重复日给药剂量达到了 896mg(8mg/kg)。米卡芬净钠对大鼠的最低致死量为 125mg/kg,按体表面积计算约为推荐人用临床剂量(50mg 或 100mg/d)的 24 倍或 12 倍。

2. 超说明书用药　超适应证:①侵袭性真菌病预防:FDA 和 EMA 已经批准米卡芬净用于预防侵袭性白念珠菌病,适用人群为异基因 HSCT、中性粒细胞 <500 个 /pA 且持续时间≥10 天的粒细胞减少(包括恶性肿瘤化疗和使用免疫抑制剂)者,用药剂量为 50mg/d,用药应持续至粒细胞缺乏恢复后至少 1 周(A 级)。国际骨髓移植登记组(C1BMTR)、美国国立骨髓登记中心(NMDP)、欧洲骨髓移植协会(EBMT)、美国骨髓移植协会(ASBMT)、加拿大骨髓移植组(CBMTG)、IDSA、美国医疗保健流行病学学会(SHEA)等推荐其作为预防持续性中性粒细胞缺乏患者曲霉或耐氟康唑念珠菌属感染的首选药,也可作为异基因 HSCT 和自体 HSCT 接受者(存在或可疑以下情况:中性粒细胞缺乏、急性应激引起黏膜受损、移植、近期使用嘌呤类似物时)预防真菌感染的备选药物(B 级)。德国血液肿瘤学会指南推荐米卡芬净 [50mg/(次 · d)] 用于异基因 HSCT 者移植前

（B级）、移植后（C级）预防真菌感染；欧洲感染和白血病指南
（ECIL-2009）推荐米卡芬净[50mg/（次·d）]用于异基因HSCT
者，血液病粒细胞缺乏期患者预防真菌感染（C级），推荐米卡
芬净[100mg/（次·d）]经验性治疗中性粒细胞降低伴发热患
者（C级）；IDSA指南推荐米卡芬净[100mg/（次·d）]经验性治
疗非中性粒细胞降低者可疑侵袭性念珠菌病（C级），推荐米卡
芬净（50mg/d）用于化疗药物引起的粒细胞降低者预防真菌感
染（A级）。意大利GITMO指南推荐用于有念珠菌感染（B级）
或霉菌感染风险（C级）的异基因HSCT者的预防；NCCN指南
（2013年）推荐用于异基因HSCT患者粒细胞缺乏阶段（B级）和
具有黏膜炎的自体HSCT患者预防真菌感染（C级）。②心血管
念珠菌病：《热病——桑福德抗微生物治疗指南》推荐米卡芬净
（100~150mg/d）为心血管念珠菌病（心内膜炎、心肌炎、心包炎）
的首选药物之一（C级）。③念珠菌眼内炎：《热病——桑福德抗
微生物治疗指南》推荐米卡芬净（100mg/d）为念珠菌眼内炎的
备选药物之一（C级）。④口咽部念珠菌病：《热病——桑福德抗
微生物治疗指南》推荐米卡芬净（100mg/d）为口咽念珠菌病的
备选药物之一（C级）。

（王颖琳　陆丛笑）

第十九节　抗结核药物

一、药物治疗概论

抗结核药物主要分为两类：一线抗结核药和二线抗结核
药。一线抗结核药包括异烟肼、利福平、利福喷汀、乙胺丁醇、
吡嗪酰胺、链霉素等，其余为二线药物。本节主要介绍几种常
用的一线抗结核药。

二、药物使用精解

异烟肼 Isoniazid

【其他名称】

无。

【药物特征】

对各型结核分枝杆菌都有高度选择性抗菌作用,是目前抗结核药物中具有最强杀菌作用的合成抗菌药物,对其他细菌无作用。

口服后迅速自胃肠道吸收。可广泛分布于全身组织和体液中,并可穿过胎盘屏障。正常脑脊液中浓度可达血药浓度的20%,脑膜有炎症时,脑脊液浓度几乎与血药浓度相等。本品能透入结核空洞和干酪样物质中。本品可快速进入胎儿循环,乳汁中的浓度几与血药浓度相等。在肝脏及皮肤中浓度也高,也易进入胸水、腹水、唾液、胆汁中。蛋白结合率小于10%。本品主要在肝脏中乙酰化而成无活性代谢产物,其中部分具肝毒性。70% 的给药量在 24 小时内经肾脏排泄,大部分为无活性代谢产物。快乙酰化者93% 以乙酰化型从尿中排出,慢乙酰化者为63%。也可从乳汁、唾液、痰液和粪便中排出。相当量的本品可经血液透析和腹膜透析清除。

【适应证】

1. 结核病的治疗　异烟肼是治疗结核病的一线药物,适用于各种类型的结核病,但必须与其他抗结核药联合应用。

2. 结核病的预防　本药既可单用,也可与其他抗结核药联合使用。

3. 非结核分枝杆菌病的治疗　异烟肼对部分非结核分枝杆菌病有一定的治疗效果,但需联合用药。

【剂型与特征】

口服后迅速自胃肠道吸收。广泛分布于全身组织和体液中。

【用法用量】

1. 口服

（1）预防：成人一日 0.3g，顿服；小儿每日按体重 10mg/kg，一日总量不超过 0.3g，顿服。

（2）治疗：成人与其他抗结核药合用，按体重每日口服 5mg/kg，最高 0.3g；或每日 15mg/kg，最高 900mg，每周 2~3 次。小儿按体重每日 10~20mg/kg，每日不超过 0.3g，顿服。某些严重结核病患儿（如结核性脑膜炎），每日按体重可高达 30mg/kg（一日量最高 500mg），但要注意肝功能不全和周围神经炎的发生。

2. 肌内注射、静脉注射或静脉滴注　国内极少肌内注射，一般在强化期或对于重症或不能口服用药的患者采用静脉滴注的方法，用氯化钠注射液或 5% 葡萄糖注射液稀释后使用。成人一日 0.3~0.4g（3~4 支）或 5~10mg/kg；儿童每日按体重 10~15mg/kg，一日不超过 0.3g（3 支）。

急性粟粒型肺结核或结核性脑膜炎患者，成人按体重一日 10~15mg/kg，每日不超过 0.9g（9 支）。采用间歇疗法时，成人每次 0.6~0.8g（6~8 支），每周 2~3 次。

3. 局部用药　①雾化吸入：每次 0.1~0.2g（1~2 支），每日 2 次；②局部注射（胸膜腔、腹腔或椎管内）：每次 50~200mg。

【不良反应】

发生率较多者有步态不稳或麻木针刺感、烧灼感或手指疼痛（周围神经炎）；深色尿、眼或皮肤黄染（肝毒性，35 岁以上患者肝毒性发生率增高）；食欲不佳、异常乏力或软弱、恶心或呕吐（肝毒性的前驱症状）。

【禁忌证】

肝功能不全者，精神病患者和癫痫患者禁用。

【药物相互作用】

（1）服用异烟肼时每日饮酒，易引起本品诱发的肝脏毒性反应,并加速异烟肼的代谢,因此需调整异烟肼的剂量,并密切观察肝毒性征象。应劝告患者服药期间避免酒精饮料。

（2）含铝制酸药可延缓并减少异烟肼口服后的吸收,使血药浓度减低,故应避免两者同时服用,或在口服制酸剂前至少1小时服用异烟肼。

（3）抗凝血药(如香豆素和茚满双酮衍生物)与异烟肼同时应用时,由于抑制了抗凝药的酶代谢,使抗凝作用增强。

（4）与环丝氨酸同服时可增加中枢神经系统不良反应(如头昏或嗜睡),需调整剂量,并密切观察中枢神经系统毒性征象,尤其对于从事需要敏度较高的工作的患者。

（5）利福平与异烟肼合用时可增加肝毒性的危险性,尤其是已有肝功能不全者或为异烟肼快乙酰化者,因此在疗程的前3个月应密切随访有无肝毒性征象出现。

（6）异烟肼为维生素 B_6 的拮抗剂,可增加维生素 B_6 经肾排出量,因而可能导致周围神经炎,服用异烟肼时维生素 B_6 的需要量增加。

（7）与肾上腺皮质激素(尤其泼尼松龙)合用时,可增加异烟肼在肝内的代谢及排泄,导致后者血药浓度减低而影响疗效,在快乙酰化者更为显著,应适当调整剂量。

（8）与阿芬太尼(alfentanil)合用时,由于异烟肼为肝药酶抑制剂,可延长阿芬太尼的作用;与双硫仑(disulfiram)合用可增强其中枢神经系统作用,产生眩晕、动作不协调、易激惹、失眠等;与安氟醚合用可增加具有肾毒性的无机氟代谢物的形成。

（9）与乙硫异烟胺或其他抗结核药合用,可加重后两者的不良反应。与其他肝毒性药合用可增加本品的肝毒性,因此宜尽量避免。

（10）异烟肼不宜与咪康唑合用,因可使后者的血药浓度降低。

（11）与苯妥英钠或氨茶碱合用时可抑制两者在肝脏中的代谢，而导致苯妥英钠或氨茶碱血药浓度增高，故异烟肼与两者先后应用或合用时，苯妥英钠或氨茶碱的剂量应适当调整。

（12）与对乙酰氨基酚合用时，由于异烟肼可诱导肝细胞色素 P450，使前者形成毒性代谢物的量增加，可增加肝毒性及肾毒性。

（13）与卡马西平同时应用时，异烟肼可抑制其代谢，使卡马西平的血药浓度增高，而引起毒性反应；卡马西平可诱导异烟肼的微粒体代谢，形成具有肝毒性的中间代谢物增加。

（14）本品不宜与其他神经毒药物合用，以免增加神经毒性。

【注意事项】

（1）交叉过敏反应，对乙硫异烟胺、吡嗪酰胺、烟酸或其他化学结构有关药物过敏者也可能对本品过敏。

（2）对诊断的干扰：用硫酸铜法进行尿糖测定可呈假阳性反应，但不影响酶法测定的结果。异烟肼可使血清胆红素、谷丙转氨酶及谷草转氨酶的测定值增高。

（3）有精神病、癫痫病、严重肾功能不全者应慎用。

（4）如疗程中出现视神经炎症状，应立即进行眼部检查，并定期复查。

（5）异烟肼中毒时可用大剂量维生素 B_6 对抗。

【FDA 妊娠 / 哺乳分级】

C 级 /L3 级。本品可穿过胎盘，导致胎儿血药浓度高于母体血药浓度。大鼠和家兔实验证实异烟肼可引起死胎，在人类中虽未证实有问题，但孕妇应避免应用，如确有指征应用时，必须充分权衡利弊。

本品在乳汁中浓度可达 12mg/L，与血药浓度相近；虽然在人类尚未证实有问题，哺乳期间应用仍应充分权衡利弊后决定是否用药。如用药则宜停止哺乳。

【用药实践】

1. 药物过量的处理 药物过量的表现：除不良反应外，主要表现为抽搐、神志不清、昏迷等，处理不及时还可发生急性重型肝炎。

2. 药物过量的处理方法 处理方法包括：①停药；②保持呼吸道通畅；③采用短效巴比妥制剂和维生素 B_6 静脉内给药：维生素 B_6 剂量为每 1mg 异烟肼用 1mg 维生素 B_6，如服用异烟肼的剂量不明，可给予维生素 B_6 5g，每 30 分钟一次，直至抽搐停止，患者恢复清醒，继以洗胃，洗胃应在服用本品后的 2~3 小时内进行；④立即抽血测定血气、电解质、尿素氮、血糖等；⑤立即静脉给予碳酸氢钠，纠正代谢性酸中毒，需要时重复给予；⑥采用渗透性利尿药，并在临床症状已改善后继续应用，促进异烟肼排泄，预防中毒症状复发；⑦严重中毒患者应及早配血，做好血液透析的准备，不能进行血液透析时，可进行腹膜透析，同时合用利尿剂；⑧采取有效措施，防止出现缺氧、低血压及吸入性肺炎。

利福平 Rifampicin

【其他名称】

无。

【药物特征】

利福平为利福霉素类半合成广谱抗菌药，除抗结核与非结核分枝杆菌外，该药对部分需氧革兰阳性菌、革兰阴性菌也具有一定的抗菌作用，属浓度依赖性抗菌药物。利福平适用于各种类型结核病、麻风和非结核分枝杆菌感染的治疗，但单独用药可迅速产生耐药性，必须与其他抗结核病药联合应用。

【适应证】

国内批准的适应证：①各种结核病的初治与复治；②用于麻风、非结核分枝杆菌感染的治疗；③用于甲氧西林耐药葡萄球菌及军团菌所致的严重感染;④用于无症状脑膜炎奈瑟菌带菌者,以消除鼻咽部脑膜炎奈瑟菌。

【剂型与特征】

片剂、注射剂。

【用法用量】

1. 口服制剂 抗结核 450~600mg/ 次 , qd, 空腹顿服 ; 成人脑膜炎奈瑟球菌带菌者 5mg/（kg·次）, q12h, 口服 , 连用 2 天。

2. 静脉制剂 成人 600mg/ 次 , qd, 静脉滴注。

3. 军团菌或重症葡萄球菌感染 成人建议 600~1200mg/d, 分 2~4 次给药。

【不良反应】

1. 消化道反应 最为多见 , 口服本品后可出现厌食、恶心、呕吐、上腹部不适、腹泻等胃肠道反应 , 发生率为 1.7%~4.0%, 但均能耐受。

2. 肝毒性 为本品的主要不良反应 , 发生率约 1%。在疗程最初数周内 , 少数患者可出现血清氨基转移酶升高、肝肿大和黄疸 , 大多为无症状的血清氨基转移酶一过性升高 , 在疗程中可自行恢复 , 老年人、酗酒者、营养不良、原有肝病或其他因素造成肝功能异常者较易发生。

3. 变态反应 大剂量间歇疗法后偶可出现 "流感样症候群", 表现为畏寒、寒战、发热、不适、呼吸困难、头昏、嗜睡及肌肉疼痛等 , 发生频率与剂量大小及间歇时间有明显关系。偶可发生急性溶血或肾功能不全 , 目前认为其产生机制属过敏反应。

4. 其他 患者服用本品后 , 大小便、唾液、痰液、泪液等可呈橘红色。偶见白细胞减少、凝血酶原时间缩短、头痛、眩晕、视力障碍等。

【禁忌证】

（1）对本品或利福霉素类抗菌药过敏者禁用。

（2）严重肝功能不全、胆道阻塞者和怀孕前 3 个月的孕妇禁用。

【药物相互作用】

（1）饮酒可致利福平性肝毒性发生率增加。

（2）对氨基水杨酸盐可影响本品的吸收,导致其血药浓度减低;如必须联合应用时,两者服用间隔至少 6 小时。

（3）本品与异烟肼合用时肝毒性的发生危险增加。

（4）利福平与乙硫异烟胺合用可加重其不良反应。

（5）氯苯酚嗪可减少利福平的吸收,达峰时间延迟且半衰期延长。

（6）利福平与咪康唑合用,可使后者血药浓度减低,故本品不宜与咪唑类合用。

（7）肾上腺皮质激素（糖皮质激素、盐皮质激素）、抗凝药、氨茶碱、茶碱、氯霉素、氯贝丁酯、环胞素、维拉帕米（异搏定）、妥卡尼、普罗帕酮、甲氧苄啶、香豆素或茚满二酮衍生物、口服降血糖药、促皮质素、氨苯砜、洋地黄毒苷类、丙吡胺、奎尼丁等与利福平合用时,由于后者诱导肝微粒体酶活性,可使上述药物的药效减弱,因此除地高辛和氨苯砜外,在用利福平前和疗程中上述药物需调整剂量。本品与香豆素或茚满二酮类合用时应每日或定期测定凝血酶原时间,据以调整剂量。

（8）本品可促进雌激素的代谢或减少其肠肝循环,降低口服避孕药的作用,导致月经不规则,月经间期出血和计划外妊娠。所以,患者服用利福平时,应改用其他避孕方法。

（9）本品可诱导肝微粒体酶,增加抗肿瘤药达卡巴嗪、环磷酰胺的代谢,形成烷化代谢物,促使白细胞减低,因此需调整剂量。

（10）本品与地西泮（安定）合用可增加后者的消除,使其血药浓度减低,需调整剂量。

（11）本品可增加苯妥因在肝脏中的代谢,故两者合用时应测定苯妥因血药浓度并调整用量。

（12）本品可增加左旋甲状腺素在肝脏中的降解、因此两者合用时左旋甲状腺素剂量应增加。

（13）本品亦可增加美沙酮、美西律在肝脏中的代谢,引起美沙酮撤药症状和美西律血药浓度减低,故合用时后两者需调整剂量。

（14）丙磺舒可与本品竞争被肝细胞的摄入,使本品血药浓度增高并产生毒性反应。但该作用不稳定,故通常不宜加用丙磺舒以增高本品的血药浓度。

【注意事项】

（1）对本药或利福霉素类过敏的患者禁用。

（2）用药期间应定期检查外周血象及肝功能。肝病患者、有黄疸史和酒精中毒者慎用。

（3）服药期间不宜饮酒。

（4）本药对动物有致畸作用,妊娠期患者确有应用指征时应充分权衡利弊后决定是否采用,妊娠早期患者应避免使用。哺乳期患者用药期间应停止哺乳。

（5）5岁以下儿童患者应用资料尚不充分。

（6）患者服药期间大、小便,唾液,痰,泪液等可呈红色。

【FDA妊娠/哺乳分级】

C级/L2级。利福平可透过胎盘,动物实验曾引起畸胎。人类虽尚无致畸报道,但目前无足够资料表明可在妊娠期安全应用。3个月以内孕妇禁用。3个月以上孕妇慎用。利福平可由乳汁排泄,哺乳期妇女用药应充分权衡利弊后决定是否用药。

【用药实践】

超说明书用药:

1. 鲍曼不动杆菌感染　中国鲍曼不动杆菌感染诊治与防控专家共识推荐广泛耐药鲍曼不动杆菌(XDRAB)感染可采用

三药联合方案：亚胺培南、利福平及多黏菌素／妥布霉素（C级）。

2. 肺炎链球菌脑膜炎　IDSA制定的细菌性脑膜炎治疗指南中提出，可用利福平联合三代头孢菌素或万古霉素治疗对青霉素或头孢菌素高度耐药的肺炎链球菌脑膜炎。一般只有当应用其他抗菌药临床效果不好且致病菌对利福平敏感时，才联合利福平。推荐剂量为成人600mg/次，qd（A级）。

乙胺丁醇 Ethambutol

【其他名称】

无。

【药物特征】

本品为合成抑菌抗结核药。其作用机制尚未完全阐明。本品可渗入分枝杆菌体内干扰RNA的合成，从而抑制细菌的繁殖，本品只对生长繁殖期的分枝杆菌有效。迄今未发现本品与其他抗结核药物有交叉耐药性。

口服后经胃肠道吸收75%~80%。广泛分布于全身组织和体液中（除脑脊液外）。红细胞内药浓度与血浆浓度相等或为其2倍，并可持续24小时；肾、肺、唾液和尿内的药浓度较高；但胸水和腹水中的浓度则较低。本品不能渗入正常脑膜，但结核性脑膜炎患者脑脊液中可有微量。其分布容积为1.6L/kg。蛋白结合率为20%~30%。口服2~4小时血药浓度可达峰值，半衰期（$t_{1/2}$）为3~4小时，肾功能不全者可延长至8小时。主要经肝脏代谢，约15%的给药量代谢成为无活性代谢物。经肾小球滤过和肾小管分泌排出；给药后约80%在24小时内排出，至少50%以原形排泄，约15%为无活性代谢物。在粪便中以原形排出约20%。乳汁中的药浓度约相当于母血药浓度。相当量的乙胺丁醇可经血液透析和腹膜透析从体内清除。

【适应证】

本药与其他抗结核病药联合治疗结核分枝杆菌所致的各型

肺结核和肺外结核,亦可用于非结核分枝杆菌病的治疗。

【剂型与特征】

片剂。可与食物同服,口服后经胃肠道吸收 75%~80%。广泛分布于全身组织和体液中(除脑脊液外)。

【用法用量】

口服。用量如下:

(1)成人常用量:与其他抗结核药合用,结核初治,按体重 15mg/kg(3/50 片 /kg),每日一次顿服或每次口服 25~30mg/kg(1/10~3/25 片 /kg),最高 2.5g(10 片),每周 3 次;或 50mg/kg(1/5 片 /kg),最高 2.5g(10 片),每周 2 次。结核复治,按体重 25mg/kg(1/10 片 /kg),每日一次顿服,连续 60 天,继以按体重 15mg/kg(3/50 片 /kg),每日一次顿服。非典型分枝杆菌感染,每日 15~25mg/kg(3/50~1/10 片 /kg),一次顿服。

(2)小儿常用量:13 岁以下不宜应用本品;13 岁以上儿童用量与成人相同。

【不良反应】

发生率较多者为视力模糊、眼痛、红绿色盲或视力减退、视野缩小(视神经炎每日按体重剂量 25mg/kg 以上时易发生),视力变化可为单侧或双侧。发生率较少者为畏寒、关节肿痛(尤其大趾、髁、膝关节)、病变关节表面皮肤发热拉紧感(急性痛风、高尿酸血症)。发生率极少者为皮疹、发热、关节痛等过敏反应;或麻木,针刺感、烧灼痛或手足软弱无力(周围神经炎)。

【禁忌证】

尚不明确。

【药物相互作用】

(1)与乙硫异烟胺合用可增加不良反应。

(2)与氢氧化铝同用能减少本品的吸收。

(3)与神经毒性药物合用可增加本品神经毒性,如视神经炎或周围神经炎。

【注意事项】

（1）对本药过敏的患者禁用。

（2）球后视神经炎为本药的主要不良反应，尤其在疗程长、每日剂量超过 15mg/kg 的患者中发生率较高。用药前和用药期间应每日检查视野、视力、红绿鉴别力等，一旦出现视力障碍或下降，应立即停药。

（3）用药期间应定期监测血清尿酸，痛风患者慎用。

（4）妊娠期患者确有应用指征时应充分权衡利弊后决定是否采用。

（5）哺乳期患者用药期间应停止哺乳。

（6）13 岁以下儿童患者应用资料尚不充分。

【FDA 妊娠 / 哺乳分级】

B 级 /L2 级。乙胺丁醇可透过胎盘，胎儿血药浓度约为母亲血药浓度的 30%。本品在小鼠实验中高剂量可引起腭裂、脑外露和脊柱畸形等；大鼠中本品高剂量可引起轻度颈椎畸形；在家兔中本品高剂量可引起独眼畸形、短肢、腭裂等畸形。虽然在人类中未证实，孕妇应用仍须充分权衡利弊。本品和其他药物合用时对胎儿的影响尚不清楚。

乙胺丁醇可分布至乳汁，浓度与血药浓度相近，虽然在人类中未证实有问题，但哺乳期妇女用药时仍须权衡利弊。

【用药实践】

（1）13 岁以下儿童尚缺乏临床资料。由于在幼儿中不易监测视力变化，故本品不推荐用于 13 岁以下儿童。

（2）治疗中若出现视觉障碍应视情况减量或停药，并给予大剂量维生素 B_6 治疗。

吡嗪酰胺 Pyrazinamide

【其他名称】

无。

【药物特征】

本品对人型结核杆菌有较好的抗菌作用,在 pH 5~5.5 时,杀菌作用最强,尤其对处于酸性环境中缓慢生长的吞噬细胞内的结核菌是目前最佳杀菌药物。本品在细胞内抑制结核杆菌的浓度比在细胞外低 10 倍,在中性、碱性环境中几乎无抑菌作用。作用机制可能与吡嗪酸有关,吡嗪酰胺渗透入吞噬细胞后并进入结核杆菌菌体内,菌体内的酰胺酶使其脱去酰胺基,转化为吡嗪酸而发挥抗菌作用。此外吡嗪酰胺在化学结构上与烟酰胺相似,通过取代烟酰胺而干扰脱氢酶,阻止脱氢作用,妨碍结核杆菌对氧的利用,而影响细菌的正常代谢,造成死亡。

吡嗪酰胺口服后在胃肠道内吸收迅速而完全。广泛分布于全身组织和体液中,包括肝、肺、脑脊液、尿液及胆汁。脑脊液内药浓度可达血浓度的 87%~105%。蛋白结合率为 10%~20%。口服 2 小时后血药浓度可达峰值,半衰期为 9~10 小时,肝、肾功能减退时可能延长。主要在肝中代谢,经肾小球滤过排泄。24 小时内以代谢物排出 70%(其中吡嗪酸约 33%),3% 以原形排出。血液透析 4 小时可减低吡嗪酰胺血浓度的 55%,血中吡嗪酸减低 50%~60%。

【适应证】

吡嗪酰胺仅对结核分枝杆菌有效,对其他分枝杆菌及其他微生物无效。对异烟肼耐药菌株仍有抗菌作用。与其他抗结核病药联合用于各种类型的肺结核和肺外结核。本药通常在强化期应用(一般为 2 个月),是短程化疗的联合用药之一。

【剂型与特征】

胶囊剂。口服后在胃肠道内吸收迅速而完全。广泛分布于全身组织和体液中,主要在肝中代谢,经肾小球滤过排泄。

【用法用量】

口服。成人常用量,与其他抗结核药联合,每日 15~30mg/

kg 顿服, 或 50~70mg/kg, 每周 2~3 次; 每日服用者最高每日 2g, 每周服用 3 次者最高每次 3g, 每周服用 2 次者最高每次 4g。

【不良反应】

关节痛发生率较高, 由高尿酸血症引起, 较轻, 可自限。食欲缺乏、发热、乏力、眼或皮肤黄染(肝毒性)、畏寒等发生率较少。

【禁忌证】

未进行该项实验且无可靠参考文献。

【药物相互作用】

(1)与别嘌醇、秋水仙碱、丙磺舒、磺吡酮合用, 可增加血尿酸浓度而降低上述药物对痛风的疗效。因此合用时应调整剂量以便控制高尿酸血症和痛风。

(2)与乙硫异烟胺合用时可增强不良反应。

(3)环孢素与吡嗪酰胺同用时前者的血浓度可能减低, 因此需监测血药浓度, 据以调整剂量。

【注意事项】

(1)对本药过敏、严重肝脏损害或急性痛风的患者禁用。

(2)肝功能不全者不宜应用, 原有肝脏病、显著营养不良或痛风的患者慎用。

(3)妊娠期患者确有应用指征时应充分权衡利弊后决定是否采用。哺乳期患者用药期间应停止哺乳。

(4)服药期间应避免日光曝晒, 因可引起光敏反应或日光性皮炎。一旦发生光敏反应, 应立即停药。

(5)糖尿病患者服用本药后血糖较难控制, 应注意监测血糖, 及时调整降糖药用量。

【FDA 妊娠 / 哺乳分级】

C 级 /L3 级。孕妇结核病患者可先用异烟肼、利福平和乙胺丁醇治疗 9 个月, 如对上述药物中任一种耐药而对本品可能敏感者可考虑采用本品。

【用药实践】

（1）本品具较大毒性，儿童不宜应用。必须用时须谨慎。

（2）本品毒性与药物剂量有关，因此成人剂量不宜超过1.5g。

（3）该药主要在胞内抗菌，在酸性环境中有较强的杀菌活性，在中性和碱性环境中几乎无抗菌作用。

（王颖琳　丁月霞）

第六章　肺栓塞治疗药物

肺血栓栓塞症（PTE）已成为我国常见的心血管疾病之一，为来自静脉系统或右心的血栓阻塞肺动脉或其分支所致疾病，以肺循环和呼吸功能障碍为主要临床和病理生理特征，是肺栓塞（PE）的最常见类型。其主要来源是深静脉血栓形成（DVT），临床表现多样，缺乏特异性。几乎所有的 PTE 都来源于肢体的 DVT，PTE 与 DVT 为一种疾病过程在不同部位、不同阶段的表现，两者合称为静脉血栓栓塞症（VTE）。目前肺栓塞的治疗药物主要包括溶栓和抗凝。

第一节　溶　栓　药

一、药物治疗概论

溶栓药物可直接或间接地将纤维蛋白溶酶原转变成纤维蛋白溶酶，迅速降解纤维蛋白，使血栓溶解；通过清除和灭活纤维蛋白原、凝血因子Ⅱ、Ⅴ、Ⅷ及纤维蛋白溶酶原，干扰凝血功能；纤维蛋白原降解产物增多，抑制纤维蛋白原向纤维蛋白转变，并干扰纤维蛋白的聚合。

目前常用的溶栓药物有纤维蛋白特异性和非纤维蛋白特异性两大类，前者主要指重组组织型纤溶酶原激活物（rt-PA），具有纤维蛋白特异性，溶栓作用强，半衰期短，出血及过敏反应较少；后者包括链激酶（SK）及尿激酶（UK）等，溶栓作用较强，但缺乏溶栓特异性，在溶解纤维蛋白的同时也降解纤维蛋白原，易导致严重出血反应。

溶栓治疗适用于急性大面积肺栓塞，尤其是伴血流动力学不稳定者。对于急性次大面积肺栓塞，血压正常但超声心动图显示右室运动功能减退或临床出现右心功能不全者亦可溶栓，但存在争议。

溶栓药物的治疗时间窗多为发病后 14 天内，出现症状后 48 小时内溶栓患者可获最大收益，但对于有症状者 6~14 天溶栓仍有益。美国胸科医师学会（ACCP）第 8 版肺栓塞抗栓治疗指南认为，出现血流动力学改变的患者只要无明显出血风险，均推荐使用溶栓治疗，尤以采用外周静脉在短时间（2 小时）内滴入为宜，以防出现心源性休克。

溶栓治疗可迅速溶解血栓和恢复肺组织灌注，逆转右心衰竭，增加肺毛细血管血容量及降低病死率和复发率。欧美多项随机临床试验证实，溶栓治疗能够快速改善肺血流动力学指标，提高患者早期生存率。国内一项大样本回顾性研究也证实，对急性 PE 患者用尿激酶或重组组织型纤溶酶原激活剂（rt-PA）溶栓治疗 + 抗凝治疗总有效率 96.6%，显效率 42.7%，病死率 3.4%，显著优于对症治疗组和单纯抗凝治疗组。

另外 2008 欧洲心脏病协会（ESC）的急性肺栓塞诊治指南强调，肺栓塞严重程度应依据相关早期死亡风险进行个体化评估，建议根据临床特征、右心功能不全表现及心肌损伤标记物等对肺栓塞早期死亡（即住院期间或 30 天病死率）的风险进行危险分层，以"高危""中危""低危"代替以往"大面积""次大面积""非大面积"术语。溶栓是高危患者的一线治疗方案，中危患者在充分考虑出血风险的前提下可选择性使用，低危患者不推荐应用。溶栓治疗具有出血风险（累计发生率为 13%），其中致命性出血及颅内出血使其应用受到限制。局部溶栓、靶向溶栓的溶栓效率高，出血不良反应小，对全身纤溶系统影响小，已引起重视。

二、药物使用精解

链激酶 Streptokinase

【其他名称】

溶栓酶,链球菌激酶。

【药物特征】

注射用重组链激酶的成分为重组链激酶,重组链激酶与纤溶酶原以 1∶1 克分子比结合成复合物,然后把纤溶酶原激活成纤溶酶,纤溶酶催化血栓主要基质纤维蛋白水解,从而使血栓溶解,血管再通;同时重组链激酶的溶栓作用因纤维蛋白的存在而增强,因此重组链激酶能有效特异地溶解血栓或血块,能治疗以血栓形成为主要病理变化的疾病。本品主要从肝脏经胆道排出。

【适应证】

适用于急性心肌梗死患者。

【剂型与特征】

粉针剂。宜采用静脉滴注给药,不宜行肌内注射及动脉穿刺,因可能引起血肿。用药前需先建立静脉输液和取血通道,开始滴注后尽量减少不必要的穿刺。溶解本药时,不可剧烈震荡,以免活性降低。溶液在 5℃左右可保持 12 小时。配制好的溶液应于 4~6 小时内使用。

【用法用量】

急性心肌梗死的静脉溶栓治疗:一般推荐本品 150 万国际单位溶解于 5% 葡萄糖 100ml,静脉滴注 1 小时。急性心肌梗死的溶栓治疗应尽早开始,争取发病 12 小时内开始治疗。对于特殊患者(如体重过低或明显超重),医生可根据具体情况适当增减剂量(按 2 万国际单位 /kg 体重计)。

【不良反应】

(1)发热、寒战、恶心呕吐、肩背痛、过敏性皮疹;本品静脉滴注时可发生低血压,如血压下降应减慢滴注速度;过敏性休克罕见。轻度过敏反应不必中断治疗,重度过敏反应须立即停止静脉滴注。过敏反应可用抗组织胺药物或激素处理。

（2）出血,穿刺部位出血,皮肤瘀斑,胃肠道、泌尿道或呼吸道出血;重组链激酶用于急性心肌梗死的溶栓治疗时,脑出血的发生率为 0.1%~0.3%。大出血时可用 6- 氨基己酸,输新鲜血浆或全血。

（3）本品用于急性心肌梗死的溶栓治疗时可出现再灌注心律失常,偶见缓慢心律失常、加速性室性自搏性心率、室性早搏或室颤等;偶可引起溶血性贫血、黄疸及 GPT 升高;溶栓后可发生继发性栓塞,如肺栓塞、脑栓塞或胆固醇栓塞等。

【禁忌证】

（1）两周内有出血、手术、外伤史、心肺复苏或不能实施压迫止血的血管穿刺者禁用。

（2）近两周内有溃疡出血病史、食管静脉曲张、溃疡性结肠炎或出血性视网膜病变者。

（3）未控制的高血压,血压＞180/110mmHg 或不能排除主动脉夹层动脉瘤者。

（4）凝血障碍及出血性疾病者。

（5）严重肝、肾功能不全者。

（6）二尖瓣狭窄合并房颤有左房血栓（溶栓后可能发生脑栓塞）、感染性心内膜炎者。

（7）妊娠期妇女。

（8）对链激酶过敏者。

【药物相互作用】

　与阿司匹林同时使用治疗急性心肌梗死具有良好的效果。使用抗凝剂或右旋糖酐可增加出血危险。

【注意事项】

（1）本品应严格在临床医生的指导下使用。

（2）急性心肌梗死的溶栓治疗应尽早开始，争取发病 12 小时内开始治疗。

（3）本品使用前用 5% 葡萄糖溶液溶解，溶解液应在 4~6 小时内使用。

（4）用链激酶后 5 天至 12 个月内不能用重组链激酶。

（5）用本品治疗血管再通后，发生再闭塞，可用其他溶栓药。

【FDA 妊娠 / 哺乳分级】

C 级。孕妇及哺乳期妇女禁用，对动物的研究证明它对胎儿有副作用（致畸或杀死胚胎），但未在对照组的妇女进行研究。

【用药实践】

1．溶栓速度较慢　链激酶重复静脉注射须间隔 60 分钟以上，以免引起低血压反应；第 2 次用链激酶溶栓治疗须间隔 10 天以上，以免引起变态反应。

2．具有免疫原性　从链球菌中分离出来，具有一定抗原性，人体内也有不同程度的抗体存在，因此可发生变态反应或失效。

尿激酶 Urokinase

【其他名称】

无。

【药物特征】

尿激酶是从健康人尿中提得的一种蛋白水解酶，亦可由人肾细胞培养制取、无抗原性。由低分子量（31 300）及高分子量（54 700）两种组成。高分子量者比低分子量者的作用快 2 倍。尿激酶可直接使纤维蛋白溶酶原转变为纤维蛋白溶酶，因而可溶解血栓。它对新鲜血栓效果较好。静脉注射后半衰期约 15 分钟。本品在肝脏代谢，少量随胆汁和尿液排出体外。

【适应证】

本品主要用于血栓栓塞性疾病的溶栓治疗。包括急性广泛性肺栓塞、胸痛 6~12 小时内的冠状动脉栓塞和心肌梗死、症状短于 3~6 小时的急性期脑血管栓塞、视网膜动脉栓塞和其他外周动脉栓塞症状严重的髂 - 股静脉血栓形成者。也用于人工心瓣手术后预防血栓形成，保持血管插管和胸腔及心包腔引流管的通畅等。溶栓的疗效均需后继的肝素抗凝加以维持。

【剂型与特征】

粉针剂。静脉给药前，应先建立静脉输液和取血通道，用药后不再反复穿刺，并禁止肌内注射。本药在酸性溶液中易分解而降低疗效。已配制的溶液在室温（25℃）下可保存 8 小时，在冰箱（2~5℃）内可保存 48 小时。

【用法用量】

临用前，加灭菌注射用水适量使溶解。急性心肌梗死，1 次 50 万 ~150 万单位，溶于氯化钠注射液或 5% 葡萄糖注射液 50~100ml 中静脉滴注，或 20 万 ~100 万单位镕于氯化钠或 5% 葡萄糖注射液 20~60ml 中冠状动脉内灌注。近有采用大剂量冲击疗法：重症肺栓塞者尽早经静脉导管插右心房，在 10 分钟内滴入 1.5 万单位 /kg，随即改用肝素。静脉注射：开始时（最初 2~3 天）每日 3 万 ~4 万单位，分 2 次静脉注射，以后每日 1 万 ~2 万单位，维持 7~10 天。

眼科应用时，其剂量按病情作全身静脉滴注或推注。眼科局部注射，1 次 150~500 单位，qd。前房冲洗液为每 ml 含 1000 单位。

【不良反应】

（1）本品临床最常见的不良反应是出血倾向。以注射或穿刺局部血肿最为常见。

（2）为组织内出血，发生率 5%~11%，多轻微，严重者可致脑出血。

（3）用于冠状动脉再通溶栓时，常伴随血管再通后出现房性或室性心律失常，发生率高达70%以上。需严密进行心电监护。

（4）少数人引发支气管痉挛、皮疹和发热。也可能会出现头痛、头重感、食欲缺乏、恶心、呕吐等胃肠症状。

【禁忌证】

出现下列情况者禁用本品：急性内脏出血、急性颅内出血、陈旧性脑梗死、近两月内进行过颅内或脊髓内外科手术、颅内肿瘤、动静脉畸形或动脉瘤、血液凝固异常、严重难控制的高血压。

相对禁忌证包括：延长的心肺复苏术、严重高血压、近4周内的外伤、3周内手术或组织穿刺、妊娠、分娩后10天、活跃性溃疡病及重症肝脏疾患。

【药物相互作用】

本品为溶栓药，因此，影响血小板功能的药物，如阿司匹林、吲哚美辛、保太松等不宜合用。肝素和口服抗凝血药不宜与大剂量本品同时使用，以免出血危险增加。

【注意事项】

（1）应用本品前，应对患者进行红细胞压积、血小板记数、凝血酶时间（TT）、凝血酶原时间（PT）、激活的部分凝血激活酶时间（APTT）及优球蛋白溶解时间（ELT）的测定。TT和APTT应小于2倍延长的范围内。

（2）用药期间应密切观察患者反应，如脉率、体温、呼吸频率和血压、出血倾向等，至少每4小时记录1次。如发现过敏症状（如皮疹、荨麻疹等）应立即停用。

（3）静脉给药时，要求穿刺一次成功，以避免局部出血或血肿。

（4）动脉穿刺给药时，给药后应在穿刺局部加压至少30分钟,合用无菌绷带和敷料加压包扎,以免出血。

（5）下述情况使用本品会使风险增大,应权衡利弊后慎用本品:①近 10 天内分娩、进行过组织活检、静脉穿刺、大手术的患者及严重胃肠道出血患者;②极有可能出现左心血栓的患者,如二尖瓣狭窄伴心房纤颤;③亚急性细菌性心内膜炎患者;④继发于肝肾疾病而有出血倾向或凝血障碍的患者;⑤妊娠期妇女、脑血管病和糖尿病性出血性视网膜病者。

（6）本品不得用酸性溶液稀释,以免药效下降。

【FDA 妊娠 / 哺乳分级】

B 级。孕妇及哺乳期妇女用药:动物实验显示,该品 1000 倍于人用量对雌性小鼠和大鼠生殖能力及胎儿均无损伤。长期用药无致癌性报道。尚未见有严格对照组的在妊娠妇女中用药的报道。因此,除非急需用该品,否则孕妇不用。该品能否从乳汁中排泄尚无报道。因此,哺乳期妇女慎用该品。

【用药实践】

1. 无抗原性　无抗原性和致热原性,人体内无相关抗体存在,不存在失效问题。

2. 溶解新鲜血栓块　本品直接作用于内源性纤维蛋白溶解系统,能催化裂解纤溶酶原成纤溶酶,后者不仅能降解纤维蛋白凝块,亦能降解血循环中的纤维蛋白原、凝血因子 V 和凝血因子 Ⅷ 等,从而发挥溶栓作用。

阿替普酶 Alteplase

【其他名称】

阿太普酶,阿特普酶,栓体舒,组织纤溶酶原激活剂,组织纤维蛋白溶酶原激活剂,重组组织型纤维蛋白溶酶原激活剂,重组组织型纤溶酶原激活剂、爱通立。

【药物特征】

本药可通过其赖氨酸残基与纤维蛋白结合,并激活与纤维蛋白结合的纤溶酶原转变为纤溶酶,这一作用比本药激活循环中的纤溶酶原显著增强。由于本药选择性地激活纤溶酶原,因而不产生应用链激酶时常见的出血并发症。对于急性心肌梗死,静脉使用本药可使阻塞的冠状动脉再通。本药经静脉注射后迅速自血中消除,用药 5 分钟后,总药量的 50% 自血中消除;用药 10 分钟后,体内剩余药量仅占总给药量的 20%;用药 20 分钟后,则剩余 10%。本药主要在肝脏代谢。

【适应证】

(1)用于急性心肌梗死和肺栓塞。

(2)用于急性缺血性脑卒中、深静脉血栓及其他血管疾病。

(3)用于动静脉瘘血栓形成。

【剂型与特征】

粉针剂。静脉给药前,应先建立静脉输液和取血通道,用药后不再反复穿刺,并避免肌内注射。

【用法用量】

应在症状发生后尽快给药,按以下指导剂量给药。无菌条件下将一瓶阿替普酶干粉(10mg、20mg 或 50mg)按照表 6-1-1 所示用注射用水溶解为 1mg/ml 或 2mg/ml 的浓度。使用阿替普酶 20mg 或 50mg 包装中的移液套管完成上述溶解操作。如果是阿替普酶 10mg,则使用注射器。

表 6-1-1　常用量配制

阿替普酶规格	10mg	20mg	50mg
终浓度	加入干粉中的注射用水体积(ml)		
a)1mg/ml	10	20	50
b)2mg/ml	5	10	25

配制好的溶液应通过静脉给药。配制的溶液可用灭菌生理盐水(0.9%)进一步稀释至 0.2mg/ml 的最小浓度。但是不能继

续使用灭菌注射用水或用碳水化合物注射液如葡萄糖对配制的溶液作进一步稀释。本品不能与其他药物混合,既不能用于同一输液瓶也不能应用同一输液管道(肝素亦不可以)。

【不良反应】

1. 血液系统　出血最常见。与溶栓治疗相关的出血类型有胃肠道、泌尿生殖道、腹膜后或颅内的出血,浅层的或表面的出血主要出现在侵入性操作的部位(例如静脉切口,动脉穿刺,近期做了外科手术的部位)。另外,有出现硬膜外血肿和筋膜下血肿的报道。全身性纤维蛋白溶解比用链激酶时要少见,但出血的发生率相似。

2. 心血管系统　包括①心律失常:使用本药治疗急性心肌梗死时,血管再通期间可出现再灌注心律失常,如加速性室性自主心律、心动过缓或室性早搏等。这些反应通常为良性,通过标准的抗心律失常治疗可以控制,但有可能引起再次心肌梗死和梗死面积扩大。心律失常的发生率和静脉滴注链激酶时相似。②血管再闭塞:血管开通后,需继续用肝素抗凝,否则可能再次形成血栓,造成血管再闭塞。有报道用本药进行溶栓治疗后发生了胆固醇结晶栓塞。

3. 中枢神经系统　可出现颅内出血、癫痫发作。

4. 泌尿生殖系统　有报道用药后立即出现肾血管肌脂瘤引起的腹膜后出血。

5. 骨骼 / 肌系统　可出现膝部出血性滑膜囊炎。

6. 其他　过敏反应。

【禁忌证】

对本品的活性成分和任何其他组成成分过敏者。

(1)本品不可用于有高危出血倾向者,如目前或过去 6 个月中有显著的出血疾病。

(2)已知出血体质;口服抗凝血药,如华法林;显著的或是近期有严重的(或危险的)出血。

（3）已知有颅内出血史或疑有颅内出血；疑有蛛网膜下腔出血或处于因动脉瘤而导致蛛网膜下腔出血状态。

（4）有中枢神经系统病变史或创伤史（如肿瘤、动脉瘤以及颅内或椎管内手术）。

（5）最近（10天内）曾进行有创的心外按压、分娩或非压力性血管穿刺（如锁骨下或颈静脉穿刺）。

（6）出血性卒中病史或不明起因的卒中病史。

（7）过去6个月中有缺血性脑卒中或短暂性脑缺血发作（TIA）的病史；3小时内发生的缺血性脑卒中除外。

（8）治疗急性肺栓塞时的补充禁忌：出血性卒中病史或不明起因的卒中病史；过去6个月中有缺血性脑卒中或短暂性脑缺血发作（TIA）的病史，3小时内发生的缺血性脑卒中除外。

（9）儿童及老年患者用药：本品不能用于18岁以下及80岁以上的急性脑卒中患者的治疗。

【药物相互作用】

（1）与其他影响凝血功能的药物（包括醋硝香豆素、茚茚二酮、双香豆素、苯茚二酮，华法林、肝素）同用时，会显著增加出血的危险性。

（2）与依替巴肽合用时，由于附加的抗凝作用，使出血的危险性增加。

（3）硝酸甘油可增加肝脏的血流量，从而增加本药的清除率，使本药的血浆浓度降低及冠状动脉的再灌注减少、再灌注时间延长、再闭塞增多。

【注意事项】

必须有足够的监测手段才能进行溶栓/纤维蛋白溶解治疗。只有经过适当培训且有溶栓治疗经验的医生才能使用本品，并且需有适当的设备来监测使用情况。

【FDA妊娠/哺乳分级】

C级/L3级。妊娠期和哺乳期妇女慎用。妊娠期和哺乳期妇女使用本品的经验非常有限。动物实验显示有生殖毒性。对于急性的危及生命的疾病,应权衡收益与潜在危险。目前尚不知晓本品是否能够泌入乳汁。

【用药实践】

1．中国急性肺栓塞诊断与治疗指南(2015)推荐用法用量 50~100mg 持续静脉滴注 2 小时,体重 <65kg 的患者给药总剂量不应超过 1.5mg/kg。

2．2014 年欧洲心脏病协会推荐用法用量 100mg,2 小时内静脉给予；或者按 0.6mg/kg 给药,静脉注射 15 分钟。目前我国大多数医院采用的方案是 rt-PA 50~100mg 持续静脉滴注,无需负荷量。

3．不产生全身纤溶亢进 通过基因重组技术能生产大量的重组组织型纤溶酶原激活剂(rt-PA),具有选择性溶解血栓的作用,不影响血循环中的纤溶系统,因而不产生全身纤溶状态。

4．溶栓作用强 对血栓纤维蛋白有中等程度的选择性和亲和力,溶栓作用大于链激酶和尿激酶,出血副作用较小。

瑞替普酶 Reteplase

【其他名称】

派通欣,rPA。

【药物特征】

瑞替普酶是非糖基化组织型纤溶酶原激活物的变异体,含有绞链区 2(Kringle2)及人组织型纤溶酶原激活物的酶结合点,含有天然组织型纤溶酶原激活物 527 个氨基酸中的 355 个(氨基酸 1~3 和 176~527)。这种蛋白是从大肠埃希菌中无活性的包涵体得到的,在体外折叠后(空间结构改变)转变为活性形式。本品经肾脏清除。

【适应证】

适用于成人由冠状动脉闭塞引起的急性心肌梗死的溶栓疗法，能够改善心肌梗死后的心室功能。本药应在症状发生后 12 小时内，尽可能早期使用。发病后 6 小时内比发病后 7~12 小时使用，治疗效果更好。

【剂型与特征】

粉针剂。静脉注射时，应使用单独的静脉通路，不能与其他药物混合后使用。用药应避免新近的注射部位出血，应仔细观察潜在的出血部位（动脉穿刺、导管插入部位等）。用药期间如必须进行动脉穿刺，宜采用上肢末端的血管，穿刺后至少压迫 30 分钟，用敷料加压包扎，密切观察有无渗血。静脉穿刺如必须进行，操作也应注意。应尽量避免不可压迫的大血管（如颈静脉、锁骨下静脉）穿刺。用药期间应尽量避免肌内注射和非必需的搬动。

【用法用量】

rPA 应该 10M 单位 +10M 单位分两次静脉注射，每次取本品 10M 单位溶于 10ml 注射用水中，缓慢推注 2 分钟以上，两次间隔时间为 30 分钟。注射时应该使用单独的静脉通路，不能与其他药物混合后给药，也不能与其他药物使用共同的静脉通路。

【不良反应】

最常见的不良反应是出血，与溶栓治疗有关的出血可分为 2 种主要类型。

（1）内脏出血：包括颅内、腹膜后或消化道、泌尿道、呼吸道。

（2）浅表或体表出血：主要包括穿刺或破损部位，如静脉切开插管部位、动脉穿刺部位、新近外科手术部位。

【禁忌证】

活动性内出血；出血性脑卒中病史及 6 个月内的缺血性

脑卒中;新近(2个月内)颅脑或脊柱的手术及外伤史;颅内肿瘤、动静脉畸形或动脉瘤;已知的出血体质;严重的未控制的高血压。

【药物相互作用】

在瑞替普酶治疗前及治疗后使用肝素、维生素K拮抗剂及抗血小板药(阿司匹林、双嘧达莫等)可能增加出血的危险。

【注意事项】

在下列情况下,用药的危险性可能增加,应该慎用:最近(10天内)大的外科手术:冠脉搭桥、产科分娩、器官移植、组织活检及不可压迫血管的穿刺;脑血管疾病;新近的消化道或泌尿道出血(10天内);新近的外伤(10天内);高血压:收缩压BP≥180mmHg或(和)舒张压≥110mmHg高度怀疑存在左心栓子(二尖瓣狭窄伴心房纤颤);急性心包炎;亚急性细菌性心内膜炎;止血功能障碍,包括继发于严重肝肾疾病的凝血功能障碍;严重的肝肾功能不全;妊娠;糖尿病引起的出血性视网膜病变或其他出血性眼病;败血症性栓塞性静脉炎,或严重感染部位存在动静脉瘘;高龄(>70岁);长期使用口服抗凝剂(如华法林等)者;潜在的难以止血的出血部位或可能明显增加出血机会的各种情况。

【FDA妊娠/哺乳分级】

C级。给予妊娠家兔rPA可引起生殖道出血,导致中孕流产。对于妊娠期妇女,没有充分的良好对照的研究。不能确定rPA是否与人乳一同分泌。因为许多药物可由人乳分泌,故rPA用于哺乳期时有可能随乳汁分泌,在哺乳期妇女使用本品应极为慎重。

【用药实践】

1. 作用时间长　因结构变化使其与肝脏上清除受体的结合力降低,血浆半衰期显著延长(11~16分钟)。

2. 溶栓作用强　具有选择性溶栓作用。与t-PA相比,rPA

与血栓结合相对松散,从而明显提高了对血凝块的穿透力,增强溶栓能力。

(胡晓帆　唐启令)

第二节　抗　凝　药

一、药物治疗概论

急性肺栓塞(PE)患者推荐抗凝治疗,目的在于预防早期死亡和 VTE 复发。抗凝治疗适用于各种类型的肺栓塞者,在肺栓塞的治疗中占主导地位,是肺栓塞的基本治疗方法。早在 1960 年的试验就已经明确,肺栓塞患者立即给予肝素抗凝治疗与不治疗相比有明显优势。美国胸科医师学会 2008 年第 8 版血栓栓塞性疾病抗栓治疗指南(ACCP-2008)及欧洲心脏病协会 2008 年公布的最新 PE 诊断和治疗指南(ESC-2008)提出:"在高度怀疑肺栓塞时就应该立即给予抗凝治疗,而不是等待确诊结果出来后再进行"。

对于高或中等临床可能性 PE 患者,在等待诊断结果的同时应给予肠外抗凝剂。肠外抗凝剂普通肝素、低分子量肝素或磺达肝癸钠均有即刻抗凝作用。初始抗凝治疗,低分子量肝素和磺达肝癸钠优于普通肝素,发生大出血和肝素诱导血小板减少症(heparin-induced thrombocytopenia,HIT)的风险也低。而普通肝素具有半衰期短、抗凝效应容易监测、可迅速被鱼精蛋白中和的优点,推荐用于拟直接再灌注的患者,以及严重肾功能不全(肌酐清除率<30ml/min),或重度肥胖者。低分子量肝素和普通肝素主要依赖抗凝血酶系统发挥作用,如有条件,建议使用前和使用中检测抗凝血酶活性,如果抗凝血酶活性下降,需考虑更换抗凝药物。

常用的抗凝血药主要有肝素类、香豆素类。

普通肝素：首先给予负荷剂量 2000~5000 国际单位或按 80 国际单位 /kg 静脉注射，继之以 18 国际单位 /（kg·h）持续静脉滴注。抗凝必须充分，否则将严重影响疗效，导致血栓复发率明显增高。在初始 24 小时内需每 4~6 小时测定活化的部分凝血活酶时间（APTT）1 次，并根据 APTT 调整普通肝素的剂量，每次调整剂量后 3 小时再测定 APTT，使 APTT 尽快达到并维持于正常值的 1.5~2.5 倍。治疗达到稳定水平后，改为每日测定 APTT 1 次。应用普通肝素可能会引起 HIT，在使用普通肝素的第 3~5 日必须复查血小板计数。若需较长时间使用普通肝素，应在第 7~10 日和 14 日复查血小板计数，普通肝素使用 2 周后则较少出现 HIT。若患者出现血小板计数迅速或持续降低超过 50%，或血小板计数小于 100×10^9/L，应立即停用普通肝素，一般停用 10 日内血小板数量开始逐渐恢复。

低分子量肝素：所有低分子量肝素均应按照体重给药。一般不需常规监测，但在妊娠期间需定期监测抗 Xa 因子活性。抗 Xa 因子活性的峰值应在最近一次注射后 4 小时测定，谷值则应在下一次注射前测定，每日给药 2 次的抗 Xa 因子活性目标范围为 0.6~1.0 国际单位 /ml，每日给药 1 次的目标范围为 1.0~2.0 国际单位 /ml。

磺达肝癸钠是选择性 Xa 因子抑制剂，2.5mg 皮下注射，每天 1 次，无需监测，但由于其消除随体重减轻而降低，对体重 <50kg 的患者慎用。严重肾功能不全的患者（肌酐清除率 <30ml/min），因其将在体内蓄积，增加出血的风险，禁用磺达肝癸钠。对于中度肾功能不全的患者（肌酐清除率 30~50ml/min）应减量 50% 使用。

口服抗凝药。CNNC 指南指出应尽早给予口服抗凝药，最好与肠道外抗凝剂同日给予。50 多年来，维生素 K 拮抗剂（vitamin K antagonist，VKA）一直是口服抗凝治疗的"金标准"，包括华法林、硝苄丙酮香豆素、苯丙香豆素、苯茚二酮等，其中华法林国内最为常用。

华法林是一种维生素 K 拮抗剂，它通过抑制依赖维生素 K 凝血因子（Ⅱ、Ⅶ、Ⅸ、Ⅹ）的合成而发挥抗凝作用。初始通常与普通肝素、低分子量肝素或磺达肝癸钠联用。国外指南对于年轻人（<60 岁）或较为健康的门诊患者推荐起始剂量为 10mg，老年人和住院患者为 5mg，5~7 天后根据国际标准化比值（international normalized ratio，INR）调整每日剂量，当 INR 稳定在 2.0~3.0 时停止使用普通肝素、低分子量肝素或磺达肝癸钠，继续予华法林治疗。与西方人比较，亚洲人华法林肝脏代谢酶存在较大差异，中国人的平均华法林剂量低于西方人。我国房颤抗栓临床试验的结果表明，华法林的维持剂量大约为 3mg。为了减少过度抗凝的情况，根据 2013 年《华法林抗凝治疗的中国专家共识》，通常不建议给予负荷剂量，推荐初始剂量为 1~3mg，某些患者如老年、肝功能受损、慢性心力衰竭和出血高风险患者，初始剂量还可适当降低。为达到快速抗凝目的，华法林应与普通肝素、低分子量肝素或磺达肝癸钠重叠应用 5 天以上，当 INR 达到目标范围（2.0~3.0）并持续 2 天以上时，停用普通肝素、低分子量肝素或磺达肝癸钠。

国内外已经将华法林量效有关的基因多态性检测商品化，主要是 CYP2C9 和 VKORCI，通过基因多态性检测有助于初始剂量的选择。但基因多态性仅能解释 30%~60% 的华法林个体差异，临床仍需综合考虑患者的体表面积、肝肾功能及合合用药等因素来选择合适的剂量。目前，国外指南不推荐对所有服用华法林的患者常规进行基因检测。如有条件，基因检测可作为华法利剂量调整的辅助手段。

二、药物使用精解

肝素钠 heparin

【其他名称】

无。

【药物特征】

肝素钠是黏多糖硫酸酯类抗凝血药。肝素钠是由猪或牛的肠黏膜中提取的硫酸氨基葡聚糖的钠盐，属黏多糖类物质。本品口服不吸收，皮下、肌内或静脉注射吸收良好。但80%肝素与血浆白蛋白相结合，部分被血细胞吸附，部分可弥散到血管外组织间隙。由于分子量较大，不能通过胸膜、腹膜和胎盘组织。本品主要在网状内皮系统代谢，在肾脏排泄，其中少量以原形排出。静脉注射后其排泄取决于给药剂量。当1次给予100单位/kg、400单位/kg或800单位/kg时，半衰期($t_{1/2}$)分别为1小时、2.5小时和5小时。慢性肝肾功能不全及过度肥胖者，代谢排泄延迟，有蓄积可能；本品起效时间与给药方式有关，静脉注射即刻发挥最大抗凝效应，但个体差异较大，皮下注射因吸收个体差异较大，故总体持续时间明显延长。血浆内肝素浓度不受透析的影响。

【适应证】

用于防治血栓形成或栓塞性疾病(如心肌梗死、血栓性静脉炎、肺栓塞等)；各种原因引起的弥漫性血管内凝血(DIC)；也用于血液透析、体外循环、导管术、微血管手术等操作中及某些血液标本或器械的抗凝处理。

【剂型与特征】

注射液。本药口服无效，可采用静脉注射、静脉滴注和深部皮下注射，一般不推荐肌内注射，因可导致注射部位血肿；皮下注射刺激性较大，应选用细针头和深入脂肪层注射。注射部位需不断更换,注射时不要移动针头,注射处不宜搓揉,而需局部压迫。

【用法用量】

1. 深部皮下注射　首次 0.5 万 ~1 万单位,以后每 8 小时 0.8 万 ~1 万单位或每 12 小时 1.5 万 ~2 万单位;每 24 小时总量为 3 万 ~4 万单位,一般均能达到满意的效果。

2. 静脉注射　首次 0.5 万 ~1 万单位之后,按每 4 小时 100 单位 /kg,用氯化钠注射液稀释后应用。

3. 静脉滴注　每日 2 万 ~4 万单位,加至氯化钠注射液 1000ml 中持续滴注。滴注前可先静脉注射 5000 单位作为初始剂量。

4. 预防性治疗　高危血栓形成患者,大多是用于腹部手术之后,以防止深部静脉血栓。在外科手术前 2 小时先给 0.5 万单位肝素皮下注射,但麻醉方式应避免硬膜外麻醉,然后每隔 8~12 小时注射 0.5 万单位,共约 7 日。

【不良反应】

毒性较低,主要不良反应是用药过多导致的自发性出血,故每次注射前应测定凝血时间。如注射后引起严重出血,可静脉注射硫酸鱼精蛋白进行急救(1mg 硫酸鱼精蛋白可中和 100 单位肝素)。

【禁忌证】

对肝素过敏、有自发出血倾向、血液凝固迟缓(如血友病、紫癜、血小板减少)、溃疡病、创伤、产后出血及严重肝功能不全者禁用。

【药物相互作用】

(1)本品与下列药物合用,可加重出血危险:①香豆素及其衍生物,可导致严重的凝血因子Ⅸ缺乏而致出血;②阿司匹林及非甾体消炎镇痛药,包括甲芬那酸、水杨酸等均能抑制血小板功能,并能诱发胃肠道溃疡出血;③双嘧达莫、右旋糖酐等可能抑制血小板功能；④肾上腺皮质激素、促肾上腺皮质激素等易诱发胃肠道溃疡出血；⑤其他尚有利尿酸、组织纤溶酶原激活物（t-PA）、尿激酶、链激酶等。

（2）肝素用碳酸氢钠、乳酸钠等纠正酸中毒的药物可促进肝素的抗凝作用。

（3）肝素与透明质酸酶混合注射，既能减轻肌注痛，又可促进肝素吸收。但肝素可抑制透明质酸酶活性，故两者应临时配伍使用，药物混合后不宜久置。

（4）肝素可与胰岛素受体作用，从而改变胰岛素的结合和作用。已有肝素致低血糖的报道。

（5）下列药物与本品有配伍禁忌：卡那霉素、阿米卡星、柔红霉素、乳糖酸红霉素、硫酸庆大霉素、氢化可的松琥珀酸钠、多黏菌素 B、阿霉素、妥布霉素、万古霉素、头孢孟多、头孢氧哌唑、头孢噻吩钠、氯喹、氯丙嗪、异丙嗪、麻醉性镇痛药。

（6）甲巯咪唑、丙硫氧嘧啶与本品有协同作用。

【注意事项】

用药期间应定时测定凝血时间。

【FDA 妊娠 / 哺乳分级】

C 级 /L1 级。动物繁殖性研究证明本类药物对胎儿有毒副作用（致癌或死胎），未进行孕妇对照实验，慎用。妊娠后期和产后用药会增加母体出血危险，需慎用。

【用药实践】

为了保证疗效，抗凝必须充分，否则将严重影响疗效，导致血栓复发率明显增高。

1. 需检测 APTT 在初始 24 小时内需每 4~6 小时测定活化的部分凝血活酶时间（APTT）1 次，并根据 APTT 调整普通肝素的剂量，每次调整剂量后 3 小时再测定 APTT，使 APTT 尽快达到并维持于正常值的 1.5~2.5 倍。治疗达到稳定水平后，改为每日测定 APTT 1 次。

2. 需复查血小板计数　应用普通肝素可能会引起 HIT,在使用普通肝素的第 3~5 日必须复查血小板计数。若需较长时间使用普通肝素,应在第 7~10 日和 14 日复查血小板计数,普通肝素使用 2 周后则较少出现 HIT。若患者出现血小板计数迅速或持续降低超过 50%,或血小板计数小于 100×10^9/L,应立即停用普通肝素,一般停用 10 日内血小板数量开始逐渐恢复。

达肝素钠 Dalteparin Sodium/Fragmin

【其他名称】

双肽肝素钠,法安明。

【药物特征】

达肝素钠为血液系统用药,为无色或淡黄色的澄明液体。用于血液透析或血液滤过时防止体外循环过程中血液凝固及预防血栓形成。

【适应证】

(1)治疗急性深静脉血栓。

(2)急性肾功能衰竭或慢性肾功能不全者进行血液透析和血液过滤期间防止在体外循环系统中发生凝血。

(3)不稳定型冠状动脉疾病,如不稳定型心绞痛和非 Q 波型心肌梗死。预防与手术有关的血栓形成。

【剂型与特征】

注射剂。可皮下注射于脐周、大腿上部外侧、臀部外上区;每日注射部位应不同,不可肌内注射;配制好的溶液必须在 12 小时内使用完毕。

【用法用量】

1. 不稳定型心绞痛和非 ST 段抬高心肌梗死　皮下注射 120 单位 /kg(最大剂量 1 万单位),每日 2 次,持续 5~8 天或直至病情稳定,同时服用阿司匹林;对拟行介入治疗但需延迟进行者可持续应用达肝素钠 5000 单位(女性体重<80kg,男

性＜70kg)或 7500 单位皮下注射,每日 2 次。

2.预防手术后深静脉血栓形成 术前 1~2 小时皮下注射 2500 单位,术后 12 小时皮下注射 2500 单位,此后每次 2500 单位,每日 1 次,持续 5~10 天,直至患者可活动。

3.防止血液透析和血液过滤期间凝血 (1)对慢性肾功能衰竭无已知出血危险者,若血液透析或血液滤过不超过 4 小时,可静脉快速注射 5000 单位;超过 4 小时者,静脉快速注射 30~40 单位 /kg,继以静脉输注每小时 10~15 单位 /kg;(2)对急性肾功能衰竭有高度出血危险者,静脉快速注射 5~10 单位 /kg。进行血液透析且治疗间隔较短者,应对抗 Xa 因子进行全面监测,血浆浓度应保持在 0.2~0.4 抗 Xa/ml 的范围内。

4.急性深静脉血栓的治疗 200 单位 /kg 皮下注射,每日 1 次,每日总量不超过 18 000 单位。对出血危险较高的患者也可 100 单位 /kg,每日 2 次。应用达肝素的同时开始口服华法林治疗,待 INR 达到 2.3~3.0 时停用本药(通常需联合治疗 5 天左右)。

【不良反应】

本品可产生不同程度的不良反应:出血,使用任何抗凝剂都可产生此反应,出现此种情况时,应立即通知医师;部分注射部位瘀点、瘀斑、轻度血肿和坏死;局部或全身过敏反应;血小板减少症(血小板计数异常降低);少见注射部位严重皮疹发生、向医师咨询;增加血中某些酶的水平(转氨酶);在蛛网膜下腔 / 硬膜外麻醉时使用低分子量肝素,有出现椎管内血肿的报道。

【禁忌证】

急性胃十二指肠溃疡和脑出血,严重凝血疾患,脓毒性心内膜炎,中枢神经系统、眼及耳受伤或手术,用达肝素钠时体外血小板聚集试验结果阳性的血小板减少患者,治疗急性深静脉血栓形成时伴用局部麻醉。

【药物相互作用】

同时应用对止血有影响的药物，例如溶血栓药物、阿司匹林、非甾体类抗炎药、维生素 K 拮抗剂和葡聚糖可能加强达肝素钠的抗凝血作用。不稳定型冠状动脉疾病患者无禁忌证的可口服低剂量的阿司匹林。

【注意事项】

（1）可能引起出血，严重出血可静脉推注鱼精蛋白中和。

（2）建议在开始达肝素钠治疗前做血小板计数检查并定期监测，特别是治疗的第一周。

（3）本品对凝血时间（如血浆凝血时间或凝血酶时间）只有中等程度的延长作用。

【FDA 妊娠 / 哺乳分级】

B 级 /L2 级。通过对达肝素钠用于妊娠妇女进行了评估，可知其对妊娠过程、胎儿和新生儿均无有害作用。然而，因含防腐剂的注射液中含有能够通过胎盘的苯甲醇，故在妊娠阶段不能使用。必须谨记在自然分娩或剖宫产前使用苯甲醇对早产儿具潜在毒性。尚没有资料显示达肝素钠是否能进入乳汁。

【用药实践】

（1）抗凝作用稳定，抗凝效果与剂量成正相关。

（2）静脉注射后消除半衰期约为 2 小时，皮下注射后为3~4 小时，可每日一次使用，适用于门诊患者。

依诺肝素钠 Enoxaparin sodium injection

【其他名称】

瑞肝素钠，帕肝素钠，克赛，ClexaneLovenox。

【药物特征】

依诺肝素钠是用于预防和治疗深静脉血栓或肺栓塞的抗凝血剂的一种低分子量肝素。

【适应证】

（1）预防静脉血栓栓塞性疾病（预防静脉内血栓形成），特别是与骨科或普外手术有关的血栓形成。

（2）治疗已形成的深静脉栓塞，伴或不伴有肺栓塞。

（3）治疗不稳定性心绞痛及非 Q 波心梗，与阿司匹林同用。

（4）用于血液透析体外循环中，防止血栓形成。

（5）治疗急性 ST 段抬高型心肌梗死，与溶栓剂联用或同时与经皮冠状动脉介入治疗（PCI）联用。

【剂型与特征】

注射剂。一般不用于静脉注射，禁止肌内注射。本药多种制剂含有苯甲醇，大剂量（一日剂量 ≥100mg/kg）使用苯甲醇与致命的毒性（喘息综合征）相关，妊娠期妇女不得使用此类制剂。

【用法用量】

皮下注射和静脉注射。剂量单位以抗 Xa 因子活性单位（anti-Xa 国际单位）计算，血液透析、血液灌流：

1. 单次剂量　常规治疗患者，以 70~80anti-Xa 国际单位 / kg 体重计量。

2. 连续剂量　初次急性患者，开始前以 30~40anti-Xa 国际单位 /kg 体重计量以后，按每小时 10~15anti-Xa 国际单位 /kg 体重计量。

3. 有出血危险的危重患者，开始前以 10~15anti-Xa 国际单位 /kg 体重计量以后按每小时 5anti-Xa 国际单位 /kg 重计量。

4. 在特殊情况（如体重 >60kg，患者体重减轻 / 增加或血液状态改变）下剂量应根据需要个体化调整。

5. 其他详见说明书。

【不良反应】

偶见异常皮肤黏膜出血、牙龈出血、皮疹及皮肤瘙痒等轻度过敏反应。

【禁忌证】

下列情况禁用本品：①对于依诺肝素、肝素或其衍生物，包括其他低分子肝素过敏；②出血或严重的凝血障碍相关的出血（与肝素治疗无关的弥漫性血管内凝血除外）；③有严重的Ⅱ型肝素诱导的血小板减少症史，无论是否由普通肝素或低分子肝素导致（以往有血小板计数明显下降）；④活动性消化道溃疡或有出血倾向的器官损伤；⑤临床显著活动性出血；⑥脑出血。

【药物相互作用】

不推荐联合使用下述药物（合用可增加出血倾向）：用于解热镇痛剂量的阿司匹林（及其衍生物），非甾体类抗炎药（全身用药），噻氯匹啶，右旋糖酐40（肠道外使用）。

当本品与下列药物共同使用时应注意：口服抗凝剂，溶栓剂，用于抗血小板凝集剂量的阿司匹林（用于治疗不稳定性心绞痛及非Q波心梗），糖皮质激素（全身用药）。

【注意事项】

（1）有出血或出血倾向者慎用，孕妇及产后妇女慎用。

（2）如因应用过量引起出血，可用鱼精蛋白拮抗，鱼精蛋白1mg可中和本品100anti-Xa国际单位。

【FDA妊娠/哺乳分级】

B级/L3级。妊娠期妇女仅在医师认为确实需要时才可使用。哺乳期妇女接受本品治疗时应停止哺乳。

【用药实践】

需检测抗Xa因子活性：所有低分子量肝素均应按照体重给药。一般不需常规监测，但在妊娠期间需定期监测抗Xa因子活性。抗Xa因子活性的峰值应在最近一次注射后4小时测定，谷值则应在下一次注射前测定，每日给药2次的抗Xa因子活性目标范围为0.6~1.0国际单位/ml，每日给药1次的目标范围为1.0~2.0国际单位/ml。

那曲肝素钙 Nadroparin Calcium

【其他名称】

纳肝素钙，帕肝素钙，速碧林。

【药物特征】

那曲肝素钙由猪源肝素经亚硝酸解聚制得，是一种低分子量的抗凝血药。与常规肝素相比，那曲肝素钙在体外具有明显的抗凝血因子Xa活性（97单位/ml）和较低的抗凝血因子Ⅱa或抗凝血酶活性（30单位/ml），临床上给予预防或治疗量就具有快速和持续的抗血栓形成作用，还有溶解血栓的作用，并能改善血流动力学状况，但对血液凝固性和血小板功能无明显影响。

【适应证】

（1）预防和治疗血栓栓塞性疾病，特别是预防普通外科手术或骨科手术的血栓栓塞性疾病。

（2）在血液透析中预防体外循环中的血凝块形成。

【剂型与特征】

粉针剂/水针剂。不能用于肌内注射，应注射于腹部前或后外侧部皮下组织；注射部位必须交替从左到右，注射针应垂直、完全插入注射者用拇指和食指捏起的皮肤褶皱内，而不是水平插入；在整个过程中，应保持皮肤褶皱的存在；由于本药注射液预灌注注射器的针头防护装置含有无水天然乳胶，使用不当将给患者带来严重危害。

【用法用量】

（1）手术中预防血栓栓塞性疾病：①普外手术：每天1次，每次0.3ml，通常至少持续7天，在所有病例中，整个危险期应预防性用药，直至患者可以下床活动。普外手术首剂应在术前2~4小时用药。②骨科手术：首剂应于术前及术后12小时给予，治疗至少持续10天。③重症监护病房（ICU）患者预防血栓性疾病：体重≤70kg 者，0.4ml，每天 1 次；体重＞70kg 者，0.6ml，每天 1 次。④治疗血栓栓塞性疾病：0.1ml/10kg，每天 2 次，间隔 12 小时给予，通常疗程为 10 天。

（2）动脉注射：血液透析时抗凝：根据体重决定使用的剂量，并在血液透析开始时通过动脉端单次给予。体重≤50kg，0.3ml；51~69kg，0.4ml；≥70kg，0.6ml。如有出血危险，可将标准剂量减半。如血透超过 4 小时，血透时可再给予小剂量那曲肝素钙，随后血透所用剂量应根据初次血透观察到的效果进行调整。

（3）肾功能不全时应减少那曲肝素钙的剂量。

【不良反应】

常见出血，偶有过敏反应及血小板减少。罕见注射部位血肿和坏死。

【禁忌证】

以下患者禁用：①对本药过敏者；②凝血功能障碍和血小板减少症患者；③脑血管出血或其他活动性出血者（除外弥散性血管内凝血）；④重度和难以控制的高血压者（有脑出血危险）；⑤肝功能损伤者；⑥严重的胃或十二指肠溃疡患者；⑦急性、亚急性细菌性心内膜炎患者；⑧糖尿病视网膜病变者；⑨大脑颈内动脉 - 后交通动脉动脉瘤患者；⑩孕妇。

【药物相互作用】

（1）非甾体抗炎药、阿司匹林类药，抗血小板药（如双嘧达莫和噻氯匹定），抗维生素 K 类药等可增加出血的危险性，应注意监测。

（2）磺吡酮可抑制血小板的释放和聚集，导致出血的危险增加。在开始使用本药前，应停止使用磺吡酮。

（3）右旋糖酐 -40 可抑制血小板功能，胃肠外途径给药时可增加出血危险。

（4）糖皮质激素能增加肝素使用后的出血危险，尤其是在大剂量或治疗时间超过 10 天以上时。联合使用时必须调整用量并加强监测。

【注意事项】

（1）不能用于肌内注射。

（2）注射部位必须交替从左到右，注射于腹部前或后外侧部皮下组织，针头必须垂直刺入，在注射全过程中保持注射部位皮肤皱褶。

（3）药物过量的处理：通过静脉缓慢注射鱼精蛋白。

【FDA 妊娠 / 哺乳分级】

无。妊娠期动物研究没有显示任何致畸变或胎儿毒性作用。然而，有关那曲肝素在妊娠妇女中可透过胎盘屏障仅有有限的临床资料。因此，不建议在妊娠期间使用本品，除非治疗益处超过可能的风险。哺乳期有关那曲肝素在乳液中的分泌仅有有限的信息。因此，不建议在母乳喂养期间使用那曲肝素。

【用药实践】

无。

华法林 warfarin

【其他名称】

苄丙酮香豆素钠，华法林钠。

【药物特征】

本品是香豆素类抗凝剂的一种，在体内有对抗维生素 K 的作用。可以抑制维生素 K 参与的凝血因子 Ⅱ、Ⅶ、Ⅸ、Ⅹ 在肝脏的合成。对血液中已有的凝血因子 Ⅱ、Ⅶ、Ⅸ、Ⅹ 并无抵抗作用。因此，不能作为体外抗凝药使用，体内抗凝也须有活性的凝血因子消耗后才能有效，起效后作用和维持时间亦较长。

【适应证】

（1）防治血栓栓塞性疾病，可防止血栓形成与发展，如治疗血栓栓塞性静脉炎，降低肺栓塞的发病率和死亡率，减少外科大手术(如风湿性心脏病、髋关节固定术、人工置换心脏瓣膜手术等)静脉血栓的发生率。

(2)心肌梗死的辅助用药。

【剂型与特征】

片剂。由胃肠道迅速吸收(个体差异较小),进食对吸收无影响,生物利用度达100%。口服后12~24小时起效,抗凝血的最大效应时间为72~96小时,抗血栓形成的最大效应时间为6天。

【用法用量】

口服。成人开始时每日10~15mg,3日后根据凝血酶原时间或凝血酶原活性来确定维持量,其范围为每日2~10mg。用药期间凝血酶原时间应保持在25~30秒,凝血酶原活性至少应为正常值的25%~40%。不能用凝血时间或出血时间代替上述2项指标作为监测方法。

【不良反应】

过量易致各种出血;偶见不良反应有恶心、呕吐、腹泻、瘙痒性皮疹,过敏反应及皮肤坏死;大量口服甚至出现双侧乳房坏死、微血管病或溶血性贫血以及大范围皮肤坏疽;一次口服量过大者尤其危险。

【禁忌证】

肝、肾功能不全,严重高血压,凝血功能障碍伴有出血倾向,活动性溃疡,外伤,先兆流产,近期手术者,妊娠期妇女禁用,各种原因的维生素K缺乏症,脑脊髓、眼科手术及孕妇等禁用。老年人或月经期应慎用。

【药物相互作用】

同时应用对止血有影响的药物,例如溶血栓药物、阿司匹林、非甾体类抗炎药、维生素K拮抗剂和葡聚糖可能加强达肝素钠的抗凝血作用。不稳定型冠状动脉疾病患者无禁忌证的可口服低剂量的阿司匹林。

【注意事项】

（1）严格掌握适应证，在无凝血酶原测定的条件时，切不可滥用本品。

（2）个体差异较大，治疗期间应严密观察病情，并依据凝血酶原时间 INR 值调整用量。治疗期间还应严密观察口腔黏膜、鼻腔、皮下出血及大便隐血、血尿等，用药期间应避免不必要的手术操作，选期手术者应停药 7 天，急诊手术者需纠正 PTINR 值≤1.6，避免过度劳累和易致损伤的活动。

（3）若发生轻度出血，或凝血酶原时间已显著延长至正常的 2.5 倍以上，应即减量或停药。严重出血可静脉注射维生素 K_1 10~20mg，用以控制出血，必要时可输全血、血浆或凝血酶原复合物。

（4）由于本品系间接作用抗凝药，半衰期长，给药 5~7 天后疗效才可稳定，因此，维持量足够与否务必观察 5~7 天后方能定论。

【FDA 妊娠 / 哺乳分级】

X 级 /L2 级。易通过胎盘并致畸胎，妊娠早期 3 月及妊娠后期 3 月禁用本品。少量药物可分泌进入乳汁，但对婴儿影响极小。

【用药实践】

1. 起效慢，作用久 本药的作用是抑制羧基化酶，对已经合成的上述因子并无直接对抗作用，必须等待这些因子在体内相对耗竭后，才能发挥抗凝效应，所以本药起效缓慢，仅在体内有效，停药后药效持续时间较长。

2. 与本品合用能增强抗凝作用的药物 ①与血浆蛋白的亲和力比本品强，竞争结果游离的双香豆乙酯增多，如阿司匹林、保泰松、羟基保泰松、甲芬那酸、水合氯醛、氯贝丁酯（安妥明）、磺胺类药、丙磺舒等；②抑制肝微粒体酶，使本品代谢降低而增效，如氯霉素、别嘌醇、单胺氧化酶抑制药、甲硝唑（灭滴灵）、西咪替丁等；③减少维生素 K 的吸收和影响凝血酶原合成的药物，如各种广谱抗菌药物、长期服用液状石蜡或考来烯胺（消胆胺）等；④能促使本品与受体结合的药物，如奎尼丁、甲状腺素、同化激素、苯乙双胍；⑤干扰血小板功能，促使抗凝作用更明显的药物，如大剂量阿司匹林、水杨酸类、前列腺素合成酶抑制药、氯丙嗪、苯海拉明等；⑥此外能增强抗凝作用的药物还有丙硫氧嘧啶、二氮嗪（diazoxide）、丙吡胺（disopyramide）、口服降糖药、磺吡酮（抗痛风药）等，机制尚不明确；⑦肾上腺皮质激素和苯妥英钠既可增加，也可减弱抗凝的作用，有导致胃肠道出血的危险，一般不合用；⑧不能与链激酶、尿激酶合用，否则易导致重危出血。

3. 与本品合用能减弱抗凝作用的药物　①抑制口服抗凝药的吸收，包括制酸药、轻泻药、灰黄霉素、利福平、格鲁米特（导眠能）、甲丙氨酯（安宁）等；②维生素 K、口服避孕药和雌激素等，竞争有关酶蛋白，促进因子 II、VII、IX、X 的合成。

磺达肝癸钠 Fondaparinux sodium

【其他名称】

安卓。

【药物特征】

本品是一种人工合成的、活化因子 X 选择性抑制剂。其抗血栓活性是抗凝血酶 III（AT III）介导的对因子 Xa 选择性抑制的结果。通过选择性结合于 AT III，磺达肝癸钠增强了（大约 300 倍）AT III 对因子 Xa 原来的中和活性。而对因子 Xa 的中和作用打断了凝血级联反应，并抑制了凝血酶的形成和血栓的增大。磺达肝癸钠不能灭活凝血酶（活化因子 II），并对血小板没有作用。

在本品 2.5mg 剂量时，不影响常规凝血实验如活化部分凝血活酶时间，活化凝血时间或者血浆凝血酶原时间/国际标准化比值,也不影响出血时间或纤溶活性。磺达肝癸钠不会与来自肝素诱导血小板减少症患者的血浆发生交叉反应。

【适应证】

本品用于进行下肢重大骨科手术如髋关节骨折、重大膝关节手术或者髋关节置换术等患者,预防静脉血栓栓塞事件的发生。

【剂型与特征】

注射剂。皮下注射时,患者取卧位。注射部位为前外侧或后外侧腹壁的皮下组织内,左右交替。应用拇指和食指将皮肤捏起,并将针头垂直全部扎入皮肤褶皱内,保持皮肤褶皱并抽出针头。静脉给药时,可通过已建立的静脉内通道直接给药或使用小容量(25ml 或 50ml)0.9% 氯化钠注射液袋,如通过小容量输液袋给药,滴注时间应在 1~2 分钟内。本药不得肌内注射。

【用法用量】

进行重大骨科手术的患者:本品推荐剂量为每日 1 次2.5mg,术后皮下注射给药。初始剂量应在手术结束后 6 小时给予,并且需在确认已止血的情况下。治疗应持续到静脉血栓栓塞风险消失以后,通常到患者可以下床活动,至少在手术后5~9 天。

【不良反应】

血液系统可见出血、贫血、血小板减少,肝损害可见转氨酶升高。

【禁忌证】

下列情况禁用本品:已知对磺达肝癸钠或本品中任何赋形剂成分过敏;具有临床意义的活动性出血;急性细菌性心内膜炎;肌酐清除率<20ml/min 的严重肾脏损害。

【药物相互作用】

(1)本品与可增加出血危险性的药物联合使用时,出血的风险会增加。

（2）口服抗凝药（如华法林）、血小板抑制剂（如阿司匹林）、非甾体类抗炎药物（如吡罗昔康）以及地高辛不影响本品的药代动力学。

【注意事项】

本品仅用于皮下注射，不能肌内注射。

【FDA 妊娠 / 哺乳分级】

B 级 /L3 级。在动物繁殖研究中（并未进行孕妇的对照研究），未见到药物对胎儿的不良影响。除非明确需要，本品不应用于孕妇。磺达肝癸钠可泌入大鼠乳汁中，但尚不知磺达肝癸钠是否能分泌入人乳中。在使用磺达肝癸钠治疗期间不推荐哺乳。

【用药实践】

1. 需注意患者体重　磺达肝癸钠是选择性 Xa 因子抑制剂，2.5mg 皮下注射，每天 1 次，无需监测，但由于其消除随体重减轻而降低，对体重＜50kg 的患者慎用。

2. 肾病患者用法　严重肾功能不全的患者（肌酐清除率＜30ml/min），因其将在体内蓄积，增加出血的风险，禁用磺达肝癸钠。对于中度肾功能不全者（肌酐清除率 30~50ml/min）应减量 50% 使用。

参 考 文 献

[1] Meyer G, Sors H, Charbonnier B, et al. Effects of intravenous urokinase versus alteplase on total pulmonary resistance in acute massive pulmonary embolism: A European multicenter double-blind trial. The European Cooperative Study Group for Pulmonary Embolism[J]. J Am Coll Cardiol, 1992, 19(2): 239-245.

[2] Dalla-Volta S, Palla A, Santolicandro A, et al. PAIMS 2: alteplase combined with heparn versus heparin in the treatment of acute pulmonary

embolism. Plasminogen activator Italian multicenter study 2[J]. J Am Coll Cardiol, 1992, 20(3): 520-526.

[3] Levine M, Hirsh J, Weitz J, et al. A randomized trial of a single bolus dosage regimen of recombinant tissue plasminogen activator in patients with acute pulmonary embolism[J]. Chest, 1990, 98(6): 1473-1479.

[4] 邹治鹏, 何建国, 程显声, 等. 230 例急性肺动脉血栓塞症患者对症治疗、抗凝治疗和溶栓治疗的住院转归 [J]. 中国循环杂志, 2006, 21(3): 219-221.

[5] 中华医学会心血管病学分会肺血管病学组. 急性肺栓塞诊断与治疗中国专家共识(2015)[J]. 中华心血管病杂志, 2016, 44(3): 197-211.

[6] Wang C, Zhai Z, Yang Y, et al. Efficacy and safety of low dose recombinant tissue-typeplasminogen activator for the treatment of acute pulmonarythromboembolism: a randomized, multicenter, controlled trial[J]. Chest, 2010, 137(2): 254-262.

[7] 胡大一, 张鹤萍, 孙艺红, 等. 华法林与阿司匹林预防非瓣膜性心房颤动患者血栓栓塞的随机对照研究 [J]. 中华心血管病杂志, 2006, 34(4): 295-298.

[8] 中华医学会心血管病学分会, 中国老年学学会心脑血管病专业委员会. 华法林抗凝治疗的中国专家共识 [J]. 中华内科杂志, 2013, 52(1): 76-82.

（胡晓帆　唐启令）

第七章 呼吸兴奋药

呼吸衰竭是各种原因引起的肺通气或（和）换气功能障碍，以致不能进行有效的气体交换，导致缺氧或伴有二氧化碳潴留，引起一系列生理功能和代谢紊乱的临床综合征。在海平大气压下，静息条件下呼吸室内空气，并排除心内解剖分流和原发于心排血量降低等情况后，动脉血氧分压（PaO_2）低于 60mmHg，或伴有二氧化碳分压（$PaCO_2$）高于 50mmHg，即为呼吸衰竭（呼衰）。它是一种功能障碍状态，而不是一种疾病，可因肺部疾病引起也可为各种疾病的并发症。

一、药物治疗概论

呼吸兴奋药是直接或间接兴奋延髓呼吸中枢，用于防治肺泡低通气量的药物。该类药物可提高 PaO_2，降低 $PaCO_2$，改善呼吸功能。在急性呼吸衰竭或慢性呼吸衰竭急性恶化的治疗时，改善通气主要依靠机械通气。对慢性呼吸衰竭，在配合机械通气的基础上，合理使用呼吸兴奋药可有效地增加通气量，减少 CO_2 潴留。这些药物一般作用时间比较短，主要经肝脏代谢。

应用呼吸兴奋药的目的在于解除呼吸抑制或中枢性呼吸衰竭，改善通气和争取时间，以便进一步改善通气功能和进行病因治疗。呼吸兴奋药常用于下列情况：各种危重疾病，如严重感染、创伤等所致的呼吸抑制或呼吸衰竭。如在中毒型菌痢之呼吸衰竭在救治脑水肿的同时应用。

（1）慢性阻塞性肺部疾病所引起的缺氧及血中 CO_2 蓄积所致的呼吸衰竭与神志不清（肺性脑病）时，可作为抢救的综合措施之一。由于此时呼吸中枢对 CO_2 的敏感性降低，二氧化碳增多的刺激不再引起呼吸中枢兴奋，呼吸主要依靠缺氧对颈动脉体及主动脉体化学感受器的反射性刺激来维持，应用呼吸兴奋药则是为了应用氧疗法而不引起呼吸抑制，防止单纯吸氧所引起的通气减少及 CO_2 潴留。

（2）中枢抑制药（全身麻醉药、催眠药）过量引起的昏睡、昏迷及中枢性呼吸衰竭，对其轻型病例可通过呼吸兴奋药的治疗使症状得以改善，而重症者使用呼吸兴奋药仅作为获得人工呼吸机之前的应急措施，现已不主张单独应用此类药物来救治。

（3）在新生儿窒息时，应用呼吸兴奋药仅可起辅助作用，其关键是清理呼吸道，并辅以人工呼吸或机械呼吸、吸氧、纠正酸中毒、保暖等综合措施。

但是，本类药物的治疗安全范围较小，疗效也有限，应用不当时随着剂量的增加，其副作用也增加，而用量过大时可引起不同类型的惊厥，其严重者可转化为中枢衰竭状态。处于这种状态则不能再被中枢兴奋药所兴奋，进而危及患者生命。临床上应用本类药物时应注意如下几点：

（1）要选好适应证，不可滥用。应用本类药物的目的在于兴奋呼吸、增加通气、改善缺氧和 CO_2 潴留。

（2）该类药物对休克、心力衰竭的患者基本无效，因此对休克、心力衰竭而无呼吸衰竭者不可滥用。有的基层医务人员把本类药物当成万能的抢救药，这是不妥的。

（3）对于呼吸道通气不畅者一般不用。因呼吸道不畅时兴奋呼吸，不仅不能纠正缺氧和 CO_2 潴留，反可能降低呼吸肌的有效功率，增加耗氧量。

（4）新生儿窒息必须先清除呼吸道的分泌物后方可应用呼

吸兴奋药。

（5）对于呼吸肌麻痹所引起的外周性呼吸衰竭，本类药物完全无效，不应选用。

（6）抢救镇静催眠药中毒所致的呼吸衰竭主要应采用人工呼吸、吸氧以及促进毒物排泄等综合疗法，而应用中枢性呼吸兴奋药效果不佳。

（7）呼吸衰竭患者如 $PaCO_2$ 低于正常时，一般不宜应用本类药物，以免 $PaCO_2$ 进一步下降。

（8）对于心跳骤停所导致的呼吸功能不全，本类药物的效果不恒定或无效。在心跳骤停及复苏的早期由于脑细胞缺氧，此时如应用中枢性呼吸兴奋药可刺激脑细胞的新陈代谢，从而加重脑细胞的缺氧和损害，不利于功能恢复。

（9）呼吸衰竭伴反复惊厥者应慎用或不用本类药物。

（10）本类药物作用时间较短，抢救时常需反复用药，一般可每 2~4 小时用药一次，也可持续静脉滴注。病情好转后应逐渐减量、延长用药时间后再停药，不宜突然停药。病情严重者可适当加大剂量，缩短给药时间。

二、药物使用精解

尼可刹米 Nikethamide

【其他名称】

可拉明，尼克拉明，二乙烟酰胺，烟酰乙胺。

【药物特征】

尼可刹米选择性兴奋延髓呼吸中枢，使呼吸加深加快，也可作用于颈动脉体和主动脉体化学感受器，反射性地兴奋呼吸中枢，并提高呼吸中枢对 CO_2 的敏感性，使呼吸加深加快。对血管运动中枢有微弱兴奋作用，剂量过大可引起惊厥。

尼可刹米吸收好，起效快，作用时间短暂，一次静脉注射只能维持作用 5~10 分钟,进入体内后迅速分布至全身,体内代谢为烟酰胺,然后再被甲基化为 N- 甲基烟酰胺,经尿液排出。

【适应证】

用于中枢性呼吸抑制及各种原因引起的呼吸抑制。

【剂型与特征】

注射液。吸收好,起效快,作用时间短暂,一次静脉注射只能维持作用 5~10 分钟,进入体内后迅速分布全身。

【用法用量】

皮下、肌内、静脉注射。具体用量如下:①成人:一次常用量 0.25~0.5g,必要时 1~2 小时重复用药,极量一次 1.25g。② 6 个月以下婴儿:一次常用量为 75mg。③ 1 岁儿童:一次常用量为 0.125g。④ 4~7 岁儿童:一次常用量为 0.175g。

【不良反应】

常见面部刺激征、烦躁不安、抽搐、恶心、呕吐等。大剂量时可出现血压升高、心悸、恶心、呕吐等。大剂量时可出现血压升高、心悸、出汗、面部潮红、呕吐、震颤、心律失常、惊厥、甚至昏迷。

【禁忌证】

抽搐及惊厥患者禁用。

【药物相互作用】

不宜与其他中枢兴奋药合用,因合用有协同作用,可引起惊厥。

【注意事项】

(1)作用时间短暂,应视病情间隔给药。

(2)运动员慎用。

【FDA 妊娠/哺乳分级】

未进行该项实验且无可靠参考文献。

【用药实践】

（1）本品与鞣酸、有机碱的盐类及各种金属盐类配伍均可能产生沉淀；遇碱类物质加热可水解，并脱去乙二胺基生成烟酸盐。

（2）药物的中毒症状及解救措施

1）中毒症状：兴奋不安、精神错乱、恶心、呕吐、头痛、出汗、抽搐、呼吸急促，同时可出现血压升高、心悸、心律失常，呼吸麻痹而死亡。

2）解救措施：①出现惊厥时，可注射苯二氮䓬类或小剂量硫喷妥钠或苯巴比妥钠等控制；②静脉滴注 10% 葡萄糖注射液，促进排泄；③给予对症和支持治疗。

洛贝林 Lobeline

【其他名称】

山梗菜碱，祛痰菜碱，半边莲碱，芦别林。

【药物特征】

本品可刺激颈动脉窦和主动脉体化学感受器而反射性兴奋呼吸中枢；对迷走神经和血管运动中枢也同时有反射性兴奋作用；对自主神经节先兴奋而后抑制。静脉注射后，其作用持续时间一般为 20 分钟。

【适应证】

本品适用于各种原因引起的中枢性呼吸抑制。临床上常用于新生儿窒息及一氧化碳、阿片中毒等。

【剂型与特征】

注射液。静脉注射后，其作用持续时间短，一般为 20 分钟。静脉给药应缓慢。

【用法用量】

1. 静脉注射　成人：常用量一次 3mg；极量一次 6mg，一日 20mg。小儿：一次 0.3~3mg，必要时每隔 30 分钟可重复使用。

新生儿：新生儿窒息可注入脐静脉 3mg。

2．皮下或肌内注射　成人：常用量一次 10mg；极量一次 20mg，一日 50mg。儿童：一次 1~3mg。

【不良反应】

可有恶心、呕吐、呛咳、头痛、心悸等。

【禁忌证】

未进行该项实验且无可靠参考文献，故尚不明确。

【药物相互作用】

未进行该项实验且无可靠参考文献，故尚不明确。

【注意事项】

大剂量可引起心动过速、传导阻滞、呼吸抑制，甚至惊厥。

【FDA 妊娠 / 哺乳分级】

无。未进行该项实验且无可靠参考文献。

【用药实践】

（1）静脉注射后，其作用持续时间短，一般为 20 分钟。

（2）药物过量：剂量较大时，能引起心动过速、传导阻滞、呼吸抑制甚至惊厥。

二甲弗林 Dimefline

【其他名称】

回苏灵。

【药物特征】

二甲弗林对延髓的呼吸中枢有较强的兴奋作用。其作用比尼可刹米强 100 倍，苏醒率可达 90%~95%。静脉注射后能迅速增大通气量，降低 $PaCO_2$，对一切通气功能紊乱、换气功能减退和高碳酸血症均有呼吸兴奋作用。二甲弗林起效迅速，维持时间短（2~3 小时）。

【适应证】

适用于各种原因引起的中枢性呼吸衰竭，麻醉药、催眠药所致的呼吸抑制及外伤、手术等引起的虚脱和休克。

【剂型与特征】

1．盐酸二甲弗林片剂　口服吸收迅速而完全，起效快，维持时间 2~3 小时。

2．盐酸二甲弗林注射剂　静脉给药速度须缓慢，并应随时注意病情发展。

【用法用量】

1．肌内注射　一次 8mg。

2．静脉注射　一次 8~16mg，临用前加 5% 葡萄糖注射液稀释后缓慢注射。

3．静脉滴注　用于重症患者，一次 16~32mg，临用前加氯化钠注射液或 5% 葡萄糖注射液稀释后静脉滴注。

【不良反应】

恶心、呕吐、皮肤灼烧感等。用量较大易引起抽搐或惊厥，尤见于小儿。

【禁忌证】

有惊厥病史者、吗啡中毒、肝肾功能不全者及孕妇禁用。

【药物相互作用】

不宜与其他中枢兴奋药合用，因合用有协同作用，可引起惊厥。

【注意事项】

本品安全范围较窄，剂量掌握不当易致抽搐或惊厥。

【FDA 妊娠 / 哺乳分级】

妊娠期和哺乳期妇女禁用。

【用药实践】

本品使用过量时可引起抽搐、惊厥等。其处理方法为：

（1）惊厥时可用短小巴比妥类药（如异戊巴比妥）治疗。

（2）静脉滴注 10% 葡萄糖注射液，促进排泄。

（3）对症治疗。

多沙普仑 Doxapram

【其他名称】

波达,佳苏仑,泽仑。

【药物特征】

小剂量时通过颈动脉体化学感受器反射性兴奋呼吸中枢,大剂量时直接兴奋延髓呼吸中枢,使潮气量加大,呼吸频率增快有限。大剂量兴奋脊髓及脑干,但对大脑皮层似无影响。在阻塞性肺疾病患者发生急性通气不全时,应用此药后潮气量、血 $PaCO_2$、血氧饱和度均有改善。

静脉注射起效只需 20~40 秒,1~2 分钟效应最显著,持续时间仅 5~12 分钟。静脉注射后迅速代谢,代谢产物经肾排泄。半衰期($t_{1/2}$)为 3 小时。

【适应证】

用于呼吸衰竭。

【剂型与特征】

注射剂。静脉注射起效只需 20~40 秒,1~2 分钟效应最显著,持续时间仅 5~12 分钟。半衰期为 3 小时。静脉滴注时速度宜慢,以免引起溶血。

【用法用量】

1. 静脉注射　按体重一次 0.5~1.0mg/kg,不超过 1.5mg/kg,如需重复给药,至少间隔 5 分钟。每小时用量不宜超过 0.3g。

2. 静脉滴注　按体重一次 0.5~1.0mg/kg,临用前加葡萄糖氯化钠液稀释后静脉滴注,直至获得疗效,总量不超过一日 3g。

【不良反应】

头痛、无力、呼吸困难、心律失常、恶心、呕吐、腹泻及尿潴留、胸痛、胸闷、血压升高、用药局部发生血栓性静脉炎等。少见精神错乱、呛咳、眩晕、畏光、出汗、感觉奇热等。

【禁忌证】

惊厥、癫痫、中度高血压、嗜铬细胞瘤、甲状腺功能亢进、冠心病、颅高压、严重肺部疾患者禁用，孕妇及 12 岁以下儿童禁用。

【药物相互作用】

（1）多沙普仑能促进儿茶酚胺的释放，在全麻药如氟烷、异氟烷等停用 10~20 分钟后，才能使用。

（2）多沙普仑与咖啡因、哌醋甲酯、匹莫林、肾上腺素受体激动药等合用，可能出现紧张、激动、失眠甚至惊厥或心律失常。

（3）多沙普仑与单胺氧化酶抑制药丙卡巴肼以及升压药合用时，可使血压明显升高。

（4）碳酸氢钠可增加多沙普仑的血药浓度，使其毒性增强。

（5）肌松药可掩盖本品的升压作用。

【注意事项】

（1）用药时常规测定血压和脉搏，以防止药物过量。

（2）静脉注射漏到血管外或静脉滴注时间太长，均能导致血栓静脉炎或局部皮肤刺激。

（3）剂量过大时，可引起心血管不良反应如血压升高、心率加快，甚至出现心律失常。静脉滴注速度不宜太快，否则可引起溶血。

【FDA 妊娠 / 哺乳分级】

B 级。

【用药实践】

无。

贝美格 Bemegride

【其他名称】

美解眠，乙甲哌啶二酮。

【药物特征】

贝美格能直接兴奋呼吸中枢及血管运动中枢,使呼吸增加,血压微升。

【适应证】

用于巴比妥类及其他催眠药的中毒,也用于减少硫喷妥钠麻醉深度,以加快患者苏醒。

【剂型与特征】

注射剂。静脉给药速度不宜过快,以免产生惊厥,注射时须准备短效巴比妥类药。

【用法用量】

1. 静脉注射　每 3~5 分钟注射 50mg,至病情改善或出现中毒症状。

2. 静脉滴注　50mg 本品,临用前加 5% 葡萄糖注射液 250~500ml 稀释后静脉滴注。

【不良反应】

注射量大或速度过快可引起恶心、呕吐、反射增强、肌肉震颤及惊厥等。本品迟发毒性表现为情绪不安、精神错乱、幻视等。

【禁忌证】

吗啡中毒者禁用。

【药物相互作用】

尚不明确。

【注意事项】

静脉注射或静脉滴注速度不宜过快,以免产生惊厥。

【FDA 妊娠 / 哺乳分级】

尚不明确。

【用药实践】

(1)静脉注射或静脉滴注速度不宜过快。

(2)迟发毒性表现为情绪不安、精神错乱、幻视等。

(3)中毒时可立即静脉注射戊巴比妥钠或水合氯醛灌肠。

戊四氮 Pentetrazole

【其他名称】

戊四唑，戊甲烯四氮唑，卡地阿唑。

【药物特征】

戊四氮对脑及脊髓均有兴奋作用，主要兴奋脑干，能直接兴奋呼吸中枢及血管运动中枢，使呼吸增加、血压微升。

【适应证】

用于急性传染病、麻醉药及巴比妥类药物中毒时引起的呼吸抑制和急性循环衰竭。

【剂型与特征】

注射液。注射给药易吸收，迅速经肝脏代谢，随尿排出。

【用法用量】

皮下、肌内、静脉注射：每次 0.05~0.1g，每 2 小时 1 次。极量一日 0.3g。

【不良反应】

大量可致惊厥。

【禁忌证】

急性心内膜炎及主动脉瘤患者禁用。

【药物相互作用】

尚不明确。

【注意事项】

不宜用于吗啡、普鲁卡因中毒解救。

【FDA 妊娠 / 哺乳分级】

慎用。

【用药实践】

药物过量与解救：①中毒症状：狂躁、焦虑不安、亦有呕吐，反射增强，以至出现阵挛性及肌强直性惊厥；惊厥后出现昏迷、高热和肺水肿，最终中枢性呼吸衰竭。②处理措施：洗胃、输液、利尿，以加快药物排泄，并依病情给予对症治疗和支持疗法。

参 考 文 献

[1] 崔寅午. 呼吸兴奋药的临床应用[J]. 临床荟萃, 1989, 4(4): 161-162.

[2] 郑学文. 临床上应用中枢性呼吸兴奋药应注意哪些问题?[J]. 中国医刊, 1986, 10: 61.

（张飞龙　唐启令）

第八章　糖皮质激素

糖皮质激素用于治疗呼吸科疾病,不仅治疗休克等急重症,更多的是选用吸入剂局部治疗和呼吸道吸收的形式,控制炎症反应;合理配伍应用激素效果更佳。

一、药物治疗概论

糖皮质激素属于类固醇激素(甾体激素),生理剂量糖皮质激素在体内作用广泛,不仅为糖、蛋白质、脂肪代谢调控所必需,且具有调节钾、钠和水代谢的作用,对维持机体内外环境平衡起重要作用。药理剂量糖皮质激素主要有抗炎、免疫抑制、抗毒和抗休克等作用。

(一)糖皮质激素的分类及常用药物

1. 按作用时间分类　可分为短效、中效与长效三类。短效药物如氢化可的松和可的松,作用时间多在 8~12 小时;中效药物如泼尼松、泼尼松龙、甲泼尼龙,作用时间多在 12~36 小时;长效药物如地塞米松、倍他米松,作用时间多在 36~54 小时(表8-0-1)。

2. 按给药途径分类　可分为口服、注射、局部外用或吸入。呼吸科常用吸入型糖皮质激素的每日剂量见表8-0-2。

表 8-0-1 常用糖皮质激素类药物比较

类别	药物	对糖皮质激素受体的亲和力	水盐代谢（比值）	糖代谢（比值）	抗炎作用（比值）	等效剂量（mg）	血浆半衰期（min）	作用持续时间（h）
短效	氢化可的松	1.00	1.0	1.0	1.0	20.00	90	8~12
	可的松	0.01	0.8	0.8	0.8	25.00	30	8~12
中效	泼尼松	0.05	0.8	4.0	3.5	5.00	60	12~36
	泼尼松龙	2.20	0.8	4.0	4.0	5.00	200	12~36
	甲泼尼龙	11.90	0.5	5.0	5.0	4.00	180	12~36
	曲安西龙	1.90	0	5.0	5.0	4.00	>200	12~36
长效	地塞米松	7.10	0	20.0~30.0	30.0	0.75	100~300	36~54
	倍他米松	5.40	0	20.0~30.0	25.0~35.0	0.60	100~300	36~54

注：水盐代谢、糖代谢、抗炎作用的比值均以氢化可的松为 1 计；等效剂量以氢化可的松为标准计

表 8-0-2 呼吸科常用吸入型糖皮质激素的每日剂量（μg）

药物	低剂量	中剂量	高剂量
二丙酸倍氯米松	200~500	500~1000	>1000~2000
布地奈德	200~400	400~800	>800~1600
丙酸氟替卡松	100~250	250~500	>500~1000
环索奈德	80~160	160~320	>320~1280

（二）合理制订糖皮质激素治疗方案

糖皮质激素治疗方案应综合患者病情及药物特点制订，治疗方案包括选用品种、剂量、疗程和给药途径等。

1. 品种选择　各种糖皮质激素的药效学和人体药代动力学（吸收、分布、代谢和排出过程）特点不同，因此各有不同的临床适应证，应根据不同疾病和各种糖皮质激素的特点正确选用糖皮质激素品种。

2. 给药剂量　生理剂量和药理剂量的糖皮质激素具有不同的作用，应按不同治疗目的选择剂量。一般认为给药剂量（以泼尼松为例）可分为以下几种情况：①长期服用维持剂量，$2.5\sim15.0$mg/d；②小剂量，<0.5mg/（kg·d）；③中等剂量，$0.5\sim1.0$mg/（kg·d）；④大剂量，>1.0mg/（kg·d）；⑤冲击剂量，以甲泼尼龙为例 $7.5\sim30.0$mg/（kg·d）。

3. 疗程　不同的疾病糖皮质激素疗程不同，一般可分为以下几种情况：

（1）冲击治疗：疗程多小于 5 天。适用于危重症患者的抢救，如暴发性感染、过敏性休克、严重哮喘持续状态、过敏性喉头水肿、狼疮性脑病、重症大疱性皮肤病、重症药疹、急进性肾炎等。冲击治疗须配合其他有效治疗措施，可迅速停药，若无效大部分情况下不可在短时间内重复冲击治疗。

（2）短程治疗：疗程小于 1 个月，包括应激性治疗。适用于感染或变态反应类疾病，如结核性脑膜炎及胸膜炎、剥脱性皮炎或器官移植急性排斥反应等。短程治疗须配合其他有效治疗措施，停药时需逐渐减量至停药。

（3）中程治疗：疗程 3 个月以内。适用于病程较长且多器官受累性疾病，如风湿热等。生效后减至维持剂量，停药时需要逐渐递减。

（4）长程治疗：疗程大于 3 个月。适用于器官移植后排斥反应的预防和治疗及反复发作、多器官受累的慢性自身免疫病,如系统性红斑狼疮、溶血性贫血、系统性血管炎、结节病、大疱性皮肤病等。维持治疗可采用每日或隔日给药,停药前亦应逐步过渡到隔日疗法后逐渐停药。

(5)终身替代治疗:适用于原发性或继发性慢性肾上腺皮质功能减退症,并于各种应激情况下适当增加剂量。

4. 给药途径 包括口服、肌内注射、静脉注射和静脉滴注等全身用药,以及吸入、局部注射、点滴和涂抹等局部用药。

(三)监测糖皮质激素的不良反应

糖皮质激素的不良反应与用药品种、剂量、疗程、剂型及用法等明显相关,在使用中应密切监测不良反应,如感染、代谢紊乱(水电解质、血糖、血脂)、体重增加、出血倾向、血压异常、骨质疏松、股骨头坏死等,小儿应监测生长和发育情况。

(四)注意停药反应和反跳现象

糖皮质激素减量应在严密观察病情与糖皮质激素反应的前提下个体化处理,要注意可能出现的以下现象:

1. 停药反应 长期中剂量或大剂量使用糖皮质激素时,减量过快或突然停用可出现肾上腺皮质功能减退样症状,轻者表现为精神萎靡、乏力、食欲缺乏、关节和肌肉疼痛,重者可出现发热、恶心、呕吐、低血压等,危重者甚至发生肾上腺皮质危象,需及时抢救。

2. 反跳现象 在长期使用糖皮质激素时,减量过快或突然停用可使原发病复发或加重,应恢复糖皮质激素治疗并常需加大剂量,稳定后再慢慢减量。

糖皮质激素在呼吸系统疾病主要用于支气管哮喘、外源性过敏性肺泡炎、放射性肺炎、结节病、特发性间质性肺炎、嗜酸性粒细胞性支气管炎等。静脉用药在救治危重哮喘急性发作中起重要作用,在支气管哮喘和慢性阻塞性肺疾病中的应用不推荐长期口服,急性加重期可短期使用糖皮质激素治疗。

二、药物使用精解

氢化可的松 Hydrocortisone

【其他名称】

考的索，皮质醇，氢化可的松，氢化皮质素，Ala-Cort。

【药物特征】

氢化可的松原为天然糖皮质激素，现已人工合成，具有抗炎、免疫抑制、抗毒和抗休克作用。本品外用为弱效糖皮质激素，具有抗炎、抗过敏、抗增生、止痒作用。本药可自消化道迅速吸收，也可经皮肤吸收，尤其在皮肤破损处吸收更快。口服约1小时血药浓度达峰值，血中90%以上的氢化可的松与血浆蛋白结合。本品主要经肝脏代谢，转化为四氢可的松和四氢氢化可的松，大多数代谢产物与葡萄糖醛酸结合，极少量以原形随尿排泄，生物半衰期约为100分钟。

【适应证】

（1）用于肾上腺皮质功能减退症、垂体功能减退症及先天性肾上腺皮质功能增生症，也用于过敏性和炎症性疾病。

（2）用于抢救危重患者如中毒性感染、过敏性休克、严重的肾上腺皮质功能减退症、结缔组织病、严重的支气管哮喘等过敏性疾病。

（3）用于预防和治疗移植物急性排斥反应。

（4）本品外用制剂用于过敏性皮炎、脂溢性皮炎、过敏性湿疹、苔藓样瘙痒症及神经性皮炎。

（5）本品眼用制剂用于虹膜睫状体炎、虹膜炎、过敏性结膜炎、角膜炎、结膜炎、眼睑炎、眼红、泪囊炎等眼部创伤。

【剂型与特征】

1. 片剂　口服吸收迅速，达峰时间约为1小时。

2. 注射剂　注射用氢化可的松琥珀酸钠用于自发性血

小板减少性紫癜时，禁止肌内注射。注射用氢化可的松琥珀酸钠禁止鞘内给药。对于醋酸氢化可的松注射液（醇型）中含有 50% 乙醇，故必须充分稀释至 0.2mg/ml 后供静脉滴注用，需大剂量用药时应改用氢化可的松琥珀酸钠。本品某些制剂含有苯甲醇，可引起新生儿"喘息综合征"，需格外注意。

3. 膏剂　包括软膏剂和乳膏剂，应避免接触眼镜和其他黏膜（如口、鼻等），且不宜大面积、长期使用。

【用法用量】

1. 成人常规剂量

（1）肾上腺皮质功能减退症：①口服给药，一日 20~30mg（清晨服用 2/3，午餐后服 1/3）。有应激状况时，应适当加量，可增至一日 80mg，分次服用。②肌内注射，一日 20~40mg。③静脉滴注，一次 100mg，一日 1 次。临用前加氯化钠注射液或 5% 葡萄糖注射液 500ml 稀释后使用，同时加用维生素 C 500~1000mg。

（2）垂体功能减退症、过敏性疾病、炎症性疾病、抢救危重中毒性感染：①肌内注射，参见"肾上腺皮质功能减退症"的"肌内注射"项。②静脉滴注，参见"肾上腺皮质功能减退症"的"静脉滴注"项。

（3）类风湿关节炎、骨性关节炎：关节腔内注射，一次 25~50mg。

（4）腱鞘炎：鞘内注射，一次 25mg。

（5）炎性眼病：经眼给药，滴眼液一日 3~4 次，使用前摇匀；眼膏涂于眼睑内，一日 3 次。

（6）过敏性皮炎、脂溢性皮炎、过敏性湿疹、苔藓样瘙痒症、神经性皮炎：外用，一日 2~4 次，涂于患处，并轻揉片刻。

（7）局部给药：本药外用制剂，取适量涂于患处，一日 2 次。

2. 儿童　对于肾上腺皮质功能减退症，口服给药，治疗剂量为一日 20~25mg/m^2,分 3 次服用。

【不良反应】

本药不良反应多发生在应用药理剂量时,且与疗程、剂量、用药种类、用法及给药途径等有密切关系,在应用生理剂量替代治疗时一般无明显不良反应。

1. 代谢/内分泌系统　包括:①可见下丘脑-垂体-肾上腺轴抑制,为激素治疗的重要并发症,其发生与制剂、剂量、疗程等因素有关;②长期使用可见医源性库欣综合征面容和体态、体重增加、低钾血症、儿童生长抑制、糖耐量减低、糖尿病加重;③糖皮质激素可使血糖升高、血胆固醇升高、血脂肪酸升高、血钠水平升高,使血钙下降、血钾下降。

2. 运动系统　长期使用可见肱骨头或股骨头缺血性坏死、骨质疏松、骨折(包括脊椎压缩性骨折、长骨病理性骨折)、肌无力、肌萎缩。

3. 泌尿生殖系统　长期使用可见月经紊乱。

4. 神经系统　长期使用可见良性颅内压升高综合征。

5. 中枢系统　可见欣快感、激动、谵妄、不安、定向力障碍,也可表现为抑制。精神症状尤易发生于慢性消耗性疾病患者及有精神病史者。

6. 消化系统　长期使用可见胃肠道刺激(如恶心、呕吐)、胰腺炎、消化性溃疡或穿孔。

7. 血液系统　糖皮质激素对外周血液的影响为:淋巴细胞减少、真核细胞减少、嗜酸性粒细胞减少、嗜碱粒细胞减少、多核白细胞增多、血小板增多或减少。

8. 皮肤　长期使用可见紫纹、痤疮;使用本药外用制剂可有灼烧感、皮肤刺激感,偶可引起接触性皮炎。长期使用本药外用制剂可致多毛、皮肤萎缩、毛细血管扩张、色素沉着,并使皮肤易发生继发性感染(如毛囊炎和真菌感染),长期外用于面部可出现痤疮样疹、口周皮炎。

9. 眼　长期使用可见青光眼、白内障；使用本药眼膏可诱发真菌性眼睑炎、上皮性角膜炎。

10. 过敏反应　静脉迅速给予大剂量本药可能发生全身性过敏反应（包括面部、鼻黏膜及眼睑肿胀、荨麻疹、气短、胸闷、喘鸣）。

11. 其他

（1）并发感染为主要不良反应（多发生于中程或长程疗法，但也可在短期大剂量用药后出现），以真菌、结核菌、葡萄球菌、变形杆菌、铜绿假单胞菌和各种疱疹病毒为主。

（2）长期使用可见下肢水肿、易出血倾向、创口愈合不良。

（3）糖皮质激素停药后综合征可有以下各种不同的情况：①下丘脑 - 垂体 - 肾上腺轴功能减退，可表现为乏力、软弱、恶心、呕吐、血压偏低。长期治疗后该轴功能的恢复一般需要 9~12 个月。②已被控制的疾病症状可于停药后重新出现。③有的患者在停药后出现头晕、头痛、昏厥倾向、腹痛或背痛、低热、食欲缺乏、恶心、呕吐、肌肉或关节疼痛、乏力等，经仔细检查如能排除肾上腺皮质功能减退和原来疾病的复发，则可考虑为对糖皮质激素的依赖综合征。

【禁忌证】

（1）对本药及其他甾体类激素过敏者。

（2）单纯疱疹性或溃疡性角膜炎患者禁用本药眼用制剂（可恶化发展为非可逆性角膜浑浊）。

（3）感染性皮肤病（如脓疱病、体癣、股癣等）患者禁用本药外用制剂。

【药物相互作用】

（1）与维生素 E、维生素 K 合用可增强本药的抗炎效应，减轻撤药后的反跳现象；与维生素 C 合用可防治本类药物引起的皮下出血反应；与维生素 A 合用可消除本类药物所致创面愈合迟延，但也影响本类药物的抗炎作用，本类药物还可拮抗维生素 A 中毒时的全身反应（包括恶心、呕吐、嗜睡等）。

（2）与非甾体类抗炎药合用可增强本药致消化性溃疡作用，本品可增强对乙酰氨基酚的肝毒性。此外，本品可减少水杨酸盐的血浆浓度。

（3）与避孕药、雌激素合用可增强本品的治疗作用和不良反应。

（4）与蛋白质同化激素合用可增加水肿的发生率，使痤疮加重。

（5）与两性霉素 B、排钾利尿药（如碳酸酐酶抑制药等）合用可加重低钾血症，长期与碳酸酐酶抑制药合用，易发生低血钙和骨质疏松。此外，本品水钠潴留作用可减弱利尿药的排钠利尿效应。合用时应注意保钾。

（6）与三环类抗抑郁药合用可使本品引起的精神症状加重。

（7）与抗胆碱能药（如阿托品）长期合用，可致眼压增高。

（8）与免疫抑制药合用可增加感染的风险，并可能诱发淋巴瘤或其他淋巴细胞增生性疾病。

（9）与单胺氧化酶抑制药合用可能诱发高血压危象。

（10）与强心苷合用可提高强心效应，但也增加洋地黄毒性及心律失常的发生，两者合用时应适当补钾。

（11）本品有可能使氨茶碱血药浓度升高。

（12）与异丙肾上腺素合用可增强异丙肾上腺素的心脏毒性作用。

（13）与苯妥英钠、苯巴比妥合用降低本类药物药效。

（14）与利福平、甲状腺激素、麻黄碱合用可增加本药的代谢清除率，合用时应适当调整本药剂量。

（15）与考来烯胺、考来替泊等合用可减少本类药的吸收。

（16）与降糖药（如胰岛素）合用可使糖尿病患者血糖升高，合用时应适当调整降糖药剂量。

（17）与拟胆碱药（如新斯的明、吡斯的明）合用可减弱以上药物的疗效。

（18）本类药可抑制生长激素的促生长作用。

（19）糖皮质激素可降低奎宁的抗疟效力。

（20）与抗凝药、神经肌肉阻滞药合用：本品及其他糖皮质激素可降低以上药物的药理作用。

（21）与异烟肼、美西律合用：本类药可降低以上药物的血药浓度和疗效。

【注意事项】

（1）长期使用糖皮质激素可发生失钾、缺钙、负氮平衡和垂体肾上腺皮质轴功能的抑制，应补充钾和钙、高蛋白饮食，必要时配合蛋白同化激素等，并限制糖摄入，同时及早采用保护肾上腺皮质功能的措施，如隔日疗法和定期促皮质素（ACTH）兴奋等。

（2）使用外用制剂时若用药部位有烧灼感、红肿等应停药，并将局部药物洗净。

（3）监测血糖、尿糖或糖耐量（尤其糖尿病或有患糖尿病倾向者）。

（4）小儿应定期监测生长和发育情况。

（5）应进行眼科检查，注意白内障、青光眼或眼部感染（有无疱疹性或真菌性角膜炎早期症状）的发生。

（6）检查血电解质和大便隐血。

（7）监测血压和骨密度（尤其老年人）。

【FDA妊娠/哺乳期分级】

C级/L3级。

（1）妊娠期用药：本品可通过胎盘。动物实验研究证实孕期给药可增加胚胎腭裂、胎盘功能不全、自发性流产和子宫内生长发育迟缓的发生率。可增加胎盘功能不全、新生儿体重减少或死胎的发生率。

（2）哺乳期用药：由于本品可随乳汁排泄，对婴儿造成不良影响,如生长受抑制、肾上腺皮质功能抑制等,孕妇及哺乳期妇女在权衡利弊情况下,尽可能避免使用。

【用药实践】

无。

泼尼松 Prednisone

【其他名称】

强的松,去氢可的松,去氢皮质素,去氢皮质酮,Deltacortisone。

【药物特征】

泼尼松为肾上腺皮质激素类药,具有抗炎、抗过敏、抗风湿、免疫抑制作用,本品须在肝内将 11-酮基还原为 11-羟基,转化为泼尼松龙后才有药理活性,体内分布以肝中含量最高,依次为血浆、脑脊液、胸水、腹水、肾,在血中本品大部分与血浆蛋白结合,游离的和结合型的代谢物自尿中排出,部分以原形排出,小部分可随乳汁分泌。本药生物半衰期为 60 分钟。

【适应证】

1. 片剂 主要用于过敏性与自身免疫性炎症性疾病,如结缔组织病、系统性红斑狼疮、重症多肌炎、严重的支气管哮喘、皮肌炎、血管炎等过敏性疾病、急性白血病、恶性淋巴瘤。

2. 膏剂 眼膏主要用于虹膜睫状体炎、虹膜炎、角膜炎、过敏性结膜炎等。

【剂型与特征】

1. 片剂 本品需在肝内转化为泼尼松龙后才有药理活性,体内分布以肝中含量最高。

2. 膏剂 常用的为眼膏。

【用法用量】

(1)系统性红斑狼疮、溃疡性结肠炎、自身免疫性溶血性贫血等自身免疫性疾病,口服给药,一日 40~60mg,病情稳定后逐渐减量。

（2）药物性皮炎、荨麻疹、支气管哮喘等过敏性疾病，口服给药，一日 20~40mg，症状减轻后减量，每隔 1~2 天减少 5mg。

（3）防止器官移植排斥反应，口服给药，在术前 1~2 天开始给药，一日 100mg，术后 1 周改为一日 60mg，以后逐渐减量。

（4）急性白血病、恶性肿瘤，口服给药，一日 60~80mg，症状缓解后减量。

（5）虹膜睫状体炎、虹膜炎、角膜炎、过敏性结膜炎，经眼给药，一日 1 次，每晚睡前涂于结膜囊内。

【不良反应】

1. 心血管系统　大剂量或长期使用糖皮质激素类药物，可引起高血压。

2. 代谢 / 内分泌系统　包括：①大剂量使用本药易引起糖尿病和类库欣综合征症状，本药对下丘脑 - 垂体 - 肾上腺轴抑制作用较强；②本药潴钠作用较可的松相对较弱，一般不易引起电解质紊乱或水肿等不良反应；③大剂量或长期使用糖皮质激素类药物，可引起肥胖、血钾降低、儿童生长迟缓。

3. 运动系统　大剂量或长期使用糖皮质激素类药物，可引起骨质疏松、脱钙、病理性骨折、伤口愈合不良。

4. 中枢神经系统　大剂量或长期使用糖皮质激素类药物，可引起兴奋。

5. 消化系统　大剂量使用本药易引起消化性溃疡。

6. 皮肤　大剂量或长期使用糖皮质激素类药物，可引起痤疮、多毛。

7. 眼睛　包括：①长期使用本药眼膏可引起青光眼、白内障；②大剂量或长期使用糖皮质激素类药物，可引起眼内压升高。

8. 其他　并发感染为主要不良反应。

【禁忌证】

（1）对本药及其他肾上腺皮质激素类药物过敏者。

（2）真菌和病毒感染者。

（3）单纯疱疹性或溃疡性角膜炎患者禁用本药眼膏。

【药物相互作用】

1. 非甾体类解热镇痛药　合用可增强本药致溃疡作用。

2. 两性霉素 B、碳酸酐酶抑制药　合用可加重低钾血症，长期与碳酸酐酶抑制药合用，易发生低血钙和骨质疏松。

3. 蛋白质同化激素　合用可增加水肿的发生率，使痤疮加重。

4. 抗胆碱能药（如阿托品）　长期合用可致眼压升高。

5. 三环类抗抑郁药　合用可使本药引起的精神症状加重。

6. 避孕药或雌激素制剂　合用可增强本药治疗作用和不良反应。

7. 免疫抑制药　合用可增加发生感染的风险，并可能诱发淋巴瘤或其他淋巴细胞增生性疾病。

8. 排钾利尿药　合用可致严重低血钾，并由于水钠潴留而减弱利尿药的排钠利尿效应。

9. 强心苷　合用可增加洋地黄毒性及心律失常的发生率。

10. 对乙酰氨基酚　合用可增强对乙酰氨基酚的肝毒性。

11. 甲状腺激素或抗甲状腺药　甲状腺激素可使本品的代谢清除率增加，合用时应适当调整本药剂量。

12. 麻黄碱　合用可增加本品的代谢清除。

13. 肝药酶诱导剂（如苯巴比妥、苯妥英钠、利福平）　以上药物可加快皮质激素的代谢，合用时应适当增加皮质激素剂量。

14. 降糖药（如胰岛素）　本品可使血糖升高，合用时应适当调整降糖药剂量。

15. 异烟肼　合用可增加异烟肼在肝脏的代谢和排泄，降低异烟肼的血药浓度和疗效。

16. 美西律　合用可促进美西律在体内的代谢，降低其血药浓度。

17. 水杨酸盐　合用可降低血浆水杨酸盐的浓度，且更易导致消化性溃疡。

18. 生长激素　合用可抑制生长激素促生长作用。

19. 口服抗凝药　皮质激素可使口服抗凝药疗效降低，合用时应适当增加抗凝药剂量。

【注意事项】

用药警示：

（1）因本药的盐皮质激素活性较弱，故不适用于原发性肾上腺皮质功能不全症。

（2）长期应用本药的患者，在手术时及术后 3~4 天内常需增加用量，以防皮质功能不足。长期用药后，停药时应逐渐减量。

（3）一般外科患者应尽量避免使用本药，以免影响伤口的愈合。

（4）应尽量避免长期或大剂量使用皮质激素。若必须长期使用本类药物，应给予促皮质素以防肾上腺皮质功能减退，同时给予钾盐以防血钾过低，并限制钠盐的摄入。出现胃酸过多时，应加服胃酸药。长期大剂量用药还应增加蛋白饮食，以补偿蛋白质的分解，并适当加服钙剂及维生素 D，以防脱钙和抽搐。

（5）眼部细菌性或病毒性感染使用本药眼膏时，应与抗菌药合用。

（6）使用本药眼膏时不可与其他糖皮质激素类滴眼剂合用。

（7）用药前后及用药时应当监测不良反应。

（8）长期使用本药眼膏应定期检查眼压，并监测有无疱疹性或真菌性角膜炎早期症状。

【FDA 妊娠 / 哺乳期分级】

D/C 级 /L2 级。妊娠期妇女使用可增加胎盘功能不全、新生儿体重减少或死胎的发生率，动物试验有致畸作用，应权衡利弊使用。乳母接受大剂量给药，则不应哺乳，防止药物经乳汁排泄，造成婴儿生长抑制、肾上腺功能抑制等不良反应。

【用药实践】

超说明书用药：2013 美国胃肠病学会（ACG）发布的食管嗜酸性粒细胞增多症和嗜酸细胞性食管炎（EoE）的诊断与临床治疗指南提及，如果局部类固醇无效，或在需要快速改善症状的患者中，泼尼松可用于治疗 EoE。（推荐强度：有条件；证据等级：低）

泼尼松龙 Prednisolone

【其他名称】

强的松龙，氢化泼尼松，氢泼尼松，去氢氢化可的松，Cortisal。

【药物特征】

泼尼松龙为肾上腺皮质激素类药物，具有抗炎、抗过敏和抑制免疫等多种药理作用。相同剂量下，其抗炎效力为氢化可的松的 3~5 倍（5mg 本品的抗炎活性相当于 25mg 可的松）。本品口服极易吸收，其本身以活性形式存在，无需经肝脏转化即发挥其生物效应。口服后 1~2 小时达血药峰浓度。本品肌内注射时其磷酸盐易吸收，而醋酸酯注射液吸收缓慢。本品在血中大部分与血浆蛋白结合，游离和结合型代谢物随尿排出，部分以原形排出，小部分可随乳汁排泄，血浆半衰期为 2~3 小时。本品滴眼液经眼给药后，可快速穿透角膜。滴药后在房水的达峰时间为 30~45 分钟，在房水中的半衰期约为 30 分钟。本品软膏可经皮肤吸收，尤其在皮肤破损处吸收更快。本药无需经肝脏代谢即可发挥作用。

【适应证】

（1）主要用于过敏性与自身免疫性炎症疾病、胶原性疾病。现多用于活动性风湿病、类风湿性关节炎、红斑狼疮、严重支气管哮喘、肾病综合征、血小板减少性紫癜、粒细胞减少、严重皮炎、急性白血病、各种肾上腺皮质功能不足症、剥脱性皮炎、无疱疮神经性皮炎、类湿疹等，也用于某些感染的综合治疗。

（2）滴眼液适用于短期治疗对糖皮质激素敏感的眼部炎症（排除病毒、真菌和细菌病原体感染）。

（3）软膏用于过敏性、非感染性皮肤病和某些增生性皮肤疾病，如皮炎、湿疹、神经性皮炎、脂溢性皮炎及瘙痒症等。

【剂型与特征】

1.片剂　口服极易吸收，本身以活性形式存在，无需经肝脏转化即可发挥其生物效应。

2.注射液　泼尼松龙磷酸钠水溶性强，作用快速，可供肌内注射、静脉滴注或静脉注射。醋酸泼尼松龙注射液吸收缓慢，可供肌内注射或关节腔注射。

3.膏剂　软膏可经皮肤吸收，尤其在皮肤破损处吸收更快。

4.滴眼液　经眼给药后可快速穿透角膜。

【用法用量】

1.成人

（1）过敏性、自身免疫性炎症疾病：①口服给药，开始量为一日 15~40mg，需要时可用至一日 60mg（或 0.5~1mg/kg）。发热患者分 3 次服用；体温正常者于晨起顿服。病情稳定后应逐渐减量，维持量为一日 5~10mg。②肌内注射，醋酸泼尼松龙注射液，一日 10~40mg，必要时可增量。③关节腔内注射，参见"肌内注射"项。④静脉滴注，氢化泼尼松注射液，一次 10~20mg，加入 5% 葡萄糖注射液 500ml 中滴脉注注。⑤静脉注射,氢化泼尼松注射液,用于危重患者,一次 10~20mg,必要时可重复。

（2）对糖皮质激素敏感的眼部炎症:经眼给药,本药滴眼液,一次 1~2 滴,一日 2~4 次,开始治疗的 24~48 小时,剂量可酌情增加至每小时 2 滴。不宜过早停药。

（3）过敏性、非感染性皮肤病和某些增生性皮肤疾病:局部外用本药软膏,一日 2~4 次,涂于患处,并轻揉片刻。

2．老年人剂量　老年患者使用本药滴眼液无需调整剂量。

3．儿童　对于过敏性、自身免疫性炎症疾病,口服给药,初始用量为一日 1mg/kg,病情稳定后应逐渐减量。

【不良反应】

1．代谢／内分泌系统　包括:①本药潴钠作用较可的松和氢化可的松弱,一般不易引起水肿或电解质紊乱等不良反应;②长期使用本药可引起医源性库欣综合征面容和体态、体重增加、低血钾综合征、儿童生长受抑制、糖耐量降低和糖尿病加重;③糖皮质激素可使血糖、血胆固醇、血脂肪酸、血钠水平升高,使血钙、血钾降低。

2．运动系统　长期使用本药可引起肱骨或股骨头缺血性坏死、骨质疏松及骨折(包括脊椎压缩性骨折、长骨病理性骨折)、肌无力、肌萎缩。

3．泌尿生殖系统　长期使用本药可引起月经紊乱。

4．神经系统　长期使用本药可引起良性颅内压升高综合征。

5．精神症状　可出现精神症状(如欣快感、激动、谵妄、不安、定向力障碍,也可以表现为抑制),尤易发生于患慢性消耗性疾病的患者及以往有精神病史者。

6．消化系统　长期使用本药可引起胃肠道刺激(恶心、呕吐)、胰腺炎、消化性溃疡或穿孔。

7. 血液系统　糖皮质激素可使淋巴细胞、真核细胞、嗜酸性粒细胞、嗜碱粒细胞数减少，多核白细胞和血小板增多，血小板也可减少。

8. 皮肤　长期使用本药可引起紫纹、痤疮。长期使用本药软膏可引起局部皮肤萎缩、毛细血管扩张、色素沉着、毛囊炎、口周皮炎及继发感染。

9. 眼睛　包括：①长期使用本药可引起青光眼、白内障。②经眼给药后，可能引起眼局部刺激，长期使用可能引起眼压升高，导致视神经损害、视野缺损。也可能导致后囊膜下白内障形成，继发眼部真菌或病毒感染；角膜或巩膜变薄的患者，使用后可能引起眼球穿孔。另外，可能引起伤口愈合延缓。含皮质类固醇的制剂也可能引起急性眼前段色素膜炎或眼球穿孔。偶有眼部应用皮质类固醇引起瞳孔散大、眼调节能力降低和上睑下垂的报道。

10. 其他　包括：①并发感染为肾上腺皮质激素的主要不良反应，以真菌、结核菌、葡萄球菌、变形杆菌、铜绿假单胞菌和各种疱疹病毒为主；②长期使用本药可引起下肢水肿、易出血倾向、创口愈合不良；③停药后可见糖皮质激素停药综合征。有时患者可出现头晕、昏厥倾向、腹痛或背痛、低热、食欲缺乏、恶心、呕吐、肌肉或关节疼痛、头痛、乏力、软弱，若经检查排除肾上腺皮质功能减退和原疾病的复发，则可考虑为对糖皮质激素的依赖综合征。

【禁忌证】

（1）对本品及甾体激素类药物过敏者。

（2）未进行抗感染治疗的急性化脓性眼部感染、急性单纯疱疹病毒性角膜炎（树枝状角膜炎）、牛痘、水痘及其他大多数的角结膜病毒感染患者禁用本药滴眼液。

（3）感染性皮肤病（如脓疱病、体癣、股癣等）患者禁用本品软膏。

（4）妊娠期妇女禁用氢化泼尼松注射液,妊娠早期妇女禁用醋酸泼尼松龙注射液。

（5）哺乳期妇女禁用氢化泼尼松注射液。

【药物相互作用】

1. 非甾体消炎镇痛药 合用可增强本药致溃疡作用。

2. 三环类抗抑郁药 合用可使本药引起的精神症状加重。

3. 避孕药或雌激素制剂 合用可增强本药治疗作用和不良反应。

4. 对乙酰氨基酚 合用可增强对乙酰氨基酚的肝毒性。

5. 强心苷 合用可增加洋地黄毒性及心律失常的发生率。

6. 两性霉素 B、碳酸酐酶抑制药 合用可加重低钾血症,长期与碳酸酐酶抑制药合用,易发生低血钙和骨质疏松。

7. 蛋白质同化激素 合用可增加水肿的发生率,使痤疮加重。

8. 抗胆碱能药(如阿托品) 长期合用可致眼压升高。

9. 免疫抑制药 合用可增加发生感染的风险,并可能诱发淋巴瘤或其他淋巴细胞增生性疾病。

10. 排钾利尿药 合用可致严重低血钾,并由于水钠潴留而减弱利尿药的排钠利尿效应。

11. 甲状腺激素或抗甲状腺药 甲状腺激素可使本药的代谢清除率增加。处理:合用时应适当调整本药剂量。

12. 麻黄碱 合用可增加本药的代谢清除。

13. 异烟肼 合用可增加异烟肼在肝脏的代谢和排泄,降低异烟肼的血药浓度和疗效。

14. 美西律 合用可促进美西律在体内的代谢,降低其血药浓度。

15. 水杨酸盐 合用可降低水杨酸盐的血药浓度。

16. 生长激素 合用可抑制生长激素促生长作用。

17. 降糖药(如胰岛素) 合用可减弱降糖药作用。

【注意事项】

（1）使用本药滴眼液若出现过敏反应或其他严重反应，应立即停用。

（2）使用本药软膏时，涂抹部位如有灼烧感、瘙痒、红肿等，应停止用药，并洗净。

（3）长期大剂量使用糖皮质激素可使皮肤试验结果呈假阴性，如结核菌素试验、组织胞浆菌素试验和过敏反应皮试等。

（4）本品可使甲状腺 ^{131}I 摄取率下降，减弱促甲状腺素（TSH）对 TSH 释放素（TRH）的刺激反应，使 TRH 兴奋实验结果呈假阳性，干扰促性腺激素释放激素（LHRH）兴奋试验的结果。

（5）本药可使脑和骨放射性核素显像减弱或稀疏。

（6）长期使用糖皮质激素者，应定期监测：①血糖、尿糖或糖耐量试验，尤其是糖尿病或糖尿病倾向者；②小儿应定期监测生长和发育情况；③眼科检查，注意白内障、青光眼或眼部感染的发生，使用本品滴眼液的患者应经常测眼压（尤其患青光眼或曾患青光眼的患者）；④进行血清电解质和大便隐血检查；⑤进行高血压和骨质疏松检查（尤其老年人）。

【FDA 妊娠 / 哺乳期分级】

D/C 级 /L2 级。

（1）妊娠期用药：糖皮质激素可通过胎盘。动物实验研究证实孕期给药可增加胚胎腭裂、胎盘功能不全、自发性流产和子宫内生长发育迟缓的发生率。人类使用药理剂量的糖皮质激素可增加胎盘功能不全、新生儿体重减少或死胎的发生率。

（2）哺乳期用药：由于糖皮质激素可随乳汁排泄，对婴儿造成不良影响，如生长受抑制、肾上腺皮质功能抑制等。孕妇及哺乳期妇女在权衡利弊情况下，尽可能避免使用。

【用药实践】

（1）本品抗炎作用较强，水盐代谢作用较弱，故不适用于原发性肾上腺皮质功能不全症的替代治疗。

（2）本品可直接发挥效应，无需经肝脏转化，可用于肝功能不全患者。

（3）本品可诱发感染，在激素作用下，原来已被控制的感染可活动起来，最常见为结核感染复发。在某些感染时应用激素可减轻组织的破坏、减少渗出、减轻感染中毒症状，但必须同时使用有效的抗菌药物治疗、密切观察病情变化，短期用药后迅速减量、停药。

（4）与抗菌药物合用于细菌感染疾病时，应在抗菌药物使用之后使用，而停药则应在抗菌药物使用之前，以免掩盖症状，延误治疗。

（5）本品软膏不宜长期使用，并避免全身大面积使用。

（6）本品滴眼液对斯耶格伦综合征和芥子气角膜炎无效。

（7）停用本品（包括滴眼液）时应逐渐减量。

（8）有长期局部使用（经眼给药）皮质类固醇时并发角膜真菌感染的报道，因此使用类固醇后或正在使用时，出现任何难愈的角膜溃疡，应怀疑为真菌感染。

甲泼尼龙 Methylprednisolone

【其他名称】

甲基泼尼松，甲基强的松龙，甲基氢化泼尼松，甲氢泼尼松，美卓乐。

【药物特征】

本药为人工合成的中效糖皮质激素，为泼尼松龙 C_6 位引入一甲基的衍生物，其抗炎、抗过敏作用强于泼尼松龙，对钠潴留作用微弱。糖皮质激素可扩散透过细胞膜，并与细胞质内特异的受体相结合。此结合物随后进入细胞核内与 DNA（染色体）结合，启动 mRNA 的转录，继而合成各种酶蛋白，最终依靠这些酶发挥其多种全身作用。糖皮质激素不仅对炎症和免疫过程有重要作用,还可影响碳水化合物、蛋白质和脂肪代谢,并且对心血管系统、骨骼肌肉系统及中枢神经系统也有作用。

　　本药口服起效较肌内注射快,甲泼尼龙琥珀酸钠为水溶性,甲泼尼龙醋酸酯则因分解缓慢,作用较持久。在血浆中主要与蛋白质可逆性结合(部分与皮质激素结合球蛋白结合,部分与白蛋白结合),结合率为 40%~90%。本药经肝脏代谢,也可经肾等组织代谢。主要代谢产物为 20- 羟基甲泼尼龙和 20- 羟基 -6- 甲泼尼龙。这些代谢产物以葡萄糖醛酸盐、硫酸盐和非结合型化合物的形式随尿液排出,其生物半衰期为12~36 小时。

【适应证】

1. 用于抗炎治疗

(1)风湿性疾病:创伤后骨性关节炎、骨性关节炎引发的滑膜炎、类风湿关节炎(包括幼年型类风湿关节炎,个别患者可能需要低剂量维持治疗)、急性或亚急性滑囊炎、上踝炎、急性非特异性腱鞘炎、急性痛风性关节炎、银屑病关节炎、强直性脊柱炎。

(2)胶原疾病:用于下列疾病危重期或维持治疗,系统性红斑狼疮(和狼疮性肾炎)、急性风湿性心肌炎、全身性皮肌炎(多发性肌炎)、结节性多动脉炎、古德帕斯彻综合征(Goodpasture's Syndrome)。

(3)皮肤疾病:天疱疮、严重的多形红斑(Stevens-Johnson综合征)、剥脱性皮炎、大疱疹性皮炎、严重的脂溢性皮炎、严重的银屑病、蕈样真菌病、荨麻疹。

(4)过敏状态:用于控制如下以常规疗法难以处理的严重的或造成功能损伤的过敏性疾病,支气管哮喘、接触性皮炎、特应性皮炎、血清病、季节性或全年性过敏性鼻炎、药物过敏反应、荨麻疹样输血反应、急性非感染性喉头水肿(肾上腺素为首选药物)。

（5）眼部疾病：严重的眼部急慢性过敏和炎症，例如眼部带状疱疹、虹膜炎、虹膜睫状体炎、脉络视网膜炎、扩散型后房色素层炎和脉络膜炎、视神经炎、交感性眼炎。

（6）胃肠道疾病：帮助患者渡过以下疾病的危重期，溃疡性结肠炎(全身治疗)、局限性回肠炎(全身治疗)。

（7）呼吸道疾病：肺部肉瘤病、铍中毒、与适当的抗结核化疗和用于暴发性或扩散型肺结核、其他方法不能控制的吕弗勒氏综合征(Loffler's Syndrome)、吸入性肺炎。

（8）水肿状态：用于无尿毒症的自发性或狼疮性肾病综合征的利尿及缓解蛋白尿。

2. 用于免疫抑制治疗　器官移植。

3. 用于治疗血液病及肿瘤　包括：①血液病：获得性(自身免疫性)溶血性贫血、成人自发性血小板减少性紫癜(仅允许静脉注射，禁忌肌内注射)、成人继发型血小板减少、成红细胞减少(红细胞性贫血)、先天性(红细胞)再生不良性贫血；②肿瘤：用于成人白血病和淋巴瘤、儿童急性白血病的姑息治疗。

4. 用于治疗休克　肾上腺皮质功能不全诱发的休克，或因肾上腺皮质功能不全而使休克对常规治疗无反应(氢化可的松为常用药；若不希望有盐皮质激素活性，可使用本药)，如对常规治疗无反应的失血性、创伤性及手术性休克。

5. 用于内分泌失调　原发性或继发性肾上腺皮质功能不全、急性肾上腺皮质功能不全、先天性肾上腺增生、非化脓性甲状腺炎、癌症引起的高钙血症。

6. 其他　包括：①神经系统：由原发性或转移性肿瘤和手术及放疗引起的脑水肿、创伤性脑水肿、多发性硬化症急性危重期、急性脊髓损伤(治疗应在创伤后8小时内开始)；②与适当的抗结核化疗法合用，用于伴有蛛网膜下腔阻塞或趋于阻塞的结核性脑膜炎；③累及神经或心肌的旋毛虫病；④预防癌症化疗引起的恶心、呕吐。

【剂型与特征】

1. 片剂　口服吸收迅速，起效较肌内注射快。

2. 注射剂　甲泼尼龙琥珀酸钠应避免在三角肌处注射（因此部位皮下萎缩发生率高），并禁止鞘内给药；若药物以苯甲醇为溶剂，禁止用于儿童肌内注射；注射剂在紫外线和荧光灯下易分解破坏，故使用和储藏时应避光。

【用法用量】

1. 成人

（1）口服给药：初始剂量为一次 4~48mg，具体用量可根据病种和病情来确定。长期治疗后需停药时，建议逐量递减，不可突然撤药。当临床症状出现好转时，应在适当的时段内逐量递减初始剂量，直至最低有效维持剂量。

（2）静脉注射：初始剂量为 10~500mg。初始剂量≤250mg，应至少注射 5 分钟；初始剂量＞250mg，应至少注射 30 分钟。

预防肿瘤化疗引起的恶心、呕吐：①对于轻至中度呕吐，注射用甲泼尼龙琥珀酸钠，一次 250mg，至少注射 5 分钟，于化疗前 1 小时、化疗开始时及化疗结束后给药。首剂可同时给予氯化酚噻嗪以增强效果。②对于重度呕吐，注射用甲泼尼龙琥珀酸钠，一次 250mg，至少注射 5 分钟，于化疗前 1 小时给药，同时给予适量的甲氧氯普胺或丁酰苯类药物。之后于化疗开始时及化疗结束后各注射 1 次。

辅助用于对生命构成威胁的疾病：静脉注射推荐剂量为 30mg/kg，至少注射 30 分钟。根据临床需要，可于 48 小时内每隔 4~6 小时重复 1 次。

2. 儿童　静脉注射：婴儿或儿童用药可减量，不仅根据年龄和体积大小，更应考虑疾病的严重程度及患者的反应来确定剂量，但一日剂量不可少于 0.5mg/kg。

【不良反应】

1. 心血管系统　可见充血性心力衰竭(某些敏感患者)、高血压、心脏停搏、低血压、心律不齐。有短时间内静脉注射大剂量本药(10 分钟内使用剂量超过 0.5g)引起心律不齐、循环性虚脱和心脏停搏的报道,也有大剂量使用本药引起心动过缓(与给药速度或滴注时间可能无关)的报道,另有大剂量糖皮质激素引起心动过速的报道。

2. 代谢 / 内分泌系统　可见钠潴留、体液潴留、钾离子丧失、低钾性碱中毒、库欣综合征体态、抑制儿童生长、抑制垂体 - 肾上腺皮质轴、糖耐量降低、引发潜在糖尿病、负氮平衡(因蛋白质分解造成)。

3. 呼吸系统　可见支气管痉挛。

4. 运动系统　可见肌无力、类固醇性肌病、骨质疏松、压迫性脊椎骨折、无菌性坏死、病理性骨折。

5. 泌尿生殖系统　可见月经失调。

6. 免疫系统　可见潜在感染发作、引发机会性感染,可能抑制皮试反应。

7. 神经系统　可见颅内压升高、假性脑肿瘤、癫痫发作、眩晕。

8. 精神症状　可见欣快感、失眠、情绪变化、个性改变、重度抑郁直至明显的精神病表现。

9. 消化系统　可能出现消化性溃疡穿孔或出血、消化道出血、胰腺炎、食管炎、肠穿孔。可见与临床症状无关的谷草转氨酶暂时升高、谷丙转氨酶暂时升高、碱性磷酸酶暂时升高。

10. 皮肤　可见伤口愈合受阻、皮肤薄脆、瘀点、瘀斑,反复局部皮下注射可能引起局部皮肤萎缩。

11. 眼睛　可见眼压升高、眼球突出,长期使用可能引起后房囊下白内障、青光眼(可能累及视神经),并增加眼部继发真菌或病毒感染的机会。

12.过敏反应　可见过敏(伴或不伴循环性虚脱)。

【禁忌证】

对本药过敏者;全身性真菌感染者;早产儿(国外资料)。

【药物相互作用】

1.氯化酚噻嗪、甲氧氯普胺、丁酰苯类药物　以上药物与首剂本药(化疗前1小时)合用可增强疗效。

2.非甾体类抗炎药(如水杨酸盐)　因非甾体类抗炎药可致溃疡,合用可增加发生消化道并发症的风险。

3.噻嗪类利尿药　合用可增加糖耐量异常的风险。

4.活性或减毒疫苗(包括牛痘)　合用可出现神经系统并发症或缺乏抗体反应的风险,故用药期间不可接种牛痘,也不可接受其他免疫措施,尤其是大剂量使用本药的患者。

5.环孢菌素　两种药物可互相抑制代谢,有合用引起惊厥的报道。

6.他克莫司　合用可降低或升高他克莫司的血浆浓度。

【注意事项】

(1)逐量递减剂量可减少因用药而产生的肾上腺皮质功能不全现象,此现象可在停药后持续数月,此期间一旦出现紧急情况应恢复用药,由于盐皮质激素的分泌也可能被抑制,应同时补充盐分或给予盐皮质激素。

(2)长期治疗的患者应定期监测尿常规、餐后2小时血糖、血压和体重,并进行胸部X线检查。

(3)有溃疡史或明显消化不良的患者应进行上消化道X线检查。

【FDA妊娠/哺乳期分级】

C级/L2级。一些动物试验表明,母体服用大剂量皮质类固醇可能引起胎儿畸形。因未作过足够的人类致畸性研究,因而只有在仔细衡量皮质类固醇的益处与它对母亲、胚胎或胎儿的潜在风险之后,才可用于孕妇、哺乳妇女或可能怀孕的妇女。

糖皮质激素只有在明确需要的前提下才可用于孕妇。如果在怀孕期间必须停用已长期服用的皮质类固醇(与其他长期疗法相同),停药过程必须逐步进行。然而对于某些疾病的治疗(如肾上腺皮质不全的替代治疗)可能需要继续,甚至增加剂量。因皮质类固醇很容易透过胎盘,故对怀孕期间用过大量皮质类固醇的母亲生育的婴儿,应仔细观察和评价是否有肾上腺皮质机能减退的迹象。

甲泼尼龙对分娩的影响未知。

皮质类固醇随乳汁分泌。

【用药实践】

超说明书用药:

1. 脱髓鞘性疾病 《中国多发性硬化及相关中枢神经系统脱髓鞘疾病的诊断和治疗专家共识(草案)》中推荐甲泼尼龙治疗急性炎性脱髓鞘性疾病。专家共识指出,总的来说激素治疗有效率高,对急性炎性脱髓鞘急性的有效率大概80%左右。一般来说,急性发作明显时用激素效果较好,发作不明显时效果反而不明显。激素的起效时间一般在24~72小时,通常24小时可见效。静脉冲击治疗每天1g,治疗3天后,改为口服500mg/d,3天之后口服240mg/d×3d,120mg/d×3d,60mg/d×3d,15mg/d×3d,最后减到5mg/d×3d。

2. 急性脊髓炎 人民卫生出版社出版的《神经病学》中,急性脊髓炎的药物治疗推荐使用皮质类固醇激素。急性脊髓炎急性期科采用大剂量甲泼尼龙短程冲击疗法,500~1000mg静脉滴注,每日一次,连用3~5天,有可能控制病情进展。

3. 重症肌无力 《中国重症肌无力诊断和专家共识》中推荐用甲泼尼龙治疗重症肌无力(MG)。专家共识指出给予口服糖皮质激素治疗MG,可使70%~80%患者的症状得到缓解或明显改善。在 MG 病情危重时，可使用静脉注射甲泼尼龙冲击治疗，1000mg，每日一次。

4. 视神经脊髓炎　《欧洲神经病学联盟关于视神经脊髓炎诊治的指南》指出，视神经脊髓炎所致的功能障碍与每次发作有关，所以每次复发均需要尽快采用大剂量糖皮质激素治疗，然后缓慢减量。但部分视神经脊髓炎患者对大剂量激素治疗无效或疗效有限。在考虑升级治疗前可再给予 1 个疗程尝试。推荐的一线疗法为甲泼尼松龙 1000mg/d，连续静脉注射，共 3~5 天，然后口服泼尼龙减量。

地塞米松 Dexamethasone

【其他名称】

德萨美松，地卡特隆，氟甲强的松龙，氟甲去氢氢化可的松，氟美松。

【药物特征】

地塞米松为长效肾上腺皮质激素，其抗炎、抗过敏、抗休克作用比泼尼松更为显著，而对水钠潴留和促进排钾作用较轻，对垂体 - 肾上腺抑制作用较强。

本药易自消化道吸收，外用后也可经皮吸收（尤其在皮肤破损处吸收更快）。地塞米松磷酸钠或地塞米松醋酸酯肌内注射后，分别于 1 小时和 8 小时后达血药峰浓度。本药血浆蛋白结合率低于其他皮质激素类药物，易通过多种屏障。本药血浆半衰期为 190 分钟，组织半衰期为 3 天。

【适应证】

用于过敏性与自身免疫性炎症性疾病，如结缔组织病、活动性风湿病、类风湿关节炎、红斑狼疮、严重支气管哮喘、严重皮炎、溃疡性结肠炎、急性白血病、恶性淋巴瘤、某些严重感染及中毒。此外，还用于某些肾上腺皮质疾病的诊断（地塞米松抑制试验）。

【剂型与特征】

1. 片剂　口服后吸收较快。

2. 植入剂　植入剂内外包装仅允许临用前在无菌手术室中拆开。

3. 注射剂　某些制剂可能含有亚硫酸盐,可能引起变态反应(包括过敏反应和哮喘反应)。

4. 滴眼液　滴眼液含有苯扎氯铵,可能被角膜接触镜吸收,治疗眼部感染期间不可佩戴角膜接触镜。

5. 眼膏　眼膏可用于眼部。

6. 粘贴片　仅限口腔使用,于口腔内缓慢融化后咽下。

【用法用量】

1. 口服给药　起始剂量为一次 0.75~3mg,一日 2~4 次;维持量约一日 0.75mg,视病情而定。

2. 静脉给药　具体包括:①地塞米松磷酸钠注射液或注射用地塞米松磷酸钠:静脉注射或滴注(静脉滴注时应以 5% 葡萄糖注射液稀释),一次 2~20mg,2~6 小时重复给药至病情稳定,但大剂量连续给药一般不超过 72 小时。②醋酸地塞米松注射液:静脉注射,一次 2~20mg。

3. 肌内注射　醋酸地塞米松注射液:一次 1~8mg,一日 1 次。

4. 皮内注射　醋酸地塞米松注射液:每一注射点 0.05~0.25mg,共注射 2.5mg,每周 1 次。

5. 鞘内注射　①地塞米松磷酸钠注射液或注射用地塞米松磷酸钠:一次 5mg,间隔 1~3 周 1 次;②醋酸地塞米松注射液:一次 0.8~6mg,间隔 2 周 1 次。

6. 关节腔内注射　①地塞米松磷酸钠注射液或注射用地塞米松磷酸钠:一次 0.8~4mg,根据关节大小确定剂量;②醋酸地塞米松注射液:一次 0.8~6mg,间隔 2 周 1 次。

7. 腔内注射　一次 0.1~0.2mg,一日 1~3 次,于鼻腔、喉头、气管、中耳腔、耳管注射。

8. 软组织的损伤部位注射　一次 0.8~6mg，间隔 2 周 1 次。具体包括：①非感染性口腔黏膜溃疡：局部给药粘贴片，一次 0.3mg，最大日剂量为 0.9mg，不得连用超过 1 周。使用时先揭开黄色面，将白色层贴于患处，并轻压 10~15 秒，使其粘牢，不需取出，直至全部溶化。②局限性瘙痒症、神经性皮炎、接触性皮炎、脂溢性皮炎、慢性湿疹：局部给药软膏，一日 2~3 次，涂搽患处。③虹膜睫状体炎、虹膜炎、角膜炎、过敏性结膜炎、眼睑炎、泪囊炎：经眼给药滴眼液，一日 3~4 次。④白内障摘除并植入人工晶体后引起的术后眼内炎症：经眼给药植入剂，一次 0.06mg。在眼科手术结束并取出粘弹物质后，用精密无齿镊从包装中取出本药（1 粒），放入眼前房或后房。如放在前房，应将药粒放在虹膜基底 12 点位置；如放在后房，应放在虹膜和人工晶体前表面之间的 6 点位置，随后以常规方式闭合切口。

【不良反应】

1. 心血管系统　心动过缓、心肌病、高血压、血栓栓塞。近期心肌梗死的患者用药后出现心脏破裂。有室性期前收缩的个案报道。

2. 代谢/内分泌系统　体液潴留、高钠血症、库欣综合征、高血糖症、继发性肾上腺皮质功能减退。长期用药可出现低钾血症、儿童生长抑制、糖耐量减退、糖尿病加重。

3. 呼吸系统　可出现肺囊虫肺炎、肺水肿、结核性淋巴结炎，另外，使用本药玻璃体内植入剂可出现支气管炎。

4. 运动系统　肌肉分解、肌腱断裂、类固醇肌病。长期用药可出现肱或股骨头缺血性坏死、骨质疏松、骨折（包括脊椎压缩性骨折、长骨病理性骨折）、肌无力、肌萎缩。

5. 泌尿生殖系统　阴道炎。长期用药可出现月经紊乱。

6. 免疫系统　过敏反应。

7. 神经系统　可出现头痛、惊厥、定向力障碍，长期用药可出现良性颅内压升高综合征。使用本药玻璃体内植入剂可出现头痛。

8. 精神症状 欣快感、激动、谵妄、不安、精神抑制、强迫性行为、失眠、情绪不稳、人格改变、严重抑郁、精神病表现。有逐渐减量时出现躁狂和抑郁的个案报道。

9. 消化系统 腹胀。长期用药可出现胃肠道刺激(恶心、呕吐)、胰腺炎、消化性溃疡或穿孔。有呃逆的个案报道。

10. 血液系统 类白血病反应。

11. 皮肤 包括:①长期用药可出现紫纹、痤疮;②本药软膏长期大量使用局部可出现酒渣样皮炎、皮肤萎缩、皮肤毛细血管扩张、瘙痒、色素沉着、颜面红斑等;③使用本药粘贴剂偶见皮疹;④皮肤变薄或变脆、多毛症。有纵隔脂肪瘤、急性泛发性发疹性脓疱病的个案报道。

12. 眼睛 包括:①眼内压升高。长期用药可出现青光眼、白内障。有视网膜黄斑水肿复发的个案报道。②长期频繁使用本药滴眼液可诱发真菌性眼睑炎。③使用本药植入剂偶见眼压升高,呈可逆性。④使用本药玻璃体内植入剂可出现眼压升高(可能引起视神经损伤、视敏度和视野缺陷、囊下白内障形成、继发性眼部感染,包括单纯性疱疹)、角膜或巩膜变薄处眼球穿孔、结膜出血、结膜充血、眼痛、白内障、玻璃体脱离、结膜炎、飞蚊症、结膜水肿、眼干、玻璃体混浊、视网膜动脉瘤、眼部异物感、角膜糜烂、角膜炎、前房炎症、视网膜裂孔、眼睑下垂。本药玻璃体内植入剂上市后有引起眼内炎、眼张力减退(与注射引起的玻璃体渗漏相关)、视网膜脱离的报道。

13. 其他 可出现感染(以真菌、结核菌、葡萄球菌、变形杆菌、铜绿假单胞菌、各种疱疹病毒为主)、糖皮质激素停药综合征(出现头晕、昏厥倾向、腹痛、背痛、低热、食欲缺乏、肌肉或关节疼痛、头痛、乏力、软弱)。长期用药可出现体重增加、下肢水肿、出血倾向、创口愈合不良。

【禁忌证】

(1)对本品或肾上腺皮质激素类药有过敏者。

(2)真菌感染者。

(3)病毒性皮肤病患者禁用本品软膏。

(4)单纯疱疹性或溃疡性角膜炎、水痘及其他角膜和结膜的病毒性疾病、眼部分枝杆菌感染、青光眼或有青光眼家族史的患者禁止经眼给药。

(5)晶体后囊撕裂或破裂的患者禁用本药玻璃体内植入剂(因植入剂有迁移入前房的风险,但接受激光后囊膜切开术的人工晶体患者无需禁用)(国外资料)。

(6)鼓膜穿孔患者禁止经耳给药(国外资料)。

【药物相互作用】

(1)与利尿药(保钾利尿药除外)合用,可引起低钾血症。

(2)与水杨酸类合用,可增加水杨酸类药的毒性。

(3)与巴比妥类、苯妥英、利福平合用,可促进本药代谢,使其作用减弱。

(4)与抗凝药、口服降糖药合用,可减弱以上药物的作用。

【注意事项】

(1)由于本药潴钠作用较弱(不产生足够的盐皮质激素活性),不宜用作肾上腺皮质功能减退的替代治疗。

(2)大剂量的皮质类固醇不可用于脑损伤。

(3)水痘与过敏性皮疹应进行鉴别,未确诊前不可滥用,一旦确诊水痘禁用肾上腺皮质激素治疗。

(4)长期用药后,停药前应逐渐减量。

(5)粘贴片不宜长期使用,连用7日后症状未缓解,应停药。使用时不能同时使用其他口腔用药。

(6)滴眼液长期用于眼或耳部化脓性感染时,可能掩盖或加重感染。

(7)软膏不能长期大面积使用,以避免全身性吸收作用造

成可逆性下丘脑 - 垂体 - 肾上腺轴的抑制。如并发细菌及病毒感染时,应与抗菌药物合用。

(8)软膏用于面部、皮肤褶皱部位(如腹股沟、腋窝)时,不应连续使用超过 2 周。

(9)使用本药玻璃体内植入剂前,推荐对眼周皮肤、眼睑和眼表进行充分麻醉,并使用广谱抗菌药物。

【FDA 妊娠 / 哺乳期分级】

C 级 /L3 级。妊娠期妇女使用可增加胎盘功能不全、新生儿体重减少或死胎的发生率,动物试验有致畸作用,应权衡利弊使用。乳母接受大剂量给药,则不应哺乳,防止药物经乳汁排泄,造成婴儿生长抑制、肾上腺功能抑制等不良反应。

【用药实践】

超说明书用药:

1. 地塞米松注射液用于阻塞性肺疾病的对症治疗　2010版《临床用药须知》推荐,肾上腺糖皮质激素具有抗炎、抗过敏和抑制免疫等药理作用,临床应用广泛。肾上腺糖皮质激素除了全身用药外,还可局部应用于皮肤、耳、鼻、喉、呼吸道等疾病。肾上腺糖皮质激素对病原微生物如细菌、病毒、真菌及其他因素引起的炎症反应均有抑制作用,既可减轻炎症早期的炎性渗出、水肿和炎症细胞浸润,也可减轻炎症后期纤维化的形成。

《糖皮质激素类药物临床应用指导原则》中提及,吸入型糖皮质激素适用于:① COPD 的稳定期,第一秒用力呼气容积(FEV$_1$)<50% 预计值(Ⅲ级和Ⅳ级 COPD)并且有临床症状者;②反复急性加重的 COPD 者,吸入型糖皮质激素在口咽局部的不良反应包括声音嘶哑、咽部不适和念珠菌定植、感染。吸药后应及时用清水含漱口咽部。

2. 地塞米松用于化疗所致恶心呕吐　美国国立综合癌症网络在《NCCN 止吐临床实践指南》中推荐地塞米松 8~20mg/d,

口服或静脉给药用于高度（联合方案推荐级别 1，基于高水平证据，NCCN 有统一共识）、中度、低度催吐危险的静脉化疗所致急性和延迟性呕吐的预防；12mg/d，口服或静脉给药用于化疗引起的恶心呕吐的治疗；4mg/d 口服用于放疗所致恶心呕吐的预防和治疗。应注意无论口服或静脉给药，地塞米松用于高度、中度致吐性化疗时应每日一次，对于易致明显延迟性呕吐的化疗，地塞米松应使用至疗程后 2~3 天。当化疗方案中已含有肾上腺皮质激素时，地塞米松剂量应进行调整或不使用。应慎重考虑长期应用地塞米松相关副作用。除标明外，所有推荐级别均为 2A（基于低水平证据，NCCN 有统一共识）。

倍氯米松 Beclometasone

【其他名称】

倍氯美松，倍氯松，必咳松，Beclometasonum，Beclome-thasone。

【药物特征】

本药为人工合成的强效肾上腺糖皮质激素，具有抗炎、抗过敏及止痒等作用，可抑制支气管分泌，消除支气管黏膜肿胀，解除支气管痉挛。本药的局部收缩微血管作用为氢化可的松的5000 倍，局部抗炎作用为氟轻松和曲安西龙的 5 倍，其潴钠作用较弱，无雄激素、雌激素及蛋白同化激素样作用，对体温和排尿无明显影响。

本药气雾剂吸入后可迅速自肺吸收，生物利用度为10%~25%。吸入后可有部分药物残留于口腔内，此部分的 75%被吞咽后经胃肠道吸收。本药吸收后迅速分布于支气管、肺泡中，发挥强效的抗炎、抗过敏等作用；分布于鼻腔内起抗过敏性鼻炎的作用；亦可分布于肝脏、胎盘等内脏组织中，以肝脏为主；表观分布容积（V_d）为 0.3L/kg。经口腔吞咽的药物在肝脏灭活，部分被组织酯酶水解。其代谢产物 70% 随胆汁、10%~15%

随尿排泄。半衰期为 15 小时,伴有肝病时可延长。本药亲脂性较强,易渗透,乳膏涂于患处 30 分钟后即生效,半衰期约为 3 小时。

【适应证】

(1)经口吸入用于哮喘的维持治疗和预防性治疗。

(2)经鼻给药用于血管舒缩性鼻炎,也可用于防治常年性或季节性过敏性鼻炎。

(3)外用药用于过敏性与炎症性皮肤病或相关疾病,如湿疹、过敏性皮炎、接触性皮炎、神经性皮炎、扁平苔藓、盘状红斑狼疮、掌跖脓疱病、皮肤瘙痒、银屑病。

【剂型与特征】

1. 气雾剂 吸入后可有部分药物残留于口腔内。吸入本药后,应以水漱口。

2. 鼻气雾剂 气雾剂仅供鼻腔使用,不可接触眼部,一旦接触应立即用水清洗。

3. 鼻喷雾剂 仅供鼻腔使用,不可接触眼部,一旦接触应立即用水清洗。

4. 乳膏 不可用于眼部,不宜采用封包治疗,亦不宜长期大面积使用。

【用法用量】

1. 哮喘 气雾剂:经口吸入,推荐剂量为一日 100~800μg。轻度哮喘,一日 100~200μg,分 2 次吸入;中度哮喘,一日 200~400μg,分 2 次吸入;重度哮喘,一日 400~800μg,分 2 次吸入。具体剂量应为哮喘得到良好控制的最低剂量。当哮喘得到良好控制时,应尝试减少剂量并确定维持控制所需的最低剂量。最低剂量调整操作应定期进行。

2. 血管舒缩性鼻炎、过敏性鼻炎 鼻气雾剂、鼻喷雾剂:经鼻给药,每侧一次 100μg,一日 2 次;亦可每侧一次 50μg,一日 3~4 次。最大日剂量为 400μg。

3．过敏性与炎症性皮肤病　乳膏：外用，涂抹于患处，一日 2~3 次。用于治疗顽固、斑块状银屑病时，若用药面积仅占体表面积的 5%~10%，可连续用药 4 周，每周用量不得超过12.5mg。

【不良反应】

1．代谢/内分泌系统　肾上腺抑制。

2．呼吸系统　包括①经口吸入：声嘶、鼻咽部干燥或烧灼感、打喷嚏、鼻出血、鼻中隔穿孔、咽炎、上呼吸道感染（包括咽喉部白念珠菌感染）、鼻炎、哮喘加重、鼻窦炎、发声困难、咳嗽、肺嗜酸性粒细胞增多性浸润；②经鼻给药：鼻咽部干燥或烧灼感、打喷嚏、鼻出血、嗅觉改变、鼻中隔穿孔、鼻部糜烂、鼻部溃疡、上呼吸道感染（包括鼻咽部白念珠菌感染）、鼻咽炎、鼻塞、流鼻涕、喘鸣。

3．运动系统　经口吸入：背痛。

4．泌尿生殖系统　经口吸入：痛经。

5．神经系统　包括①经口吸入：头痛；②经鼻给药：头痛、头晕。

6．精神症状　经口吸入：有攻击性、抑郁、睡眠障碍、精神运动亢进、自杀意念。

7．消化道反应　包括①经口吸入：口干、恶心；②经鼻给药：味觉改变、恶心。

8．皮肤反应　包括①经鼻给药：酒渣鼻；②外用：红斑、灼热、丘疹、痂皮，长期用药可见皮肤萎缩、毛细血管扩张、多毛、毛囊炎。

9．眼睛　包括①经口吸入：眼压升高、青光眼；②经鼻给药：眼压升高、流泪、青光眼、白内障。

10．过敏反应　包括①经口吸入：皮疹、荨麻疹、血管神经性水肿、支气管痉挛；②经鼻给药：皮疹、荨麻疹、瘙痒、皮肤红斑、眼部水肿、面部水肿、唇部水肿、咽喉部水肿、支气管痉挛。

11. 其他　包括①经口吸入：疼痛；②经鼻给药：发热。

【禁忌证】

对本药或其他糖皮质激素过敏者。

【药物相互作用】

与胰岛素合用可产生拮抗作用。

【注意事项】

（1）如出现过敏反应，应停药。

（2）如出现白念珠菌感染，应停药，并给予局部治疗。

（3）如出现鼻部糜烂、鼻部溃疡，应停药。

（4）如出现支气管痉挛，应立即给予吸入性短效支气管扩张药，同时还应停用本药，并开始本药的替代治疗。

（5）如出现肾上腺功能亢进或肾上腺皮质功能不全等全身性糖皮质激素反应，应缓慢降低本药的剂量，同时采取控制哮喘症状的措施，并减少全身性糖皮质激素的使用。

（6）糖皮质激素可引起儿童生长速度减慢，故使用本药的儿童应定期监测生长情况。

【FDA 妊娠 / 哺乳期分级】

C 级 /L2 级。孕妇慎用。

【用药实践】

（1）本药可能影响甲状腺对碘的摄取、清除和转化。

（2）长期使用糖皮质激素可引起骨矿物质密度降低，长期用药时应注意监测。

（3）因大量鼻黏液分泌或鼻黏膜水肿而使本药经鼻给药后不能到达指定部位时，推荐于使用本药的最初 2~3 日同时使用鼻部血管收缩药。

（4）经口吸入制剂禁用于哮喘持续状态、哮喘急性发作的初始治疗。

（5）气雾剂不可突然停药，应逐渐减量至停用。

（6）由使用全身性肾上腺皮质激素转为吸入本药前，哮喘应控制良好,一般使用本药7日后开始逐渐减少全身性肾上腺皮质激素剂量。以一日口服泼尼松10mg为例,以1mg的剂量逐渐减少,建议间隔时间不得少于1周,逐渐减量至停用。

(7)糖皮质激素使用由全身性转为吸入给药时,可出现肾上腺皮质功能不全而致死,故换药时应谨慎。停用全身性糖皮质激素后,下丘脑-垂体-肾上腺轴(HPA)功能恢复需数月时间。HPA在抑制时,遇到创伤、手术、感染(尤其是胃肠炎)和电解质紊乱时更易出现肾上腺功能不全。在应激状态或严重哮喘发作期,应迅速恢复全身性糖皮质激素治疗。

(8)糖皮质激素使用由全身给药转为吸入给药时,可能出现炎症(如鼻炎、结膜炎、湿疹),因全身性糖皮质激素具有抗炎作用。

布地奈德 Budesonide

【其他名称】

宝益苏,布德松,布地缩松,拉埃诺考特,乐冰,雷诺考特。

【药物特征】

本药为局部应用的不含卤素的肾上腺皮质激素类药物,具有抗炎、抗过敏、止痒及抗渗出的作用。本药能缓解速发及迟发过敏反应引起的支气管阻塞;对高反应性患者能降低气道对组胺和醋甲胆碱的反应;此外,还可有效地预防运动性哮喘的发作。吸入本药约有丙酸倍氯米松2倍的局部抗炎作用。本药的糖皮质激素作用较强,而盐皮质激素作用较弱。动物试验证明,本药对糖皮质激素受体的亲和力为可的松的200倍,局部应用时抗炎作用为可的松的1000倍,而皮下和口服的抗炎作用只比可的松分别强40倍和25倍。同口服糖皮质激素相比,在达到抗哮喘的等效剂量时,吸入型糖皮质激素的全身性作用较低。

吸入给药时,全身生物利用度约为26%,吸入1mg,约10

分钟后达血药峰浓度,峰浓度约为 2nmol/L。粉雾吸入给药,全身生物利用度约为 38%,吸入 800μg,约 30 分钟后达血药峰浓度,峰浓度约为 4nmol/L。鼻内给药,生物利用度约为 33%,喷入 256μg,约 0.7 小时后达血药峰浓度,峰浓度约为 0.64nmol/L。

本药血浆蛋白结合率为 85%~90%,分布容积为 3L/kg;约 10% 的药物沉积在肺里,被吞咽的残余药物,约 90% 经肝脏首过代谢失活,主要代谢产物为 16α- 羟基泼尼松龙和 6β- 羟基布地奈德。吸入本药 500μg 后,32% 的药物随尿液排出,15% 随粪便排出。吸入给药的半衰期成人为 2~3 小时,儿童为 1.5 小时。

【适应证】

(1)用于糖皮质激素依赖性或非依赖性的支气管哮喘和哮喘性支气管炎。

(2)用于慢性阻塞性肺疾病(COPD),规律地使用本药可减缓 COPD 患者第 1 秒用力呼气量(FEV$_1$)的加速下降。

(3)用于治疗季节性或常年性过敏性鼻炎、常年性非过敏性鼻炎,预防鼻息肉切除后鼻息肉的再生及对症治疗鼻息肉。

【剂型与特征】

1．布地奈德气雾剂 气雾吸入给药,生物利用度约为 26%,吸入 1mg,约 10 分钟后达到血药峰浓度。吸入本药之后应以清水漱洗口腔和咽部,减少咽喉部口腔念珠菌病。

2．布地奈德粉吸入剂 粉无吸入给药,生物利用度约为 38%,吸入 800ug,约 30 分钟后达到血药峰浓度。吸入本药之后应以清水漱洗口腔和咽部,减少咽喉部口腔念珠菌病。

3．吸入用布地奈德混悬液 对于儿童,雾化吸入本药 1mg 后约 20 分钟达到血浆峰浓度。本药在储存过程中可能会出现一些沉淀,如果经过震荡,不能够形成完全稳定的悬浮,则应丢弃。

4．布地奈德鼻喷雾剂 鼻喷雾给药,生物利用度约为

33%，喷入 256μg，约 0.7 小时候达到血药峰浓度。

【用法用量】

1. 成人

（1）哮喘。①气雾吸入：严重支气管哮喘和停用（或减量使用）口服糖皮质激素的患者，剂量应个体化。起始剂量：较轻微的患者，一日 0.2~0.8mg，分 2~4 次使用；较严重的患者，一日 0.8~1.6mg，分 2~4 次使用。维持剂量应逐步减至能控制症状的最低剂量。②粉雾吸入：治疗哮喘时剂量应个体化。根据患者原先的治疗情况，推荐的起始剂量和最大剂量见表 8-1-3，维持量一日 0.1~1.6mg。③雾化吸入：将本药雾化混悬液经雾化器给药，起始剂量（或严重哮喘期、减少口服糖皮质激素时剂量）为一次 1~2mg，一日 2 次。维持剂量应个体化，推荐剂量为一次 0.5~1mg，一日 2 次。雾化时间和剂量取决于流速、雾化器容积和药液容量。本药雾化混悬液可与生理盐水和特布他林、沙丁胺醇、色甘酸钠或溴化异丙托品溶液混合使用。

（2）COPD。粉雾吸入，一次 0.4mg，一日 2 次。

表 8-1-3　成人支气管哮喘患者粉雾吸入推荐剂量表

原有治疗	起始剂量	最大剂量
无激素治疗	一次 0.2~0.4mg，一日 1 次	一次 0.8mg，一日 2 次
	或一次 0.1~0.4mg，一日 2 次	
吸入糖皮质激素	一次 0.2~0.4mg，一日 1 次	一次 0.8mg，一日 2 次
	或一次 0.1~0.4mg，一日 2 次	
口服糖皮质激素	一次 0.4~0.8mg，一日 2 次	一次 0.8mg，一日 2 次

（3）鼻炎及鼻息肉的预防和治疗。鼻喷吸入，一日 256μg，可于早晨一次喷入（每侧 128μg），或早晚分 2 次喷入。在获得预期的临床效果后，减少用量至控制症状所需的最小剂量，以此作为维持剂量。

2. 儿童

（1）哮喘。①气雾吸入：严重支气管哮喘和停用（或减量使用）口服糖皮质激素的患者，剂量应个体化。起始剂量：2~7 岁儿童，一日 0.2~0.4mg，分 2~4 次使用；7 岁以上儿童，一日 0.2~0.8mg，分 2~4 次使用。维持剂量应逐步减至能控制症状的最低剂量。②粉雾吸入：治疗支气管哮喘时剂量应个体化。根据患儿原先的治疗情况，对 6 岁及 6 岁以上儿童推荐的起始剂量和最大剂量见表 8-1-4，维持剂量一日 0.1~0.8mg。③雾化吸入：将本药雾化混悬液经雾化器给药，起始剂量（或严重哮喘期、减少口服糖皮质激素时剂量）为一次 0.5~1mg，一日 2 次。维持剂量应个体化，推荐剂量为一次 0.25~0.5mg，一日 2 次。

表 8-1-4　儿童支气管哮喘患者粉雾吸入推荐剂量表

原有治疗	起始剂量	最大剂量
无激素治疗	一次 0.2~0.4mg，一日 1 次	一次 0.4mg，一日 2 次
	或一次 0.1~0.2mg，一日 2 次	
吸入糖皮质激素	一次 0.2~0.4mg，一日 1 次	一次 0.4mg，一日 2 次
	或一次 0.1~0.2mg，一日 2 次	
口服糖皮质激素	一次 0.2~0.4mg，一日 1 次	一次 0.4mg，一日 2 次

（2）鼻炎及鼻息肉的预防和治疗。鼻喷吸入，6 岁及以上儿童，同成人用法与用量。

【不良反应】

1. 呼吸系统　可见喉部轻微刺激、咳嗽、声嘶、咽部白念珠菌感染、鼻出血、鼻炎、喘鸣。

2. 运动系统　可见运动过度、骨折、肌痛。

3. 免疫系统　可见颈部淋巴结病。

4. 神经系统　可见头痛、头晕。

5. 精神症状 可见异常精神症状，表现为紧张、不安、抑郁、行为障碍、情绪不稳。

6. 消化系统 可见味觉减弱、恶心、腹泻、胃肠炎、呕吐、腹痛、厌食。

7. 皮肤反应 可见皮肤淤血、湿疹、脓疱疹、瘙痒、紫癜、单纯疱疹。

8. 眼睛 可见结膜炎、眼部感染。

9. 耳 可见中耳炎、耳感染、耳痛。

10. 过敏反应 可见速发或迟发的过敏反应，表现为皮疹、荨麻疹、接触性皮炎、血管神经性水肿和支气管痉挛等。

11. 其他 可见体重增加、疲劳、胸痛、流感样症状、发声困难，极少数患者使用鼻喷雾剂后，出现鼻中隔穿孔和黏膜溃疡。原来使用口服皮质激素改用本药者，有可能发生下丘脑-垂体-肾上腺轴的功能失调。

【禁忌证】

（1）对本药过敏者。

（2）中、重度支气管扩张者。

（3）需更强效治疗的哮喘急性发作及支气管痉挛初始阶段患者。

【药物相互作用】

1. 西咪替丁 西咪替丁可轻度影响口服本品的药代动力学，但无明显临床意义。

2. 其他常用治疗哮喘的药物 合用未见不良反应发生率增高，也未见有临床意义的相互作用的报道。

3. 药物-食物相互作用 因葡萄柚汁可抑制 CYP3A4 介导的本药的代谢，合用可使本药全身暴露量增加 2 倍，可能增加皮质醇抑制。

【注意事项】

（1）极少数患者出现疲劳、头痛、恶心、呕吐等症状时，可能是全身性激素缺乏的表现。

（2）本药见效慢，喷吸后其药效需待 2~3 日达到充分发挥。因此，口服皮质激素患者换用本药时，需要有数日过渡。

（3）长期高剂量治疗时应监测肾上腺功能、血液学、血压、血糖和体重。

（4）在哮喘患者中应监测第 1 秒用力呼气量、最大呼吸流量和其他肺功能检查。

（5）在儿童患者中应监测生长情况。

【FDA 妊娠 / 哺乳期分级】

C 级 /L2 级。来自孕妇的临床经验有限。与其他糖皮质激素一样，在动物试验中，布地奈德可引起各种类型的畸形（腭裂、骨骼畸形）。但是，动物实验的资料与人的关联性尚未显现。在获得更多的经验前，孕妇不应使用本品，除非有特别的考虑。尚不知布地奈德能否进入母乳。

【用药实践】

（1）吸入本药之后应以净水漱洗口腔和咽部，减少口咽喉部念珠菌感染。

（2）用药后应以逐渐减少剂量的方式停止全身用药治疗。停止口腔吸入治疗时，有出现全身性皮质激素撤出症状（如关节或肌肉疼痛、酸软乏力、抑郁）的报道。

（3）患者在由本药气雾剂替代口服皮质激素的转化过程中如出现鼻炎、湿疹和肌肉、关节痛等症状时，可增加口服皮质激素的剂量。

布地奈德福莫特罗
Budesonide and Formoterol Fumarate

【其他名称】

信必可都保，Symbicort。

【药物特征】

本药为复方制剂，由布地奈德和福莫特罗组成。其中布地奈德为肾上腺皮质激素,福莫特罗为选择性 β_2 受体激动药。两种成分通过不同的作用方式对减轻哮喘症状有协同作用。

尚无证据表明布地奈德和福莫特罗有药代动力学的相互影响。

单用布地奈德,吸入后 30 分钟达血药峰浓度。吸入给药的生物利用度约为 49%,总蛋白结合率为 90%,分布容积为 3L/kg。在通过肝脏的首过代谢中大约 90% 生物转化为低糖皮质激素活性代谢物,代谢产物以游离的或结合的形式经肾随尿排出。消除半衰期为 4 小时。

单用福莫特罗,吸入后 1~3 分钟内起效,10 分钟达血药峰浓度,生物利用度约为 61%,血浆蛋白结合率约为 50%,分布容积为 4L/kg。大部分剂量通过肝代谢转化并通过肾清除,8%~13% 以原形随尿液排泄。消除半衰期为 17 小时。

【适应证】

用于需联用吸入皮质激素和长效 β_2 受体激动药的哮喘患者的常规治疗:①吸入皮质激素和"按需"使用短效 β_2 受体激动药不能有效控制症状的患者;②吸入皮质激素和长效 β_2 受体激动药,症状已得到完全控制的患者。

【剂型与特征】

粉吸入剂。该药装置为吸入性气流驱动的,即当患者通过吸嘴吸药时,药物会随吸入气流进入气道。本品还有乳糖(1 吸 $<$ 1mg)。此剂量对乳糖不耐受患者通常不会有问题。辅料乳糖还有少量的牛乳蛋白,可导致过敏反应。

【用法用量】

1. 成人

(1)常规剂量:应根据病情的严重程度调节剂量,个体化用药。如所需剂量超出推荐的复方剂量,则应单独增加适当剂量的布地奈德或福莫特罗。①维持治疗哮喘:吸入给药,一次 1~2 吸,一日 2 次,部分患者可能需要一次 4 吸,一日 2 次。

如一日 2 次剂量可有效控制症状时,应逐渐减少剂量至最低有效剂量,甚至一日 1 次。②缓解治疗哮喘:吸入给药,一次 1~2 吸,一日 2 次(早晚各 1 次),出现症状时,额外加 1 吸,如使用后几分钟内症状未缓解,需再加 1 吸。每次使用本药缓解治疗不能超过 6 吸,每日总剂量不超过 8 吸,但可暂时使用到 12 吸。

(2)老年人剂量:老年患者无需调整剂量。

2. 儿童 常规剂量,应根据病情的严重程度调节剂量,个体化用药。维持治疗哮喘:吸入给药。6 岁和 6 岁以上儿童,一次 2 吸(以布地奈德计 $80\mu g$),一日 2 次;12~17 岁儿童及青少年,一次 2 吸,一日 2 次。当一日 2 次剂量可有效控制症状时,应逐渐减少剂量至最低有效剂量,甚至一日 1 次。

【不良反应】

1. 心血管系统 常见(≥1/100 且 <1/10)心悸,不常见(≥1/1000 且 <1/100)心动过速,罕见(≥1/10000 且 <1/1000)心律失常(如房颤、室上性心动过速、期前收缩),极罕见(<1/10000)心绞痛、血压异常。

2. 代谢/内分泌系统 极罕见高血糖症、糖皮质激素全身作用的症状和体征(肾上腺功能低下、生长延迟、骨密度下降、白内障、青光眼)。还可见低钾血症、肾上腺抑制。

3. 呼吸系统 常见咳嗽、口咽部念珠菌感染、咽部轻度刺激,罕见支气管痉挛。

4. 运动系统 常见震颤,不常见肌肉痉挛。

5. 神经系统 常见头痛,不常见眩晕、睡眠紊乱。

6. 免疫系统 罕见迟发或速发过敏反应(如皮疹、荨麻疹、瘙痒、皮炎和血管神经性水肿)。

7. 精神症状 不常见焦虑、躁动、紧张,极罕见抑郁、行为异常(主要见于儿童)。

8. 消化系统 不常见恶心,极罕见味觉异常。单用布地奈德经口吸入时,可出现消化不良、口干、腹痛、呕吐;福莫特罗的治疗中还可见口干。

9.皮肤反应　罕见瘀斑。

10.其他　常见声音嘶哑。吸入皮质激素,特别是长期、高剂量使用时可引起全身性反应。有报道,口腔内吸入疗法导致全身性激素戒断综合征(如关节或肌肉疼痛、疲乏、抑郁)。

【禁忌证】

(1)对布地奈德、福莫特罗过敏者禁用。

(2)COPD 急性发作者禁用。

(3)显著恶化或急剧恶化的 COPD 者禁用(国外资料)。

【药物相互作用】

(1)伊曲康唑等咪唑类药物可增加布地奈德的血药浓度,长期使用以上药物时,应避免与本药合用。

(2)细胞色素 P450 酶系 CYP 3A4 强抑制药的代谢底物可影响布地奈德的代谢,与本药合用可增加血浆布地奈德水平。尽量避免同时使用,如必须使用,两药使用间隔应尽量长。正在使用此类药物的患者,不推荐使用本药维持、缓解治疗。

(3)单胺氧化酶抑制药与本药合用时可延长 Q-T 间期,并增加室性心律不齐、激动不安、轻度躁狂的危险,可能突然引起高血压反应。单胺氧化酶抑制药停用两周内不能给予本药。

(4)呋喃唑酮、丙卡巴肼与本药合用可能突然引起高血压反应。

(5)抗组胺药(特非那定)、三环类抗抑郁药、吩噻嗪、普鲁卡因胺、奎尼丁、丙吡胺与本药合用可延长 Q-T 间期,增加出现室性心律不齐的危险。

(6)卤代烃麻醉药与本药合用时可增加心律不齐的危险。

(7)洋地黄类药与本药合用时,可增加正在使用洋地黄毒苷的低钾血症患者发生心律失常的危险。

（8）左旋多巴、左甲状腺素、催产素与本药合用可降低心脏对 β_2 拟交感神经药物的耐受性。

（9）安非他酮与本药合用可降低癫痫发作的阈值。不推荐同时给药。

（10）β 受体阻断剂（包括滴眼液）与本药合用可减弱或抑制福莫特罗的药效。

（11）药物 - 酒精 / 尼古丁相互作用，可降低心脏对 β_2 拟交感神经药物的耐受性。

【注意事项】

（1）快速支气管扩张药用量的增加表明潜在病情有所加重，应重新评估哮喘治疗。

（2）本药 $80\mu g/4.5\mu g$ 制剂不适用于严重哮喘患者，也不推荐低于 6 岁儿童维持治疗哮喘。18 岁以下儿童、青少年不推荐使用本药维持缓解治疗哮喘。

（3）每次吸药后应用水漱口，以减少真菌性口咽炎的风险。

（4）在停用本药时需逐渐减量，不能突然停止使用。

【FDA 妊娠 / 哺乳期分级】

C 级 /L2 级。对于本品或同时使用福莫特罗和布地奈德，没有有关孕妇使用的临床资料。关于复方制剂对动物生殖毒性的研究尚未进行。在怀孕期，本品仅被用于益处大于潜在危险时。应使用能控制哮喘的最低有效剂量的布地奈德。

尚不清楚福莫特罗和布地奈德能否进入人乳汁。在大鼠，小剂量的福莫特罗在母乳中能检测到。仅在对母亲的预期利益大于对小孩的可能的危险时才可将布地奈德福莫特罗粉吸入剂用于哺乳期妇女。

【用药实践】

1. 不良反应的处理方法　在吸入本药后喘鸣立刻加重时，应停止使用本药，重新评价治疗方案，必要时使用其他疗法。

2. 用药前后及用药时应当检查或监测　包括：①定期检查血清钾及血糖水平；②长期使用者应进行肾上腺功能检查。

氟替卡松 Fluticasone

【其他名称】

Fluticasonum。

【药物特征】

本药为糖皮质激素，具有较强的抗炎和抗过敏作用。吸入给药后，可在肺部显示出强效的糖皮质激素类抗炎作用，提高对哮喘症状的控制，减少其他药物（如急救用支气管扩张药）的使用，并可阻止肺功能下降。局部给药后具有抗炎、止痒和收缩血管的作用。体外试验表明本药对人体的糖皮质激素受体有强亲和力和激动作用。

本药经口吸入给药的绝对生物利用度因采用的吸入装置不同而异。吸入后本药可经肺吸收至全身，另有部分被咽下的药物在胃肠道极少被吸收，口服绝对生物利用度几乎为零。

经鼻给予本药一次 110μg，一日 1 次，血药浓度通常不能达检测限以上（<10pg/ml）。

本药局部外用可从正常完整皮肤吸收，且皮肤有炎症（或其他皮肤病）时药物经皮吸收量增加。

本药血浆蛋白结合率为 91%。静脉给予本药 1mg，表观分布容积为 4.2L/kg。药物吸收后在肝脏经 CYP3A4 介导的 5- 氟甲基硫代羰酸酶群水解，生成无活性的 17-β- 羧酸代谢物。大部分药物（87%~100%）随粪便排泄，其中 75% 为原形药物。1%~5% 的药物以代谢物形式随尿液排泄。静脉给予本药 1mg，血浆清除率为 1093ml/min，平均半衰期为 7.2 小时。

【适应证】

（1）本药经口吸入用于预防性治疗哮喘。

（2）本药经鼻给药用于预防和治疗季节性过敏性鼻炎、常年性过敏性鼻炎。

（3）本药外用用于缓解对糖皮质激素有应答的皮肤病 [如红皮病（作为全身糖皮质激素治疗的辅助用药）、银屑病（泛发型除外）、特应性皮炎、盘状湿疹、结节性痒疹、慢性单纯性苔藓、扁平苔藓、脂溢性皮炎、刺激性或过敏性接触性皮炎、盘形红斑狼疮、虫咬皮炎、粟疹] 的炎症和瘙痒症状。

【剂型与特征】

1. 丙酸氟替卡松粉吸入剂　仅供口吸入使用，吸入本药后，应以水漱口（不得吞咽），以降低发生咽部念珠菌病的风险。本品吸入后因剂型不同，全身生物利用度为 10%~30%。吸入后的丙酸氟替卡松经吞咽进入系统循环的几乎为零。

2. 糠酸氟替卡松粉吸入剂　仅供口吸入使用，吸入本药后，应以水漱口（不得吞咽），以降低发生咽部念珠菌病的风险。

3. 丙酸氟替卡松吸入气雾剂　只能经口腔吸入。

4. 丙酸氟替卡松鼻喷雾剂　为白色混悬液，使用时应避免直接喷向鼻中隔。

5. 糠酸氟替卡松鼻喷雾剂　只适用于鼻内途径给药，使用时应避免直接喷向鼻中隔。110μg 每日一次鼻内给药通常不能达到可监测的血浆浓度（＜10pg/ml）。

6. 丙酸氟替卡松乳膏　仅供外用，不可经眼部、口腔、阴道给药，避免使用封包疗法。

7. 丙酸氟替卡松软膏　本品仅供外用，不可经眼部、口腔、阴道给药，避免使用封包疗法。

8. 丙酸氟替卡松洗剂　赋形剂咪唑烷基脲可释放微量甲醛，进而可引起接触部位皮肤刺激或过敏反应。如发生刺激，应停药并给予适当治疗。对甲醛过敏者应避免使用。

【用法用量】

1. 成人

（1）预防性治疗哮喘。粉吸入剂、吸入气雾剂，经口吸入，应根据病情的严重程度确定初始剂量,具体如下:轻度哮喘一次 100~250μg,一日 2 次;中度哮喘一次 250~500μg,一日 2 次;重度哮喘一次 500~1000μg,一日 2 次。随后应将剂量逐渐减少至最低有效剂量。

(2)季节性、常年性过敏性鼻炎。经鼻给药。①丙酸氟替卡松鼻喷雾剂:每侧一次 100μg,一日 1 次,宜早晨用药,部分患者一日需用 2 次(早晚各 1 次)。症状控制后,维持剂量为每侧一次 50μg,一日 1 次。每侧最大日剂量为 200μg。②糠酸氟替卡松鼻喷雾剂:初始剂量为每侧一次 55μg,一日 1 次。一旦症状得到适当控制,可降至每侧一次 27.5μg,一日 1 次以维持疗效。

(3)皮肤病。外用乳膏,于患处涂一薄层,一日 1~2 次。连用 4 周后减少用药频率或改用效力较低的药物。如皮损加重或用药 2~4 周症状无改善,应重新评估诊断。用药后应间隔足够时间后方可使用润肤剂。特应性皮炎的急性发作得到有效控制后,先前皮损部位或可能复发的区域继续使用本药可减少复发的风险(应与润肤剂联用),但给药频率减至一日 1 次,一周给药 2 日,且不用封包。

2. 儿童

(1)预防性治疗哮喘。粉吸入剂、吸入气雾剂。经口吸入,应根据病情的严重程度确定初始剂量:4~16 岁儿童,一次 50~100μg,一日 2 次;16 岁以上儿童初始剂量同成人。

(2)季节性、常年性过敏性鼻炎。经鼻给药。①丙酸氟替卡松鼻喷雾剂:12 岁以上儿童用法用量同成人。②糠酸氟替卡松鼻喷雾剂:2~11 岁儿童,初始剂量为每侧一次 27.5μg,一日 1 次;如疗效不明显,可每侧一次 55μg,一日 1 次,一旦症状得到适当控制,推荐将剂量降至每侧一次 27.5μg,一日 1 次。12 岁及 12 岁以上儿童用法用量同成人。

(3)皮肤病。外用乳膏,1 岁及 1 岁以上儿童的用药周期应较成人短，并使用最低有效剂量。

【不良反应】

1. 心血管系统　高血压、期外收缩、心悸、心动过速、血管扩张。有阵发性心房颤动的个案报道。

2. 代谢/内分泌系统　下丘脑-垂体-肾上腺（HPA）轴抑制、体重增加、肥胖、体重增加延迟、儿童生长迟缓、内源性皮质醇水平降低、高血糖、糖尿、类库欣综合征症状（如满月脸）、库欣综合征、乳腺癌、体液紊乱。

3. 呼吸系统　鼻窦感染、鼻炎、上呼吸道感染、喘鸣。经口吸入给药还可见呼吸困难、声嘶、支气管痉挛伴喘鸣加重、上呼吸道炎症、发声困难、支气管炎、流鼻涕、肺炎、鼻塞、鼻出血、鼻或喉部息肉。经鼻给药还可见鼻出血、鼻干燥或刺激、喉部干燥或刺激、支气管痉挛、鼻中隔穿孔、嗅觉改变或丧失、鼻部溃疡、咳嗽。上市后还有耶氏肺囊虫肺炎的报道。

4. 运动系统　骨质疏松症、肌肉骨骼疼痛、肌痛、肌强直、肌肉损伤、软组织损伤、关节风湿病、椎间盘突出、关节痛、肌肉痉挛、肌肉骨骼炎、背痛。

5. 泌尿生殖系统　尿路感染。

6. 免疫系统　超敏反应、季节性变态反应。上市后还有免疫抑制的报道。

7. 神经系统　睡眠紊乱、头痛、头晕、偏头痛、蛛网膜下出血、脑神经麻痹、手指麻木、颅内压增高。外用制剂上市后还有感觉减退的报道。

8. 精神症状　情绪障碍、焦虑、行为改变（包括活动亢进、易激惹）。上市后还有激越、攻击性、抑郁、躁动的报道。

9. 消化系统　腹泻、呕吐、口腔溃疡、腹痛、味觉改变或丧失、牙痛、恶心、胃肠道病毒感染、消化不良、胃肠道不适或疼痛、唾液过少。上市后还有龋齿、牙变色的报道。另外还有胆囊炎。有4个月的婴儿出现谷草转氨酶（AST）、谷丙转氨酶

（ALT）升高的个案报道。

10. 血液系统 上市后有白细胞减少、血小板减少的报道。

11. 皮肤反应 光照性皮炎、皮疹。外用还可见皮肤瘙痒、局部皮肤烧灼感、皮肤变薄、皮肤萎缩或出现萎缩纹、毛细血管扩张、色素改变、多毛症、过敏性接触性皮炎、脓疱型银屑病、红斑、荨麻疹、刺痛、毛囊炎、脓疱、皮肤干燥、表皮脱落、单纯性疱疹、皮肤细菌感染、皮肤病毒感染。有外用出现疱疹性湿疹的个案报道。外用制剂上市后还有局部出血、痤疮样皮炎、肿胀、急性荨麻疹反应（水肿、荨麻疹、瘙痒、喉部肿胀）、瘀斑的报道。

12. 眼睛 白内障、青光眼、眼压升高、角膜炎、结膜炎、眼部干燥或刺激。上市后还有视物模糊的报道。

13. 耳 耳部感染、耳部息肉。

14. 其他 发热、流感样症状、感冒、机会性感染、病毒感染、疼痛、胸部不适、疲乏、脓肿、血肿、细菌感染、真菌感染、血管神经性水肿（主要为面部或口咽部水肿）、挫伤。经口吸入还可见口腔和咽喉部念珠菌病。上市后还有全身水肿的报道。

【禁忌证】

对本品过敏者禁用。

【药物相互作用】

本药为 CYP3A4 底物，强效细胞色素 P450 酶系 CYP3A4 抑制药（如利托那韦），可升高本药的暴露量，不推荐合用。

【注意事项】

（1）本药经口吸入制剂禁用于哮喘持续状态、哮喘急性发作的初始治疗。

（2）曾接受过其他高剂量吸入糖皮质激素或间歇使用过口服糖皮质激素治疗的内外科急症患者，在改为本药经口吸入气雾剂治疗时，在一段时间内肾上腺储备仍存在损害的风险，亦可能发生不良反应。故改用本药前应检查肾上腺损害的程度。

（3）由全身性糖皮质激素改用吸入用糖皮质激素时，可暴露出过敏性疾病（如过敏性鼻炎或曾用全身给药控制的湿疹），此时应以抗组胺药和局部皮质激素对症治疗。

（4）本药外用制剂不可长期用于面部，因面部更易发生萎缩性改变。用于眼睑时应避免药物进入眼内。

（5）皮肤炎性病变合并感染时，应进行适宜的抗微生物治疗。感染扩散时应停用外用糖皮质激素，并进行适宜的抗微生物治疗。

（6）本药外用制剂禁用于玫瑰痤疮、寻常痤疮、酒渣鼻、口周皮炎、原发性皮肤病毒感染（如单纯疱疹、水痘）、肛周及外阴瘙痒、真菌或细菌引发的原发皮肤感染、非炎症性瘙痒症患者。

（7）监测第 1 秒用力呼气量（FEV_1）、最大呼气量和其他肺功能。

（8）监测骨矿物质密度、肝功能。

（9）长期用药应定期进行眼部检查。

（10）长期用药的儿童应定期监测身高。

【FDA 妊娠 / 哺乳期分级】

C 级 /L3 级。对人类妊娠期内用丙酸氟替卡松的安全性尚无足够的证据。只有当药物对母亲的预期益处超过对胎儿的潜在危险时，才能考虑在妊娠期间给予丙酸氟替卡松。

尚未进行有关丙酸氟替卡松在人乳中分泌的研究。然而，鉴于丙酸氟替卡松在母亲体内的血药浓度很低，被新生儿摄取的丙酸氟替卡松的量估计是很少的。

【用药实践】

不良反应的处理方法：

（1）如出现库欣综合征、HPA 轴抑制，应通过降低用药频率或使用低效皮质激素的方式逐渐停用本药，以避免突然停药引起的糖皮质激素不足。

（2）如经口吸入给药后出现有症状的念珠菌病，可用局部抗真菌药进行治疗，同时可继续使用本药。

（3）治疗哮喘期间，如出现异常支气管痉挛伴喘鸣加重，应停药，并立即以速效吸入用支气管扩张药治疗。如用于症状控制的速效 β_2 受体激动药用量增加，提示哮喘恶化，此时应调整治疗方案。

（4）如出现过敏反应（包括血管神经性水肿、皮疹、荨麻疹），应停药。

沙美特罗替卡松 Salmeterol Xinafoate and Fluticasone Propionate

【其他名称】

舒利迭，Advair，Seretide。

【药物特征】

沙美特罗属选择性长效 β_2 受体激动剂（LABA），具有支气管扩张作用，且作用至少持续 12 小时，故与推荐剂量的短效 β_2 受体激动药相比，可更有效地改善组胺诱导的支气管收缩作用。此外，沙美特罗可抑制人体吸入过敏原后的速发与迟发过敏反应，其中对后者的作用在单剂吸入后可持续 30 小时以上。体外试验表明，沙美特罗可抑制人肺部肥大细胞介质（如组胺、白三烯和前列腺素 D_2）的释放。

丙酸氟替卡松可在肺内产生糖皮质激素抗炎作用，从而减轻哮喘症状，改善肺功能，并防止病情恶化。

【适应证】

（1）用于可逆性阻塞性气道疾病（包括哮喘）的规律治疗。

（2）用于慢性阻塞性肺疾病，包括慢性支气管炎、肺气肿。

【剂型与特征】

1. 沙美特罗替卡松粉吸入剂 仅供口吸入，不能通过鼻给药。吸入本药后,应以水漱口(不得吞咽)。本品含有乳糖,对乳糖、牛奶过敏者禁用。

2. 沙美特罗替卡松气雾剂　仅供口吸入,不能通过鼻给药。吸入本药后,应以水漱口(不得吞咽)。本品含有乳糖,对乳糖、牛奶过敏者禁用。

【用法用量】

1. 成人

(1)哮喘。经口吸入。①粉吸入剂:推荐剂量为一次 50μg/100μg(沙美特罗 / 丙酸氟替卡松)或一次 50μg/250μg 或一次 50μg/500μg,一日 2 次。应将剂量逐渐调整至可有效控制哮喘的最低维持剂量。如使用本药最低剂量可维持哮喘控制,可考虑单用吸入用皮质激素;对需 LABA 的患者,本药可减量至一日 1 次(根据症状常于夜间或日间出现的不同,应分别于晚上或早晨用药)。②气雾剂:推荐剂量为一次 50μg/100μg 或一次 50μg/250μg 或一次 50μg/500μg,一日 2 次。应将剂量逐渐调整至可有效控制哮喘的最低维持剂量。如使用本药最低剂量可维持哮喘控制,可考虑单用吸入用皮质激素。

(2)COPD。经口吸入,粉吸入剂,一次 50μg/500μg(沙美特罗 / 丙酸氟替卡松),一日 2 次。

2. 儿童

哮喘。经口吸入。①粉吸入剂:4~11 岁儿童,一次 50μg/100μg,一日 2 次。如使用本药最低剂量可维持哮喘控制,可考虑单用吸入用皮质激素;对需 LABA 的患者,本药可减量至一日 1 次(根据症状常于夜间或日间出现的不同,应分别于晚上或早晨用药)。12 岁或 12 岁以上的青少年用法用量同成人。②气雾剂:4~11 岁儿童,一次 50μg/100μg,一日 2 次。如使用本药最低剂量可维持哮喘控制,可考虑单用吸入用皮质激素。12 岁或 12 岁以上的青少年用法用量同成人。

【不良反应】

1. 心血管系统　心悸、心动过速、心律失常、心肌梗死。上市后还有高血压的报道。

2. 代谢／内分泌系统　体液潴留、甲状腺功能减退、体重增加。上市后还有库欣综合征、类库欣综合征样症状、儿童或青少年生长速度减慢、肾上腺皮质功能亢进、高血糖症的报道。

3. 呼吸系统　口咽部不适、喉部不适、喉部刺激、上呼吸道感染、上呼吸道炎症（如咽炎、鼻窦炎、喉炎）、COPD 急性加重、声音嘶哑、发声困难、鼻出血、咳嗽、支气管炎、病毒性下呼吸道感染、肺炎、流鼻涕、鼻塞、口咽部斑块、鼻部干燥、下呼吸道出血。上市后还有口咽部水肿、鼻窦疼痛、新发哮喘或哮喘恶化、喘鸣的报道。

4. 运动系统　肌肉痉挛、肌肉骨骼疼痛、骨折、肌强直、肌痛、关节痛、关节风湿病、肌肉骨骼炎症、骨痛、肌肉损伤。上市后还有骨质疏松症、背痛的报道。

5. 泌尿生殖系统　尿路感染。上市后还有痛经、月经不调、盆腔炎、阴道念珠菌病、阴道炎、外阴阴道炎的报道。

6. 免疫系统　上市后有速发型或迟发型超敏反应（包括皮疹、血管神经性水肿、支气管痉挛）的报道。

7. 神经系统　偏头痛、晕厥、头痛、震颤、头晕。上市后还有睡眠障碍、感觉异常的报道。

8. 精神症状　上市后有焦虑、活动过度、易激惹、躁动、激越、抑郁、攻击行为的报道。

9. 消化系统　口干、恶心、呕吐、胃肠道不适或疼痛、腹泻、病毒性胃肠道感染、口腔溃疡、味觉异常、牙不适或疼痛、唾液过少。上市后还有消化不良的报道。谷丙转氨酶（ALT）、谷草转氨酶（AST）升高。

10. 皮肤反应　鱼鳞病、多汗、湿疹、皮炎。上市后还有苍白、面部水肿、瘀斑、瘙痒的报道。

11．眼睛 角膜炎、结膜炎、眼部干燥、眼部感染、眼部水肿或肿胀、眼部过敏。上市后还有白内障、青光眼的报道。

12．耳 耳部感染。上市后还有耳部疼痛的报道。

13．其他 感冒、发热、乏力、疲乏、念珠菌病（如口咽部念珠菌病）、挫伤、血肿、手术后并发症、伤口、撕裂伤、软组织损伤、细菌感染、病毒感染。上市后还有胸闷、胸部紧迫感的报道。

14．其余参见"沙美特罗"和"氟替卡松"的【不良反应】。

【禁忌证】

对本药任一成分过敏者。

【药物相互作用】

参见"沙美特罗"和"氟替卡松"的【药物相互作用】。

【注意事项】

（1）本品粉吸入剂 50μg/100μg、气雾剂 25μg/50μg 的规格不适用于严重哮喘。

（2）剂量不应超过推荐剂量，且不应与其他 LABA 合用。

（3）禁用于哮喘持续状态的初始治疗。

（4）本品不适用于缓解急性哮喘发作，急性哮喘发作时应给予短效支气管扩张药（如沙丁胺醇）。如患者需增加使用短效支气管扩张药的次数来控制哮喘症状，表明哮喘控制不理想，应重新评估治疗方案。如出现急性发作并伴有感染时，应加用糖皮质激素和抗菌药物。

（5）吸入用丙酸氟替卡松可将口服皮质激素的需求量降至最低，但患者从口服皮质激素改为吸入用皮质激素治疗时，因存在肾上腺反应不足的可能，应特别谨慎，口服给药应在开始使用吸入用皮质激素的同时逐步撤用，并定期监测肾上腺皮质功能。

（6）应激状态或择期手术期间，应考虑加用全身性糖皮质激素。

（7）本药粉吸入剂含有乳糖,对乳糖、牛奶过敏者禁用。

【FDA 妊娠 / 哺乳期分级】

C 级 /L2 级。人类妊娠与哺乳期间使用沙美特罗和丙酸氟替卡松尚无足够经验。在使用这两类药物的广泛临床经验中,未发现上述现象与治疗剂量有相关作用的证据。沙美特罗昔萘酸盐与丙酸氟替卡松均未显示潜在的遗传毒性。在吸入治疗剂量后,沙美特罗与丙酸氟替卡松的血浆浓度都很低,因此在人乳中的浓度很可能相应也很低。这在对哺乳期动物的研究中得到了证据,乳汁中检测到的药物浓度很低。沙美特罗和丙酸氟替卡松都可以排泄到大鼠乳汁中。尚无关于人乳的资料。

妊娠和哺乳期间,只有在预期对母亲的益处超过任何对胎儿或孩子的可能危害时才考虑用药。妊娠妇女用药,应将丙酸氟替卡松的剂量调整至可充分控制哮喘症状的最低有效剂量。尚无有关人类哺乳期用药的资料。沙美特罗和丙酸氟替卡松均可分泌到大鼠的乳汁中。只有当预期的对母亲的益处大于可能对儿童造成的危险时方可考虑将本品用于哺乳期妇女。

【用药实践】

（1）如出现支气管异常痉挛和喘鸣加重,应立即使用快速短效的吸入用支气管扩张药治疗,同时停用本药,并对患者进行评估,必要时给予替代治疗。

（2）如出现念珠菌感染,在继续使用本药的同时应进行适当的局部或全身抗真菌治疗,但有时需停用本药。

（3）建议长期接受吸入用皮质激素的儿童定期检查身高。

（4）用药前测定骨密度,用药期间定期测定。

（5）监测肺功能、血压、心率。

莫米松 Mometasone

【其他名称】

艾戒松,莫美达松,Mometasonum。

【药物特征】

本药为糖皮质激素，具有抗炎、止痒、收缩血管、抗过敏及减少渗出作用。本药鼻喷雾剂单独给药后，尽管使用了较低定量检测限（LOQ）（50pcg/ml）的灵敏分析方法，在成人及儿童受试者血浆中仍未检测出糠酸莫米松。糠酸莫米松在 5~500nl/ml 浓度范围内，体外蛋白结合率为 98%~99%。研究表明，糠酸莫米松经吞咽及鼻部吸收后的所有药物可广泛代谢为多种代谢物。在血浆中未检测出主要代谢物，在体外培养中，次要代谢物之一为 6β- 羟基 - 糠酸盐。在人肝微粒体中，本药的代谢物主要经 CYP3A4 代谢。静脉给药后，糠酸莫米松的有效血浆消除半衰期为 5.8 小时。吸收的药物大部分以代谢物形式随胆汁排泄，少量随尿液排泄。

【适应证】

（1）本品皮肤用制剂用于湿疹、神经性皮炎、异位性皮炎及皮肤瘙痒症。

（2）本品鼻喷雾剂用于治疗季节性或常年性过敏性鼻炎、预防季节性过敏性鼻炎。

【剂型与特征】

1. 糠酸莫米松软膏　使用本品时，应避免接触眼部及其他黏膜（鼻、口），避免封包疗法及大面积给药，以减少肾上腺皮质功能抑制风险。

2. 糠酸莫米松凝胶　使用本品时，应避免接触眼部及其他黏膜（鼻、口），避免封包疗法及大面积给药，以减少肾上腺皮质功能抑制风险。

3. 糠酸莫米松鼻喷雾剂　本品经鼻给药后，生物利用度极低，在血浆中未检出糠酸莫米松。

4. 糠酸莫米松粉吸入剂　每次使用后应以清水漱口（不得吞咽）。

5. 糠酸莫米松吸入气雾剂　每次使用后应以清水漱口（不

得吞咽)。

6. 糠酸莫米松洗剂　使用本品时,应避免接触眼部及其他黏膜(鼻、口),不得用于皮肤破溃处。

【用法用量】

1. 成人

(1)湿疹、神经性皮炎、异位性皮炎、皮肤瘙痒症:局部给药,取适量涂搽于皮肤患处,一日1次。

(2)季节性过敏性鼻炎(预防和治疗)、常年性过敏性鼻炎:经鼻给药,鼻喷雾剂,常用推荐剂量为每侧一次100μg(2喷),一日1次。如症状未控制,可增至每侧一次200μg(4喷)。待症状控制后,减量至每侧一次50μg(1喷)维持治疗。预防性给药时,推荐于花粉季节开始前2~4周开始用药。

2. 儿童

(1)季节性过敏性鼻炎(治疗)、常年性过敏性鼻炎:经鼻给药,鼻喷雾剂,3~11岁儿童,常用推荐剂量为每侧一次50μg(1喷),一日1次。12岁及12岁以上儿童,同成人用法用量。

(2)季节性过敏性鼻炎(预防):经鼻给药,鼻喷雾剂,12岁及12岁以上儿童,同成人用法用量。

【不良反应】

1. 代谢/内分泌系统　皮肤局部给药:糖皮质激素水平降低。

2. 呼吸系统　包括①经鼻给药:咽炎、鼻出血或血性黏液、咳嗽、上呼吸道感染、鼻窦炎、哮喘、支气管炎、鼻炎、鼻部刺激、喘鸣、鼻部溃疡、鼻部念珠菌病。上市后还有鼻中隔穿孔的报道。②口腔吸入给药:鼻咽炎、鼻窦炎、支气管炎、咯血、过敏性鼻炎、咽炎、上呼吸道感染、发声困难、鼻出血。鼻部刺激、呼吸障碍、喉部干燥、鼻窦阻塞。上市后还有哮喘加重的报道。

3. 运动系统　包括①经鼻给药:肌肉骨骼疼痛、关节痛、肌痛；②口腔吸入给药：骨密度降低、肌肉骨骼疼痛、背痛、肌痛、关节痛。

4. 泌尿生殖系统 包括①经鼻给药：痛经；②口腔吸入给药：子宫内膜异位、痛经、尿路感染。

5. 免疫系统 包括①经鼻给药：上市后有过敏反应、血管神经性水肿的报道；②口腔吸入给药：上市后有速发型或迟发型超敏反应（包括皮疹、瘙痒、血管神经性水肿、过敏反应）的报道。

6. 神经系统 包括①皮肤局部给药：感觉异常；②经鼻给药：头痛（包括窦性头痛）；③口腔吸入给药：头痛。

7. 精神症状 口腔吸入给药：抑郁。

8. 消化系统 包括①经鼻给药：腹泻、消化不良、恶心、呕吐、口腔念珠菌病。上市后还有味觉障碍、嗅觉障碍的报道。②口腔吸入给药：口咽部念珠菌病、溃疡性结肠炎、结肠息肉、消化不良、腹痛、恶心、胃肠炎、呕吐、厌食。

9. 皮肤反应 包括①皮肤局部给药：烧灼感、瘙痒、刺痛、皮肤萎缩、红斑痤疮、疖病、毛囊炎、念珠菌病、细菌感染、皮肤色素减退；②经鼻给药：皮肤创伤。

10. 眼睛 包括①经鼻给药：结膜炎；②口腔吸入给药：白内障、眼压升高。

11. 耳 包括①经鼻给药：耳痛、中耳炎；②口腔吸入给药：耳痛。

12. 其他 包括①经鼻给药：病毒感染、胸痛、流感样症状；②口腔吸入给药：流行性感冒、胸痛、流感样症状、疲乏、疼痛、感染、发热、挫伤。

【禁忌证】
对本药过敏者禁用；皮肤破损处禁用本药皮肤用制剂；未经治疗且涉及鼻黏膜的局部感染患者禁用本药经鼻给药制剂（国外资料）。

【药物相互作用】

（1）本品主要经 CYP3A4 代谢，强效细胞色素 P450 酶系 CYP3A4 抑制药（如伊曲康唑、利托那韦、阿扎那韦、克林霉素、茚地那韦、奈法唑酮、奈非那韦、沙奎那韦、泰利霉素）合用可增加本药的血药浓度。

（2）合用对氯雷他定及其主要代谢物的血浆浓度未见明显影响。

【注意事项】

（1）使用本药皮肤用制剂时，避免接触眼部和其他黏膜（如口、鼻）。

（2）本品通常采用最低有效剂量，并使用最短疗程以使不良反应最小化。停药前应逐渐减量。

（3）接受糖皮质激素治疗的患者免疫功能可能受抑制，故用药时应警惕伴发水痘、麻疹等感染。

（4）本品粉吸入剂和吸入气雾剂禁用于哮喘持续状态或其他需要加强治疗的急性哮喘发作的初始治疗，亦禁用于缓解急性支气管痉挛发作。

（5）使用全身用糖皮质激素的患者换用本药鼻喷雾剂或口腔吸入制剂时，可发生全身用糖皮质激素的停药症状（如肌肉和关节疼痛、乏力、抑郁），亦可暴露出原有的过敏性疾病（如过敏性结膜炎和湿疹）；还可因停用全身用糖皮质激素而造成肾上腺功能不全，需经数月后 HPA 轴功能方可恢复。如出现肾上腺功能不全的症状和体征，应恢复全身用糖皮质激素，并给予其他治疗和采取适宜措施。

（6）哮喘患者应监测第 1 秒用力呼气量、最大呼气量和其他肺功能检查。

（7）儿童使用本药口腔吸入制剂、经鼻给药制剂时，应定期监测其生长情况。

（8）使用本药鼻喷雾剂达数月或更长时间者，应定期检查鼻黏膜。

【FDA 妊娠 / 哺乳期分级】

C 级 /L3 级。对于孕妇尚未进行足够或良好的对照研究。对于孕妇、哺乳期或育龄期妇女，只有在用药后对母体、胎儿或婴儿的益处超过可能产生的危害时才可使用本品。对母亲在孕期接受糖皮质激素诊治的婴儿需注意观察是否存在肾上腺功能减退。

【用药实践】

（1）用药部位如出现灼烧感、红肿，应停药，并将局部药物洗净。如出现皮肤细菌或真菌感染，必须同时使用抗感染药物，若临床症状未及时改善，应停药直至感染得到控制。

（2）使用本药鼻喷雾剂时，如鼻咽部发生局部真菌感染，应停药或给予适当治疗。持续存在鼻咽部刺激可能为停药的一项指征。

莫米松 / 福莫特罗 Mometasone and Formoterol

【其他名称】

无。

【药物特征】

参见"糠酸莫米松"和"富马酸福莫特罗"的"药效学"。

本品经口腔吸入单剂或多剂给予健康受试者本药后，糠酸莫米松的达峰时间（t_{max}）中值为 0.5~4 小时。经口腔吸入单剂给予健康受试者高于推荐剂量的本药（200μg/5μg 规格 4 喷），糠酸莫米松的血药峰浓度（C_{max}）和曲线下面积（$AUC_{0\sim12h}$）的算术平均值分别为（67.8 ± 49）pg/ml、（650 ± 51）（pg·h）/ml；经口腔吸入给予健康受试者本药（200μg/5μg 规格）一次 4 喷，一日 2 次，连用 5 日，糠酸莫米松的 C_{max} 和 $AUC_{0\sim12h}$ 的算术平均值分别为（241 ± 36）pg/ml、（2200 ± 35）（pg·h）/ml。本药剂量由 100μg/5μg 增加至 200μg/5μg 时，糠酸莫米松的暴露量亦增加。

与糠酸莫米松干粉吸入剂相比,本药给药后第 1 日和第 5 日糠酸莫米松的 AUC 分别降低约 52% 和 25%。

经口腔吸入单剂或多剂给予哮喘患者本药后,糠酸莫米松的 t_{max} 中值为 1~2 小时。经口腔吸入单剂给予哮喘患者本药(200μg/5μg 规格)2 喷后,糠酸莫米松的 C_{max} 和 $AUC_{0~12h}$ 的算术平均值分别为(20 ± 88)pg/ml、(170 ± 94)(pg·h)/ml;经口腔吸入给予哮喘患者本药(200μg/5μg 规格)一次 2 喷,一日 2 次,稳态时糠酸莫米松的 C_{max} 和 $AUC_{0~12h}$ 的算术平均值分别为(60 ± 36)pg/ml、(577 ± 40)(pg·h)/ml。

经口腔吸入给予健康受试者本药后,福莫特罗的 t_{max} 中值为 0.167~0.5 小时。经口腔吸入单剂给予健康受试者本药(200μg/5μg 规格)2 喷后,福莫特罗的 C_{max} 和 $AUC_{0~12h}$ 的算术平均值分别为(15 ± 50)pmol/ml、(81 ± 51)(pmol·h)/ml。在剂量 10~40μg(以福莫特罗计)范围内,福莫特罗的暴露量与剂量呈正比。

经口腔吸入给予哮喘患者本药后,福莫特罗的 t_{max} 中值为 0.58~1.97 小时。经口腔吸入单剂给予哮喘患者本药(200μg/5μg 规格)2 喷后,福莫特罗的 C_{max} 和 $AUC_{0~12h}$ 的算术平均值分别为(22 ± 29)pmol/ml、(125 ± 42)(pmol·h)/ml。经口腔吸入多次给予哮喘患者本药(200μg/5μg 规格,一次 2 喷),稳态时福莫特罗的 C_{max} 和 $AUC_{0~12h}$ 的算术平均值分别为(41 ± 59)pmol/ml、(226 ± 54)(pmol·h)/ml。

【适应证】

用于治疗哮喘。

【剂型与特征】

吸入气雾剂。仅供口腔吸入给药,给药前应充分摇匀,给药后建议以水漱口(禁止吞咽)。

【用法用量】

1. 成人　哮喘。口腔吸入,一次 2 喷,一日 2 次(早、晚各 1 次)。如给药间期出现哮喘发作,应给予短效 $β_2$ 受体激动药。

本药初始剂量与之前的哮喘治疗方案有关,具体如下:①如之前吸入中等量的皮质类固醇,推荐使用本药 100μg/5μg(糠酸莫米松/富马酸福莫特)规格,一次 2 喷,一日 2 次,推荐最大日剂量为 400μg/20μg。②如之前吸入高剂量的皮质类固醇,推荐使用本药 200μg/5μg 规格,一次 2 喷,一日 2 次,推荐最大日剂量为 800μg/20μg。

2. 儿童 哮喘。口腔吸入,12 岁及以上儿童用药应调整至最低有效剂量。

【不良反应】

1. 心血管系统 上市后有心绞痛、心律失常(如房颤、室性期外收缩、快速性心律失常)、Q-T 间期延长、血压升高(包括高血压)的报道。

2. 代谢/内分泌系统 上市后有低钾血症、高血糖的报道。因本药吸入给药后可能有全身吸收,少数患者可能出现全身性皮质类固醇反应,如肾上腺皮质功能亢进、肾上腺抑制(包括肾上腺危象),特别是长期使用超过推荐剂量的糠酸莫米松时。

3. 呼吸系统 临床试验中可见鼻咽炎、鼻窦炎。上市后有哮喘加重(可能包括咳嗽、呼吸困难、喘鸣及支气管痉挛)的报道。

4. 免疫系统 上市后有速发型和迟发型超敏反应(包括过敏反应、血管神经性水肿、严重低血压、皮疹、瘙痒)的报道。

5. 神经系统 临床试验中可见头痛。

6. 消化系统 临床试验中可见口咽念珠菌病。

7. 其他 临床试验中可见发声困难。

【禁忌证】

对糠酸莫米松、富马酸福莫特罗过敏者。

【药物相互作用】

参见"糠酸莫米松""富马酸福莫特罗"的【药物相互作用】。

【注意事项】

（1）本品不宜用于缓解急性支气管痉挛。

（2）本品禁用于哮喘持续状态或其他需加强治疗的急性哮喘发作，不宜用于病情急速恶化或有潜在生命威胁的哮喘发作。

（3）定期（如一日 4 次）口服或吸入短效 β_2 受体激动药者在使用本品前应停止定期使用短效 β_2 受体激动药。

（4）用药应密切监测患者是否出现全身性皮质类固醇反应的迹象，特别是手术后或应激期间肾上腺反应不足的迹象。

【FDA 妊娠 / 哺乳期分级】

C 级。

【用药实践】

（1）如出现临床显著的心血管不良反应，可能需停药。

（2）如出现吸入诱导的支气管痉挛，应立即以吸入性短效支气管扩张药治疗，还应立即停用本药并使用替代疗法。

（3）如出现全身性皮质类固醇反应，应缓慢降低本药的剂量。

（4）如出现口咽念珠菌病，应采取适当的局部或全身性抗真菌治疗。通常本药可继续使用，但有时需停药。

环索奈德 Ciclesonide

【其他名称】

威菲宁，仙定，Alvesco，Cicletex，Omnaris，Osonide，Zetonna。

【药物特征】

本药是一种非卤化糖皮质激素。由于其乙缩醛支链上具有一个手性中心，两个差向异构体表现出不同的结合力和代谢情况，R- 异构体与糖皮质激素受体的结合力明显强于 S- 异构体，故临床使用的是药物的 R- 异构体。本药以前体化合物形式给药,在肺部被气道内的酯酶活化成活性成分 C21- 脱异丁酰基环索奈德(des-CIC)而发挥抗炎活性。

经鼻给药后,健康成人每日给予 50~800μg,des-CIC 的血清峰浓度低于 30pg/ml。口腔气雾剂吸入给药后,在肺部平均沉积率为 52%,口腔/咽的平均沉积率为 38%。哮喘患者吸入给药后 2~4 周起效。健康人吸入后的平均绝对生物利用度为 18%。des-CIC 的平均相对生物利用度为 50%。与血浆蛋白高度结合(游离态<1%),不在红细胞内聚集。des-CIC 分布容积为 1190L。体外试验显示,des-CIC 由脂酶催化,一旦离开肺部,des-CIC 迅速在肝脏被细胞色素酶 P450(CYP)分解,CYP3A4 同工酶转化为无活性代谢物。吸入或经鼻给药后,des-CIC 在肺中持续存在,全身暴露量较少。静脉给药后,本药和 des-CIC 的总体清除率分别约为 152L/h 和 228L/h,66% 的药物随粪便排出,少部分(≤20%)药物经肾随尿排泄。口服给药后,首过效应几乎全部清除。本药与 des-CIC 的口服生物利用度均低于 1%,分布容积分别约为 2.9L/kg 和 12.1L/kg。口服 ^{14}C 标记的本药后,在血浆样品中检测不到本药,也几乎检测不到 des-CIC。本药半衰期为 0.71 小时,des-CIC 为 3.5 小时。尿液中本药和 des-CIC 回收率分别为 77.9% 和 66.0%。

【适应证】

(1)本药鼻喷雾剂用于治疗季节性和常年性过敏性鼻炎的相关鼻部症状。

(2)本药口腔气雾剂用于支气管哮喘。

【剂型与特征】

1. 环索奈德鼻喷雾剂 初次使用前应轻轻振摇并启动 8 次预充泵。如喷雾剂连续 4 日未使用,应轻轻振摇并再预充 1 次喷嘴,或待出现良好的喷雾后使用。

2. 环索奈德口腔气雾剂 是一种装在 HFA-134a 型推动装置,用乙醇为溶剂的气雾剂,其不同剂量、每喷浓度和组织暴露量呈线性关系；只能用于吸入给药。

【用法用量】

1. 成人

（1）过敏性鼻炎。经鼻给药，本药鼻喷雾剂，推荐剂量为一日 200μg，即每侧鼻孔一次 2 喷（50μg/ 喷），一日 1 次；每侧鼻孔不得超过一日最大剂量 2 喷（一日 200μg）。

（2）哮喘。经口吸入，口腔气雾剂。①曾使用过支气管扩张药：初始剂量为一次 80μg，一日 2 次，最大剂量为一次 160μg，一日 2 次；②曾使用过吸入皮质激素：初始剂量为一次 80μg，一日 2 次，最大剂量为一次 320μg，一日 2 次；③曾使用过口服激素药：初始剂量为一次 320μg，一日 2 次，最大剂量为一次 320μg，一日 2 次。使用本药 1 周后应逐渐减少口服皮质激素的剂量。

2. 儿童

（1）季节性过敏性鼻炎。经鼻给药，6 岁及 6 岁以上儿童用药同成人"过敏性鼻炎"项。

（2）常年性过敏性鼻炎。经鼻给药，12 岁及 12 岁以上儿童用药同成人"过敏性鼻炎"项。

（3）支气管哮喘。经口吸入，12 岁及 12 岁以上儿童同成人用法用量。

【不良反应】

1. 代谢 / 内分泌系统　可致皮质醇水平降低。

2. 呼吸系统　可见鼻出血（4.9%）、哮喘恶化、鼻咽炎（3.7%）和呼吸道感染。罕见鼻部和咽部白念珠菌感染。

3. 免疫系统　罕见速发型超敏反应。

4. 神经系统　可见头痛（6%）。

5. 消化系统　少见恶心、呕吐和腹泻。偶有吸入本药后引起舌或口腔黏膜局部灼烧感和声音改变的报道。

6. 皮肤反应　罕见接触性皮炎。

7. 眼睛 可见白内障、眼压升高、青光眼。

8. 耳 可见耳痛（2.2%）。

9. 其他 可见唇疱疹。

【禁忌证】

（1）对本药过敏者。

（2）哮喘持续状态或急性哮喘患者禁用本药口腔气雾剂。

【注意事项】

（1）建议长期使用本药时不应突然中断。

（2）对其他皮质类固醇过敏者可能对本药过敏。

（3）用药时应监测下丘脑-垂体-肾上腺轴功能抑制的体征或症状、眼部不良反应及儿童生长速度。

【FDA妊娠/哺乳期分级】

C级。

【用药实践】

无。

参 考 文 献

[1] 国家药典委员会. 中华人民共和国药典临床用药须知：化学药和生物制品卷（2010年版）[M]. 北京：中国医药科技出版社，2011：407，604，1412-1413.

[2] Product Information：Prednisone oral solution，tablets，prednisone oral solution，tablets[Z]. Boehringer Ingelheim，Roxane Laboratories，Inc，Columbus，OH，2009.

[3] Product Information：Solu-Cortef（R）IV，IM injection，powder for solution，hydrocortisone sodium succinate IV，IM injection，powder for solution[Z]. Pharmacia & Upjohn Company（per DailyMed），New York，NY，2010.

[4] Furuta GT，Liacouras CA，Collins MH，et al. First International Gastrointestinal Eosinophil Research Symposium（FIGERS）Subcommittees. Eosinophilic esophagitis in children and adults：a systematic review and consensus recommendations for diagnosis and treatment[J].

Gastroenterology, 2007, 133(4): 1342-1363.

[5] 国家药品监督管理局安全监管司, 国家药品监督管理局药品评价中心. 国家基本药物(西药)[M]. 2版. 北京: 人民卫生出版社, 2002: 593-594.

[6] Dubinsky RM, Kabbani H, El-Chami Z, et al. Quality Standards Subcommittee of the American Academy of Neurology. Practice parameter: treatment of postherpetic neuralgia: an evidence-based report of the Quality Standards Subcommittee of the American Academy of Neurology[J]. Neurology, 2004, 63(6): 959-965.

[7] 中华医学会神经病学分会. 中国多发性硬化及相关中枢神经系统脱髓鞘疾病的和治疗专家共识(草案)[J]. 中华神经科杂志, 2006, 39(12): 862-864.

[8] 贾建平. 神经病学[M]. 6版. 北京, 人民卫生出版社, 2013: 324.

[9] 中华医学会神经病学分会神经免疫组, 中国免疫学会神经免疫分会. 中国重症肌无力诊断和治疗专家共识[J]. 中华神经免疫学和神经病学杂志, 2011, 18(5): 368-372.

[10] Sellner J, Boggild M, Clanet M, et al. 欧洲神经病学联盟关于视神经脊髓炎诊治的指南[J]. 李海峰, 徐雁编译. 中国神经免疫学和神经病学杂志, 2010, 17(5): 383-385.

（丁月霞　唐启令）

第九章 肺癌治疗药物

　　肺癌是最常见的恶性肿瘤之一，发病率呈逐年上升趋势。目前肺癌已取代肝癌成为我国首位的恶性肿瘤死亡原因，且发病率和病死率持续上升。

　　吸烟是肺癌最重要的高危因素，包括被动吸烟或环境吸烟。肺癌与职业暴露也有重要关系。此外，大气污染、既往肺部疾病、遗传等因素也是肺癌发病的原因之一。

　　由于肺癌易侵犯周围组织、器官，且可通过血液和淋巴在远处器官形成转移灶，因此肺癌的治疗不仅要针对肺脏局部，也必须要顾及全身。目前肺癌的治疗以手术治疗、放射治疗、化学治疗和靶向治疗为主。单一的治疗手段往往不能取得良好的治疗效果，应采用多种治疗方法联合的模式才能达到最佳疗效。

第一节　非小细胞肺癌治疗药物

一、药物治疗概论

　　非小细胞肺癌（non-small-cell lng carcinoma, NSCLC）与"非小细胞癌"同义，属于肺癌的一种，它包括鳞癌、腺癌、大细胞癌，与小细胞癌相比，其癌细胞生长分裂较慢，扩散转移相对较晚。非小细胞肺癌占肺癌总数的 80%~85%，手术、化疗、放疗一直是非小细胞肺癌治疗的方案，手术治疗是最有希望治愈肺癌的手段,但 80% 的患者在确诊时已失去手术机会。在很长一段时间里,人类面对晚期 NSCLC 只能使用"含铂类药物的化疗"这一方法。虽然一定程度上增加了患者总生存期(OS),但它的上限也仅限于 20% 的反应率和 8~10 个月的中位生存期。

手术切除对于早期非小细胞肺癌的患者来说治愈几率较大,但手术治疗并非适合所有的患者,因为患者的体质、承受能力以及是否患有其他病症等都不同,所以在选择非小细胞肺癌的常用治疗方法中的手术治疗时有一定的适应证和禁忌证。

传统的化疗是非小细胞肺癌治疗的基石,是野生型以及突变未知患者治疗的首选。与最佳支持治疗相比,铂类为基础的联合化疗可以控制和改善晚期 NSCLC 患者的症状,延长患者生存期。2004 年美国医学会杂志上的一项 Meta 分析结果表明,以铂类为基础的两药联合优于单药治疗或三药治疗,从而确立了以铂类为基础的两药联合方案在晚期 NSCLC 治疗中的地位。

分子靶向治疗则为敏感突变的患者带来了革命性的转变,是目前治疗的中流砥柱:传统化疗药物无靶向性,在杀灭肿瘤细胞的同时也会导致正常组织细胞受损,因而化疗药物的广泛使用受到限制。近年来随着分子靶向治疗的进展,非小细胞肺癌的治疗已经取得了长足的进步。人们慢慢尝试着去识别导致 NSCLC 的关键基因突变,这些存在于癌基因上的遗传变异能编码调控细胞增殖和存活的信号蛋白。癌基因存在的基础,是"肿瘤的生存非常依赖于单一的癌基因表达"这一观点。具体到 NSCLC,其癌基因依赖特性已被证明,也因此诞生了各种特异性的分子靶向药物。靶向治疗药物针对肿瘤细胞进行精确打击,因而具有高效、低毒以及特异性强等优点。

免疫治疗在免疫检查点抑制剂上的突破也结束了长期混沌的状态,成为非小细胞肺癌治疗的新兴力量,随着肿瘤免疫学和分子生物学技术的发展,目前肺癌的治疗进入个体化治疗的阶段。随着新的肺癌驱动基因的不断发现,新型免疫治疗药物的不断出现,将会为晚期 NSCLC 患者提供更多的治疗策略,开启 NSCLC 治疗的新时代。细胞免疫治疗配合手术、放疗、化疗,能增强对肿瘤组织的抑制或杀灭作用,有效抑制其转移和扩散,克服了单一传统治疗方式"不彻底、易转移、副作用大"等弊端,在精确杀死癌细胞的同时,还能修复、提高患者的免疫系统。美国临床应用表明,联合运用细胞免疫治疗的患者,5 年生存率至少能提高一倍。

二、药物使用精解

多西他赛 Docetaxel

【其他名称】

艾素,多帕菲,泰素帝,斯曲帝,易优瑞康。

【药物特征】

本品为紫杉类抗肿瘤药,通过加强微管蛋白聚合和抑制微管解聚,破坏肿瘤细胞的有丝分裂。本品静脉滴注后半衰期为 11.2 小时,在肝中代谢,主要经胆道从粪便排出。

【适应证】

适用于使用以顺铂为主的化疗失败的晚期或转移性非小细胞肺癌的治疗。

【剂型与特征】

注射剂。本品配制时必须先用自带的专用溶媒溶解后,再用 0.9% 氯化钠注射液或 5% 葡萄糖注射液稀释后使用。由于本品中含有乙醇和吐温 80,因此可能引起过敏反应,对其有严重过敏者不可使用。

【用法用量】

$75mg/m^2$ 静脉滴注 1 小时,每 3 周一次。

【不良反应】

主要的不良反应为骨髓抑制和过敏反应。本品滴注一周内可能会发生皮疹,可在下次滴注前恢复。

【禁忌证】

对多西他赛或吐温 -80 有严重过敏史、白细胞数目＜1500个/mm³ 或肝功能有严重损害的患者禁用本品。孕妇、哺乳期妇女及儿童禁用。

【药物相互作用】

体外研究表明 CYP3A4 抑制剂可能干扰本品的代谢,因此当与此类药物(如红霉素、环孢素等)同时应用时应格外小心。

【注意事项】

(1)治疗前需预服糖皮质激素,如地塞米松(在多西他赛注射头一天开始服用,16mg/d,服用 4~5 天),以减轻体液潴留的发生。

(2)在本品开始滴注的前几分钟有可能发生过敏反应,应注意观察,同时在治疗期间应经常监测血细胞数目。

【FDA 妊娠 / 哺乳分级】

D 级 /L5 级。目前尚无足够的和严格控制的孕妇临床研究资料。如果患者在孕期使用本品,或在使用本品期间怀孕,应被告知对胎儿的潜在危害和流产的潜在危险。育龄期妇女在使用本品治疗期间应避免怀孕。本品尚不清楚多西他赛是否从人乳中排泄,但鉴于许多药物都可从人乳中排泄,且多西他赛可能引起哺乳婴儿的严重不良反应,母亲在使用本品前应停止哺乳。

【用药实践】

1. 超适应证　本品可用于不能手术或复发的头颈部癌、转移或局部晚期胃癌、卵巢癌(一线、辅助及复发的治疗)、宫颈癌。

2. 相关基因　使用本品前,对患者进行 TUBB3 的基因检测,可以预知本品的耐药及预后。

顺铂 Cisplatin

【其他名称】

诺欣，科鼎，铂龙，金顺，益久博。

【药物特征】

本品为铂类抗肿瘤药，干扰 DNA 复制或与核蛋白及胞浆蛋白结合。本品主要由肾排泄。腹腔内注射后腔内器官浓度为静脉注药的 2.5~8.0 倍。

【适应证】

本品为治疗多种实体瘤的一线用药。与 VP-16（足叶乙苷）联合为治疗小细胞肺癌和非小细胞肺癌一线方案。本品为化疗增敏剂，目前国外广泛用于Ⅳ期不能手术的非小细胞肺癌的局部放疗，可提高疗效及改善生存期。

【剂型与特征】

注射剂。本品只能经动脉、静脉或腔内注射给药。铝与本药接触会发生反应，产生黑色沉淀和气体，因此应避免接触含铝器具。

【用法用量】

一般按体表面积 20mg/m²，一日一次，连用 5 日；或一次 30mg/m²，一日一次，连用 3 日。大剂量应用为每次 80~120mg/m²，静脉滴注，每 3~4 周一次，最大剂量不应超过 120mg/m²，以 100mg/m² 为宜。

【不良反应】

常见的不良反应是消化道反应、肾毒性、神经毒性、骨髓抑制和过敏反应。

【禁忌证】

肾功能不全、孕妇及对本品过敏者禁用。

【药物相互作用】

氨基糖苷类、两性霉素 B 或头孢噻吩等与本品合用，可增加肾毒性；甲氨蝶呤及博来霉素主要由肾脏排泄，本品所致的肾损害会延缓上述两药的排泄，导致毒性增加；丙磺舒与本品合用时，可致高尿酸血症；氯霉素、呋喃苯胺酸或利尿酸钠可增加本品耳毒性；抗组胺药可掩盖本品所致的耳鸣、眩晕等症状。

【注意事项】

（1）大剂量应用本品时，必须同时进行水化和利尿。

（2）应用本品前，预防性服用止吐药。

（3）在用药前、中、后均应监测血、尿及肝肾功能。

（4）本品通常采用静脉滴注，给药前 2~16 小时和给药后至少 6 小时之内，必须进行充分的水化治疗。

【FDA 妊娠 / 哺乳分级】

D 级 /L5 级。化疗期间与化疗后，男女患者均需严格避孕。治疗后若想怀孕，需事先进行遗传学咨询。

【用药实践】

使用本品前，对患者进行 ERCC1 基因检测，可预知患者对本品的耐药性。

卡铂 Carboplatin

【其他名称】

波贝，伯尔定。

【药物特征】

本品为铂类抗肿瘤药，直接作用于 DNA，通过破坏 DNA 而抑制肿瘤的生长。本品在体内与血浆蛋白结合较少，主要经肾脏排泄。本品血浆半衰期较长，为 29 小时。

【适应证】

主要用于实体瘤小细胞肺癌，也可用于非小细胞肺癌。

【剂型与特征】

注射剂。考虑到稳定性，本品宜用 5% 葡萄糖注射液作为溶媒。本药存放及使用时应避免直接日晒,应现用现配,配制好的药液应在 8 小时内使用。

【用法用量】

本品仅供静脉使用,可单用也可与其他抗癌药联用。肾功能正常的成人初治患者,推荐剂量为 $400mg/m^2$,单剂静脉输注 15~60 分钟,3~4 周重复给药一次,2~4 次为一疗程。

【不良反应】

本品主要的不良反应为血液系统反应、肝毒性、肾毒性、耳毒性、胃肠道反应、过敏反应、神经系统毒性反应。

【禁忌证】

有明显骨髓抑制和肝、肾功能不全,对铂类化合物和甘露醇过敏者,孕妇、哺乳期妇女及儿童禁用。

【药物相互作用】

（1）避免与可能损害肾功能的药物（如氨基糖苷类）合用。

（2）与其他抗癌药合用时,应调整剂量和用药时间间隔。

【注意事项】

（1）本品在稀释或给药时,不能接触含铝的针头或其他器械。

（2）本品疗程的开始必须与前一个疗程间隔 4 周或中性粒细胞至少 $2000/mm^3$ 以上,血小板至少 $100\,000/mm^3$ 以上。

（3）用药期间应定期检查血象。

【FDA 妊娠 / 哺乳分级】

D 级 /L5 级。孕妇使用本品的安全性尚不明确,已知卡铂对许多实验对象有胚胎毒性及诱变的可能性。卡铂是否通过乳汁分泌还不清楚。据研究,许多药物能分泌到乳汁中,卡铂一旦分泌到乳汁,会对婴儿造成严重的伤害,因此,需要用卡铂治疗的哺乳期妇女,要在停止哺乳和中断治疗之间作出选择。

【用药实践】

1. 相关基因　使用本品前,对患者进行 ERCC1 基因检测,可预知患者对本品的耐药性。

2. 使用要点　本品在溶解后,应在 8 小时内用完。

吉非替尼 Gefitinib

【其他名称】

易瑞沙。

【药物特征】

本品是一种选择性表皮生长因子受体(EGFR)酪氨酸激酶抑制剂。本品口服给药后,吸收缓慢,癌症患者的平均吸收生物利用度为 59%。

【适应证】

本品适用于治疗既往接受过化学治疗的局部晚期或转移性非小细胞肺癌。既往化学治疗主要是指铂剂和多西紫杉醇治疗。

【剂型与特征】

片剂。口服后 3~7 小时可达血药峰浓度,血浆蛋白结合率约为 90%,主要在肝内代谢。单次口服后 10 日 90% 随粪便排泄,随尿排泄量不足 4%,消除半衰期为 6~49 小时。本品可引起乏力,出现乏力的患者在驾驶或操作机器时应谨慎。

【用法用量】

本品的推荐剂量为 250mg(1 片),一日 1 次,口服,空腹或与食物同服。吞咽困难时,可溶于水中服用。

【不良反应】

最常见的药物不良反应为腹泻和皮肤反应,通常是可逆性的。

【禁忌证】

对本品及成分有严重过敏者禁用。

【药物相互作用】

(1)与利福平合用,促进本品的代谢。

（2）与 CYP3A4 诱导剂合用可增加本品的代谢并降低其血药浓度。

（3）在Ⅱ期临床研究中，将本品与长春瑞滨同时服用，显示本品可能会加剧长春瑞滨引起的中性白细胞减少作用。

【注意事项】

（1）服药期间密切监测间质性肺病发生的迹象，当证实有间质性肺病时，应停止使用本品，并对患者进行相应的治疗。

（2）服药期间建议定期检查肝功能。肝转氨酶轻中度升高的患者应慎用本品。如果肝转氨酶升高加重，应考虑停药。

（3）服用华法林的患者应定期监测凝血酶原时间或 INR 的改变。

（4）当患者出现以下情况加重时即刻就医：任何眼部症状，严重或持续的腹泻、恶心、呕吐或厌食。

（5）本品治疗期间，可出现乏力的症状，出现这些症状的患者在驾驶或操纵机器时应给予提醒。

【FDA 妊娠 / 哺乳分级】

D 级。目前尚无用于妊娠或哺乳期女性的资料。在动物实验中已观察到生殖毒性。动物实验也在兔的乳汁中检测到吉非替尼及其部分代谢物。在接受治疗期间，要劝告育龄女性避免妊娠，并建议哺乳母亲停止母乳喂养。

【用药实践】

相关基因：本品一线治疗 EGFR 基因突变晚期 NSCLC 患者的无进展生存时间、肿瘤缓解率和生活质量均优于标准化疗，并且具有良好的安全性。

厄洛替尼 Erlotinib

【其他名称】

特罗凯。

【药物特征】

本品为表皮生长因子受体（EGFR）抑制剂，通过与肿瘤细胞 EGFR 酪氨酸激酶结构的特异性结合,阻断细胞信号通路,抑制肿瘤细胞增殖,并促进其凋亡。本品是目前临床治疗晚期 NSCLC 最新最有效的分子靶向药物。口服约 60% 吸收,与食物同服生物利用度几乎提高到 100%。半衰期约为 36 小时,主要通过 CYP3A4 代谢清除,小部分通过 CYP1A2 代谢。

【适应证】

本品可用于两个或以上化疗失败的局部晚期和转移的 NSCLC 的三线治疗。

【剂型与特征】

片剂。口服后达峰时间约为 4 小时,7~8 日稳态血药浓度,生物利用度约 60%。主要经 CYP3A4 代谢,给药量的 83% 随粪便排泄,8% 随尿排泄,消除半衰期约为 36 小时。本药片剂可能含有乳糖,Lapp 乳糖代谢酶缺乏、半乳糖吸收不良以及葡萄糖耐受不良的患者应避免使用。

【用法用量】

本品用于 NSCLC 的推荐剂量为 150mg/d,应在进食前 1 小时或进食后 2 小时服用。持续用药直至疾病进展或出现不能耐受的毒性反应。

【不良反应】

本品最常见的不良反应是皮疹和腹泻。

【禁忌证】

对本品过敏者禁用。

【药物相互作用】

本品经肝脏代谢,主要通过 CYP3A4,少量通过 CYP1A2 和同工酶 CYP1A1。任何通过这些酶(包括酶的抑制剂或诱导剂)代谢的药物均可与厄洛替尼发生作用。本品会增加铂浓度。本品与他汀类合用可增加他汀类引起的肌病(包括罕见的横纹肌溶解症)的发生率。

【注意事项】

吸烟会诱导 CYP1A1 和 CYP1A2, 导致本品减少 50%~60%, 建议吸烟者戒烟。

【FDA 妊娠 / 哺乳分级】

D 级 /L4 级。未在孕妇中进行厄洛替尼的充分、对照性研究, 其对孕妇潜在危险性未知。动物研究显示有一定的生殖毒性。生育期妇女服用厄洛替尼期间应避免妊娠。在治疗期间和治疗后至少 2 周应充分避孕。只有认为母亲的受益大于对胎儿的危害妊娠女性才能继续治疗。如果妊娠期间使用厄洛替尼, 患者应了解对胎儿的潜在危害和可能导致流产。

尚不清楚人乳汁中是否分泌有厄洛替尼。因为许多药物可分泌到人乳汁中而且厄洛替尼对婴儿的影响尚未研究, 建议妇女使用厄洛替尼时避免哺乳。

【用药实践】

在对患者应用本品前, 进行 EGFR 基因测序 (血浆 EGFR 基因突变者接受本品和化疗联合治疗的客观缓解率和无进展生存期均优于单独化疗组), 这种方法是合理化疗的关键, 避免对患者使用无效且昂贵治疗。

培美曲塞二钠 Pemetrexed

【其他名称】

普来乐, 力比泰, 赛珍, 卡帕邦, 全持安。

【药物特征】

本品是一种结构上含有核心为吡咯嘧啶基团的抗叶酸制剂, 通过破坏细胞内叶酸依赖性的正常代谢过程, 抑制细胞复制, 从而抑制肿瘤的生长。本品主要通过肾脏以原药形式排出体外。

【适应证】

本品单药适用于既往接受一线化疗后出现进展的局部晚期

或转移性非鳞状细胞型 NSCLC 患者的治疗。本品联合顺铂用于治疗无法手术的恶性胸膜间皮瘤。

【剂型与特征】

注射剂。配制时需用 0.9% 氯化钠注射液稀释,配好的溶液,置于冰箱冷藏或于室温(15~30℃),无需避光,其物理及化学特性在 24 小时内保持稳定。

【用法用量】

本品对于既往接受过化疗的 NSCLC 患者,推荐剂量为 500mg/m^2 体表面积(BSA),静脉输注 10 分钟以上。每 21 天为一个周期,在每周期的第 1 天给药。

【不良反应】

本品常见的不良反应为胃肠道反应和皮肤反应。在与顺铂联合用药时,止吐治疗尤其重要,还可见骨髓抑制、肝功异常和脱发等不良反应。

【禁忌证】

本品禁用于对培美曲塞过敏者。禁止同时接种黄热病疫苗。

【药物相互作用】

(1)本品主要通过肾小球的过滤和肾小管的排泄作用,以原药形式从尿路排出体外。同时给予对肾脏有危害的药物会延迟本品的清除,同时给予增加肾小管负担的其他药物也可能延迟本品的清除。

(2)半衰期较长的非甾体类抗炎药与本品有潜在的相互作用。

【注意事项】

(1)对于肌酐清除率<45ml/min 的患者,不应给予本品治疗。

(2)本品可引起骨髓抑制,是常见的剂量限制性毒性,应根据既往治疗周期中出现的最低中性粒细胞、血小板值和最严重的非血液学毒性来进行剂量调整。

（3）接受本品治疗同时接受叶酸和维生素 B_{12} 的补充治疗，可以预防或减少治疗相关的血液学或胃肠道不良反应。

（4）本品可能对胎儿、婴儿有潜在危险。

【FDA 妊娠 / 哺乳分级】

D 级。培美曲塞按照 0.1mg/（kg·d）或更大剂量（相当于人类推荐用量的 1/1666）给予雄性小鼠，可导致生育能力下降、精液过少和睾丸萎缩。

【用药实践】

1. 超适应证 本品可用于宫颈癌、卵巢癌。

2. 相关基因 使用本品前，对患者进行 TYMG 基因检测，可预知对本品的耐药及预后。（TYMG 低表达的患者接受本品的客观缓解率更高）

（祝伟伟 唐启令）

第二节 小细胞肺癌治疗药物

一、药物治疗概论

小细胞肺癌是肺癌的基本类型之一，属于未分化癌，在肺癌中所占的比例为 20%~25%，据近年流行病学资料显示该类型已有下降的趋势。小细胞肺癌的病理类型包括燕麦细胞型、中间细胞型和复合燕麦细胞型。三分之一的肺癌患者属于这种类型，是一种恶性程度较高的肺癌，生物学行为恶劣，预后凶险。以同样播散范围比较，小细胞肺癌较其他类型肺癌诊断前的症状期短，确诊后的生存期亦短。如不治疗，小细胞肺癌患者自诊断起的中位生存期不足三个月，2 年生存率小于 1%。发病年龄较轻，多见于男性且多数患者有吸烟史。一般起源于较大支气管，大多为中央型肺癌。小细胞癌分化程度低,生长快,较早出现淋巴道转移和侵入血管经血道广泛转移到身体远处器官组织,因此在各类肺癌中,小细胞癌的预后最差。

小细胞肺癌的临床特点有细胞倍增时间短,进展快,常伴内分泌异常或类癌综合征;由于患者早期即发生转移且对放化疗敏感,治疗上一般不主张手术,以全身化疗及放疗为主。综合放化疗和手术治疗系治疗小细胞肺癌成功的关键。小细胞肺癌恶性程度较高,预后较差。发热、咳嗽都是肺癌常见的症状,出现头痛要警惕脑转移,强烈建议行颅脑 CT 检查。

美国 NCCN 指南,对于 SCLC 的一线化疗方案包括:①局限期 EP 方案(DDP/VP-16)、CE 方案(CBP/VP-16),同时联合放疗。国内常采用上述方案且取得较好的疗效。②广泛期除 EP、CE 方案外,DDP/CPT-11 方案亦可采纳。二线化疗方案应首选临床新药试验;如肿瘤在 3 个月内复发且体质较好者,可考虑应用紫杉醇、多西紫杉醇、吉西他滨及异环磷酰胺等;如肿瘤复发超过 3 个月以上,则可考虑应用拓扑替康、依立替康、CAV 方案(CTX/ADM/VCR)、吉西他滨、紫杉醇、口服 VP-16 或长春瑞滨等;肿瘤复发超过 6 个月以上者,仍可维持一线治疗方案。在治疗局限期小细胞肺癌时,有 40%~70% 患者的病灶完全消失,广泛期小细胞肺癌也可以获得 20% 完全缓解。放疗及化疗对于 SCLC 较非小细胞肺癌(NSCLC)具有较高疗效。对于接受标准化疗方案治疗的广泛期 SCLC 患者,其中位生存时间为 8~10 月;2 年生存率为 10%~15%。尽管 SCLC 化疗的有效率较高,但对于广泛期 SCLC 患者,从化疗耐药开始至患者死亡的中位时间仍不满意。对于局限期 SCLC 患者在诱导化放疗后仍有 75%~80% 出现复发,故二线治疗是治疗 SCLC 的瓶颈及重点。

二、药物使用精解

紫杉醇 Paclitaxel

【其他名称】

泰素，紫素，特素，奥素，安素泰。

【药物特征】

本品为双萜生物碱，可抑制微管蛋白解聚，抑制细胞有丝分裂。本品主要在肝脏代谢，P450 酶参与其体内代谢，因此存在机体差异。

【适应证】

适用于一线治疗晚期非小细胞肺癌，临床常联合铂类(顺铂)化疗。

【剂型与特征】

注射剂。紫杉醇注射液的溶媒中还有乙醇和聚氧乙烯蓖麻油，易引起过敏反应，紫杉醇注射液用于静脉给药时，应使用一次性非聚氯乙烯材料的输液瓶和输液管，并通过所连接的过滤器过滤后静脉滴注。需要注意的是该药的脂质体剂型不能使用精密输液器，以避免脂质体被截留堵塞输液器。

【用法用量】

(1)单药剂量：$135\sim200\mathrm{mg/m}^2$，在 G-CSF(重组人粒细胞集落刺激因子)支持下，剂量可达 $250\mathrm{mg/m}^2$。将紫杉醇用生理盐水或 5% 葡萄糖盐水稀释，静脉滴注 3 小时。

(2)联合用药剂量：$135\sim175\mathrm{mg/m}^2$，$3\sim4$ 周重复。

【不良反应】

主要的不良反应为骨髓抑制、过敏反应、神经毒性和心血管毒性。

【禁忌证】

对本品及聚氧乙基代蓖麻油过敏者禁用。中性粒细胞计数少于 1500 个 /mm^3 的实体瘤患者,或中性粒细胞计数少于 1000 个 /mm^3 的 AIDS 相关性卡氏肉瘤患者禁用。怀孕及哺乳期妇女禁用。

【药物相互作用】

顺铂后给予本品,本品清除率降低约 30%,骨髓毒性严重。细胞色素 P450 同工酶 CYP2C8、CYP3A4 促进本品的代谢。本品与阿霉素联用时,可能会提高阿霉素的血药浓度。

【注意事项】

为预防发生过敏反应,在紫杉醇治疗前 12 小时口服地塞米松 10mg,治疗前,6 小时再口服地塞米松 10mg,治疗前 30~60 分钟给予苯海拉明肌内注射 20mg,静脉注射西咪替丁 300mg 或雷尼替丁 50mg。与铂类化合物联用时,应先用本品。建议在本品输注的头一个小时监测生命体征并在治疗期间应经常检查血细胞计数。本品的配制要严格按照规程,尽量降低皮肤暴露的风险。

【FDA 妊娠 / 哺乳分级】

D 级 /L5 级。紫杉醇在动物实验中证实影响胚胎生长,故孕妇禁用。育龄妇女,治疗期不宜怀孕。

【用药实践】

1. 超适应证　本品在口头告知患者并在病程中记录的情况下,可以用于子宫颈癌、子宫内膜癌、卵巢癌的化疗。本品还可用于胃癌、原发灶不明性癌、恶性黑色素瘤。注射用紫杉醇脂质体可用于胃癌、食道癌、宫颈癌。

2. 相关基因　使用本品前,对患者进行 TUBB3 的基因检测,可预知对本品的耐药及预后。

拓扑替康 Topotecan

【其他名称】

欣泽,金喜素。

【药物特征】

本品为拓扑异构酶Ⅰ的抑制剂。通过与拓扑异构酶Ⅰ-DNA复合物结合可组织拓扑异构酶Ⅰ所诱导DNA单链可逆性断裂后的重新连接,导致细胞死亡。其细胞毒作用是在DNA的合成中,是S期细胞特异性药物。本品可进入脑脊液中,在脑脊液中有蓄积,大部分经肾脏排泄,小部分经胆汁排泄。

【适应证】

1.口服制剂　对于一线化疗失败的,采用本品+顺铂二线治疗,但不能耐受静脉给药的广泛期小细胞肺癌患者。

2.注射剂　小细胞肺癌及晚期转移性卵巢癌经一线化疗失败者。

【剂型与特征】

1.胶囊剂　口服后吸收迅速,1~2小时可达血浆峰浓度,生物利用度约为40%。本药胶囊可或不与食物同服,但应整片吞服,不得咀嚼、压碎或分开。不得因呕吐而重复用药。

2.注射剂　稀释后药液于20~25℃条件下可保存24小时。

【用法用量】

(1)口服给药,与顺铂联用。推荐剂量为每日一次,每次按体表面积 $1.4mg/m^2$,连续服用5天,在第5天给予顺铂($75mg/m^2$)静脉输注,每21天为一个疗程。可根据患者耐受性调整本品剂量。

(2)注射剂推荐剂量为 $1.2mg/(m^2 \cdot d)$,静脉输注30分钟,持续5天,21天为一疗程,治疗中重度的中性粒细胞减少症患者,在其后的疗程中剂量减少 $0.2mg/m^2$ 或与粒细胞集落刺激因子(G-CSF)同时使用。使用从第6天开始,即在持续5天使用本品后24小时后再用G-CSF。

(3)注射剂的配制:用无菌注射用水 1ml 溶解本品 1mg 比例溶解,按 $1.2mg/(m^2 \cdot d)$ 剂量抽取药液,用 0.9% 氯化钠或 5% 葡萄糖注射液稀释后静脉输注。

【不良反应】

本品最常见的剂量限制性毒性反应为骨髓抑制,口服给药和静脉给药的血液系统毒性主要有中性粒细胞减少、血小板减少和贫血,非血液学毒性主要有恶心、呕吐、脱发和腹泻。

【禁忌证】

(1)对本品过敏者禁用。

(2)孕妇、哺乳期妇女禁用。

(3)患有严重骨髓抑制,中性粒细胞<1500 个 /mm^3 者禁用。

【药物相互作用】

(1)本品与其他抗肿瘤药物合用能提高细胞毒性,其提高程度与肿瘤类型、暴露时间、药物浓度和用药顺序有关。

(2)本品与其他细胞毒性药物合用时,可能会加重骨髓抑制情况,因此可考虑适当减少剂量。

【注意事项】

(1)对接受本品治疗者,必须定期监测外周血象,以便及早发现骨髓抑制现象。骨髓抑制主要表现为中性粒细胞减少,严重时可并发感染,甚至死亡。

(2)肝功不全者血浆清除率降低,但一般不需调整剂量。轻度肾功能不全者一般不需调整剂量,中度肾功能不全者应减少剂量,没有足够资料证明重度肾功能不全者可否使用。

(3)在使用本品的注射剂时,打开包装及配制应穿隔离衣,戴手套,在垂直层流罩中进行。如不小心沾染在皮肤上,立即用肥皂和清水清洗,如沾染在黏膜或角膜上,用水彻底冲洗。

(4)本品注射粉针在避光包装内,温度 20~25℃时保持稳定,由于药内无抗菌成分,故开瓶后须立即使用,稀释后在 20~25℃可保存 24 小时。

【FDA 妊娠 / 哺乳分级】

D 级。本品对胎鼠有较强的致畸胎作用和生殖毒性作用。

【用药实践】

本品是一种细胞毒类抗癌药,打开包装及配制时应穿隔离衣、戴手套,在垂直层流罩中进行。如不小心沾染在皮肤上,立即用肥皂和清水清洗;如沾染在黏膜或角膜上,用水彻底清洗。

参 考 文 献

[1] 叶敏,朱珠,沈铿,等. 紫杉醇药代动力学研究进展 [J]. 中国新药杂志, 1999,8(5):302-306.

[2] 朱铁峰,崔贵,景凯,等. ercc1、rrm1、tymS、tubb3 表达对晚期非小细胞肺癌个体化治疗的应用分析 [J]. 中国临床研究,2015,28(6):736-739.

[3] 曹军,何阳,刘洪强,等. 吉西他滨及顺铂经动脉、静脉注射后血浆、组织药物浓度的变化 [J]. 中国医药导报,2014,11(32):8-13.

[4] 王翠萍,王玮莹. 吉非替尼治疗老年肺腺癌的疗效及不良反应分析 [J]. 世界最新医学信息文摘(电子版),2015,15(36):84-85.

[5] 陈婕. 吉非替尼联合化学治疗对 A549、SPC-A1、H292 及 A431 细胞株的作用 [D]. 上海:复旦大学,2008.

[6] 李湘红,李金凤. 吉非替尼致间质性肺炎一例 [J]. 肿瘤研究与临床, 2015,27(7):495,504.

[7] 《非小细胞肺癌血液 EGFR 基因突变检测中国专家共识》制定专家组. 非小细胞肺癌血液 EGFR 基因突变检测中国专家共识 [J]. 中华医学杂志,2015,95(46):3721-3726.

[8] 张雅军,李红兵,李现东,等. 吉非替尼与厄洛替尼二线治疗晚期肺腺癌的临床疗效及安全性 [J]. 中国临床药理学杂志,2015,31(11):899-901.

[9] 孙少卫,肖莉,廖端芳. EGFR 突变在非小细胞肺癌发生和化疗反应性中的作用及其分子机制 [J]. 南华大学学报医学版,2007,35(3):445-448.

[10] 石远凯,孙燕,丁翠敏,等. 中国埃克替尼治疗非小细胞肺癌专家共识(2016 版)[J]. 中国肺癌杂志,2016,19(7):489-493.

[11] 蒋涛,周彩存. ALK 阳性非小细胞肺癌患者克唑替尼耐药的机制和治疗措施 [J]. 中国肺癌杂志,2015,18(2):69-74.

[12] 唐敏, 武晓楠, 程刚. Crizotinib 在 ALK 基因阳性非小细胞肺癌中的临床研究进展 [J]. 基础医学与临床, 2013, 33(3): 382-386.

[13] 常规免疫组织化学初筛 ALK 阳性非小细胞肺癌专家共识专家组. 常规免疫组织化学初筛 ALK 阳性非小细胞肺癌专家共识 [J]. 中华病理学杂志, 2015, 44(7): 476-479.

[14] 徐陆亭, 赵瑞景, 董增军, 等. 非小细胞肺癌中 ROS1 基因重排及其临床意义 [J]. 中国肺癌杂志, 2013, 16(12): 663-670.

[15] 陈莹, 赵新华, 陶利英. 培美曲塞二钠联合顺铂治疗晚期非小细胞肺癌不良反应的护理 [J]. 中国癌症防治杂志, 2011, 3(2): 165-166.

[16] 陈志宇, 许立功. 抗肿瘤新药——培美曲塞 [J]. 中国新药与临床杂志, 2005, 24(2): 143-147.

[17] 张志豪, 朱有才, 邬冬强, 等. 晚期肺腺癌组织中 TYMS 基因表达水平判定及其临床意义验证 [J]. 武警医学, 2015, 26(1): 19-22.

[18] 周彩虹. TTRAP 影响肿瘤细胞生长和依托泊苷药物敏感性的分子机理初步研究 [D]. 上海: 复旦大学, 2010.

[19] 金阳, 熊先智, 陶晓楠, 等. 重组改构人肿瘤坏死因子对小细胞肺癌化疗的干预 [J]. 中国医院药学杂志, 2006, 26(3): 270-272.

（程丽艳　祝伟伟）

第十章 戒烟药物

一、药物治疗概论

戒烟药是指帮助人们控制烟瘾的药物,也叫戒除尼古丁依赖综合征药物。常用的戒烟药物有化学合成药物、天然中草药、矿物质等。不同的药物在戒烟的过程中其药理作用也不同,有的是调节人体中枢神经系统,让人体逐渐对尼古丁的依赖有所减少,有的是逐渐排除人体尼古丁的有害成分,慢慢地减轻烟瘾,从而达到戒烟效果等。

药物治疗是非常有效的戒烟方法,通过减少戒断症状从而增加戒烟成功率。2008 年 5 月,在参考了 8000 多篇文献的基础上,美国公共卫生署颁布了有关烟草使用和依赖治疗的新版临床实践指南。该指南推荐了 7 种能够有效增加长期戒烟效果的一线临床戒烟用药,包括 5 种尼古丁替代疗法(nicotine replacement therapy, NRT)类戒烟药(尼古丁咀嚼胶、尼古丁吸入剂、尼古丁口含片、尼古丁鼻喷剂和尼古丁贴剂)和 2 种非尼古丁类戒烟药(酒石酸伐尼克兰片和盐酸安非他酮)。

尼古丁替代疗法(NRT)类药物通过向人体提供尼古丁以代替或部分代替从烟草中获得的尼古丁,从而减轻尼古丁戒断症状,如注意力不集中、焦虑、易怒、情绪低落等。NRT 类药物辅助戒烟安全有效,可使长期戒烟的可能性加倍,虽然并不能完全消除戒断症状,但可以不同程度地减轻戒烟者戒烟过程中的不适。预期的戒烟难度取决于吸烟者对尼古丁的依赖程度而非吸烟量,需按照尼古丁依赖程度决定是否安排患者使用 NRT 类药物。不同 NRT 类药物以不同方式提供尼古丁,目前尚无证据表明这些药物在戒烟疗效上存在差别,药物选择应遵从戒烟者的意愿。吸烟者经常由于未能使用足量的 NRT 类药物而不能达到最佳的治疗效果。

NRT 类药物疗程应持续 8~12 周,而少数吸烟者可能需要治疗更长时间(5% 可能需要继续治疗长达 1 年)。长期的 NRT 类药物治疗无安全性问题。心肌梗死后 2 周内、严重心律失常、不稳定型心绞痛患者慎用。对于存在药物禁忌或使用戒烟药物后疗效尚不明确的人群(如非燃烟草制品使用者、少量吸烟者、孕妇、哺乳期妇女以及未成年人等),目前尚不推荐使用戒烟药物。

伐尼克兰(酒石酸伐尼克兰片)是一种新型非尼古丁类戒烟药物,在 2006 年已被美国 FDA 批准上市用于成人戒烟,推荐吸烟者使用的证据等级为 A。伐尼克兰对神经元中 $\alpha_4\beta_2$ 尼古丁乙酰胆碱受体具有高度亲和力及选择性,是尼古丁乙酰胆碱受体的部分激动剂,同时具有激动及拮抗的双重调节作用。伐尼克兰与尼古丁乙酰胆碱受体结合发挥激动剂的作用,刺激释放多巴胺,有助于缓解戒烟后吸烟者对烟草的渴求和各种戒断症状;同时,它的拮抗特性可以阻止尼古丁与受体的结合,减少吸烟的快感,降低吸烟冲动,从而减少复吸的可能性。在 2009 年发表的一项由中国、新加坡和泰国共 15 个中心参加的临床研究中,伐尼克兰戒烟疗效显著优于安慰剂,主要疗效终点第 9~12 周(包括第 12 周)经 CO 测量证实的 4 周持续戒烟率,伐尼克兰治疗组(50.3%)显著高于安慰剂组(31.6%)(P=0.0003)。关键指标及其他次要疗效指标在伐尼克兰组和安慰剂组之间的差异均有统计学意义。

盐酸安非他酮(缓释片)是第一种可有效帮助吸烟者戒烟的非尼古丁类戒烟药物,1997 年被用于戒烟,推荐吸烟者使用的证据等级为 A。盐酸安非他酮是一种具有多巴胺能和去甲肾上腺素能的抗抑郁剂,作用机制可能包括抑制多巴胺及去甲肾上腺素的重摄取以及阻断尼古丁乙酰胆碱受体。盐酸安非他酮为口服药,剂量为 150mg/ 片,至少在戒烟前 1 周开始服用,疗程为 7~12 周。副作用有口干、易激惹、失眠、头痛和眩晕等。癫痫患者、厌食症或不正常食欲旺盛者、现服用含有安非他酮成分药物者或在近 14 天内服用过单胺氧化酶抑制剂者禁用。对于尼古丁严重依赖的吸烟者,联合应用 NRT 类药物可使戒烟效果增加。

二、药物使用精解

尼古丁 Nicotine

【其他名称】

烟碱。

【药物特征】

尼古丁(Nicotine),俗名烟碱,是一种存在于茄科植物(茄属)中的生物碱,也是烟草的重要成分,还是 N 胆碱受体激动药的代表,对 N1 和 N2 受体及中枢神经系统均有作用。当尼古丁进入体内,会经由血液传送,并可通过血脑屏障,吸入后平均只需要 7 秒即可到达脑部。尼古丁在人体内的半衰期约为 2 小时。肝是主要代谢尼古丁的器官,分解酵素为细胞色素 P450(主要是 CYP 2A6,CYP 2B6 也可作用于尼古丁),代谢产品为可替宁(cotnine)。

【适应证】

尼古丁替代疗法(Nicotine Replacement Therapy,NRT),用于戒烟,缓解尼古丁戒断症状,及戒烟产生的吸烟渴望。

【剂型与特征】

1. 咀嚼胶 以咀嚼方式口服后较易由口腔黏膜吸收,血药浓度在咀嚼后 5~7 分钟即可测出,停止咀嚼 10 分钟后达到峰值。血药浓度与通过咀嚼释放的本药的量成正比,不超过吸烟时的血药浓度。舌下给药的生物利用度约为 50%。本药咀嚼胶可能加重牙科疾病。

2．舌下含片　舌下给药的生物利用度约为 50%,使用 1 片的剂量,在 10 小时后出现尼古丁的血浆稳态谷浓度,约为 10ng/ml,是正常抽烟水平的 50%。

3．贴剂　透皮贴剂宜贴于躯干、上臂或臀部的清洁、干燥、无破损的皮肤,每日应选择不同的部位贴用,并应贴用 24 小时。本药透皮贴剂可能含有传导性金属(如铝),进行 MRI 检查前应先将贴剂移除。

【用法用量】

1．咀嚼胶　重度依赖的吸烟者以及用 2mg 尼古丁咀嚼胶无效者,应选用 4 毫克尼古丁咀嚼胶;其他选用 2mg 尼古丁咀嚼胶。大部分吸烟者每天需用 8~12 片合适剂量的咀嚼胶。每天最大剂量不超过 24 片咀嚼胶。疗程长短因人而异,临床经验显示一个疗程至少需要 3 个月,然后逐渐减少咀嚼胶的用量。当每天只需 1~2 片尼古丁咀嚼胶时,疗程便可结束,不主张使用尼古丁咀嚼胶超过 1 年。

2．口含片　舌下含服,每 1~2 小时 1~2 片(2~4mg),每日最大剂量不得超过 20 片(40mg)。4 周后,用药剂量逐渐减少,直至停药。治疗第一周的 1~4 天为剂量调整期,由戒烟者根据自己对香烟的依赖程度选择用量。

3．贴剂　早晨贴上,晚上睡觉前除去本品,沐浴时无需除去本品。将本品贴于清洁,干爽,完好及最好无毛的皮肤上。如上臂或臀部。疗程的长短因人而异,通常,在完全停止吸烟的当天开始使用高剂量的规格(15mg/16h),至少持续 12 周,此后,在 4 周以上的时间内逐渐降低剂量,整个疗程应大于 16 周。

【不良反应】

尼古丁可引起胃痛及其他胃病;还可造成血压升高、心率增快、心律不齐,另外还会损害支气管黏膜,引发气管炎。毒害脑细胞,可使吸烟者出现中枢神经系统症状;可促进癌的形成。大剂量的尼古丁会引起呕吐以及恶心,严重时人会死亡。

【禁忌证】

对尼古丁过敏者;心肌梗死、不稳定型心绞痛、变异性心绞痛、严重心律失常;急性脑卒中。

【药物相互作用】

吸烟者中发现的酶诱导现象并非由尼古丁引起,而是烟草烟雾中的焦油化合物所致。这意味着停止吸烟后,尽管尼古丁可被本品所替代,但机体代谢以及联合用药的药理作用仍会发生变化(正常化)。吸烟可降低某些药物的血清浓度,如安替比林、雌激素、去甲西泮、利多卡因、奥沙西泮、华法林、非那西丁、咖啡因、茶碱、丙咪嗪和喷他佐辛。

吸烟产生的效应包括减弱普洛帕吩的镇痛作用,降低速尿的利尿作用,改变对普萘洛尔的药效学反应以及降低 H_2 受体拮抗剂治疗溃疡病的治愈率。吸烟和尼古丁都能增加循环中皮质醇和儿茶酚胺水平。硝苯地平,肾上腺素受体激动剂和阻断剂的剂量可能也需要进行适当调整。

戒烟后,即使在体内部分尼古丁被本品替代的情况下,上述现象也可能消失。因此,正在接受上述药品治疗的患者停止吸烟时,可能需要对联合用药的剂量进行适当调整。由于尼古丁对交感神经和副交感神经系统产生多种药理学作用,因此 β-受体阻断剂的作用可能受到不同形式的影响。

【注意事项】

有严重心血管疾病的患者(例如闭塞性外周血管疾病、脑血管疾病、稳定性心绞痛和失代偿性心力衰竭),血管痉挛,未能控制的高血压,中重度肝脏疾病,严重肾病,十二指肠溃疡和胃溃疡,以上患者慎重使用本品。患有甲状腺功能亢进症和嗜铬细胞瘤者应该慎用该方法。糖尿病患者戒烟后可能需要更低剂量的胰岛素。

【FDA 妊娠 / 哺乳分级】

D 级 /L2 级。该药品有危害人类胎儿的明确证据;一般情况禁用。哺乳禁用。

【用药实践】

无。

酒石酸伐尼克兰片 Varenicline

【其他名称】

畅沛。

【药物特征】

伐尼克兰是烟碱型乙酰胆碱受体 $\alpha_4\beta_2$ 亚型的选择性部分激动剂,它能与尼古丁竞争性结合于相同受体,但只有部分激动作用,使患者体内多巴胺维持于相对较低的水平,避免多巴胺水平过高而产生的吸烟渴求和戒断症状;同时它能阻断尼古丁对 $\alpha_4\beta_2$ 受体及中脑边缘多巴胺系统的激动作用,即使患者吸烟,也达不到之前程度的满足感,使吸烟欲望下降。

【适应证】

本品适用于成人戒烟。

【剂型与特征】

片剂。本药口服后,达峰时间为 3~4 小时,多次给药后经 4 日可达稳态血药浓度。口服生物利用度约为 90%,食物不影响其吸收,通常该药应于餐后服用。

【用法用量】

本品用于口服。首先按如下方法进行 1 周的剂量递增,之后推荐剂量为每日 2 次,每次 1mg;患者应设定戒烟日期并在此日期前 1~2 周开始服用本品。第 1~3 天 0.5mg,每日 1 次(白色片），第 4~7 天 0.5mg，每日 2 次（白色片），第 8 日至治疗结束 1mg，每日 2 次（淡蓝色片）。对无法耐受本品不良反应的患者，可暂时或长期将剂量降至每日 2 次，每次 0.5mg。患者应服用本品治疗 12 周。

对于经 12 周治疗戒烟成功的患者，可考虑续加一个 12 周疗程，剂量仍为每日 2 次，每次 1mg。对于初始治疗未成功或治疗后复吸的患者，目前尚无后续 12 周疗程的疗效资料。在戒烟治疗中，复吸的风险在紧随治疗结束的期间内升高。在存在复吸高风险的患者中，可以考虑药物逐渐减量。

有戒烟意愿的患者和获得更多建议和支持的患者，戒烟治疗更易成功。

重度肾功能损伤患者（估测肌酐清除率 30ml/min），推荐剂量为每日 1 次，每次 1mg。给药剂量应从每日 1 次，每次 0.5mg 开始，3 天后增加至每日 1 次，每次 1mg。本品对于终末期肾病患者的临床经验有限，因此不推荐在该人群中应用本品。

【不良反应】

在服用本品进行戒烟的患者中，不良事件包括抑郁、躁狂、精神异常、幻觉、偏执狂、妄想、杀人意念、攻击性、敌意、焦虑和惊恐，以及自杀意念、自杀企图与完成自杀。有服用伐尼克兰治疗的患者出现超敏反应的上市后报告，包括血管神经性水肿。有服用伐尼克兰的患者出现罕见但严重的皮肤反应的上市后报告，包括 Stevens-Johnson 综合征和多形性红斑。有服用伐尼克兰治疗的患者出现包括缺血性和出血性事件在内的心肌梗死（MI）和脑血管意外（CVA）的上市后报告。

【禁忌证】

对本品活性成分或任何辅料成分过敏者。

【药物相互作用】

基于伐尼克兰的特性及目前的临床经验，本品与其他药物间未发现有临床意义的相互作用。

【注意事项】

用药过程中可能出现下列症状：

（1）神经精神症状和自杀。

（2）血管神经性水肿和超敏反应。

（3）严重皮肤反应。

（4）心血管事件。

（5）意外伤害：在有些病例中，患者报告在驾驶或操作机器期间出现嗜睡、头晕、意识丧失或注意力难以集中，从而导致损伤或引起可能造成损伤的担心。

（6）恶心。

（7）药物滥用和依赖：突然停服，不超过 3% 的患者会出现易激惹和睡眠紊乱。这提示在某些患者中，伐尼克兰可能产生轻度躯体依赖，但与成瘾无关。

【FDA 妊娠 / 哺乳分级】

C 级 /L4 级。妊娠妇女应用本品的数据有限。动物研究显示本品具有生殖毒性。人类应用的潜在风险不明。妊娠期间不建议使用本品。

尚不明确伐尼克兰是否在人类乳汁中分泌。动物研究提示伐尼克兰可分泌至乳汁中。如必须使用应停止哺乳。

【用药实践】

无。

盐酸安非他酮 Bupropion Hrdrochloride

【其他名称】

悦亭。

【药物特征】

盐酸安非他酮缓释片是第一种可有效帮助吸烟者戒烟的非尼古丁类戒烟药物，1997 年被用于戒烟，推荐吸烟者使用的证据等级为 A。盐酸安非他酮是一种具有多巴胺能和去甲肾上腺素能的抗抑郁剂,作用机制可能包括抑制多巴胺及去甲肾上腺素的重摄取以及阻断尼古丁乙酰胆碱受体。

【适应证】

用于治疗抑郁症及戒烟的辅助治疗。

【剂型与特征】

片剂。口服后仅小部分被吸收,生物利用度为5%~20%。本药片剂和缓释片应整片吞服,不应压碎、分块、咀嚼。本药可伴或不伴食物服用。为减少失眠的发生,应避免睡前用药。本药片剂和缓释片转换用药时,应维持转换前的总日剂量。

【用法用量】

口服。用药开始第1~3天为1次150mg(一片),每日1次,连续使用3天,随后第4~7天改为1次150mg(一片),每日2次。两次用药间隔时间大于8小时,第8天开始为1次150mg(一片),每日1~2次。疗程7~12周或更长,可同时使用尼古丁代用品。本品的最大推荐剂量为一日300mg(2片),分两次服用。由于连续服药1周安非他酮的血药浓度才能达到稳态,所以应该在患者仍然吸烟时就开始给药。在服药的第二周设定一个目标戒烟日(通常是服药第8天)。若治疗7周后仍不见效则停止使用,停药时无需逐渐减量。在用药期间和停药后对患者进行戒烟的指导和帮助是非常必要的。

【不良反应】

据国外临床研究结果表明,安非他酮常见(发生率大于1%)的不良反应有口干、失眠、头晕、头痛、发热、恶心/呕吐、水肿、皮疹、尿频等。偶见(发生率0.1%~1%)肝功能异常、胃炎、偏头痛、心动过速、妄想、幻觉、食欲和体重的改变。罕见(发生率在0.1%以下)贫血、共济失调等。

【禁忌证】

以下患者禁用:①癫痫发作患者;②使用其他含有安非他酮成分药物的患者;③现在或者既往诊断为贪食症或厌食症的

患者,因为安非他酮普通片可诱发厌食症发作;④不能与单胺氧化酶(MAO)抑制剂合并应用。单胺氧化酶抑制剂与本品的服用间隔至少应该为 14 天;⑤对安非他酮或类似成分过敏者;⑥突然戒酒或停用镇静剂的患者。

【药物相互作用】

(1)体外试验表明安非他酮主要是由 P450ⅡB6 同工酶所代谢,因此与其他影响 P450ⅡB6 同工酶药物存在潜在的交互作用。

(2)安非他酮可以被广泛代谢,因此合用其他药物将影响其临床疗效。如有些药物可以诱导安非他酮的代谢(如卡马西平、镇静安眠剂、苯妥英),有些药物可以抑制安非他酮的代谢(如西咪替丁)。24 个健康志愿者参与的临床试验证明合用西咪替丁可以影响安非他酮及其活性代谢物的药代动力学。口服 300mg 本品后,是否合用 800mg 的西咪替丁对原形和氢化代谢产物的药代动力学没有影响,然而苏氨酸氧化安非他酮和赤藓糖氢化安非他酮的 AUC 和 C_{max} 分别增长了 16% 和 32%。

(3)许多药物(包括抗抑郁药、β 受体阻滞剂,抗心律失常药和抗精神失常药物)可被 CYPⅡD6 酶所代谢。体外试验表明安非他酮和羟安非他酮是此酶的抑制剂。安非他酮与其他由 CYPⅡD6 酶代谢的药物合用时应当慎重。这些药物包括某些抗抑郁药物(如去甲替林、丙米嗪、地昔帕明、帕罗西汀、氟西汀、舍曲林),抗精神病药(如氟哌啶醇、利培酮、硫利达嗪),β 受体阻滞剂(如美托洛尔),IC 类抗心律失常药物(如普罗帕酮、氟卡尼),同时在合并治疗开始时应当使用最小剂量。正在使用 CYPⅡD6 酶代谢药物治疗的患者服用安非他酮时,应当考虑减少原来药物的剂量,特别是那些治疗指数窄的药物。

(4)动物研究显示,单胺氧化酶抑制剂(MAOI)苯乙胼可以增加安非他酮的急性毒性。

(5)临床资料表明,同时使用安非他酮和左旋多巴后,不良反应发生率可能升高。服用左旋多巴的患者同时服用本品时应谨慎，从最小剂量开始使用，然后逐渐加量。

（6）本品与降低癫痫发作阈值的药（如抗精神病药、抗抑郁药、茶碱、全身应用类固醇等）或者疗法（如突然中断苯并二氮䓬类药物）合用时应极其小心。

【注意事项】

（1）本品不可与其他含有盐酸安非他酮的药物联合使用。

（2）盐酸安非他酮有致癫痫，致癌的可能，因此每日用药量不得超过300mg。

（3）目前本品尚无在心脏病患者中用药的安全性资料，因此，心脏疾病患者慎用。

（4）肝脏损害的患者慎用。在必须使用时，轻中度肝硬化患者应减少用药次数，重度肝硬化患者隔日总药量不应超过150mg。

（5）肾功能不全者慎用。必须使用时应减少用药次数。

（6）本品有导致过敏反应的可能性，因此曾有过敏史或出现过过敏反应（如皮疹、瘙痒、荨麻疹、胸闷、水肿、呼吸急促），以及过敏体质者慎用。

（7）本品可能导致失眠，因此应避免在睡觉前服用。

（8）在服药过程中出现精神症状，如幻觉、错觉、注意力不能集中、偏执等，应减量或停药。

【FDA妊娠/哺乳分级】

C级/L3级。目前尚无妊娠妇女应用的充分的对照研究资料来证明本品的安全性，因此，孕妇不宜使用，如必须使用时，应充分权衡利弊。安非他酮及其代谢物可以通过乳汁分泌，考虑到本品对婴儿的潜在影响，在哺乳期妇女不宜使用，如必须使用时，应当充分评估本品对母亲的必要性，以确定是否停止哺乳使用该药物。

【用药实践】

戒烟辅助用药：盐酸安非他酮缓释片用于戒烟于 1997 年 5 月获得 FDA 批准，成为全球非尼古丁戒烟药物。其主要作用机制可能是影响脑细胞内与尼古丁成瘾有关的化学物质单胺类递质，而增强单胺类递质功能又可消除戒断症状和心境障碍，可谓一举两得。其戒烟疗效优于尼古丁替代品，成功率高，且耐受性和顺应性也很好。戒烟后体内缺乏尼古丁将引起令人不快的戒断症状甚至心境障碍，如烦躁、忧郁、精神难以集中、焦虑、睡眠障碍等，戒烟后出现肥胖和性功能障碍也是很常见的。安非他酮一方面能协助戒烟，另一方面其抗抑郁功效能减轻戒断症状，更有利于戒烟。

参 考 文 献

[1] The clinical practice guideline treating tobacco use and dependence 2008 update Panel, Liaisons, and Staff. A Clinical Practice Guideline for Treating Tobacco Use and Dependence: 2008 Update A U. S. Public Health Service Report[J]. American Journal of Preventive Medicine, 2008, 35(2): 158-176.

[2] 中华人民共和国国家卫生和计划生育委员会, 王辰, 肖丹. 中国临床戒烟指南(2015 年版)[M]. 中华健康管理学杂志, 2016, 10(2): 88-95.

（胡晓帆　唐启令）

附录 1 FDA 在妊娠期应用时的危险性分级

FDA 分类	定义	注意事项	药物名称/种类
A 级	在孕妇中研究证实无危险性	妊娠期患者可安全使用	无
B 级	动物中研究无危险性，但人类研究资料不充分，或对动物有毒性，但人类研究无危险性	有明确指征时慎用	异丙托溴铵、硫酸特布他林、班布特罗、乙酰半胱氨酸、青霉素类、头孢菌素类、青霉素类 +β- 内酰胺酶抑制剂、氨曲南、美罗培南、厄他培南、多尼培南、红霉素、阿奇霉素、克林霉素、磷霉素、两性霉素 B、头孢西丁、头孢美唑、罗红霉素、克林霉素、磷霉素、两性霉素 B 脱氧胆酸盐、两性霉素 B 脂质体、米卡芬净、乙胺丁醇、尿激酶、达肝素钠、依诺肝素钠、磺达肝癸钠、多沙普仑
C 级	动物研究显示毒性，人类研究资料不充分，但用药时	在确有应用指征时，充分权衡利弊决定是否选用	噻托溴铵、沙丁胺醇、福莫特罗、茶碱、氨茶碱、二羟丙茶碱、多索茶碱、可待因、右美沙芬、喷托维林、亚胺培南/西司他丁、氯霉素、克拉霉素、万古霉素、克拉霉素、环丙沙星、左氧氟沙星、莫西沙星、万古霉素、利奈唑胺、

FDA 分类	定义	注意事项	药物名称/种类
	可能患者的受益大于危险性		复方磺胺甲噁唑、氟胞嘧啶、氟康唑、伊曲康唑、卡泊芬净、异烟肼、利福平、吡嗪酰胺、链激酶、阿替普酶、瑞替普酶、肝素钠、氢化可的松、泼尼松、泼尼松龙、甲泼尼龙、地塞米松、倍氯米松、布地奈德、布地奈德福莫特罗、氟替卡松、沙美特罗替卡松、莫米松、莫米松/福莫特罗、环索奈德、酒石酸伐尼克兰片
D级	已证实对人类有危险性，但仍可能受益多	避免应用，但在确有应用指征、且患者受益大于可能的风险时严密观察下慎用	沙美特罗、氨基糖苷类、多西环素、米诺环素、替加环素、复方磺胺甲噁唑、氟康唑、伏立康唑、泼尼松、泼尼松龙、紫杉醇、多西他赛、顺铂、卡铂、吉西他滨、吉非替尼、厄洛替尼、培美曲塞二钠、酒石酸长春瑞滨、重酒石酸长春瑞滨、依托泊苷、硫酸长春地辛、环磷酰胺、异环磷酰胺、多柔比星、拓扑替康、尼古丁
X级	对人类致畸，危险性大于受益	禁用	华法林

注：此资料依据《新编药物学》(第17版)、《国家抗微生物治疗指南》和《热病——桑福德抗微生物治疗指南》(新译第44版)。

附录 2 Hale 教授哺乳期用药危险性分级

Hale分级	定义	药物名称/种类
L1 级 （safest）	许多哺乳母亲服药后没有观察到对婴儿的副作用会增加。在哺乳妇女的对照研究中没有证实对婴儿有危险，可能对哺乳婴儿的危害甚微，或者该药物在婴儿不能口服吸收利用	沙丁胺醇、沙美特罗、班布特罗、右美沙芬、氨苄西林、苯唑西林、氟氯西林、阿莫西林、阿洛西林、头孢唑林、头孢拉定、头孢氨苄、头孢羟氨苄、头孢替安、头孢克洛、头孢丙烯、头孢他啶、头孢地尼、头孢西丁、舒巴坦、阿莫西林克拉维酸钾、氨苄西林/舒巴坦、克拉霉素、万古霉素、肝素钠
L2 级 （safer）	在有限数量的对哺乳母亲的用药研究中没有证据显示副作用增加或哺乳母亲使用该种药物有危险性的证据很少	异丙托溴铵、硫酸特布他林、氯唑西林、哌拉西林、头孢呋辛、头孢呋辛酯、头孢哌酮、头孢克肟、头孢泊肟酯、头孢吡肟、哌拉西林/他唑巴坦、亚胺培南/西司他丁钠、氨曲南、氨曲南、阿奇霉素、克林霉素、氟康唑、伊曲康唑、利福平、乙胺丁醇、达肝素钠、华法林、泼尼松、泼尼松龙、甲泼尼龙、倍氯

Hale分级	定义	药物名称/种类
		米松、布地奈德、布地奈德福莫特罗、沙美特罗替卡松、尼古丁
L3 级（Moderately safe）	没有在哺乳妇女进行对照研究，但喂哺因而出现不良反应的危害性可能存在；或对照研究仅显示有很轻微的非致命性副作用。本类药物只有在权衡对婴幼儿的利大于弊后方可应用。没有发表相关数据的新药自动划分至该级别，无论其安全与否。	福莫特罗、茶碱、二羟丙茶碱、可待因、厄他培南、美罗培南、红霉素、环丙沙星、左氧氟沙星、莫西沙星、利奈唑胺、多西环素、米诺环素、替加环素、复方磺胺甲噁唑、两性霉素 B 脱氧胆酸盐、两性霉素 B 脂质体、伏立康唑、卡泊芬净、异烟肼、吡嗪酰胺、阿替普酶、依诺肝素钠、磺达肝癸钠、氢化可的松、地塞米松、氟替卡松、莫米松
L4 级（Possibly Hazardous）	有对喂哺婴儿或母乳制品的危害性的明确的证据。但哺乳母亲用药后益处大于对婴儿的危害，例如母亲处于危及生命或严重疾病的情况下，而其他较安全的药物不能使用或无效	米诺环素、氟胞嘧啶、吉西他滨、厄洛替尼、异环磷酰胺、酒石酸伐尼克兰片
L5 级（Contraindicated）	对哺乳母亲的研究已证实对婴儿有明显的危害或该类药物对婴儿产生明显损害的风险性高。	多索茶碱、喷托维林、紫杉醇、多西他赛、顺铂、卡铂、酒石酸长春瑞滨、重酒石酸长春瑞滨、依托泊苷、环磷酰胺、多柔比星

Hale分级	定义	药物名称/种类
	哺乳妇女应用这类药物显然是无益的。该类药物禁用于哺乳期妇女	

注:(1)哺乳用药"L"分级中的"L"为 lactation(授乳、哺乳)的首字母大写,"L"分级是美国儿科学教授 Thomas W. Hale 提出的哺乳期药物危险分级系统。Hale 教授通过总结所有具临床应用数据的药物,包括其理化性质、药动学参数,并利用理论婴儿剂量(TID)、相对婴儿剂量(RID)和药物乳汁/血浆比值(M/P)等参数归纳了数千种药物在哺乳期使用的危险分级。

(2)Thomas W. Hale. Medications & Mothers' Milk.16th ed. Amarillo: Hale Publishing, 2014.

附录 3 呼吸系统相关指南目录

类别	指南/共识名称	发表机构	发表时间
疾病相关	NCCN 临床实践指南：非小细胞肺癌（2017.V3）	美国国家综合癌症网络（NCCN）	2017
	2017 GOLD 慢性阻塞性肺疾病全球倡议：COPD 诊断、治疗与预防全球策略	慢性阻塞性肺疾病全球倡议（GOLD）	2017
	中国肺部结节分类、诊断与治疗指南（2016年版）	中国肿瘤科相关专家小组	2016
	2016 ATS/IDSA/CDC 临床实践指南：成人和儿童结核病的诊断	美国胸科学会（ATS）	2016
	晚期非小细胞肺癌抗血管生成药物治疗中国呼吸领域专家共识（2016年版）	中华医学会呼吸病学分会肺癌学组	2016
	2013 KSCCM/KATRD 临床实践指南：急性呼吸窘迫综合征	韩国重症医学会（KSCCM）	2016
	中医儿科临床诊疗指南·小儿咳嗽变异性哮喘（制订）	中医相关专家组（统称）	2016
	2016 SIGN 国家临床指南：哮喘的管理（153）	苏格兰校际指南网络（SIGN）	2016
	2015 ESC/ERS 指南：肺动脉高压的诊断与治疗	欧洲肿瘤内科学会（ESMO）	2016

类别	指南/共识名称	发表机构	发表时间
	2015 ACCP/CTS 预防慢性阻塞性肺疾病(COPD)急性加重指南	美国胸科医师学会(ACCP)	2016
	2016 ATS/CDC/IDSA 临床实践指南：药物敏感性结核的治疗	美国胸科学会(ATS)	2016
	儿童支气管哮喘诊断与防治指南(2016 年版)	中华医学会儿科学分会呼吸学组	2016
	支气管哮喘防治指南(2016 年版)	中华医学会呼吸病学分会哮喘学组	2016
	2016 NICE 指南：结核病(NG.33)	英国国家卫生与临床优化研究所	2016
	2016 IDSA/ATS 临床实践指南：成人医院获得性肺炎和呼吸机相关性肺炎的管理	美国感染病学会(IDSA)，美国胸科学会(ATS)	2016
	2016JAID/JSC 指南：呼吸道传染病的治疗	日本传染病协会(JAID)，日本化疗学会(JSC)	2016
	中国成人社区获得性肺炎诊断和治疗指南(2016 年版)	中华医学会呼吸病学分会	2016
	2015 GINA 全球哮喘处理和预防策略(更新版)	全球哮喘防治创议(GINA)	2015
	2015 CHEST 指南和专家组报告：不明原因慢性咳嗽的治疗	国外呼吸科专家组(统称)	2015
	2015 USPSTF 建议声明：成人包括孕妇戒烟的行为和药物干预	美国预防医学工作组(USPSTF)	2015
	中国原发性肺癌诊疗规范(2015 年版)	支修益 石远凯 于金明	2015
	儿童肺炎支原体肺炎诊治专家共识(2015 年版)	中华医学会儿科学分会呼吸学组	2015

续表

类别	指南/共识名称	发表机构	发表时间
	铜绿假单胞菌下呼吸道感染诊治专家共识(2014 年版)	中华医学会呼吸病学分会感染学组	2014
	2012 甲氧西林耐药的金黄色葡萄球菌肺炎诊治与预防专家共识	中华医学会呼吸病学分会感染学组	2012
	2010 成人肺炎支原体肺炎诊治专家共识	中华医学会呼吸病学分会	2010
药物相关	雾化吸入法在呼吸疾病中的应用专家共识	中华医学会呼吸病学分会	2016
	把白三烯受体拮抗剂在儿童常见呼吸系统疾病中的临床应用专家共识	中华医学会儿科学分会呼吸学组	2016
	2016 ACP/CDC 建议:成人急性呼吸道感染适当抗菌药物应用	美国医师协会(ACP),美国疾病控制与预防中心(CDC)	2016
	抗菌药物超说明书用法专家共识	中国医药教育协会	2015
	抗菌药物临床应用指导原则	《抗菌药物临床应用指导原则》修订工作组	2015
	新抗菌药物临床试验折点制定方案专家共识	李耘,郑波,吕媛,等	2015

12检